마하하타요가

license

Graduated from Wonkwang Digital University, Department of Yoga Meditation
Completion of 30 hours of anatomy at University of Liaoning, Shenyang, China
Admission to Kyung hee University, Universal Yoga License
Baptiste Power Vinyasa Yoga RYT 500, India Anahata Yoga License
India Kaibalayadama yoga University Training, India Swami Vivekananda Yoga Training
Yoga training in Japan, Taiwan, Singapore, Hong Kong, France, India and Greece
Completed Yoshikawa Ashram in Shishibananda, Rishikesh

올루루
요가
시리즈
②

마하하타 요가

초판 1쇄 발행 2023년 3월 1일

지은이. 여동구, 이정은, 전소희, 채선비, 구강민,
안소연, 김한수, 김수아, 서혜경
작가. 유보림
사진작가. 나혁주
요가도구. 협찬 밸런시스
펴낸이. 김태영

씽크스마트
서울특별시 마포구 토정로 222
한국출판콘텐츠센터 401호
전화. 02-323-5609

홈페이지. www.tsbook.co.kr
블로그. blog.naver.com/ts0651
페이스북. @official.thinksmart
인스타그램. @thinksmart.official
이메일. thinksmart@kakao.com

ISBN 978-89-6529-339-2 (03510)
© 2023 여동구, 이정은, 전소희, 채선비, 구강민, 안소연, 김한수, 김수아, 서혜경

이 책에 수록된 내용, 디자인, 이미지, 편집 구성의 저작권은 해당 저자와 출판사에게 있습니다. 전체 또는 일부분이라도 사용할 때는 저자와 발행처 양쪽의 서면으로 된 동의서가 필요합니다.

•**씽크스마트 - 더 큰 생각으로 통하는 길**
'더 큰 생각으로 통하는 길' 위에서 삶의 지혜를 모아 '인문교양, 자기계발, 자녀교육, 어린이 교양·학습, 정치사회, 취미생활' 등 다양한 분야의 도서를 출간합니다. 바람직한 교육관을 세우고 나다움의 힘을 기르며, 세상에서 소외된 부분을 바라봅니다. 첫 원고부터 책의 완성까지 늘 시대를 읽는 기획으로 책을 만들어, 넓고 깊은 생각으로 세상을 살아갈 수 있는 힘을 드리고자 합니다.

•**도서출판 사이다 - 사람과 사람을 이어주는 다리**
사이다는 '사람과 사람을 이어주는 다리'의 줄임말로, 서로가 서로의 삶을 채워주고, 세워주는 세상을 만드는데 기여하고자 하는 씽크스마트의 임프린트입니다.

자신만의 생각이나 이야기를 펼치고 싶은 당신.
책으로 사람들에게 전하고 싶은 아이디어나 원고를 메일(thinksmart@kakao.com)로 보내주세요.
씽크스마트는 당신의 소중한 원고를 기다리고 있습니다.

PROLOGUE

요가를 통해 창의적인 삶을 살길 바라며...

마하하타요가 탄생 배경

인도 첸나이에서 아나하타요가를 수련하면서 요가난트에게 많은 영감을 받게 되었다. 특히 주변에 있는 모든 것들이 수련할 때 도구(예를 들어 블록, 스트랩, 체어, 벽, 사람 등)가 되고, 그 도구를 이용했을 때 초보자에게는 아사나를 좀 더 쉽게 접근할 수 있고 숙련자에게는 좀 더 깊이 있는 수련을 할 수 있다는 것에 대해 매우 놀라웠다.
그리고 아나하타요가와 유니버셜요가를 바탕으로 요가 지도를 하면서 얻은 경험과 철학을 많은 요가인들과 함께 공유하고 영감을 주고 싶었다.

마하하타요가 철학

마하하타요가(Maha-Hatha Yoga)의 마하(Maha)는 강력한, 위대한, 고귀한 이라는 뜻을 가지고 있으며, 하타에서 하(Ha)는 태양, 타(tha)는 달이라는 뜻을 가지고 있다.
하타는 음양의 균형을 이야기하고 몸과 마음과 의식을 하나로 결합하는 것을 이야기한다.
하타요가를 바탕으로 균형을 맞춰 마하하타요가를 이해하게 된다면 자연의 이치를 알게 되고 강력한 힘을 갖게 될 것이다. 또한 몸과 마음과 의식이 흔들림 없이 정진할 수 있으며 참된 나를 찾는데 도움이 될 것이다.
마하하타요가의 수련을 통해서 요가와 삶이 연결되어 행복해지길 바란다.

수련의 목표

몸으로 아사나를 표현하고 수련하는 것은 중요하다. 하지만, 도구를 활용하게 되면 아사나를 표현할 때 정렬이 정확해지고 안정적으로 다양한 동작을 할 수 있다. 그리고 우리는 이 수련을 통해 의식이 확장되고 똑똑해질 수 있다는 것을 느끼게 될 것이다.

예를 들어 동물들이 도구를 어떻게 활용하는지를 보고 그 동물의 지능 지수를 이야기하듯이 요가 선생님들이나 학생들은 수련할 때 주변의 모든 도구들을 가지고 활용할 수 있어야 한다고 생각한다. 이러한 방법들이 습관이 되면 삶을 살아갈 때도 창의적으로 일을 할 수 있으며 삶의 지루함이 사라지고 늘 설렘과 행복감으로 충만해질 것이다.

PROLOGUE	3

마하하타 요가 이론

- 요가의 의미 — 8
- 코샤(Kosha) — 10
- 세 가지 구나(Gunas) — 12
- 요가의 8단계 — 14
- 하타요가(Hatha Yoga) 이론 — 21
- 요가 도구 — 22

Hatha Yoga Sequence

서혜경 Ha Yoga

Suriya Namaskara — 28
Ha Yoga Asana — 30
- Supta Hasta Padangusthasana — 30
- Sucirandrasana — 30
- Urdhva Dandasana — 30
- Salamba Sarvangasana — 31
- Halasana — 31
- Setu Bandha Sarvangasana — 32
- Eka Pada Setu Bandha Sarvangasana — 32
- Matsyasana — 32
- Bitilasana — 33
- Marjariasana — 33
- Dandaysmana Bharmanasana — 33
- Ardha Dhanurasana — 34
- Uttana Vidalasana — 34
- Bhujangasana — 34
- Salabhasana — 35
- Urdhava Hasta Viparita Salabhasana — 35
- Dhanurasana — 35
- Eka Pada Padangusthasana Dhanurasana — 36
- Adho Mukha Svanasana 변형 — 36
- Janu Sirsasana — 36
- Paschimottanasana — 37
- Ardha Matsyendrasana — 37
- Ardha Kapotanasana — 37
- Naginyasana — 38
- Parsvottanasana — 38
- Parivrrta Trikonasana — 38
- Bakasana — 39
- Tittibhasana — 39
- Urdhava Dhanurasana — 39
- Salamba Sirsasana — 40
- Savasana — 40
- Anuloma Viloma Pranayama — 41

Ha Yoga Sequence — 42

여동구 Tha Yoga

Chandra Namaskara — 46
Tha yoga Asana — 48
- Parsva Sukhasana — 48
- Parivrtta Sukhasana — 48
- Ardha Matsyendrasana — 49
- Parsva Pada Gomukhasana — 49
- Parsva Upavista Konasana — 50
- Upavista Konasana — 50
- Baddha Konasana — 50
- Parsva Baddha Konasana — 50
- Janu Sirsasana — 51
- Parsva Janu Sirsasana — 51
- Ardha Kapotanasana — 51
- Naginyasana — 51
- Paschimottanasana — 52
- Uttana Pristhasana — 52
- Bitilasana — 53
- Marjariasana — 53
- Vyaghrasana — 53
- Uttana Shishosana — 54
- Ushtrasana — 54
- Uttana Vidalasana — 55
- Salamba Bhujangasana — 55
- Bhujangasana — 55
- Ardha Salabhasana — 56

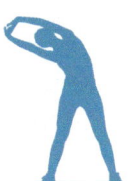

- Salabhasana　　　　　　　　　　56
- Dhanurasana　　　　　　　　　　56
- Ardha Dhanurasana 변형　　　　　57
- Dhanurasana 변형　　　　　　　　57
- Mytsyasana 변형　　　　　　　　　57
- Parsvottanasana　　　　　　　　　58
- Parivrtta Trikonasana　　　　　　　58
- Salamba Sarvangasana 변형　　　　59
- Halasana변형　　　　　　　　　　59
- Urdhava Dhanurasana 변형　　　　60
- Salamba Sirsasana 변형　　　　　　60
- Savasana 변형　　　　　　　　　　61

Tha yoga Sequence　　　　　　　　62

요가 도구를 활용한 Asana

이정은

체어를 활용한 전굴 시리즈(Forward Bending Series)　66

구강민

체어를 활용한 측굴 시리즈(Side Bending Series)　90
볼스터 활용한 아사나　　　　　　　　　　107

김수아

체어를 활용한 트위스트 시리즈(Twist Series)　126
스트랩을 활용한 아사나　　　　　　　　　138

채선비

체어를 활용한 후굴 시리즈(Back Bending Series)　160

채선비, 전소희

커플요가(Couple Yoga)　　　　　　　　　187

안소연

체어 2개를 활용한 아사나　　　　　　　196
벽을 활용한 아사나　　　　　　　　　　210

전소희

블록을 활용한 아사나　　　　　　　　　238

김한수

요가 도구를 활용한 암발란스(Arm Balance)　252
- Bakasana　　　　　　　　　　　254
- Eka Pada Bakasana　　　　　　259
- Eka Pada Koundinyasana I　　　261
- Eka Pada Koundinyasana II　　　262
- Utthan Pristhasana　　　　　　　264
- Mayurasana　　　　　　　　　　265
- Tittibhasana　　　　　　　　　　266
- Ganda Bherundasana　　　　　268
- Eka Pada Galavasana　　　　　269
- Parsva Bakasana　　　　　　　270
- Astavakrasana　　　　　　　　271
- Maksikanagasana　　　　　　　272
- Salamba Sirsasana　　　　　　　273
- Pincha Mayurasana　　　　　　274
- Adho Mukha Vrksasana　　　　275

여동구

핸즈온 티칭　　　　　　　　　　　　　276

EPILOGUE　　　　　　　　　　　　　293

마하하타 요가 이론

요가의 의미

산스크리트 어원으로 본 요가

요가는 '말을 마차에 묶다'는 뜻의 산스크리트어인 '유즈 Yuj'에서 유래하였다. 여기서 '마차'는 인간의 육체, '말'은 자유분방한 마음, '마부'는 영혼 (순수정신)을 의미하며 우리의 몸과 마음을 통제하는 것이 바로 요가이다. 산스크리트어에서 '요가'란 단어는 '모든 형태의 연결'을 표현하기 위해 사용 되어졌다. 몸의 움직임과 호흡, 몸과 정신의 연결, 자아와 초월의 존재와의 연결 등 다양한 형태의 연결을 표현하기 위해 사용되어 졌다.

파탄잘리의 요가

위대한 현인이라 불리는 파탄잘리는 요가에 대한 정의를 이렇게 내렸다.
"Yogash chitta vrtti-nirodha(요가쉬 칫타 브르띠[1]니로다) -요가는 요동치는 마음의 활동을 잠잠히 하는 것이다" (요가수트라[2] 1장 2절)

요가를 통해 수행할 때 궁극적으로 의식 및 마음의 상태를 통제함으로써 몸과 마음의 모든 것을 통제할 수 있다. 마음은 끊임없는 흔들림을 가지고 있으며 좋은 스승은 그 흔들림을 정확하게 파악해주고 안정시켜

---

1) **브르띠 (마음을 흔들리게 하는 요인)**
   프라마나: 올바른 지식
   비파리아야: 잘못된 지식
   비칼파: 환영
   니드라: 잠
   스므리티: 기억

2) **요가 수트라**
   인도철학과 수행 체계에 관한 경전들 중에서 가장 실천적인 경전
   네 개의 파다(pada), 즉 네 개의 장(章), 총196절로 구성
   첫 번째 장: 삼매의 장
   두 번째 장: 수행의 장
   세 번째 장: 초능력 장
   네 번째 장: 해탈의 장

준다.

다양한 의미의 요가

요가에는 하나의 정의만 있는 것이 아니다. 요가를 통해 진리를 경험하기 위해서 전통적인 요가의 의미를 알아야 함은 물론, 우리의 경험과 이해가 투영된 각자의 요가의 의미를 되새겨 봐야 한다. 만약 우리가 직관력과 창의력을 발현하는 우리 안에 있는 무궁한 가능성을 주는 존재와 연결하고자 한다면 요가의 참된 의미가 무엇인지 숙고해 봐야 한다. 요가의 다양한 정의는 여러 사람들의 다양한 경험과 지식이 반영한다.

잠재의식을 깨우고, 고등존재 혹은 초월의 존재와 우리를 연결시키고자 하는 수많은 요가적인 방법론과 수행론들이 존재한다. 대표적인 예로 탄트라, 만트라, 쿤달리니, 박티, 즈나나, 카르마 등 다양한 요가의 형태를 들 수 있다. 어떤 요가는 동작적인 측면 (아사나)을 강조하고, 어떤 요가는 호흡 (프라나야마)을 강조하며 그 외에도 에너지 컨트롤 (무드라와 반다), 몸과 마음의 정화 (샤트 카르마), 명상, 만트라 챈팅 등을 강조하는 등 다양한 모습들을 보이고 있다.

각 형태의 요가는 자신들이 추구하는 방법론과 수행법들을 강조하긴 하지만, 모든 형태의 요가가 궁극적으로 추구하는 바는 더 큰 깨달음과 초월자와의 연결로 동일하다.
였다.

코샤(Kosha)

우주는 다차원의 세계이고 우리가 살고 있는 자연현상계는 우주의 축소판이라 생각할 수 있다. 인간의 신체도 우주의 축소판으로 다차원의 몸이며 마음 또한 다차원적다.

요가에서는 우리의 몸을 다섯 층으로 이루어져 있다고 본다.

① 아나마야 코샤 (Anamaya Kosha)
육체적인 몸, 물질적인 신진대사작용(뼈, 근육, 혈액 등)
음식으로 이루어진 몸으로 음식을 먹는데 주의를 기울여야 한다.
세 가지 구나를 정확히 아는 것이 중요하다.

② 프라나야마 코샤 (Pranamaya Kosha)
호흡으로 이루어진 층, 생체에너지로 이루어진 몸,
프라나 (생명에너지)의 지배를 받는 층
프라나를 조절하며 다스릴 수 있게 된다.

③ 마노마야 코샤 (Manomaya Kosha)
정신적인 몸, 마음, 감정
이 층을 다스리기 위해 가장 좋은 방법은 명상[3]이다.

---

3) 명상의 기본단계
　1. 바라보기
　2. 받아들임
　3. 알아차림
　4. 반응

④ 비즈나마야 코샤 (Vijnamaya Kosha)
분별력, 높은 지성, 직관, 지혜, 사고 판단에 영향을 주는 층으로 미세한 몸

⑤ 아난다마야 코샤 (Anandamaya Kosha)
무한한 희열, 영혼의 층, 해탈을 체험하게 되는 근원체

5개 층에서 하부 3개 층은 질환과 연관되어 요가의 치료 대상이 될 수 있지만, 상위 2개 층은 쉽게 치료할 수 없는 층이다. 영원한 행복은 불행과 고통이 없을 때 비로소 이루어진다. 5개의 모든 층은 서로 상호 작용하게 된다. 마음에 영향을 주는 층이 신체와 프라나 층에 영향을 미칠 수도 있다. 행복한 상태가 되려면 가장 높은 층의 긍정적 에너지가 낮은 단계로 자유롭게 내려와 신체기능이 조화와 균형을 이루게 된다. 또한, 마지막 다섯 번째 층인 아난다마야 코샤를 체험하게 된다면 우리는 이를 삼매(사마디)라고 부른다.

세 가지 구나(Gunas)

사람과 사물, 세상을 바라보는 시선, 세 가지 구나

요가 이론에 보면 우주에 있는 모든 물질은 '프라크리티'라는 가장 기본이 되는 물질에서 생겨났다고 한다. 이 작은 프라크리티를 통해 만들어지는 물질들은 구나라고 불리는 고유한 특징을 갖게 되고, 이 특징들은 타마스, 라자스, 사트바라고 불리는 세 가지 특징으로 구분된다. 이 세 가지 구나는 항상 모든 사물과 물체에 존재한다.

구나는 소멸하지는 않지만, 어떤 특정 환경이나 조건 하에서 주도적 성질과 특징이 변할 수 있다. 과일을 예로 들자면, 과일이 아직 덜 익었을 때는 사트바적, 적절히 잘 익었을 때는 라자스적, 너무 익어 썩으면 타마스적인 성질을 나타낸다고 할 수 있다. 이를 통해 우리는 구나의 변화를 이해할 수 있다.

타성에 젖은 무기력한 상태, 타마스
어둡고 비활동적 상태인 타마스는 무지로 인해 나타나며, 영적인 진리로부터 우리의 눈과 귀를 가린다. 타마스 상태를 줄여나가기 위해서는 타마스적인 음식 (상하거나, 상태가 좋지 않은 음식들, 화학 조미료가 많이 첨가된 인공적인 음식들)을 피하며, 늦잠, 과식, 수동적인 상태에서 벗어나야만 한다. 즉 타마스적인 성향을 기르는 환경에서 벗어나야 한다.

에너지가 넘치는 활동적인 상태, 라자스
라자스는 열정적인 상태이다. 우리는 성과를 내는 데에 집착하게 하여 일의 성과는 내지만 자신의 주변과 내면의 소중한 것들을 소홀히 하게 될 수 있다. 라자스 상태를 줄이기 위해서는 라자스적인 음식 (맵고 자극적이어서 위에 부담을 주는 음식들, 튀긴 음식들)을 피해야 한다. 또 과한 운동이나 과로, 과소비 등 필요 이외의 과한 행동들을 절제해야 한다.

조화와 균형의 상태, 사트바
즐거움의 상태인 사트바는 수행자들이 추구해야 할 상태이다. 사트바적 상태로 만들고 유지해가기 위해서는 라자스와 타마스적 성향을 줄여야 한다. 또 사트바적인 음식 (정제되지 않은 곡물, 신선한 채소와 과일 등)을 섭취하고 적절한 운동과 휴식, 일과 삶의 균형을 통해 조화로운 삶을 만들어야 한다. 요가의 수련과 요가적인 삶의 방식은 사트바적 성향을 강하게 만들 수 있다.

마음의 상태는 이러한 타마스, 사트바, 라자스와 같은 요소들에 의해 늘 요동치기 쉽다. 세 가지 요소 중 어느 한 가지 요소가 마음에 영향을 미치면 그러한 성향으로 사람과 사물, 세상을 바라보게 된다. 예를 들어 타마스적 성향이 마음을 지배하여 마음이 어두워지면, 우리는 세상을 어둡고 부정적이게 바라보게 된다.

모든 구나는 마음과 자아, 사람의 관점과 신념에도 강하게 영향을 미친다. 바가바드기타에서는 "이 세 가지 구나에서 벗어나고 자유로워질 수 있다면, 그는 탄생과 죽음, 질병, 노화에서 자유로워지며 사마디 (초월의 경지)에 도달할 수 있다" (바가바드기타 14.20)라고 한다. 요가 수행자들이 사트바적인 성향을 기르는 가장 큰 목적은 자유로운 자아의 추구와 좋음과 나쁨, 긍정과 부정 등 세상의 모든 편견과 판단에서 자유로워지기 위함이다.

	사트바	라자스	타마스
색 깔	흰색	붉은색	검은색
에너지	가볍고 편안한 상태	동적이며 활발한 상태	무겁고 느린 상태
성격적 특징	평온하고 만족하는 성격	충동적인 열정적인 성격	무관심하고 무표정한 성격
온 도	따뜻한	뜨거운	차가운
특 징	고요함, 밝음, 순수함, 평화로움	적극적, 흥분, 격앙, 욕심, 열정적	무기력, 의기소침, 어두움, 느림
음 식	• 요가 수련자에게 좋은 음식 (곡물, 뿌리 음식, 계절과일, 채소, 콩류, 씨앗, 우유, 꿀) • 잘 익은 과일과 곡물 자극적이지 않은 음식 • 균형 있는 영양 공급과 편안한 마음 상태를 유지	• 몸의 마음에 자극적인 음식 (아주 뜨겁고, 차갑고, 맵고, 짜고, 쓰고, 달고, 건조한 음식류) • 편안한 상태의 몸과 마음에 흥분을 일으켜 불안한 상태를 만듦 • 음식을 빨리 먹는 습관	• 몸과 마음에 안 좋은 음식 (술, 담배, 상한 음식, 몸에 맞지 않은 음식) • 면역력이 떨어져 질병에 약한 상태 • 신선하지 않거나 너무 익은 과일 등

요가의 8단계

요가 수트라 경전의 저자 파탄잘리는 몸과 마음의 정화를 위한 라자 요가의 8단계를 정리하였다. 라자 요가는 우리 몸과 마음의 에너지를 영적인 에너지로 바꾸어 궁극적인 깨달음으로 인도하는 요가수행 체계 중 하나이다. 라자 요가의 8단계는 야마, 니야마, 아사나, 프라나야마, 프라트야하라, 다라나, 디야나, 사마디이다.

첫 번째, 야마 Yama

야마는 하지 말아야 할 규범으로 비단 요가뿐 아니라 우리 삶의 전반에 영향을 미치는 요가철학의 기본이다. 야마는 아힘사 (Ahimsa), 사트야 (Satya), 아스테야 (Asteya), 브라마차리아 (Brahmacharya), 아파리그라하 (Aparigraha)로 총 다섯 가지 규범으로 이루어져 있다.

하나 '아힘사'는 비폭력을 지향한다.
비폭력하면 인도의 민족해방운동의 지도자 간디가 떠오른다. 그가 보여준 비폭력 불복종 운동은 아힘사를 제대로 보여준 것이라 할 수 있다. 대중적 비복종 운동을 개인적 불복종운동으로 바꾸어 국민회의파의 지도력을 상실했지만, 마하트마 (mahatma=위대한 정신)로 경칭되는 등 국내외적으로 커다란 영향을 미친 것은 분명한 사실이다.

이렇듯 쉽게 아힘사를 생각하면 자연환경을 파괴하지 않거나 생명체에 폭력을 가하지 않는 것이라 생각할 수 있다. 하지만 현재 우리 사회를 생각해 보면 물리적인 폭력뿐 아니라 정신적인 폭력이 수없이 존재한다. 일례로 악플이 그렇다. 직접적으로 누군가에게 폭력을 가하는 것이라고 인지하지 못하는 이들이 많지만, 이는 엄연히 정신적인 폭력 행위다. 그 누구보다도 서로를 존중하고 사랑해주어야 하는 가족, 연인, 친구 혹은 동료 사이에서도 우리는 폭력을 가하고 그 폭력에 아파하고 있다. 사랑이라는 이유를 붙이고 있지만 분명 폭력이다. 과연 정말 사랑이었을까? 본인이 좋은 마음에서 전했다 한들 상대방이 아프게 받아들이면 그건 폭력인 것을 알았으면 한다.

둘 '사트야'는 정직을 지향한다.
말과 행동이 정직하면 그 말에 따른 행동과 결과가 일치하여 이루어진다는 것이다. 이를 위해서는 정직하고 진실 된 자세로 수련에 임하는 것이 중요하다. 그런데 한편으로 '사트야'를 해석할 때 행위와 결과가 일치한다는 것을 우주가 나의 편에서 도울 것이라고도 표현하기도 한다. 왠지 요즘 낯설지 않은 부분이다. 이는 '우주'에 대한 해석에 오류를 범했다고 생각한다. '우주'라는 것은 간절한 바람이 전제가 되어 이루어주는 존재가 아니라 진실과 정직함이 전제가 되어야하기 때문이다. 바램만 있고 정직하지 못하면 그 말과 행동의 불일치로 나라의 근간이 송두리째 흔들리는 지금의 사태가 발생한 것은 아닐까 싶다. 진실하지 않아서 그들의 우주가 돕지 않은 것 같다. 즉, 뭐든 바라기 전에 진실함을 우선으로 하자.

셋 '아스테야'는 도둑질 하지 말 것을 지향한다.

'아스테야' 또한 '아힘사'와 마찬가지로 유형의 가치뿐 아니라 무형의 가치에서도 행해져야 한다고 생각한다. 도둑질을 하지 말라는 것을 단순히 타인의 물건을 훔치지 않는 행동에만 국한하지 말고, 타인의 노력이나 마음 등을 쉽게 여기며 취하지는 않는지 돌이켜보자. 무엇이든 쉽게 취하는 것은 쉽게 놓치게 될 수밖에 없다. 일례로 감명 깊게 읽었던 책 구절과 감명 깊은 구절로만 편집된 책 중에 어느 것이 더 기억에 오래 남을까? 타인이 정리한 후자보다는 본인의 자의가 반영된 전자가 더 기억에 남을 것이다. 이 글 또한 한 번 읽고 지나친다면 본인의 것이 되지 못할 확률이 높다. '야마'의 규범에 대한 해석은 개인마다 다를 수 있고 그것은 틀린 것이 아니라 다른 것이니 본인의 생각대로 곱씹어보며 자신만의 '야마'를 정립해보자.

넷 '브라마차리아'는 금욕과 절제를 지향한다.

진리에 입각한 생각과 행동을 통해 욕구를 절제하고 수행하기를 강조하고 있다. 인간의 욕구가 다양한 만큼 금욕과 절제는 많은 면에서 이루어질 수 있다. 예를 들면 아사나를 할 때 자신의 한계점을 넘어서려는 시도 등은 건강한 것이지만, 그 시작이 타인에 대한 과시욕에 있다면 이미 아사나 자체가 잘못 된 것이다. 이와 같은 욕구를 절제하고 자신에게 집중하여 수련한다면 '브라마차리아'에서 말하는 것처럼 더 좋은 결과에 이를 수 있을 것이다. 인간의 욕구 중 하나인 성욕 같은 경우이다. 너무 쾌락에 치우치면 빠져나오기도 힘들지만, 중요한 것은 에너지가 빠져나가는 것이다. 그러므로 욕구를 건강하게 표출시킬 수 있도록 절제와 수련이 필요한 것이다.

다섯 '아파리그라하'는 무소유를 지향한다.

무소유라는 글자 그대로 소유하지 않는 것이 아니라 자신에게 필요한 만큼 원하는 것을 말하는 것이다. 물질적으로 풍요로운 현대 사회에서 가장 지키기 힘든 덕목 중 하나가 아닐까 싶다. 쌓아두지 말 것을 가르치지만 가지면 가질수록 더 갖고 싶어지고, 갖지 못할 때 참을 수 없는 '집착'이 생겨나게 된다. 물질적인 것뿐만 아니라 정신적인 집착 또한 무섭다. 아내가 남편에게, 남편이 아내에게 집착하게 되고 부모가 자식에게 집착하는 것과 같이 사랑 이라는 이름으로 하는 집착이 상대에게 주는 상처는 어마어마하다. 집착이란 것은 뱀처럼 똬리를 틀고 있어 파멸과 가까울 뿐이다.

두 번째, 니야마 Niyama

니야마는 자신의 내면과 몸을 수련하는 것에 대한 지침이다.
야마와 니야마는 요가의 기본철학으로 수련의 길을 제시한다. 야마가 외적인 관계를 맺고 삶의 전반에 영향을 미치는 사회적인 규범이라면, 니야마는 개인의 몸과 마음을 정화하고자 할 때 지켜야 하는 개인적인 도덕적 행동규범이다. 니야마는 사우챠 (Saucha), 산토샤(Santosha), 타파스 (Tapas), 스바디야야 (Svadhyaya), 이쉬바라 프라니다나 (Isvara Pranidhana) 총 다섯 가지로 이루어져 있다.

하나 샤우챠는 순수와 청결 등 정화됨을 의미하여 깨끗이 정화된 신체, 착한 마음을 이야기한다.
신체 외부는 깨끗이 씻어 청결을 유지하고 신체 내부는 크리야나 식습관의 개선을 통해 정화할 수 있으며, 에너지는 호흡을 통해서 안정을 찾도록 정화한다. 감정의 경우 누구나 부정적인 감정을 본능적으로 느낄 수 있지만, 부정적인 감정은 독이 되므로 근본적으로 제거하기 위해 노력하며, 감정이 쌓인 마음은 명상을 통해서 정화하도록 한다. 이 같은 샤우챠의 과정을 통해 정화된 몸과 마음으로 수련을 하면 신체와 정신이 조화를 이루게 되고, 에너지가 막힘 없이 흐르는 데 도움이 된다.

둘 산토샤는 만족감을 의미한다. 만족은 필요한 것 이상은 원하지 않고 가진 것에 감사함을 뜻한다.
만족감은 절대 외부에서 찾을 수 없고 마음에서 찾아야 한다. 그러므로 육체적으로 과장된 행복이나 쾌락을 추구하려 하면 절대 만족감을 얻을 수 없다. 우리 삶은 긍정적인 일이 가득하기도 하고, 때로는 부정적인 일들로 가득 차기도 한다. 요가를 수련하는 사람은 이런 변화에 흔들리지 않고, 현재 자신이 가진 것이나 처한 어떠한 상황에서도 만족할 수 있어야만 한다. 감정적으로 안정을 찾게 되면, 힘든 상황에 부딪쳤을 때 다급하게 문제점을 해결하려 하기 보다는 그 상황을 받아들이게 된다. 또한 회피하려 하지 않게 되고, 좋은 상황에서도 행복을 놓치지 않기 위해 초조해하지 않게 된다. 그러므로 어떠한 상황에서도 만족감을 쉽게 느낄 수 있게 된다. 이처럼 모든 것을 그대로 받아들이기 시작하면 그 이상에 대한 필요를 느끼지 않게 되고, 가진 것과 상황에 대해 고마움을 느끼게 되어 이미 충분하다는 것을 알게 된다. 예를 들어, 회사에서 해고 통지를 받았을 때, 해고라는 상황에 집중하여 슬픔과 배신감 등 부정적인 감정에 휩싸여서 한탄하기 보다는, 어렵지만 해고를 피하지 않고 받아들이며 이를 통해 얻은 현재의 여유에 집중하도록 하면 어떨까. 여유 시간에 휴가를 즐길 수 있고, 가족과 함께 할 시간이 늘어나며, 더 좋은 회사로 이직할 가능성 등을 고려하는 긍정적인 생각을 통해 만족감을 얻는 것이다.

셋 타파스는 열, 태워짐을 의미하며 고된 수행이나 노력을 뜻한다.
타파스를 크게 나누면 육체와 언어 그리고 정신적 고행 이 세 가지 형태로 볼 수 있다.
육체적 고행-금식을 하고, 육체적인 고통을 견디고, 불편함을 참아내는 것

언어적 고행-침묵 수행 (모우나)을 하고 건설적이고 진실한 말만 하는 것
정신적 고행-부정적인 생각을 긍정적으로 바꾸고, 분노와 미움을 이겨내고, 불평하지 않고, 모욕과 무례를 참아내고, 평온한 마음을 갖기 위해 노력 하는 것

타파스는 산토샤를 보완하기 위한 수행법 중 하나라고 할 수 있다.

넷 스바디야야는 학습, 자기탐구를 의미한다.

성인이나 현인이 쓴 숭고한 정신이 담겨있는 작품을 읽으면 정신적인 가치를 깨닫게 되고 긍정적으로 생각할 수 있게 된다. 만트라를 반복하는 것도 스바디야야에 포함된다. 만트라를 반복하면 마음이 한 단계 고양되고 의심이 사라지고, 부정적인 생각들이 없어진다. 뿐만 아니라 집중에 도움이 되며, 믿음을 강하게 만들어주고 마음이 맑아지도록 한다. 스바디야야 또한 타파스와 같이 가장 중요한 수련은 무엇보다도 내면을 바라볼 수 있는 명상에 있다. 아사나,차크라, 호흡을 통해서 자신을 알아가고, 더 가까워지며, 관찰하고 주시하는 능력이 향상되어 결국에는 명상을 통해 온전한 나 자신을 바라 볼 수 있게 되는 것이다.

다섯, 이쉬바라 프로니다나는 신에 대한 헌신을 뜻한다.

이는 이쉬바라와 프라디다나의 합성어로 이쉬바라는 최고의 존재, 하나님, 참된 자아 등을 뜻하고 프라디다나는 헌신이나 소원을 의미한다. 여기서 우리는 이쉬바라에 대해 생각해 볼 필요가 있다. 이쉬바라를 보통 종교적으로 여겨서 요가에 반감을 갖는 사람들도 있다. 그러나 여기서 말하는 신은 하늘 위에서 우리를 바라보고 있는 신으로만 생각할 게 아니라 보다 고차원적인 의식이나 신성한 어떤 것으로 인지하는 게 나을 것이다. 요가에서 스승이라는 의미의 그루 (Guru)는 신과 같은 존재라는 의미도 갖고 있다. 결국 큰 깨달음을 얻은 자를 의미하는 것이다

세 번째, 아사나는 요가의 신체적 수행을 의미한다.

"스티람-수캄-아사남 (Sthiram-sukham-asanam) -요가의 자세 (Asana)는 안정적이며 쾌적해야 한다."-요가수트라 2장 16절

파탄잘리는 요가수트라에서 위와 같이 간단하게 아사나에 대한 정의를 내렸다. 안정이고 쾌적한 상태라는 것은 결국 신체의 편안한 상태뿐만 아니라, 정신적으로 평온한 상태를 포함하는 것이다. 보다 깊은 명상을 위하여 고안된 방편들이 요가자세 즉, 아사나인 것이다.

라자 요가에서의 아사나가 앉아서 수행하는 편안하고 안정된 자세라면, 하타 요가에서의 아사나는 보다 더 역동적인 의미로 다가온다.

하타 요가에서는 아사나에 좀 더 많은 의미를 부여하여 신체의 모든 부위를 고르게 활용함으로써 심신의 균형을 찾고자 하였다. 여기서 '하Ha'는 태양 '타Tha'는 달 그리고 '요가Yoga'는 결합을 의미하니 하타 요가란 곧 음양의 기운을 조화롭게 결합시키는 방법이라고 할 수 있다. 요가 생리학에서는 이 음양의 기운은 각각의 통로인 이다 나디 (Ida-nadi)와 핑갈라 나디 (Pingala-nadi)를 통해서 내부로 흐른다고 설명하고 있다. 하타 요가에서 수련의 궁극적인 목표는 음양 에너지의 합일을 통해 척추 중앙의 엔진 통로인 수슘나 나디 (Susumna-nadi)를 열고 이를 따라 기저부에 잠들어 있는 쿤달리니 샥티 (Kundalina-sakti)를 깨워 상승시키는 것에 있다.

아사나의 수련은 육체에 흐르는 중요한 통로에 의식을 집중하고 기운 즉, 프라나를 조절하여 에너지의 각성을 이루기 위한 과정이라고 볼 수 있다. 하타 요가는 육체적인 수련을 통해 정신을 조절할 수 있다고 생각한다. 몸이 경직되면 마음도 경직된다. 하지만 아사나를 통해서 몸을 유연하게 만들면 정신도 유연해질 수 있다는 게 하타 요가에서의 아사나이다

네 번째, 프라나야마

"찰레 바테 찰람 치탐 (Chale vate chalam chittam): 숨이 움직이면 마음이 움직인다." -하타요가 프라디피카 2.2

호흡의 기술, 즉 프라나야마 (prana 생명의 기운, ayama 확대, 확장)는 생명의 기운인 프라나를 실어 나르는 방법이 프라나야마이다. 요가 생리학에서는 이 프라나 (prana)가 흐르는 통로를 나디 (Nadi)라고 부르는데, 나디가 막히거나 손상되면 육체는 경직되고, 손상이 지속되면 독소가 축척 되어 질병을 일으키게 된다고 본다. 그만큼 요가의 호흡법은 모든 요가 동작들의 바탕이 되는 중요한 요소이다.

일반적으로 육체와 정신을 별개로 생각하지만, 요가에서는 하나를 일컫는 두 개의 다른 이름일 뿐이다. 육체는 정신을 담는 그릇이고, 정신은 보이지 않는 몸이라고 본다. 요가 수행의 목적은 육체적인 기운과 감정, 의식 그리고 영적인 차원들이 온전히 조화로운 가운데 자기 존재를 우주적 절대상과 합일하려는 데 있다. 요가자세의 수행은 깊은 호흡을 매개로 하여 심신이 하나가 됨을 경험하고, 자기 존재에 대한 인식의 깊이를 확장하기 위한 체계로 이해되어야 한다. 요가 아사나 실행 과정에서는 언제나 코를 통하여 자연스럽게 마시고 내쉬어야 한다. 내부로는 기운의 저장소이자 확산의 중심점인 차크라 (Chakra)의 흐름을 원활하게 하고, 호흡을 제어함으로써 정신적인 집중 에너지가 외부로 향하지 않도록 한다. 집중 이외에 산란한 감정과 혼란스러움이 끼어들지 않도록 아사나의 수행 속에 의식을 묶는 수단이 호흡이다.

"몸 안으로 들고 나는 호흡이 잡히면 마음도 잡힐 수 있다." -하타요가 프라디피카

마음은 불안정하므로 집중을 유지하는 것은 매우 어려운 일이다. 마음을 제자리에 고정하고 집중을 유지하려면 프라나야마가 필수적이다. 요가 아사나를 수행할 때 프라나야마의 본질을 바르게 알고 수련해야 한다.

프라나야마는 레차카 (Rechaka: 숨 내쉬기)와 푸라카 (Puraka: 숨 마시기), 쿰바카 (Kumbaka: 숨 참기)의 3가지 요소로 구성되어 있다. 이 3가지 요소의 프라나야마는 3가지 반다 (Tri-bandha-물라 반다 (mula bandha), 웃디야나 반다 (uddiyana bandha), 잘란다라 반다 (jalandhara bandha))와 결합되어 규칙에 맞게 행해진 수행법만이 정확한 프라나야마라고 불릴 수 있다.

다섯 번째, 프라트야하라

집중력! 그 집중력을 밖이 아닌 내 안으로 끌어들이기 위한 프라트야하라!

"감각, 그리고 그 감각에 따른 물체와 관련된 마음은 분리될 수 없이 견고하여 지배하기 힘들다. 그런데 의지력으로 그것을 정지시키는 일을 가리켜 프라트야하라 (Pratyahara)라고 한다. 프라트야하라를 수행하면 수행자는 침착해지고 보다 깊이 집중할 수 있다. 프라트야하라가 그를 참된 요가의 길로 이끌어 준다." -루드라야마라 탄트라, 제 2부, 27. 28-30

프라트야하라는 산스크리트어로 '감각의 제어'를 의미한다. 아쉬탕가 요가 8단계에서 외적인 요소인 야마, 니야마, 아사나, 프라나야마에서 내적인 요소 프라트야하라는 다라나, 디야나, 사마디로의 전환을 하는 가교역할을 한다. 고유 감각이나 외부의 환경으로 향하는 집중을 차단하고 내부로 끌어들임으로써 보다 깊은 요가 수련을 가능케 해준다.

여섯 번째, 다라나 Dharana

다라나 (Dharana)-마음을 한 곳에 집중하는 것

> "다라나는 수행자가 정신을 집중하는 동안 의식 속에 있는 신성한 영혼을 붙잡는 행위이다."
> - 암리트나드 우파니샤드15

> "감각 세계로부터 의식을 분리시키고 그것을 초의식 상태에 머물게 하는 것, 그것이 곧 다라나이다."
> -만다라브라만 우파니샤드1. 1. 8

육체는 아사나에 의해서 단련되어지고, 마음은 프라나야마로 가다듬어지고, 모든 감각 기능이 프라트야하라의 통제 아래 있게 될 때 수행자는 다라나라고 불리는 여섯 번째 단계에 도달하게 된다. 이 상태에서 수행자는 한 가지 일이나 자신이 하고 있는 일에 완전히 집중하게 된다. 이때 마음은 외부에서 오는 자극과 자신의 내부에서 일어나는 생각들을 분류하고 판단하며 조화시켜 완전한 몰아 (沒我)의 경지를 맛보기 위해 안정되어야 한다.

일곱 번째, 디야나 Dhyana

디야나 (Dhyana): 명상 디야나는 아사나에서 프라나야마로 감각을 컨트롤하는 프라티야하라, 집중에 이르는 다라나를 기반으로 한 7번째 단계이다. 디야나는 산스크리트어로 생각이라는 뜻의 'dhyai'에서 유래되었다.

요가 수행에 있어 가장 본질적인 부분이 명상이라고 할 수 있다. 대부분의 사람들은 아사나에 집중하고 아사나를 잘 하기 위해 요가를 하겠지만, 요가 수행의 궁극적 목적이 '사마디'라면 사마디로 가기 전 마지막으로 거치는 단계가 바로 디야나이다.

"디야나는 그 어떤 방해도 받지 않고 의식 속에 신격의 형태를 모시는 일이다." -프라판차사라 탄트라 19, 22-23

"디야나란 만트라의 신성한 형태의 집중을 말한다." -쿠라르나바 탄트라, 제 17장, p.83

여덟 번째, 사마디 Samadhi

사마디는 Sam-a-dha로부터 비롯되었다고 한다. dha는 '마음을 어떤 대상으로 향하게 하거나 고정하는 것', '마음의 통일 또는 집중'을 의미한다.

"집중 속에 있는 의식의 상태, 그리고 어떤 욕망도 없이 신성한 빛에 의하여 조명되는 상태, 그 초의식의 상태를 가리켜 사마디라고 부른다." -안나푸른 우파니샤드1. 48

"사마디란 바람 한 점 없는 곳에서 빛나고 있는 램프의 불꽃과도 같이 의식이 모아져 정지되어 있는 자연스러운 상태이다. 그러므로 집중의 느낌과 '나 (집중하고 있는 나)'라는 존재의 느낌도 점차 사라지게 된다."
-아드야틈 우파니샤드 35

하타요가(Hatha Yoga) 이론

	하 (양 Yang)	타 (음, 인 Yin)
육체적인 것	근육수축, 동적움직임, 다리동작	근육이완, 정직움직임, 팔 동작
마음적인 것	열정적인 마음, 따뜻한 마음	편안한 마음, 차가운 마음
호흡	빠른 호흡	느린 호흡
정신적인 것	채움 (예, 지식, 생각 등), 긍정적, 의식 확장	비움, 부정적, 의식 축소

하타 요가는 음과 양의 조화를 통해 정신과 육체를 통제하여 삼매에 이른다는 심신 훈련법이다. 현대에 와서는 아사나와 호흡법에 관해 다루며 신체적 움직임에 포커스를 맞춰 육체의 한계를 뛰어넘기 위한 수련의 요가로 볼 수 있다.

파탄잘리는 요가의 동작 (Asana)을 정의하기를 "Sthira-sukham asanam (스티라-수캄 아사남)" 즉 "편안하고 안정된 좌법"이라고 하였다. 즉 파탄잘리의 라자 요가에서 주목표는 명상의 대가가 되어 삼매에 다다르게 하는 것이였다. 그래서 파드마사나(Padmasana), 수카사나 (Sukhasana), 바즈라사나 (Vajrasana) 같은 편안하고 안정된 좌법을 필요로 했다. 그러나 안정된 좌법을 오래하여 깊은 명상에 들어가기 위해서는 부드러운 관절과 강인한 근육이 뒷받침 되어야만 했는데, 단순히 좌법을 오래 유지한다고 될 수 있는 것은 아니었다.

하타 요가에서의 아사나는 단지 쉽고 편안한 좌법이 아니라 여러 다른 방향으로 몸을 구부리거나 비틀고 쭉 뻗어 신체의 긴장과 경직을 부드럽게 풀어주며 강화시키는 과정이다. 이러한 아사나 수련 과정을 통해 몸은 유연해지고 편안해지게 되어 파탄잘리가 추구하는 깊은 명상을 들어가는데 있어 큰 도움이 된다고 볼 수 있다.

이러한 점에서 미루어 볼 때, 하타 요가 방식의 아사나도 궁극적으로는 라자 요가에 유용하다는 점이다. 즉 부드럽고 편안해진 신체가 마음에 평온함을 가져다주기 때문에 하타 요가와 라자 요가는 불가분의 관계 즉 따로 떼어내서 생각할 수 없는 관계라고 할 수 있다.

요가 도구

요가 동작을 할 때, 도구 활용은 혼자서 하기 힘든 아사나를 할 수 있도록 도와주는 역할을 한다. 몸의 정확한 정렬을 이루고 유지하고 아사나에 도전하는 동안 오래 머물고 유지할 수 있게 한다. 또한 아사나를 완성할 때 신체를 확장하는 역할을 한다. 그러나 신체 정렬을 도구에 너무 의지하지 않는다. 아엥가는 요가 도구 역할을 모든 연령대와 건강에 문제가 있는 경우에도 요가 수련을 할 수 있게 한다고 했다.

요가 도구의 종류는 벽과 수건, 밸트 등을 비롯해 산의 바위, 나무 또는 바닷가의 모래 위, 공원 벤치 등 주변에 있는 환경을 이용할 수 있고, 커플 요가처럼 두 사람이 함께 아사나를 할 수도 있다. 그리고 요가 도구로는 블록과 스트랩, 체어, 블랭킷, 요가매트, 수건 등이 있다.

아사나에 따라 각각 한 가지 도구를 사용하지만, 블록과 스트랩, 블록과 체어, 스트랩과 체어와 같이 2가지 이상을 함께 사용할 수 있다.

1. 블록

신체확장, 난이도에 따라 높이조절, 유연성 향상에 도움, 스트레칭을 최대로 할 수 있게 도움, 자세 유지 시간을 길게 할 수 있다.
높이 조절 1단계, 2단계, 3단계, 1단계로 쌓기, 1단계+2단계, 1단계+3단계

요가블록

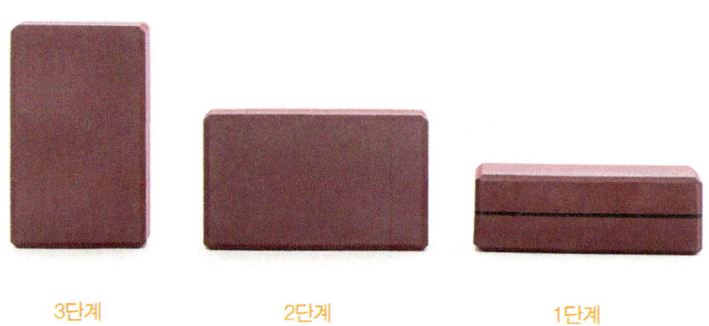

3단계　　　　　　2단계　　　　　　1단계

2. 스트랩

팔과 다리를 확장, 뻗거나 유지하는 동작에서 신체의 다른 부위들을 지지하고 길어지게 한다. 정렬을 정확하게 유지하는 보조역할, 특히 햄스트링과 어깨가 타이트할 때 도움이 되고 유연성 향상, 올바른 정렬 유지에 보조역할을 한다.

스트랩 길이 조절

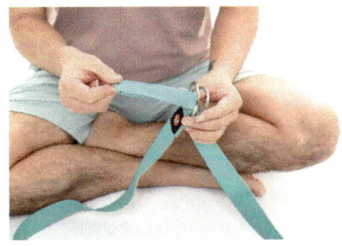
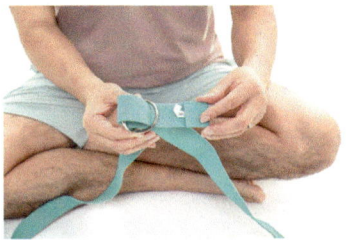
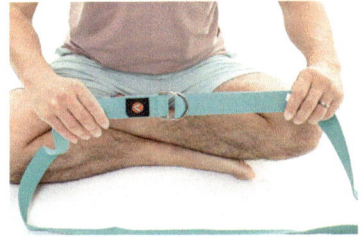

스트랩 한쪽 끝을 두 개의 쇠로 된 링에 아래에서 위로 넣어 뺀다.

가까이 있는 링 위를 지나 아래 있는 링 사이로 빼낸다.

스트랩을 양쪽으로 당기면 스트랩 고리가 만들어 진다.

주의. 쇠로 된 링은 몸에 직접 닿지 않게 한다.

3. 체어

체어는 항상 매트 위에 놓고 동작을 해야 미끄러지지 않는다.

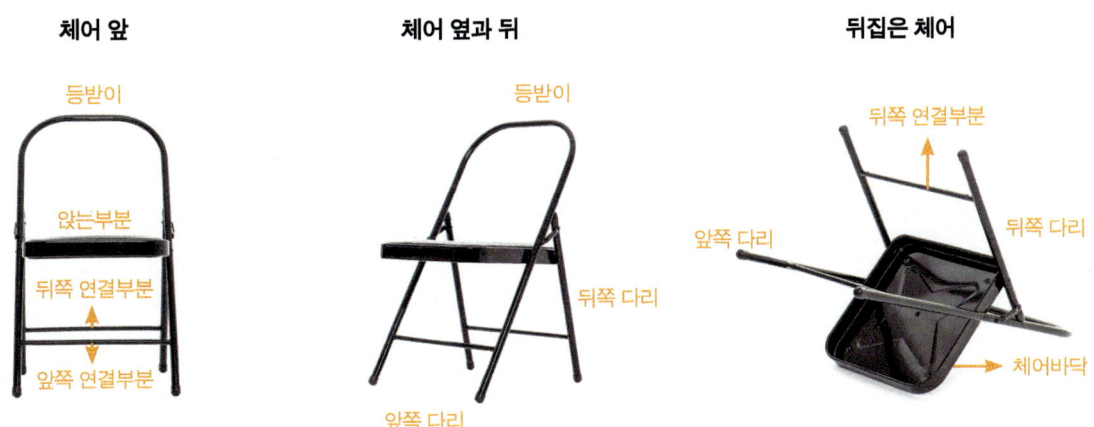

Hatha Yoga Sequence

서혜경 Ha Yoga

@signature_yoga_pilates
시그니처 요가&필라테스 대표 원장
국제 요가 명상 협회 강원 교육관장
코리아 요가 얼라이언스 요가 협회 강원 교육 관장
국제 시그니처 필라테스 협회장
KPI 필라테스 강원 교육 관장

코리아 요가 얼라이언스 E-RYT300
아쉬탕가 빈야사
빈야사 요가 Lv.1 & Lv.2
유니버셜 빈야사
비크람 요가
소도구 테라피 요가
비니 테라피 요가
리프레쉬 릴랙스 요가
블랙록 테라피 요가
코리아 요가 얼라이언스 E-RYT300
에어리얼 요가 Lv.1 & Lv.2
에어리얼 그라운드 요가

저마다 한 사람이 여러 역할로 이 세상을 살아갑니다.
누군가에게는 딸로, 엄마로, 남편으로, 직장 상사 또는 무언가로..
각각의 역할에서 무엇이든 잘 해내고 인정받고 싶기에,
바쁘고 피곤한 하루 하루의 연속 속에서 살아가고 있습니다.

저에게 요가는 그 안에 "쉼" 입니다.

요가를 수련하고 있는 순간 만큼은 오롯이 나 자신에게 집중할 수 있고,
또한 그 안에서 편안함을 느낍니다.

움직임을 통해 나의 존재를 느끼고, 호흡을 통해 살아 있음을 느낍니다.
요가를 통한 "쉼"은 저에게 다시 움직일 수 있는 에너지를 만들어 줍니다.
우리는 내일을 또 살아내야 하니까요.

여러분들도 매트 위에서 만큼은 누군가의 누구가 아닌,
나의 나로서 깊은 "쉼"을 느껴 보세요.

Suriya Namaskara

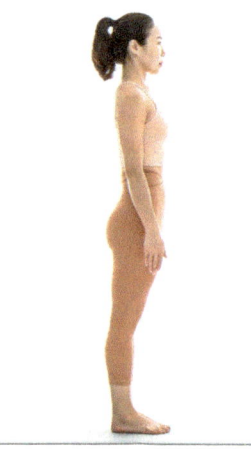
발을 모아 사마스티티를 한다.

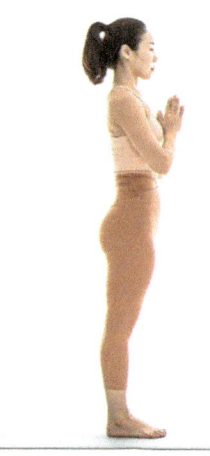
1. 호흡을 내쉬며 가슴 앞에서 합장한다.

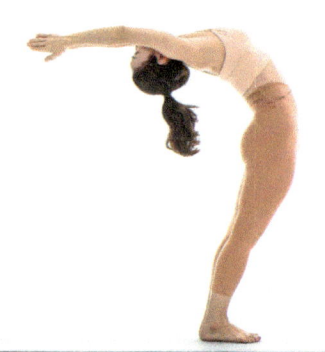
2. 호흡을 마시며 손을 머리위로 합장하여 상체를 뒤로 젖힌다.

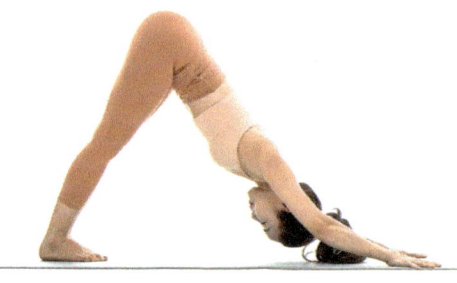
8. 호흡을 내쉬며 엉덩이를 뒤를 향해 밀어 올려 아도 무카 스바나아사나를 한다. 다섯 호흡 유지한다.

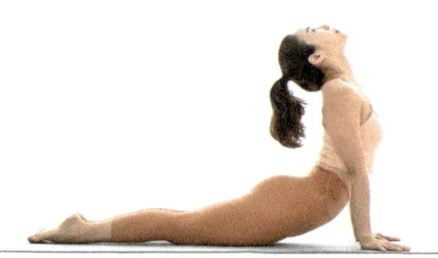
7. 호흡을 마시며 상체를 위로 향해 들어주며 부장가아사나를 한다.

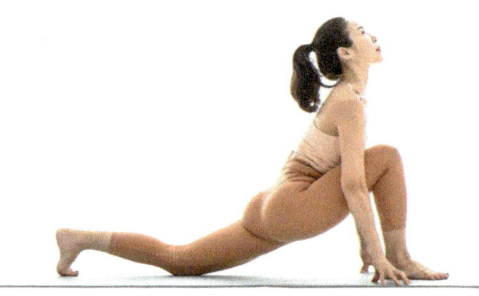
9. 호흡을 마시며 오른발을 손 사이로 가져오고 시선은 천장을 향하며 안자니아아사나를 한다.

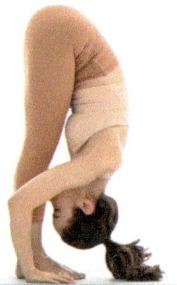
10. 호흡을 내쉬며 상체를 숙여 손을 발 옆에 놓고 우타나아사나를 한다.

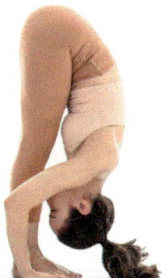
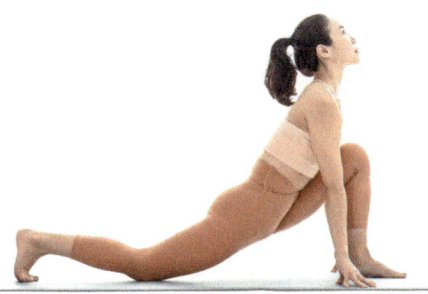

3. 호흡을 내쉬며 상체를 숙여 손을 발 옆에 놓고 우타나아사나를 한다.

4. 호흡을 마시며 오른발 뒤로 보내고 시선은 천장을 향하며 안자니아아사나를 한다.

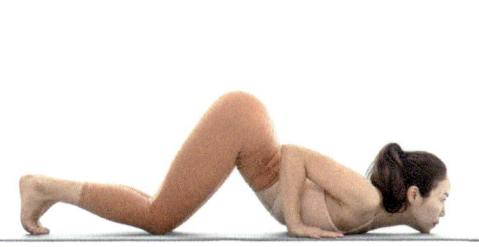
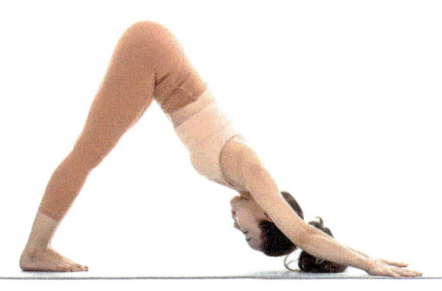

6. 호흡을 마시며 무릎을 바닥에 대고 호흡을 내쉬며 가슴과 턱을 바닥으로 내려 아쉬탕가아사나를 한다.

5. 호흡을 내쉬며 엉덩이를 뒤를 향해 밀어 올려주며 아도 무카 스바나아사나를 한다.

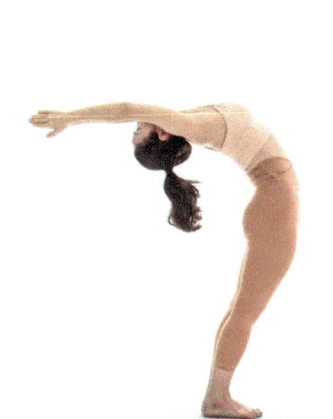
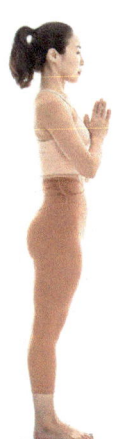
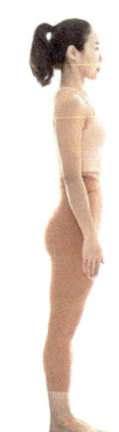

11. 호흡을 마시며 손을 머리위로 합장하여 상체를 뒤로 젖힌다.

12. 호흡을 내쉬며 가슴 앞에서 합장한다.

손을 아래로 내려 사마스티티를 한다.

Supta Hasta Padangusthasana

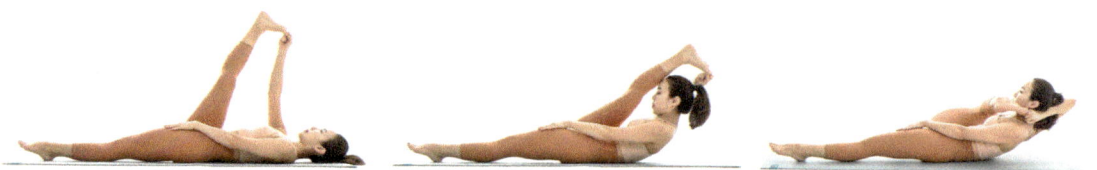

누운 상태에서 오른 두 번째와 세 번째 손가락으로 오른 엄지발가락을 잡아주며, 왼손은 왼쪽 허벅지 위에 올려준다. 호흡을 마시며, 상체를 들어 올려 머리를 정강이에 대고 내쉬는 호흡에 오른팔을 머리 뒤로 보내며 오른 발가락을 왼 어깨에 앞에 댄다. 반대쪽도 같은 방법으로 반복한다.

Sucirandrasana

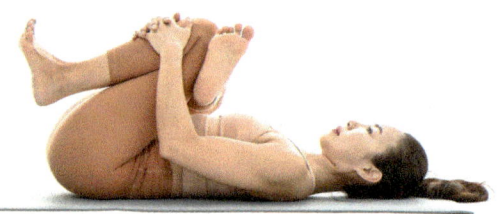

등을 대고 누워, 오른발을 왼 무릎 위쪽에 놓고 손으로 왼 정강이를 잡아 내쉬는 호흡에 가슴으로 당긴다. 반대쪽도 같은 방법으로 반복한다. 동작이 끝나면 발을 바닥에 놓는다.

Urdhva Dandasana

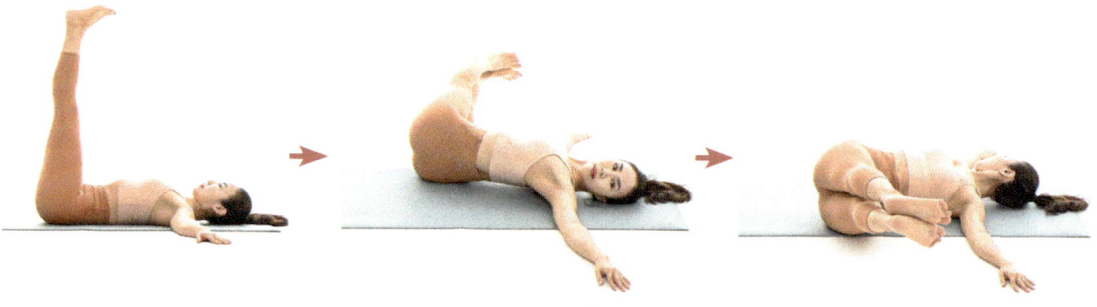

마시는 호흡에 발을 모아 위로 뻗어주며, 팔을 옆으로 벌려 손바닥을 바닥에 댄다. 내쉬는 호흡에, 허리와 골반을 회전시켜 다리를 오른쪽으로 보내며 시선은 왼쪽을 보고, 마시는 호흡에 돌아오며 내쉬는 호흡에 왼쪽으로 보내며 시선은 오른쪽을 본다. 이때 어깨가 바닥에서 뜨지 않는다.

Salamba Sarvangasana

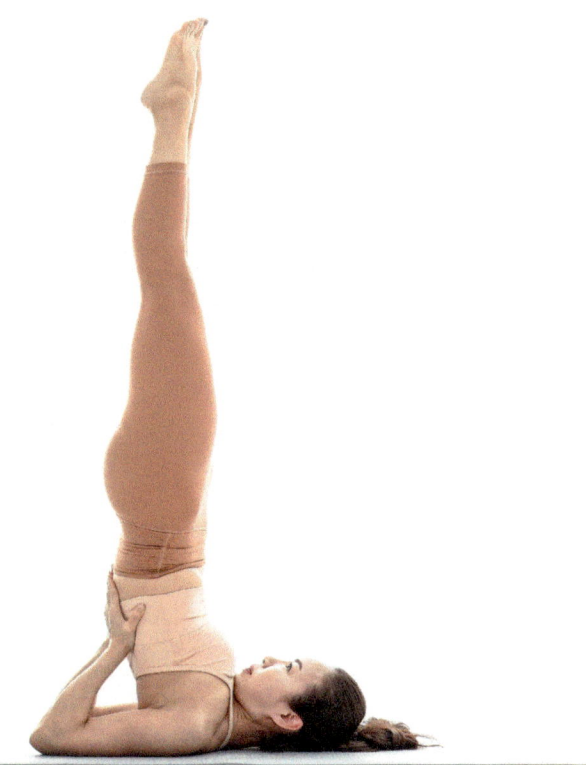

마시는 호흡에 다리를 위로 들어 올리며 손으로 등을 받쳐준다.

Halasana

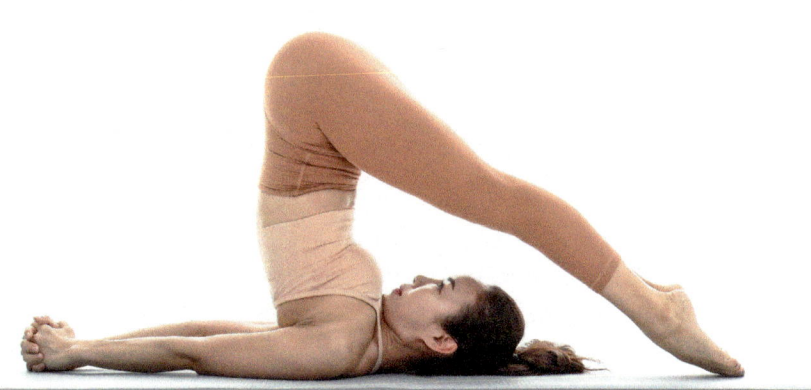

내쉬는 호흡에 발을 머리 뒤 바닥에 내린다. 손은 등 뒤에서 깍지를 끼며 바닥에 놓는다.

Setu Bandha Sarvangasana

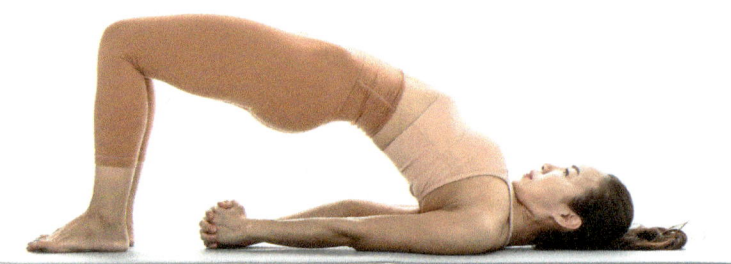

발을 골반너비로 벌리며 무릎을 굽혀 세운다. 마시는 호흡에 골반을 높게 올려주며 팔을 바닥으로 길게 뻗어 깍지를 낀다.

Eka Pada Setu Bandha Sarvangasana

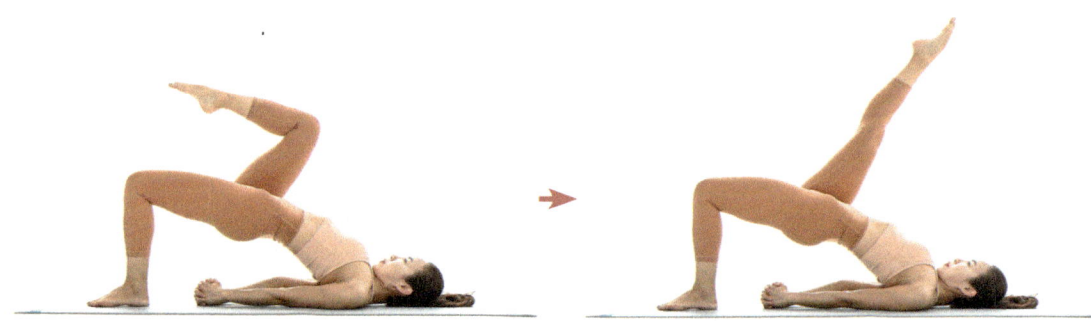

마시는 호흡에 오른 무릎을 가슴 쪽으로 가져오고 내쉬는 호흡에 위로 길게 뻗는다. 반대쪽도 같은 방법으로 반복한다.

Matsyasana

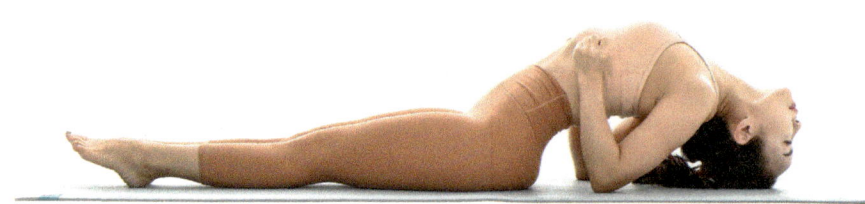

다리를 바닥에 내려 뻗어주며, 주먹을 쥐고, 마시는 호흡에 팔꿈치로 바닥을 밀어내며 가슴을 들고 정수리를 바닥에 놓는다.

Bitilasana

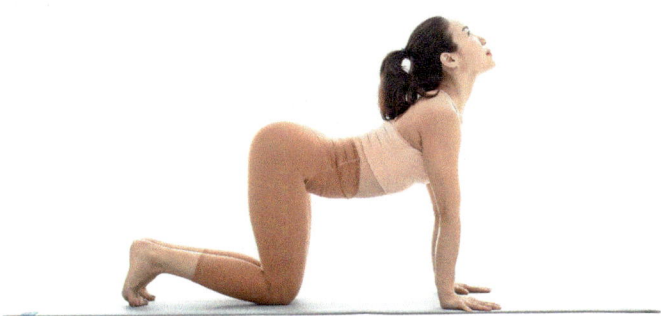

바르마나아사나(기어가는 테이블 자세)를 하고, 마시는 호흡에 허리를 바닥으로 내리며 가슴을 들고 시선은 위를 향한다.

Marjariasana

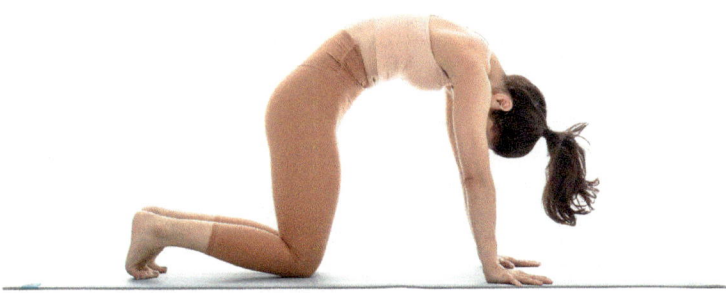

내쉬는 호흡에 등을 구부리며 시선은 배꼽을 향한다.

Dandaysmana Bharmanasana

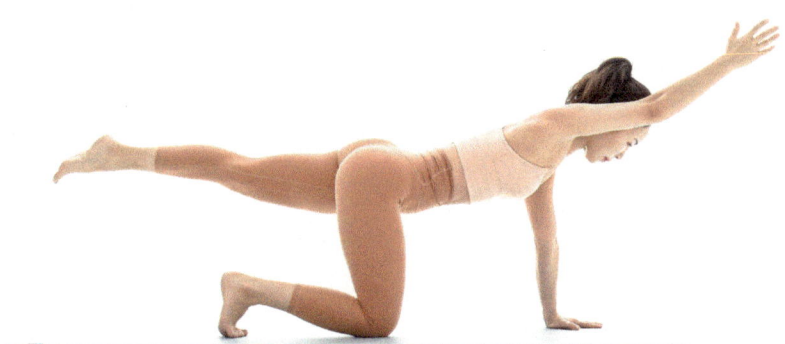

골반너비로 무릎을 꿇고 손을 어깨너비로 벌려 바닥에 놓는다. 골반과 무릎 그리고 어깨와 손목은 수직이다. 마시는 호흡에 오른팔은 귀 옆으로 뻗고 왼다리는 골반높이로 올려 뻗어낸다. 반대쪽도 같은 방법으로 반복한다.

Ardha Dhanurasana

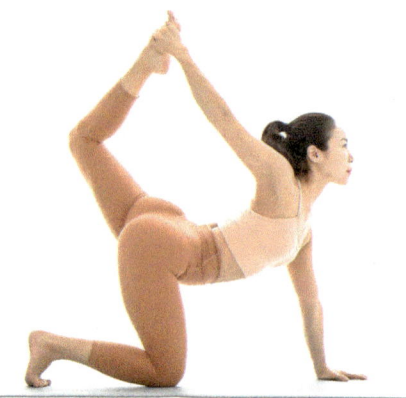

바르마나아사나 (기어가는 테이블 자세)에서 왼발을 들어 오른손으로 잡고 마시는 호흡에 위로 뻗는다. 반대쪽도 같은 방법으로 반복한다.

Uttana Vidalasana

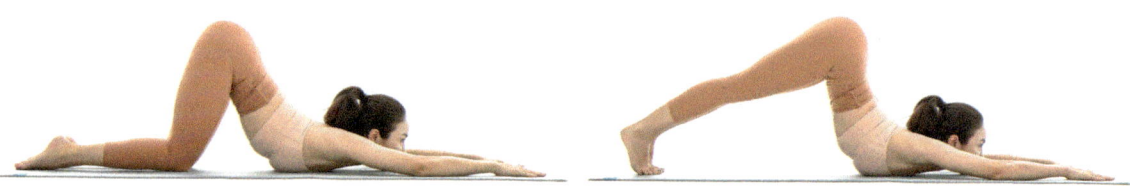

바르마나아사나에서 내쉬는 호흡에 손을 앞으로 뻗으며 가슴과 턱을 바닥으로 내려 준다. 무릎을 들어 엉덩이를 올리며 다리를 쭉 편다.

Bhujangasana

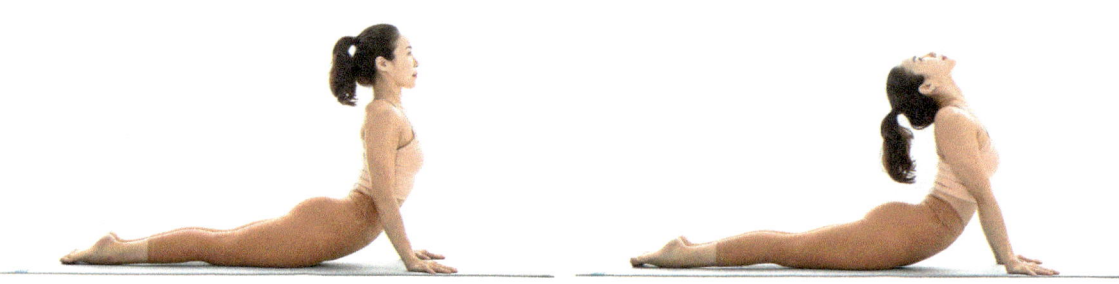

배를 대고 엎드려 손을 가슴 옆에 두며, 마시는 호흡에 상체를 들어고 시선은 위를 바라본다.

Salabhasana

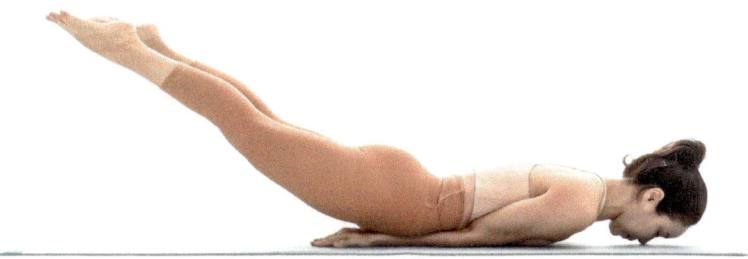

엎드려서 골반 아래 손을 넣고 턱을 바닥에 댄다. 마시는 호흡에 손으로 바닥을 누르며 다리를 높게 들어준다.

Urdhava Hasta Viparita Salabhasana

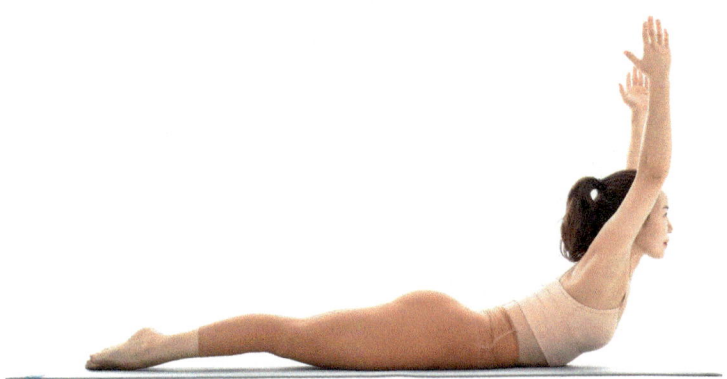

마시는 호흡에 팔을 귀 옆으로 뻗으며 상체를 들어 올려 준다.

Dhanurasana

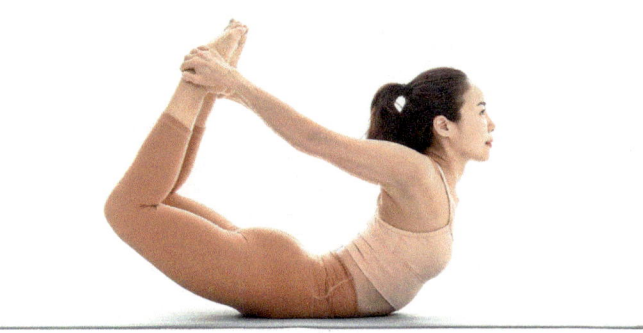

마시는 호흡에 무릎을 접어 손으로 발이나 발등을 잡고 내쉬는 호흡에 엄지발가락이나 뒤꿈치를 붙이며 위로 뻗는다.

Eka Pada Padangusthasana Dhanurasana

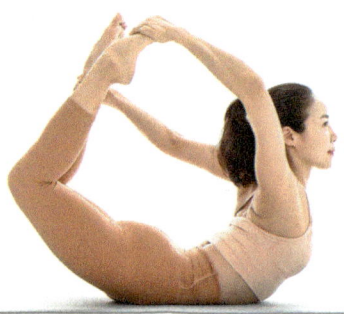

오른손이 손바닥이 하늘을 보게 돌려 오른 발등을 감싸고 왼손으로 왼 발등을 잡는다. 마시는 호흡에 몸을 들고 다리를 멀리 들어 올리며 오른 어깨를 회전하여 팔꿈치가 귀 옆으로 간다.

Adho Mukha Svanasana 변형

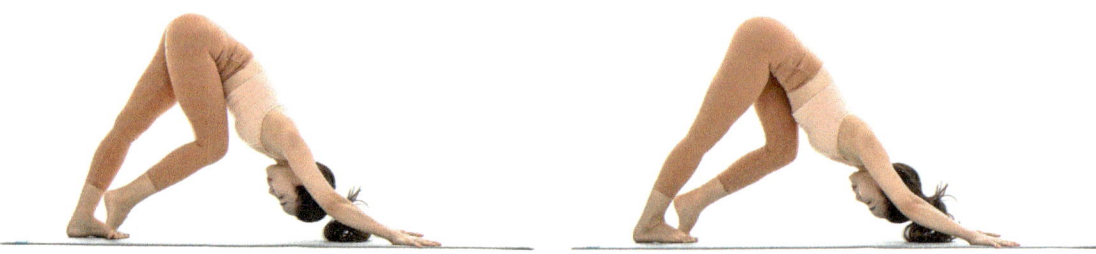

아도 무카 스바나아사나 동작에서 오른 무릎과 왼 무릎을 번갈아 굽혀 준다.

Janu Sirsasana

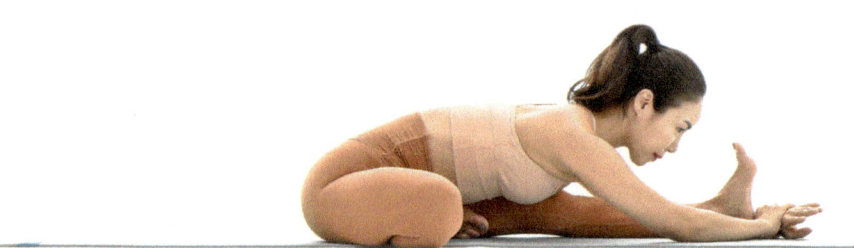

다리를 뻗고 앉아 오른 발바닥을 왼 허벅지에 붙인다. 내쉬는 호흡에 상체를 숙여 내려가 발바닥 앞에서 오른 손으로 왼 손목을 잡아 준다. 반대쪽도 같은 방법으로 반복한다.

Paschimottanasana

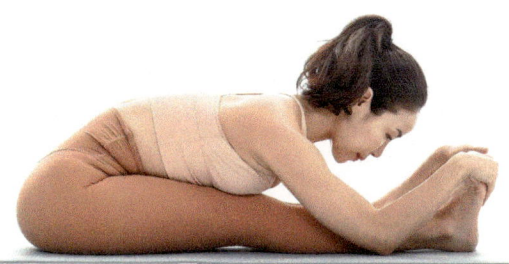

다리를 뻗고 앉아 내쉬는 호흡에 상체를 숙여 내려가 손을 발가락 위로 넘겨 발바닥을 잡아준다.

Ardha Matsyendrasana

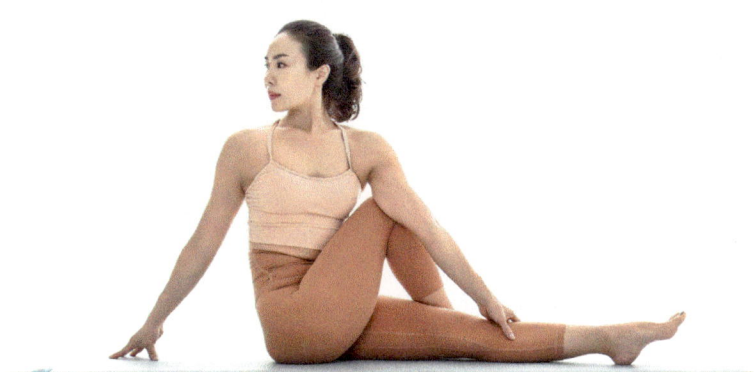

오른발을 왼 허벅지 위로 넘겨주며 무릎을 세운다. 마시는 호흡에 왼 어깨를 오른 무릎 밖으로 넘겨 손으로 왼 다리를 잡고 내쉬는 호흡에 오른손을 엉덩이 뒤쪽 바닥을 짚으며 회전시킨다.

Ardha Kapotanasana

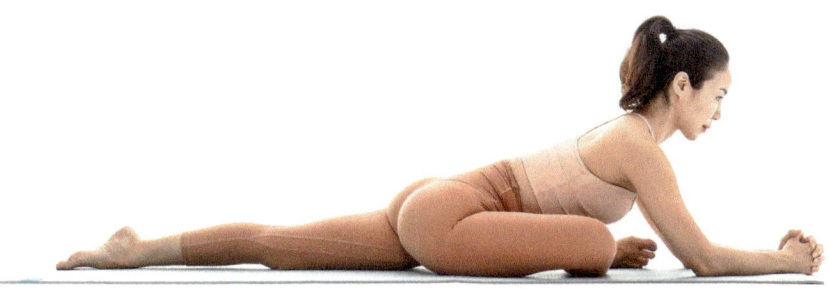

오른 다리를 접어 발목과 무릎이 일직선이 되게 하여 바닥에 내려놓고 왼 다리를 뒤로 뻗는다. 마시는 호흡에 팔꿈치를 접어 바닥에 내려놓고 가슴을 들어 상체를 세운다.

Ha Yoga Asana

Naginyasana

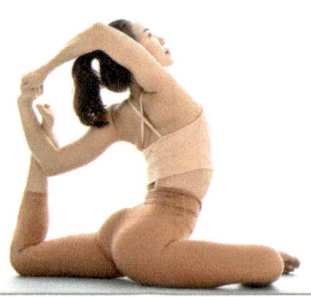

왼 무릎을 굽혀 엄지발가락을 왼 팔꿈치에 걸고 오른손을 머리 뒤로 넘겨 고리를 걸어 마시는 호흡에 가슴을 오른쪽으로 열어준다.

Parsvottanasana

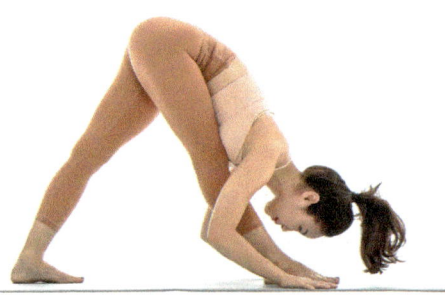

아도 무카 스바나아사나에서 오른발을 손 사이에 놓고 왼발을 앞으로 이동하며 어깨너비 두 배가 되게 한다. 내쉬는 호흡에 상체를 오른 다리 위로 숙이며 양 손을 발 옆에 놓는다.

Parivrrta Trikonasana

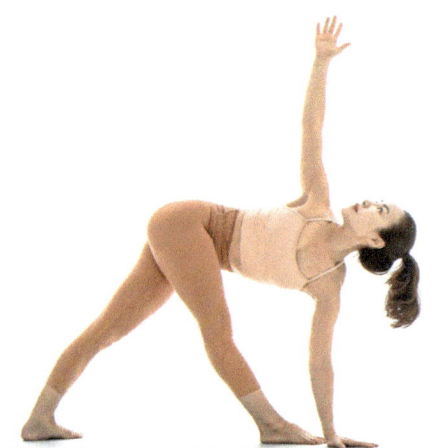

파르스보타나아사나에서 왼발을 45도 돌리며 왼손을 오른 새끼발가락 옆을 짚고 내쉬는 호흡에 오른팔을 위로 뻗어 상체를 회전시킨다.

Bakasana

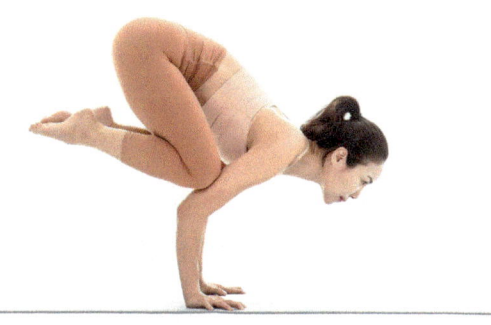

두 손을 20cm 정도 발 앞에 놓고 발을 모아 쪼그리고 앉는다. 무릎을 벌리고 겨드랑이에 끼우며 엉덩이를 들어 발끝을 바닥에 댄다. 체중을 앞으로 이동하며 다리를 자연스럽게 뜨게 한다.

Tittibhasana

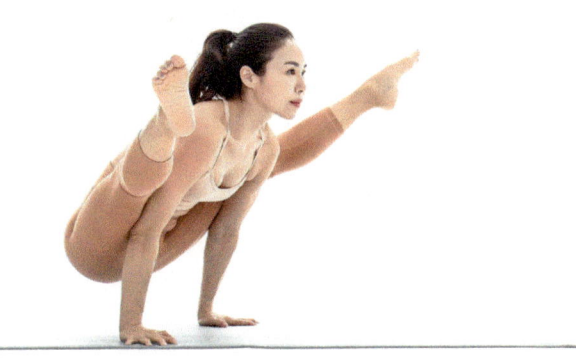

바르마아사나에서 엉덩이를 높이 들며 다리를 어깨에 깊게 걸고 손은 바닥에 놓는다. 마시는 호흡에 척추를 길게 펴고 내쉬는 호흡에 손으로 바닥을 밀며 엉덩이를 들어 몸을 들어 올린다.

Urdhava Dhanurasana

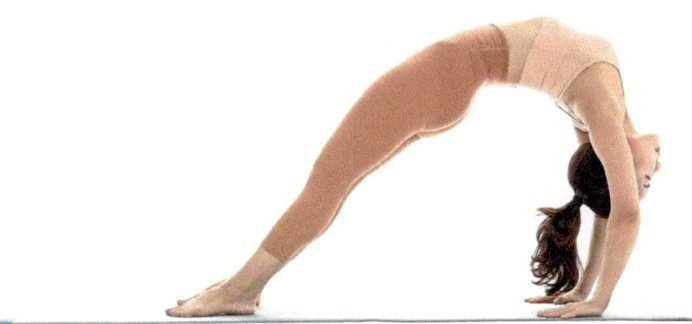

등을 대고 누워 발을 골반 너비로 벌리며 바닥에 댄다. 손을 어깨 아래 두며 손끝이 어깨를 향한다. 마시는 호흡에 엉덩이를 위로 들고 내쉬는 호흡에 정수리를 바닥에 놓는다. 다시 호흡을 마시며 골반을 위로 올려 팔꿈치와 다리를 쭉 편다.

Salamba Sirsasana

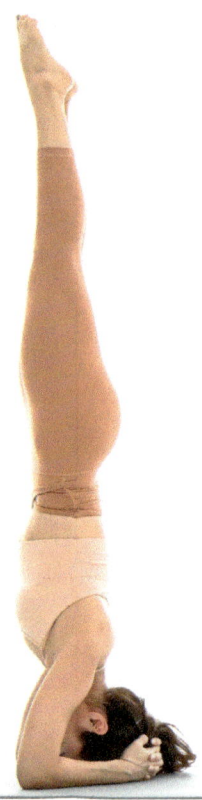

무릎을 바닥에 대고 팔꿈치를 어깨너비로 벌리고 손은 깍지를 낀다. 내쉬는 호흡에 정수리를 바닥에 대고 손바닥으로 감싼다. 마시는 호흡에 다리를 위로 쭉 뻗어 몸 전체가 바닥과 수직으로 만든다.

Savasana

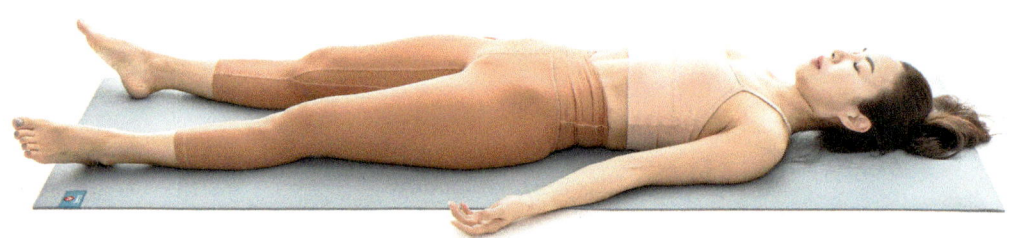

등을 대고 누워 다리를 벌리고 손을 골반 옆에 둔다. 코끝을 배꼽 방향으로 살짝 내려주어 뒤통수 아래쪽이 바닥에 닿도록 해주고, 온몸에 힘을 빼며 호흡한다. 편안한 휴식 자세를 취한다.

Anuloma Viloma Pranayama

등을 펴고 싯다아사나로 앉는다. 오른손을 들어 두 번째와 세 번째 손가락을 접고 왼손은 즈냐나 무드라로 무릎에 올려놓는다.

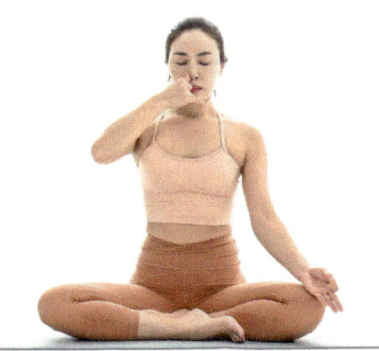

엄지손가락을 오른 코에 대며 코를 막고
왼 코로 숨을 마시며

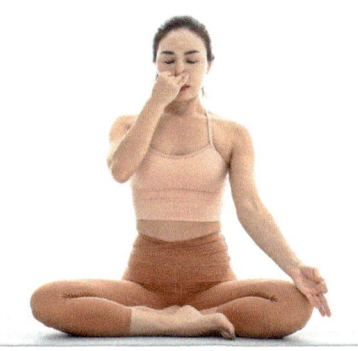

네 번째 손가락으로 왼 코를 막아
숨을 잠시 멈춘다.

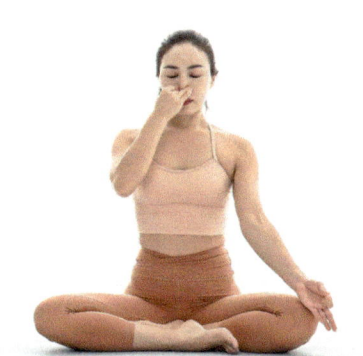

엄지손가락으로 오른 코를 막고 숨을 잠시 멈춘다.

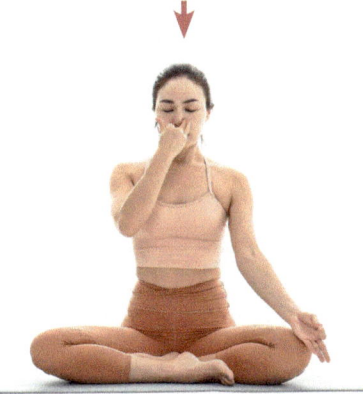

엄지손가락을 떼어 오른 코로 숨을 내쉰다.
왼쪽 코를 막은 상태에서 오른 코로 숨을 마신다.

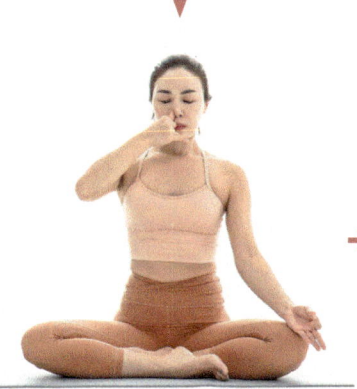

네 번째 손가락을 떼어 왼 코로
숨을 내쉰다.

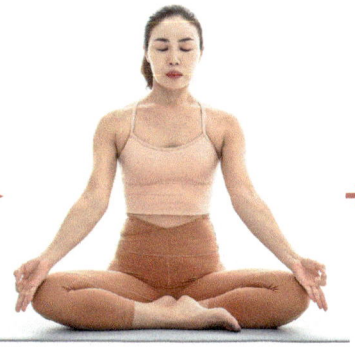

10-20회 반복하여 호흡한 후, 오른 손을
즈냐나 무드라로 만들어 무릎 위에 올리고
고요히 호흡한다.

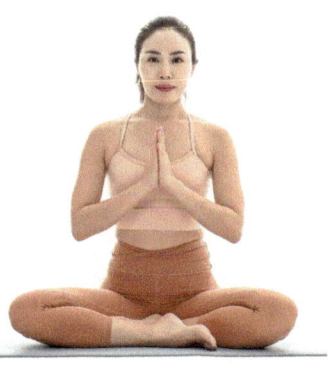

손을 가슴 앞에서 합장한다.

Ha Yoga Sequence

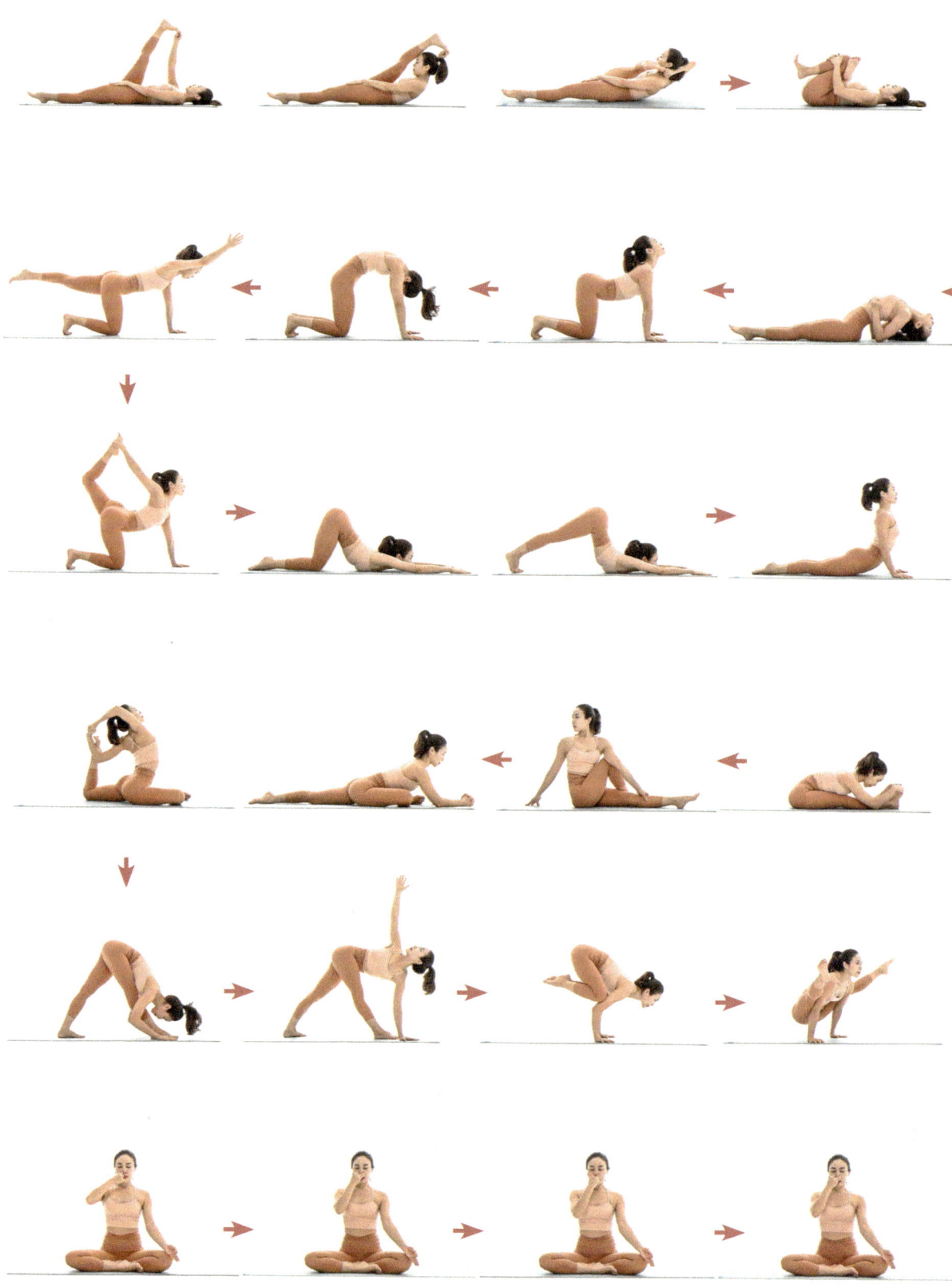

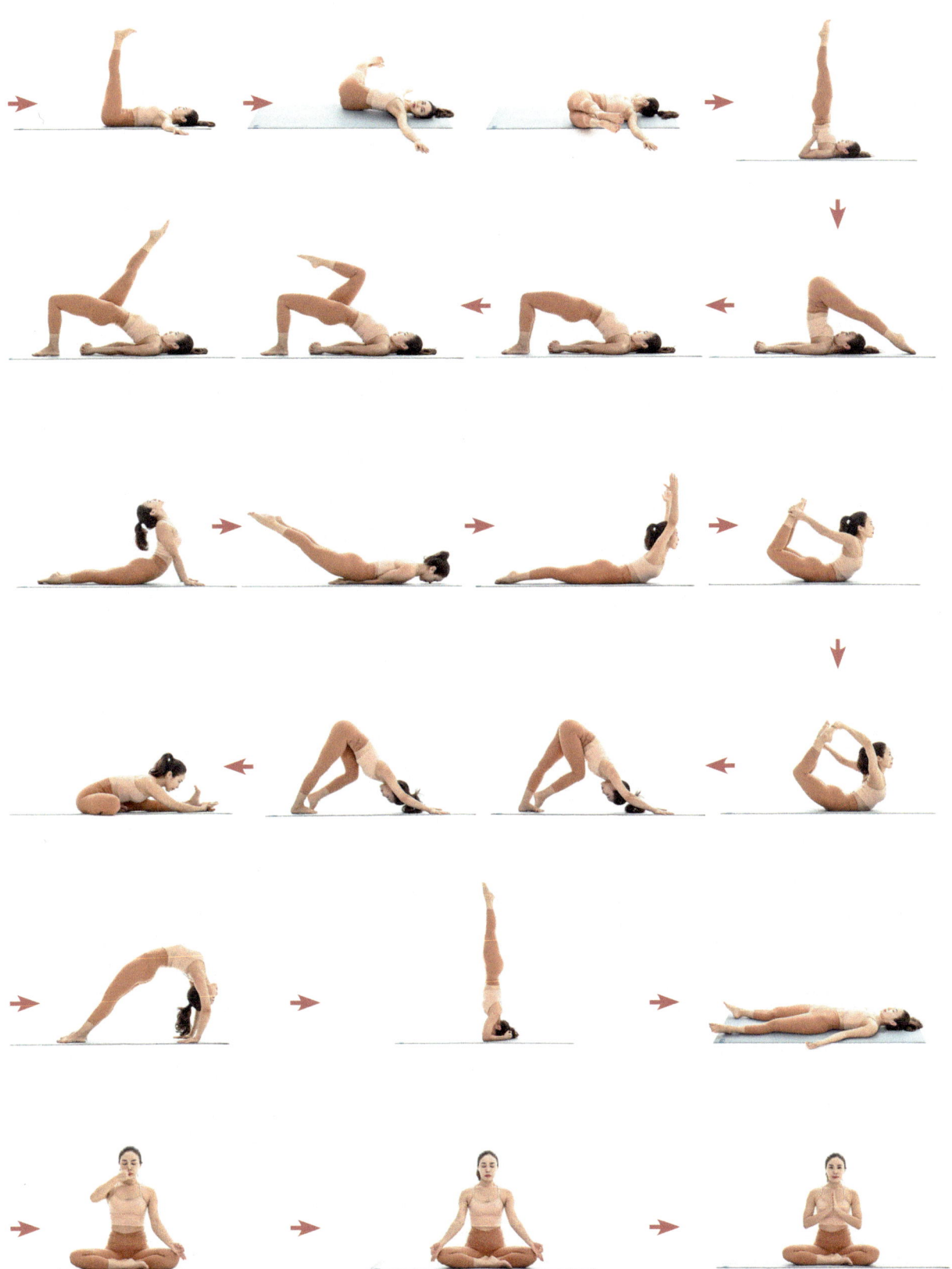

여동구

Tha Yoga

타우플로우요가 1, 2,
골반다이어트요가, 마하하타요가,
걸그룹요가, 써클요가, 슬림한요가 창시 및 저자
국제요가명상협회 회장
울루루 대표
웨이크업리트릿 디렉터
코리아요가페스타 디렉터
리커버링요가 헤드마스터
유니버셜요가 공인 티쳐
세바시 출연
기업강의
각종 방송 출연

인스타 @yeo_dong_gu
유튜브 여동구

많은 사람들이 삶에서 진정한 행복을 추구하려 한다. 마르쿠스 아우렐리우스는
"행복한 사람은 스스로 행복을 창조하고 느끼는 사람"이라고 했다.
우리도 창의적인 생각으로 여유롭게 요가를 시작한다면
몸과 마음에 얼마나 많은 변화가 일어날까요.
창의적인 삶을 통해 많은 사람들이 행복을 느끼며 아름답게 요가를 바라보길 바라며…

Chandra Namaskara

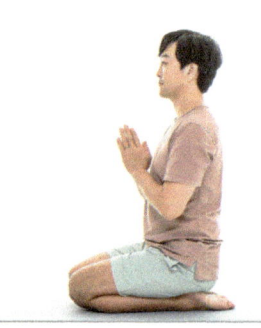
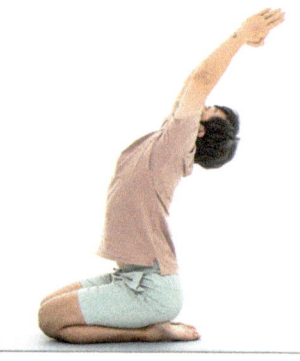
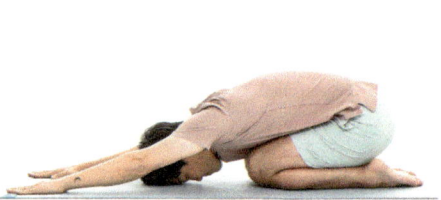

1. 무릎을 꿇고 앉아 호흡을 내쉬며 가슴 앞에 합장한다.
2. 호흡을 마시며 손을 위로 올리며 상체를 뒤로 젖힌다.
3. 호흡을 내쉬며 상체를 숙여 손을 앞으로 쭉 뻗는다.

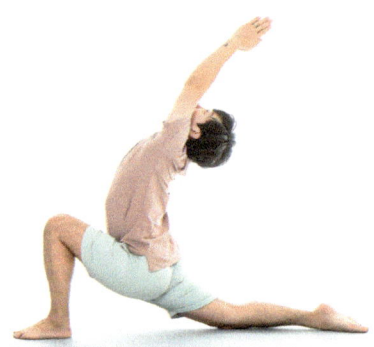
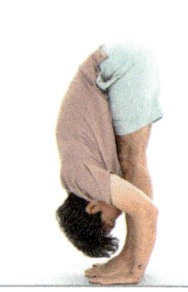
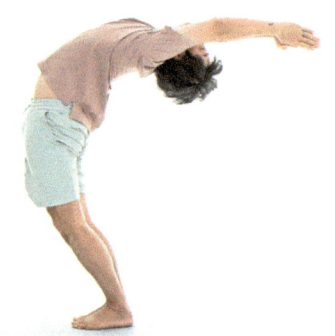

12. 오른발을 뒤로 보내 무릎과 발등을 바닥에 두며 마시는 호흡에 손을 들어 올려 안자니아아사나를 한다.
11. 호흡을 내쉬며 상체를 깊게 숙여 우타나아사나를 한다.
10. 호흡을 마시며 손을 합장하여 상체를 뒤로 젖힌다.

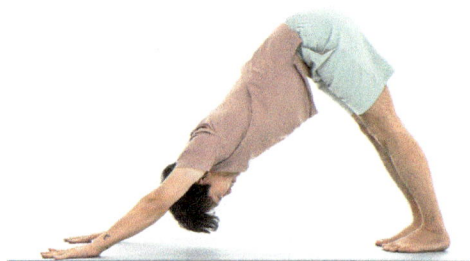
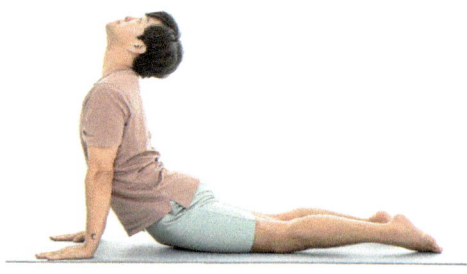

13. 호흡을 내쉬며 엉덩이를 뒤로 밀어 올려 아도 무카 스바나아사나를 한다.
14. 호흡을 마시며 상체를 들어 올려 부장가아사나를 한다.

Hatha Yoga Sequence

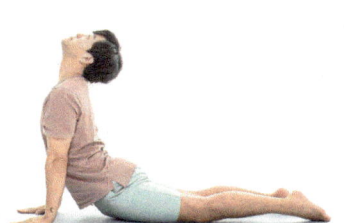

4. 호흡을 마시며 상체를 들어 올려 부장가아사나를 한다.

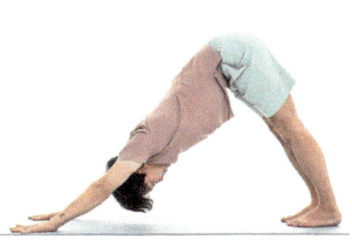

5. 호흡을 내쉬며 엉덩이를 뒤로 밀어 올려 아도 무카 스바나아사나를 한다.

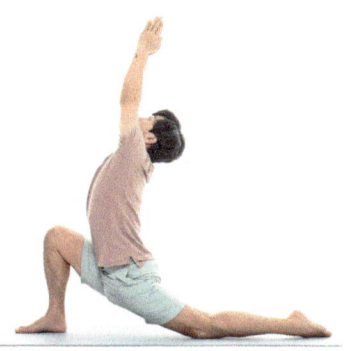

6. 오른발을 손사이로 가져오고 왼 무릎과 발등을 바닥에 대고 호흡을 마시며 손을 위로 들어 올려 상체를 뒤로 젖히며 안자니아아사나를 한다.

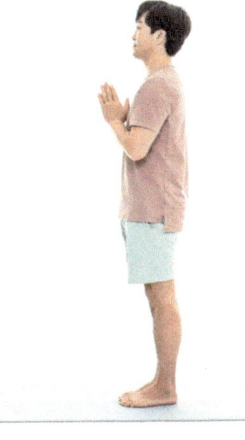

9. 호흡을 내쉬며 가슴 앞에서 합장한다.

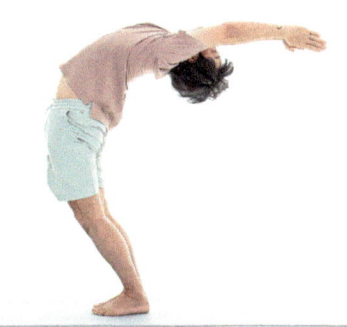

8. 호흡을 마시며 손을 합장하여 상체를 뒤로 젖힌다.

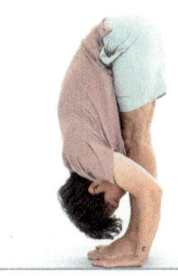

7. 호흡을 내쉬며 상체를 깊게 숙여 우타나아사나를 한다.

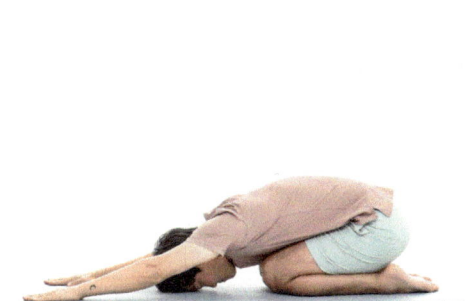

15. 호흡을 내쉬며 상체를 숙여 손을 앞으로 쭉 뻗는다.

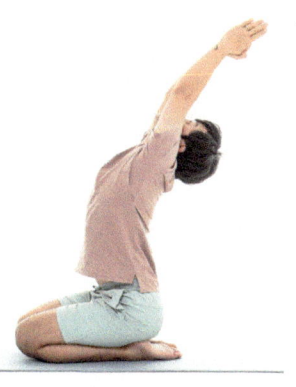

16. 호흡을 마시며 손을 위로 올리며 상체를 뒤로 젖힌다.

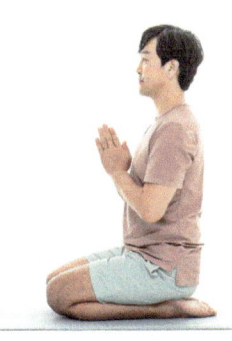

17. 무릎을 꿇고 앉아 호흡을 내쉬며 가슴 앞에 합장한다.

Parsva Sukhasana

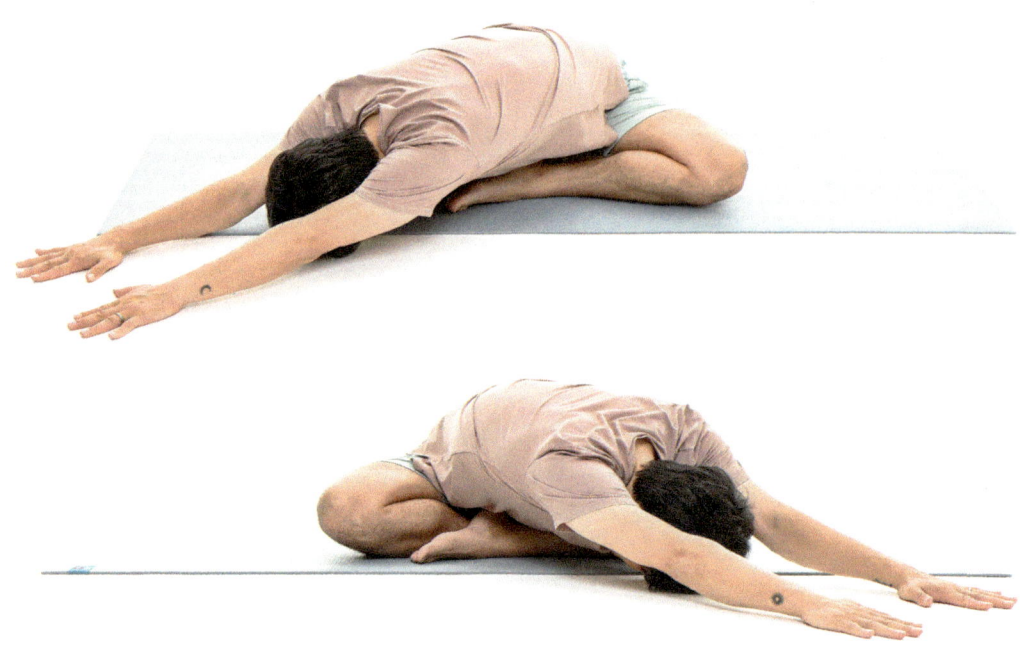

수카아사나로 앉아 상체를 오른쪽으로 숙이며 손을 오른쪽으로 쭉 뻗는다. 왼쪽으로 이동하여 반복한다.

Parivrtta Sukhasana

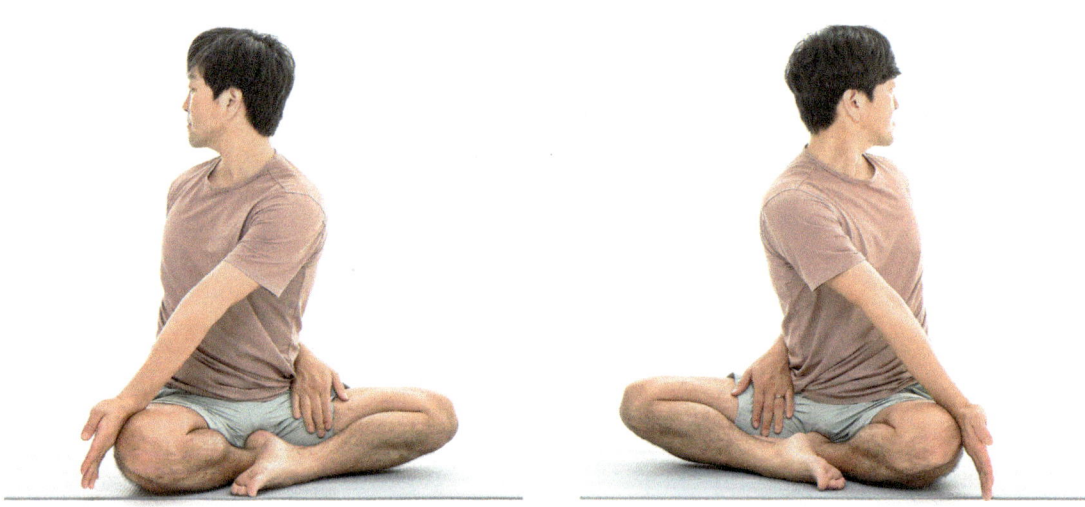

수카아사나로 앉아 왼 손등을 오른 무릎에 놓고 오른손은 등 뒤로 돌려 왼 허벅지 안쪽을 잡고 트위스트한다. 이때 시선은 뒤를 향한다. 반대쪽도 같은 방법으로 반복한다.

Ardha Matsyendrasana, Parsva Pada Gomukhasana

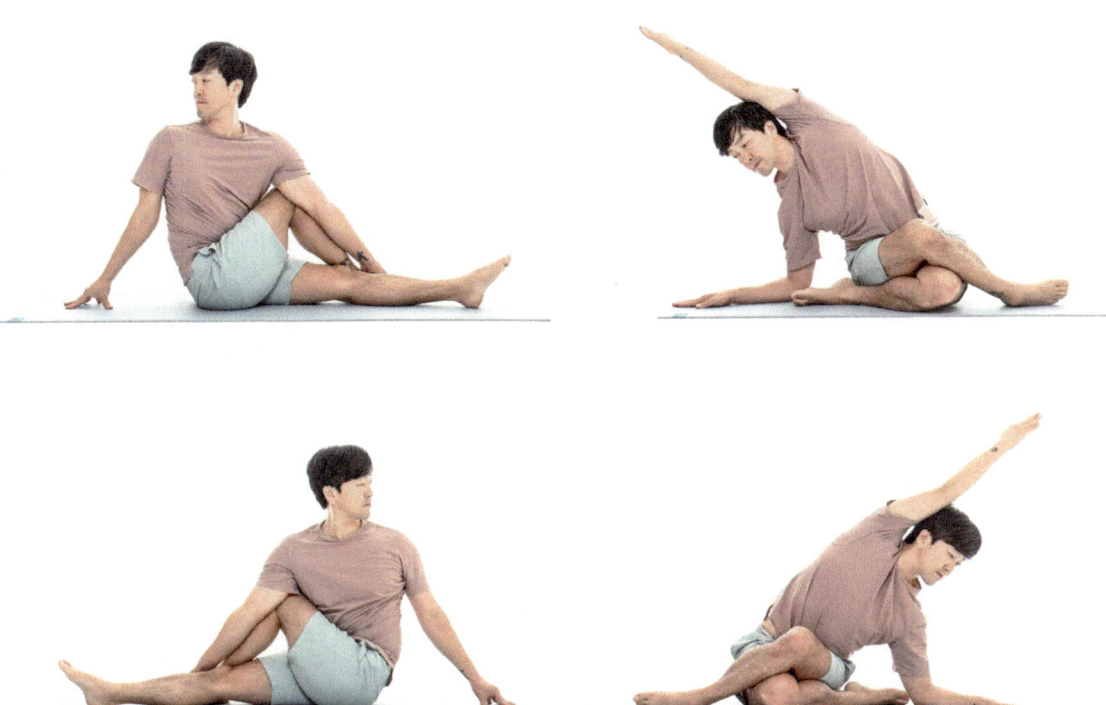

오른발을 들어 왼 허벅지 위로 넘겨 바닥에 놓고 왼 겨드랑이를 오른 무릎에 깊게 끼워 오른발 안쪽을 잡는다. 오른손을 등 뒤 바닥에 놓고 트위스트한다. 왼 무릎을 뒤로 접어 발을 오른 엉덩이 옆에 놓고 오른 손과 팔꿈치를 바닥에 놓는다. 왼손을 귀 옆으로 쭉 뻗으며 시선은 바닥을 향한다. 반대쪽도 같은 방법으로 반복한다.

Parsva Upavista Konasana

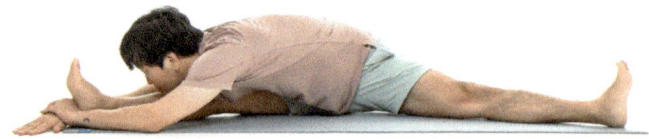

다리를 양 옆으로 넓게 벌리고 앉아 발끝을 세운다. 상체를 숙여 오른 다리위로 내려가며 발바닥 앞에 오른손을 놓고 왼손으로 손목을 잡는다. 이때 반대쪽 엉덩이를 바닥으로 누르려고 노력한다. 반대쪽도 같은 방법으로 반복한다.

Upavista Konasana

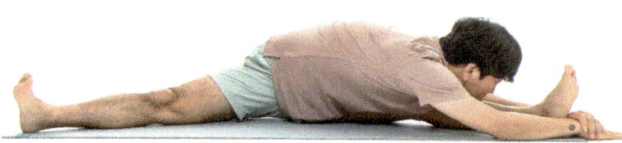

다리를 양 옆으로 넓게 벌리고 앉아 발끝을 몸 쪽으로 당긴다. 상체를 펴서 앞으로 숙이며 내려가 배와 가슴 그리고 턱을 바닥에 놓고 손을 앞으로 쭉 뻗는다.

Baddha Konasana, Parsva Baddha Konasana

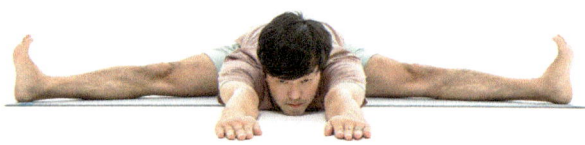
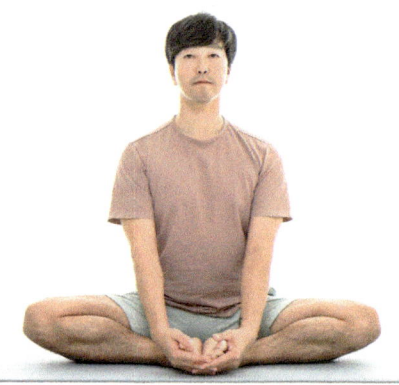
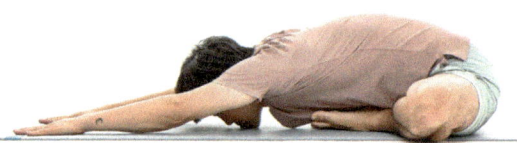

무릎을 접어 발바닥을 붙이고 손으로 발등을 감싸 잡는다. 상체를 쭉 펴고 뒤꿈치를 회음부 가까이 가져오며 시선은 정면을 향한다. 상체를 오른쪽으로 숙이며 내려가 복부가 발에 닿고 턱을 바닥에 대며 팔을 쭉 편다. 이때 왼 엉덩이와 무릎이 바닥에서 들리지 않도록 한다. 반대쪽도 같은 방법으로 반복한다.

Janu Sirsasana, Parsva Janu Sirsasana, Ardha Kapotanasana, Naginyasana

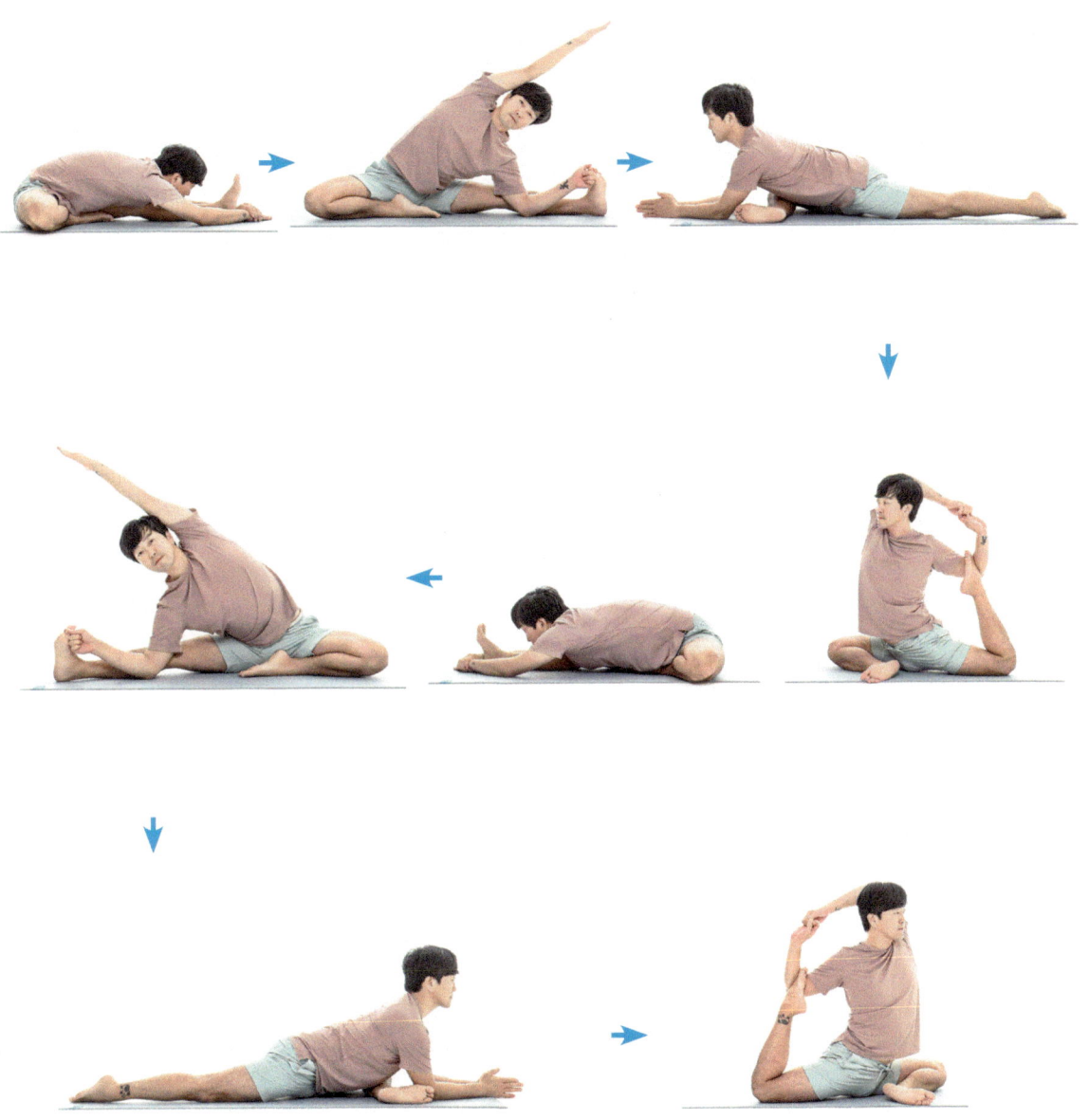

오른 무릎을 접어 발을 왼 허벅지에 댄다. 상체를 숙여 오른 다리 위로 깊게 내려가 발바닥 앞에서 왼손으로 오른 손목을 잡는다. 오른 골반을 옆으로 열어주며 왼쪽 두 번째와 세 번째 손가락으로 왼 엄지발가락을 고리 걸어서 잡고 팔꿈치를 다리 안쪽 바닥에 놓는다. 오른손을 귀 옆으로 쭉 뻗으며 왼쪽으로 내려간다. 오른쪽으로 몸을 돌려 왼다리를 뒤로 보내며 발등을 바닥에 놓고 오른 무릎과 발목은 수평이 되게 한다. 손을 합장하여 손날과 팔꿈치를 바닥에 대고 상체를 편다. 상체를 세우고 오른발을 회음부 쪽으로 살짝 당겨주며 왼 무릎을 굽힌다. 왼 팔꿈치 안쪽에 발등을 대고 오른손을 머리 뒤로 보내며 왼손과 깍지를 낀다. 가슴을 열어준다.

Paschimottanasana

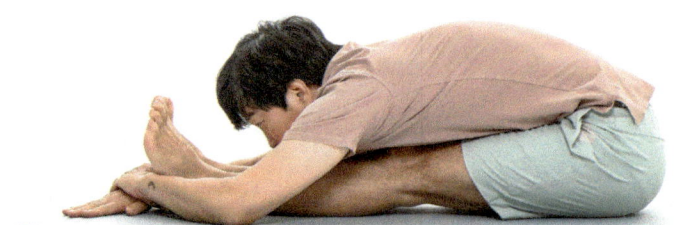

다리를 앞으로 쭉 뻗고 앉는다. 상체를 펴서 앞으로 숙이며 내려가 배와 가슴 그리고 턱을 다리에 댄다. 발 앞에서 손목을 잡고 팔꿈치를 바닥에 놓는다.

Uttana Pristhasana

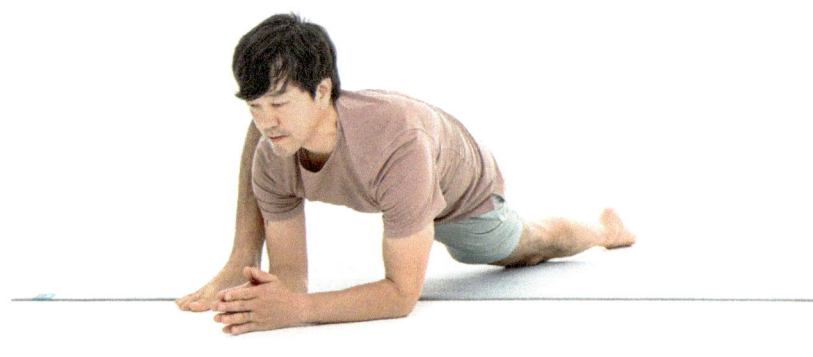

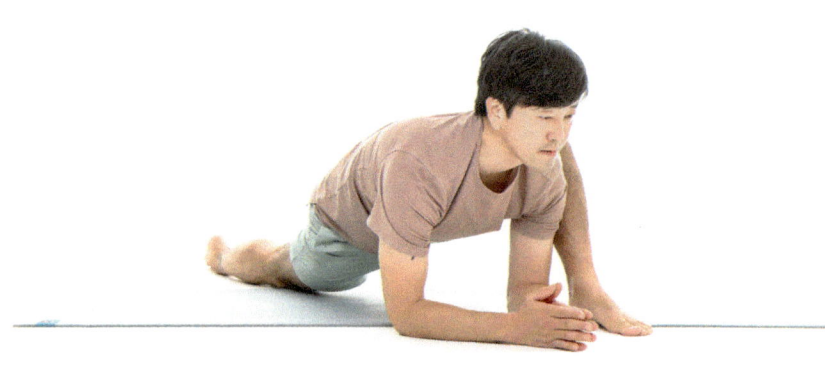

오른발을 오른새끼손가락 옆에 놓고 왼 다리를 뒤로 길게 뻗어 발등을 바닥에 놓는다. 합장하며 손날과 팔꿈치를 바닥에 대고 상체를 편다. 이때 오른 무릎과 어깨가 서로 닿는다. 반대쪽도 같은 방법으로 반복한다.

Bitilasana, Marjariasana

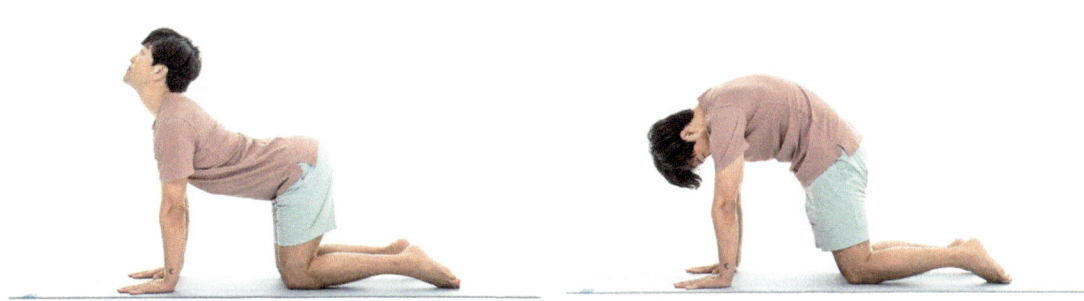

기어가는 테이블 자세에서 호흡을 마시며 배를 바닥으로 내리고 가슴을 위를 향해 올리며 시선은 위를 향한다. 호흡을 내쉬며 손으로 바닥을 밀어 등을 둥글게 만들고 시선은 배꼽을 향한다.

Vyaghrasana

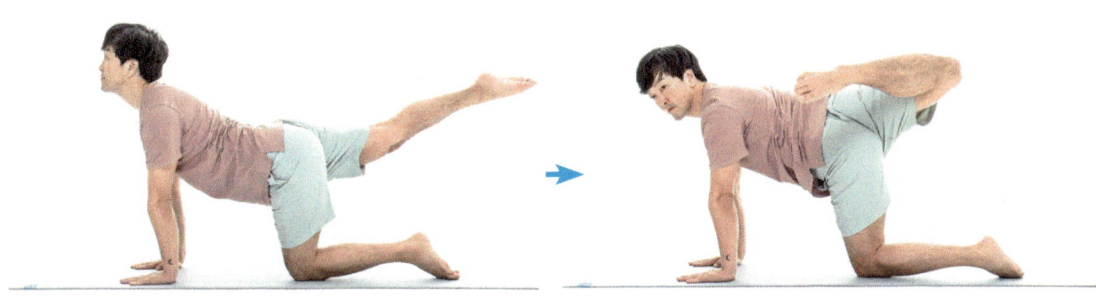

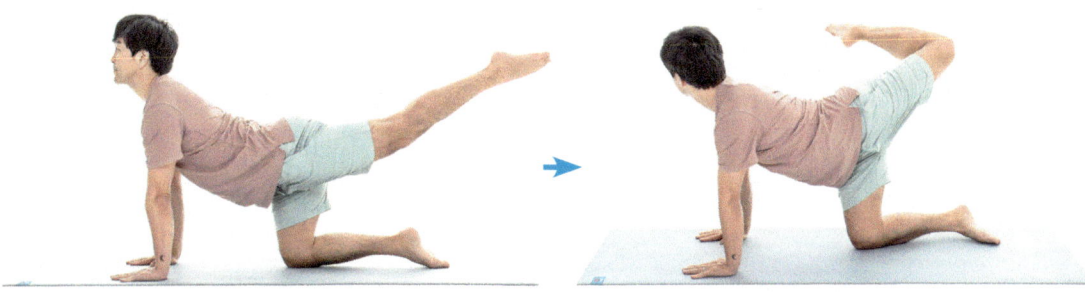

오른발을 위로 올려 쭉 펴고 시선은 앞을 본다. 오른 무릎을 접고 발을 왼쪽으로 보내며 오른 골반을 열어준다. 이때 시선은 왼발을 향한다. 반대쪽도 같은 방법으로 반복한다.

Uttana Shishosana

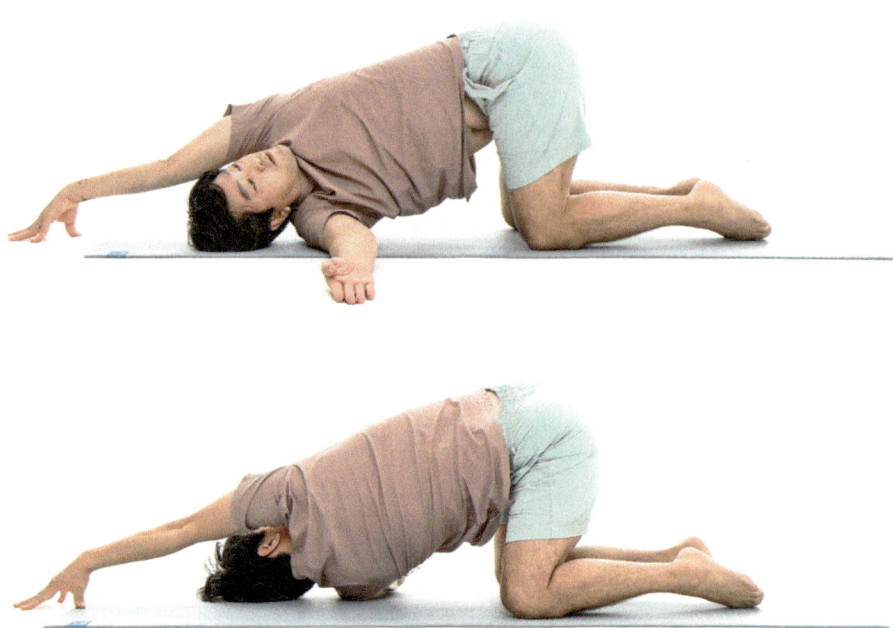

오른 팔을 가슴 앞으로 깊게 넣어 손등과 팔꿈치 어깨를 바닥에 댄다. 이때 오른쪽 머리도 바닥에 놓아 굴리며 뒤통수가 바닥에 닿게 하고 왼손을 머리 위로 뻗어 손가락을 세운다. 골반과 무릎은 수직이며 상체만 회전한다. 반대쪽도 같은 방법으로 반복한다.

Ushtrasana

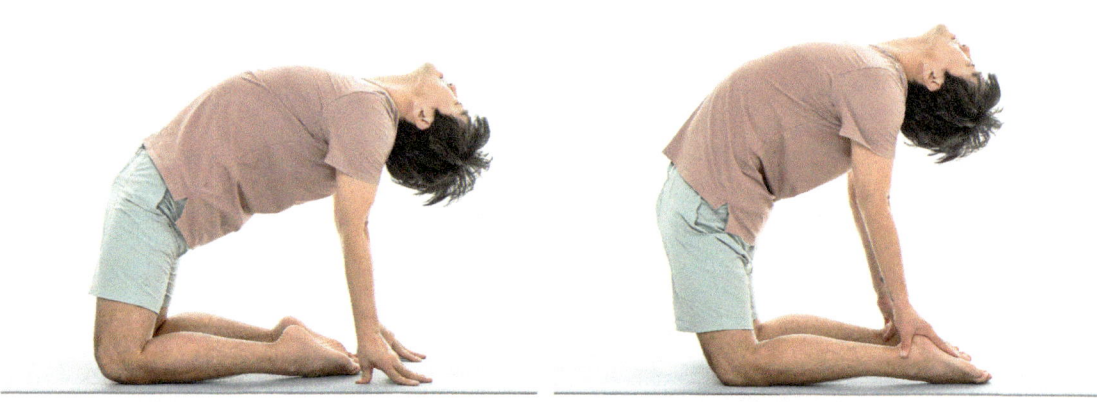

무릎을 꿇고 앉는다. 손으로 발 뒤 바닥을 짚고 호흡을 마시고 골반을 앞으로 밀어 준다. 허리가 불편하지 않으면 머리를 뒤로 젖힌다. 가능하면 순으로 발뒤꿈치를 잡고 골반을 앞으로 더 밀어 준다.

Uttana Vidalasana

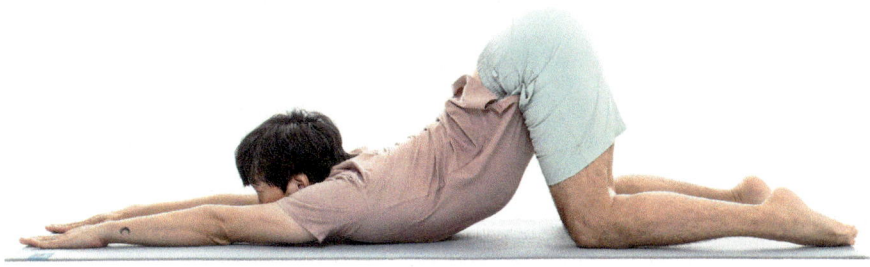

무릎과 발등을 바닥에 댄다. 손을 앞으로 쭉 뻗으며 가슴과 턱을 바닥에 내린다. 가능하면 골반과 무릎을 수직으로 하여 등을 더 깊게 눌러준다. 가슴이 바닥에 닿지 않으면 무릎을 뒤로 보낸다.

Salamba Bhujangasana

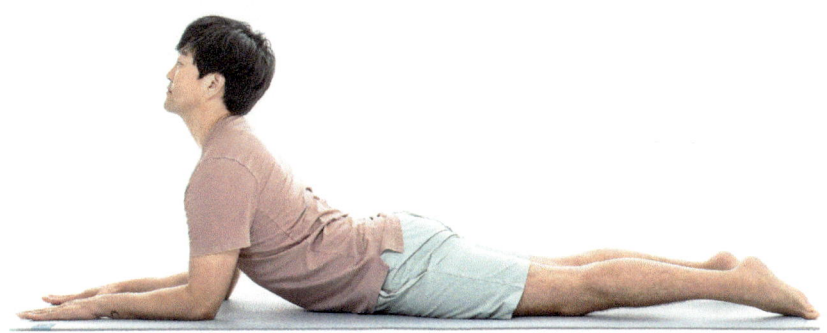

엎드려서 손과 팔꿈치를 어깨너비로 벌려 바닥에 대고 상체를 들어 올린다.

Bhujangasana

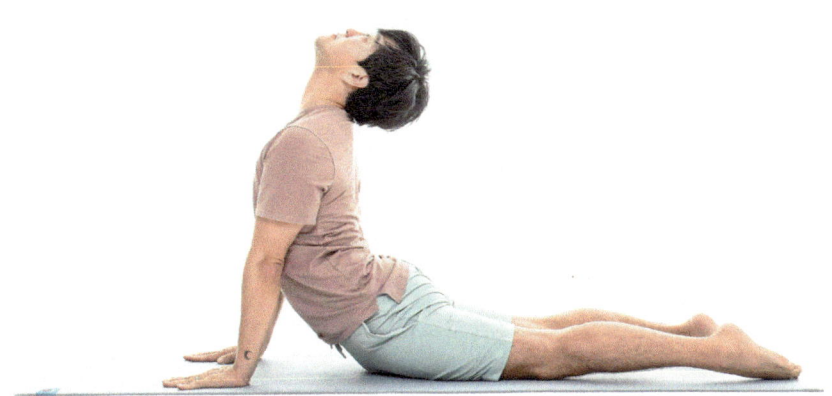

팔을 쭉 뻗어 어깨와 손목이 일직선에 오게 하며 상체를 위로 올려 백밴딩 하고 괜찮으면 고개도 뒤로 젖혀준다.

Ardha Salabhasana

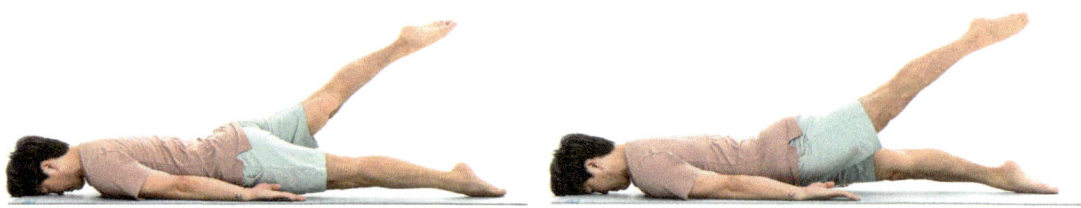

엎드려서 이미를 바닥에 대고 손등을 엉덩이 옆에 둔다. 오른 다리를 쭉 펴며 위로 올리다. 반대쪽도 같은 방법으로 반복한다.

Salabhasana

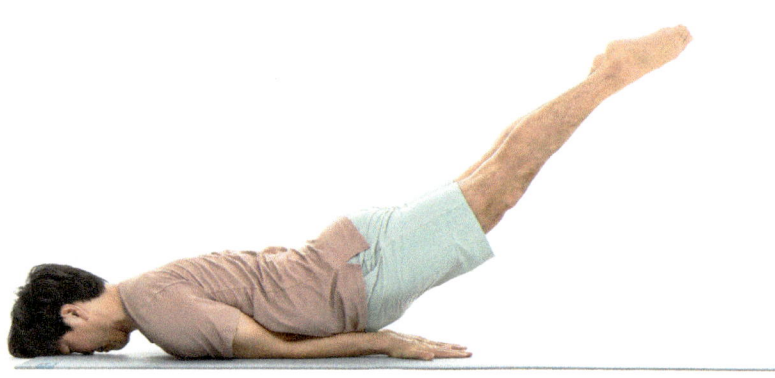

엎드려서 손바닥을 치골 앞에 놓고 손을 모아준다. 다리를 뒤로 최대한 쭉 들어 올린다.

Dhanurasana

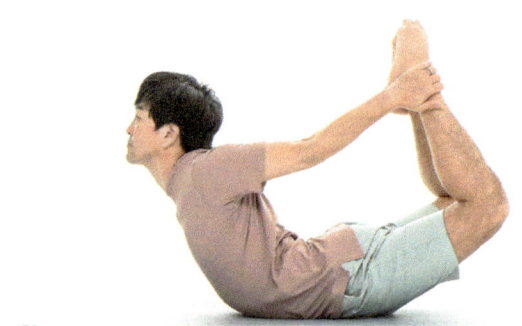

엎드려서 오른손으로 오른 발목을 왼손으로 왼 발목을 잡는다. 호흡을 마시며 상체와 하체를 위로 들어 올린다. 배꼽이 중심이 되게 하고 최대한 위로 들어 올리며 시선은 앞을 본다.

Ardha Dhanurasana 변형

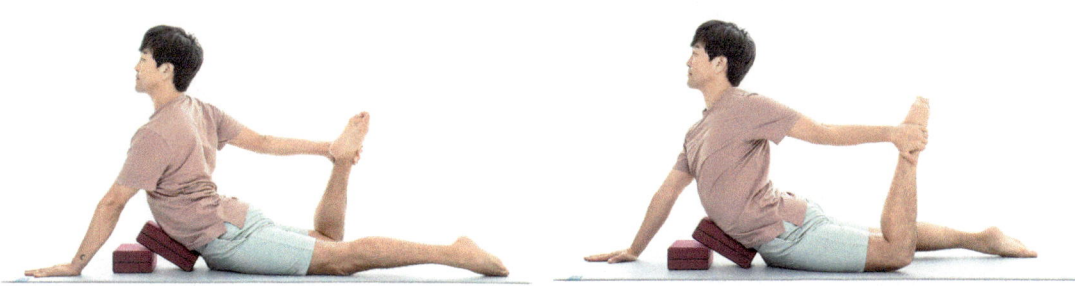

블록 1개는 1단계로 가로로 놓고 1개를 1단계로 세로로 세운다. 기울어진 블록에 배꼽을 놓고 엎드려 손은 블록 앞을 짚는다. 오른손으로 오른 발등을 잡고 왼손으로 바닥을 밀며 팔을 쭉 뻗고 오른 발등으로 손을 뒤로 밀어 상체를 세운다. 반대쪽도 같은 방법으로 반복한다.

Dhanurasana 변형

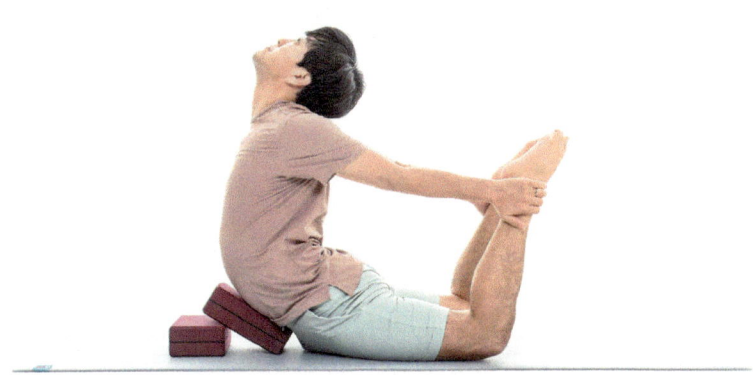

블록을 배꼽아래 두고 오른손은 오른 발목을 잡고 왼손은 왼 발목을 잡는다. 상체를 들어 올리고 무릎보다 발목이 뒤어 있도록 최대한 발을 뒤로 밀어 낸다. 가슴을 열고 머리를 뒤로 젖힌다.

Mytsyasana 변형

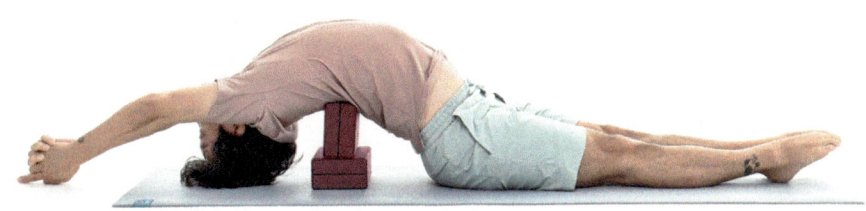

블록 1개는 1단계로 놓고 그 위에 다른 블록 1개를 2단계로 쌓는다. 블록이 견갑골 아래 부분에 오도록 위치를 맞추어 눕는다. 손은 깍지를 껴 두 번째 손가락을 펴서 바닥에 놓는다. 엉덩이가 바닥에 닿도록 한다.
TIP 동작이 어려우면 아래 블록을 빼고 블록 1개로 동작한다.

Parsvottanasana

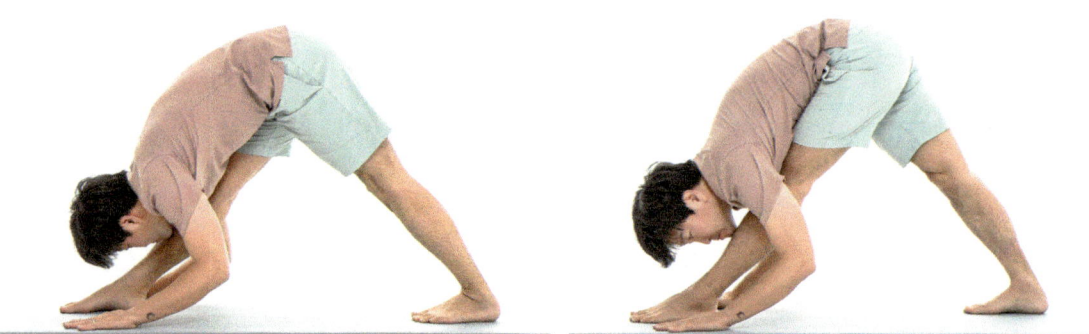

오른발을 손사이로 가져오고 왼발을 앞으로 30cm정도 이동하며 양쪽 발끝은 앞을 바라본다. 상체를 곧게 펴서 오른 다리 위로 숙여주며 손은 바닥을 짚는다. 이때 배와 가슴 그리고 턱이 다리에 닿고 두 다리는 쭉 편다. 반대쪽도 같은 방법으로 반복한다.
TIP 골반이 한쪽으로 틀어지지 않게 주의한다.

Parivrtta Trikonasana

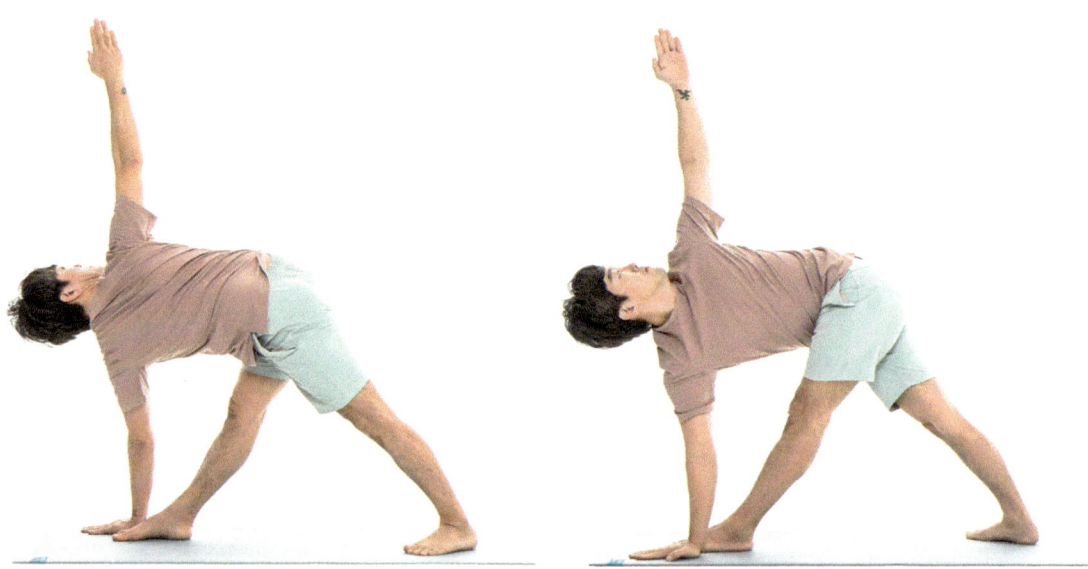

파르스보타나아사나에서 왼발을 15도 정도 열어준다. 왼손으로 오른 새끼발가락 옆을 짚고 오른손은 위로 뻗는다. 시선은 오른 손끝을 바라본다. 가능하면 왼팔과 오른팔이 일직선이 되도록 어깨를 오른쪽으로 보내고 상체를 펴서 트위스트를 한다. 반대쪽도 같은 방법으로 반복한다.

Salamba Sarvangasana 변형

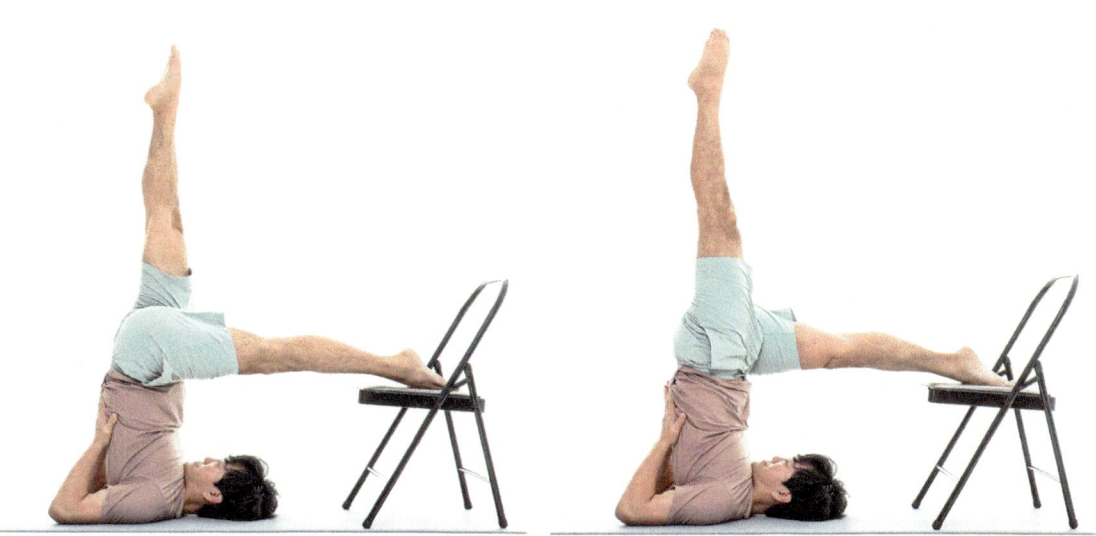

체어와 간격을 두고 체어 앞에 머리를 두고 눕는다. 다리를 들어 머리 뒤로 넘겨 발등을 체어에 놓고 손으로 등을 받친다. 오른발을 들어 올려 위로 쭉 뻗어 주고 왼 발등으로 체어를 누르며 다리를 곧게 펴서 두 다리가 직각이 되게 한다. 반대쪽도 같은 방법으로 반복한다.

Halasana변형

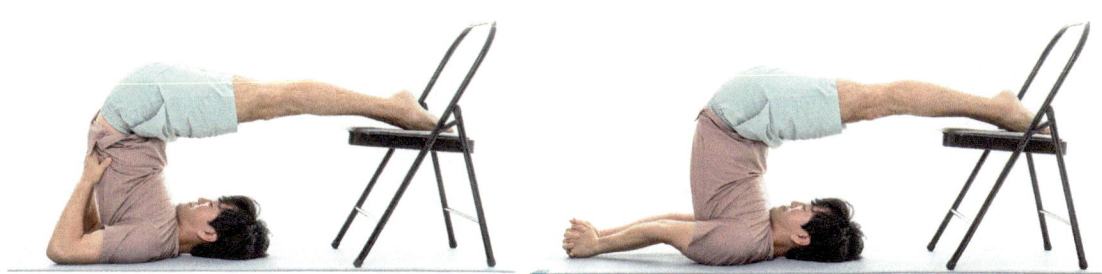

누워서 다리를 뒤로 보내 발등을 모두 체어에 올리고 쭉 편다. 가능하면 손은 깍지를 껴서 바닥을 눌러준다.

Urdhava Dhanurasana 변형

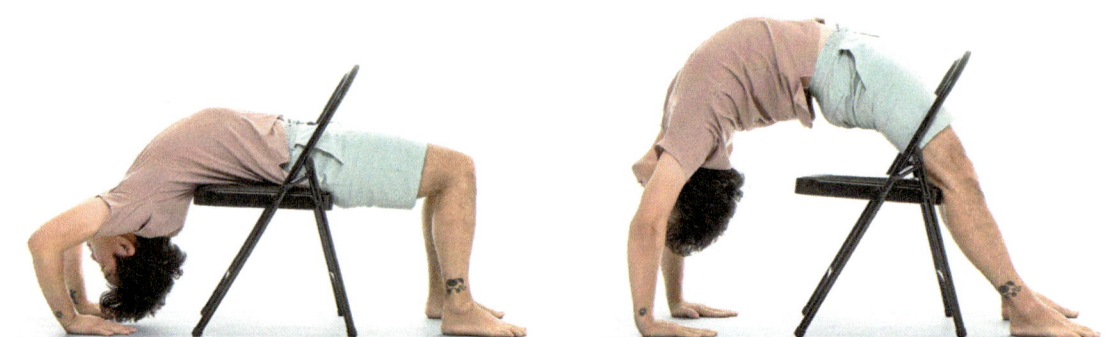

체어 등받이를 마주 보고 체어에 앉아 발을 골반너비로 벌려 바닥에 놓는다. 체어에 누우며 앉는 부분 앞쪽이 견갑골 아래에 오도록 한다. 손은 손가락이 체어를 향하게 하여 바닥에 놓는다. 발과 손으로 바닥을 밀면서 몸을 들어 올리고 팔과 다리를 쭉 뻗는다.

Salamba Sirsasana 변형

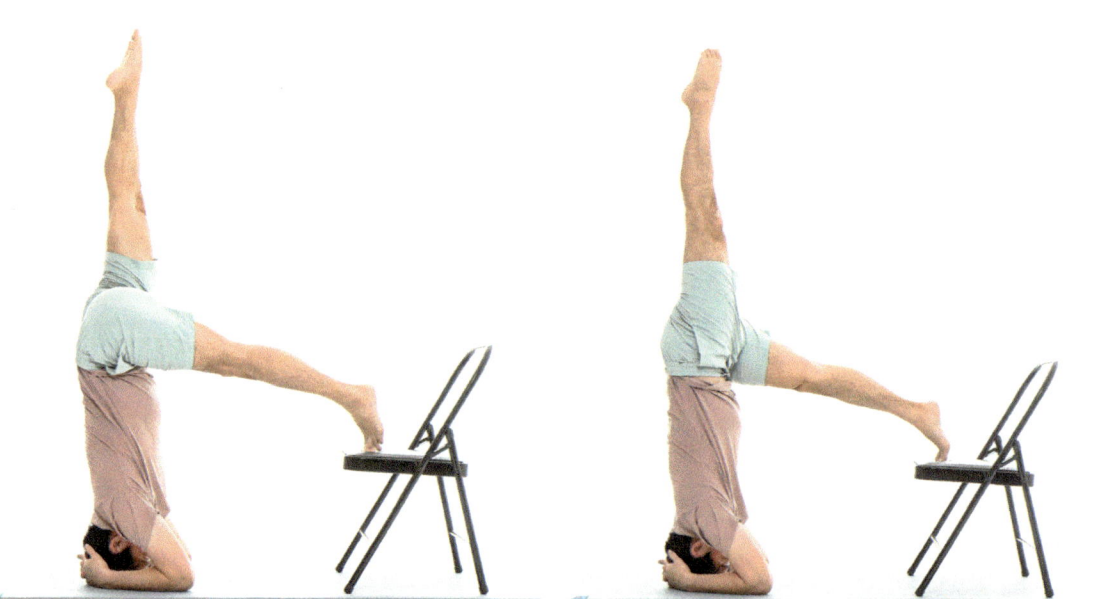

간격을 두고 체어 앞에 무릎을 꿇고 앉는다. 손으로 팔꿈치를 잡아 어깨너비를 만든다. 손을 깍지를 껴 컵 모양을 만들고 정수리를 바닥에 대고 손바닥으로 감싼다. 엉덩이를 높게 들어 발끝을 체어에 올리고 오른발을 위로 쭉 뻗는다. 반대쪽도 같은 방법으로 반복한다.
TIP 바닥에서 동작을 할 때 보다 몸이 가벼워서 다리를 올리기 쉽다. 발에서 머리까지 수직이 되도록 한다.

Savasana 변형

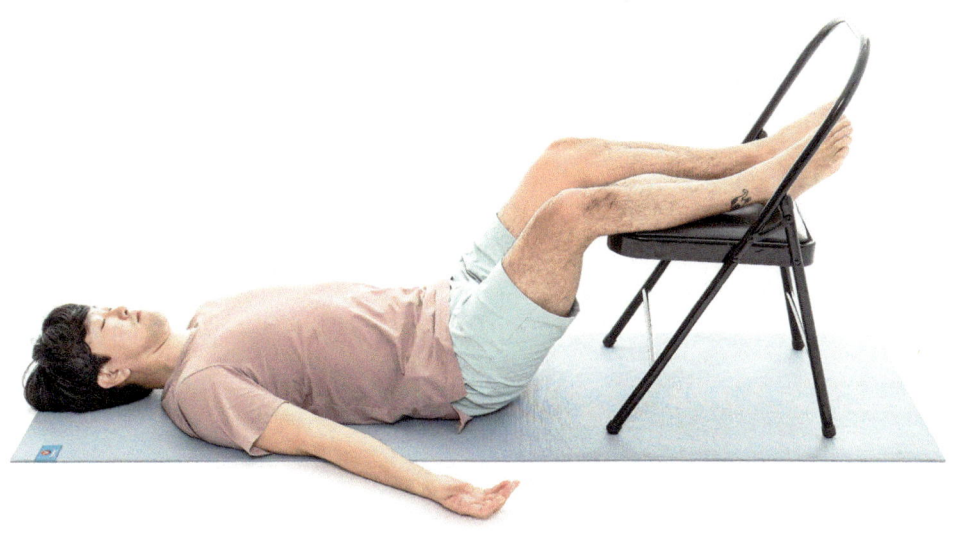

체어 앞에 등을 대고 누워 체어에 다리를 무릎 뒤까지 올린다. 손은 몸 옆에 편안하게 두고 눈을 감고 쉬어 준다.

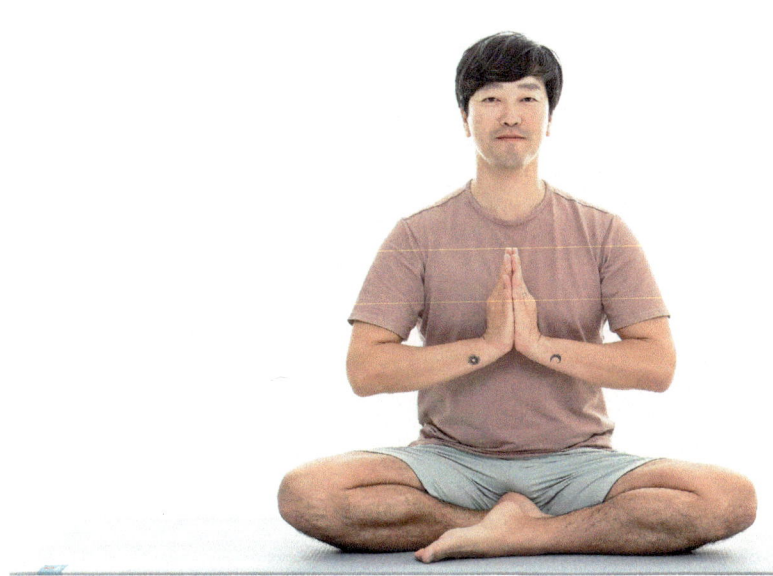

Tha yoga Sequence

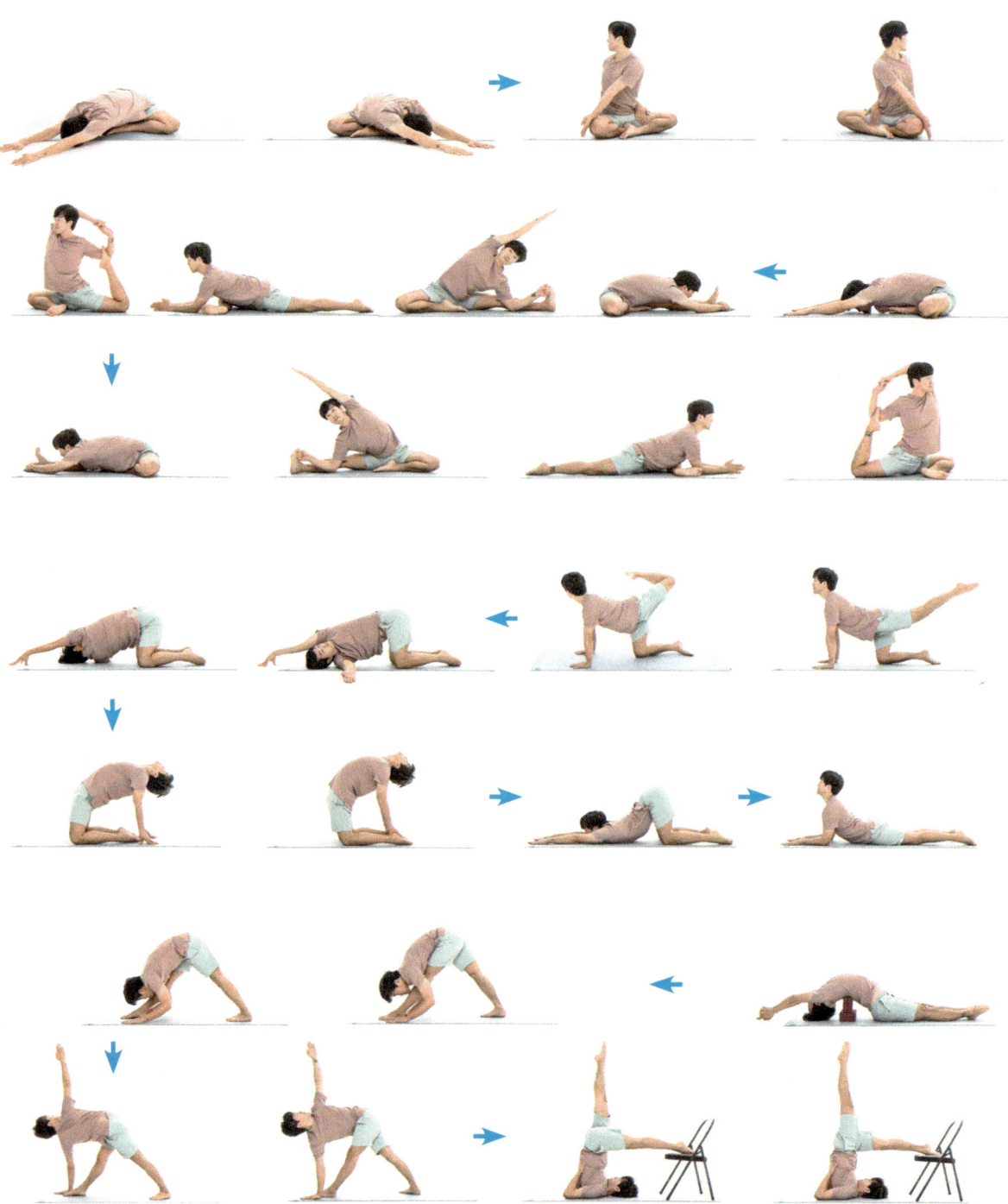

Hatha Yoga Sequence

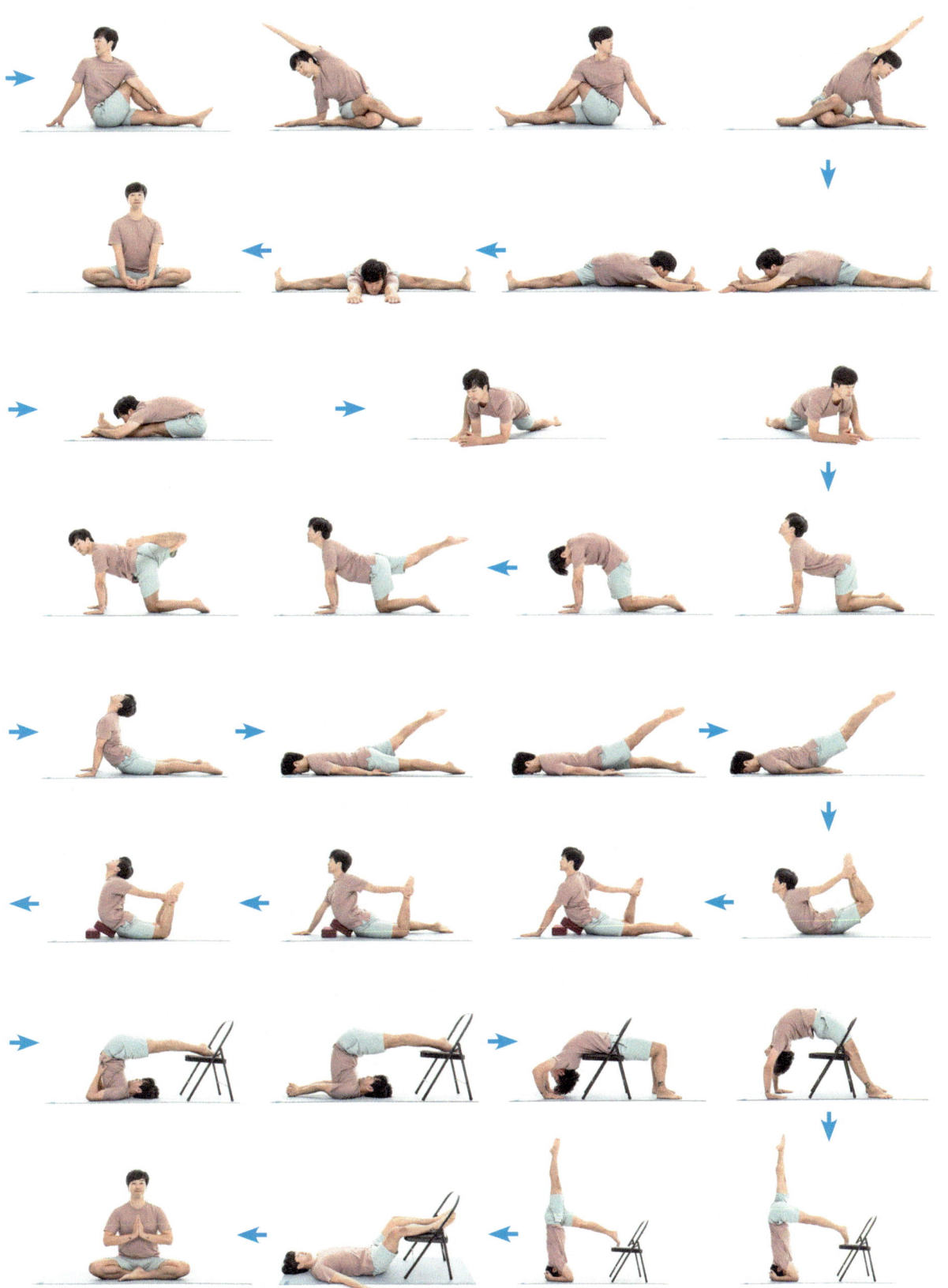

여동구 THE YOGA 63

요가 도구를 활용한 Asana

이정은

체어를 활용한 전굴 시리즈
(Forward Bending Series)

슬림한 요가, 마하하타 요가, 타우플로우요가 저자
전국 요가선수권 대회 심사의원 - 전국여성체육대회
리커버링요가마스터
웨이크업리트릿 디렉터
위크엔더스요가리트릿 요가, 명상수업 진행
아이디어코리아 강의 진행
현대자동차 미니런 행사 요가 수업 진행
잇존어패럴 엠버서더
울루루요가 대표교육강사
인스타 @jeongeun_yoga

우리는 생을 마감할 때 '숨을 거두었다.'라고 표현한다.
숨이 있는 한 우리는 존재한다.
우리를 존재하게 하는 숨, 그 숨을 잘 조절하여 마음까지 평온하게 만드는게
바로 요가라 할 수 있다.

체어를 활용한 전굴 시리즈 (Forward Bending Series)

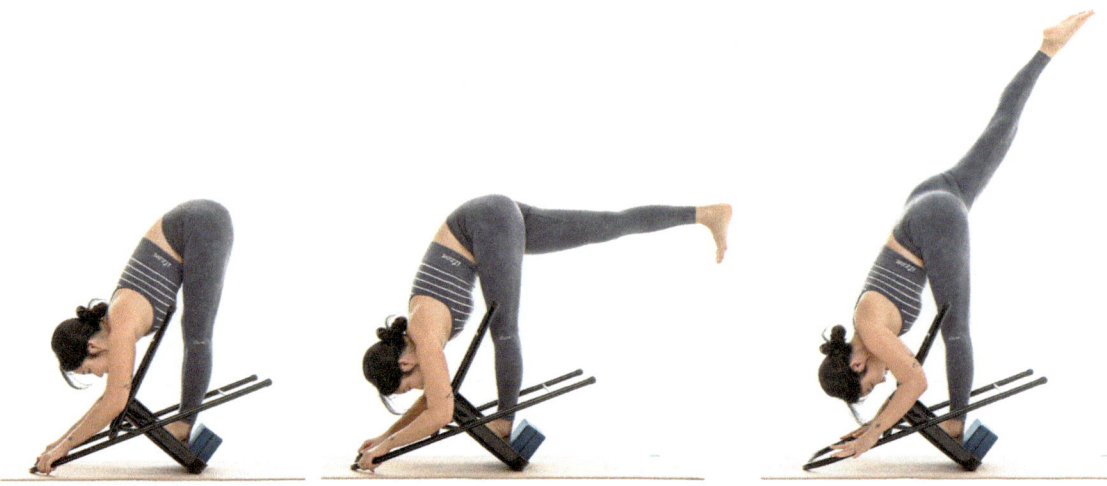

체어를 뒤집어 놓고 체어 바닥에 블록을 2단계로 놓는다. 블록에 뒤꿈치가 닿도록 한 발씩 올린다. 이때 체어 다리를 잡고 올라가야 넘어지지 않는다. 최대한 깊이 숙여 두 손으로 등받이를 잡는다. 오른 다리를 골반 높이까지 들어 올려 발끝을 몸 쪽으로 당긴다. 반대쪽도 같은 방법으로 반복한다. 오른 다리를 최대한 높이 들어 올린다. 오른발 끝은 멀리 밀어낸다.
반대쪽도 같은 방법으로 반복한다.
TIP 두 다리를 펴려고 노력한다.

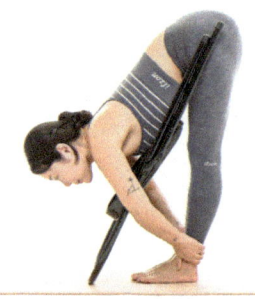

체어를 접어 체어 앉는 부분이 몸 쪽으로 오게 하여 체어 연결부분에 고관절을 댄다. 체어를 기울여 불편하지 않도록 한다. 발을 완전히 붙이고 상체를 깊이 숙여 손으로 발목을 잡는다.
다리를 펴려고 노력한다.

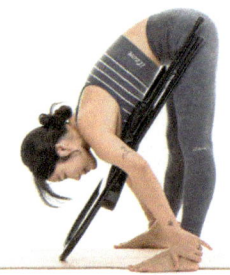

체어를 접어 다리 연결부분에 고관절을 대며 발을 골반 너비로 벌린다. 체어를 기울여 불편하지 않도록 한다. 상체를 깊이 숙여 손으로 발목을 잡는다. 상체를 깊게 숙여 손으로 체어 다리를 잡는다.

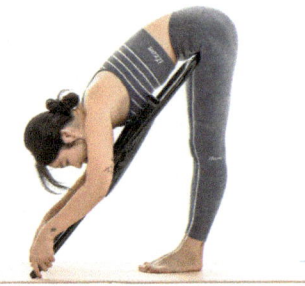

체어를 접어 등받이에 고관절을 대고 발을 완전히 붙인다. 상체를 깊이 숙여 손으로 체어 다리를 잡는다.

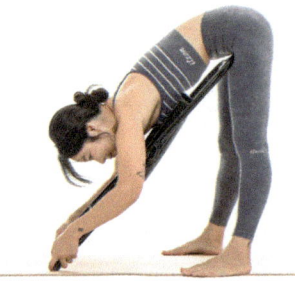

체어를 접어 등받이에 고관절을 대고 발을 골반너비로 벌린다. 상체를 깊이 숙여 손으로 체어 다리를 잡는다.

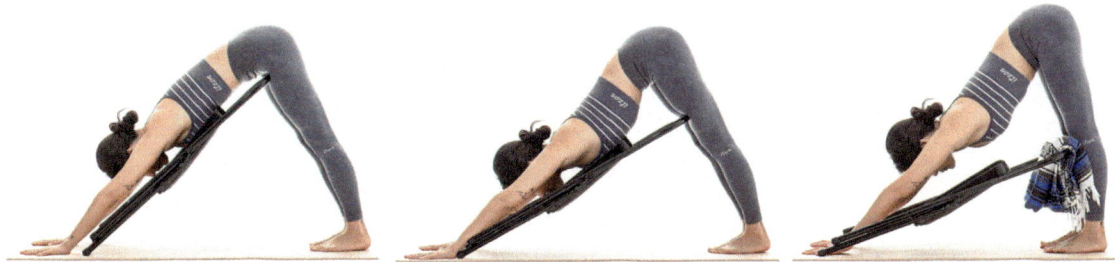

체어를 접어 등받이에 고관절을 대고 발을 완전히 붙인다. 상체를 깊이 숙이며 손은 바닥을 짚는다. 체어를 기울여 등받이가 허벅지 중간에 닿게 하고 손은 바닥을 짚는다. 등받이를 무릎 아래에 둔다. 이때 등받이에 담요를 덮어서 사용하면 정강이가 불편하지 않는다. 손은 바닥을 짚고 두 다리와 상체를 완전히 펴려고 노력한다.

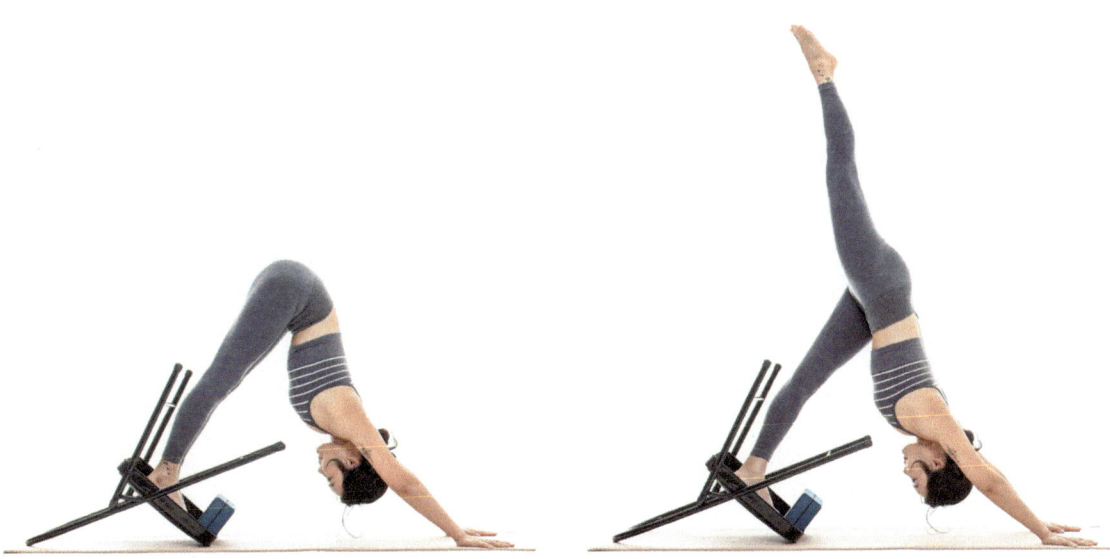

체어를 뒤집어 놓고 블록을 2단계로 둔다. 손으로 바닥을 짚고 한 발씩 체어 바닥에 올린다. 이때 발가락이 블록에 닿아 구부러지지 않도록 하고 다리는 곧게 펴려고 노력한다. 가능하면 오른 다리를 뒤로 높이 들어 올린다. 이때 골반이 한쪽으로 틀어지지 않게 수평으로 하고 발끝은 멀리 뻗어낸다. 반대쪽도 같은 방법으로 반복한다.

체어를 활용한 전굴 시리즈(Forward Bending Series)

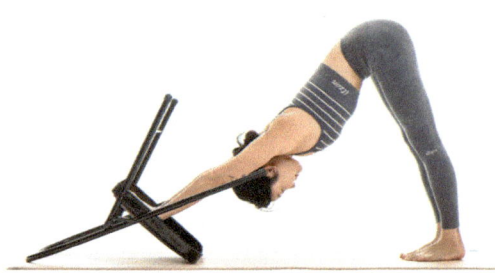 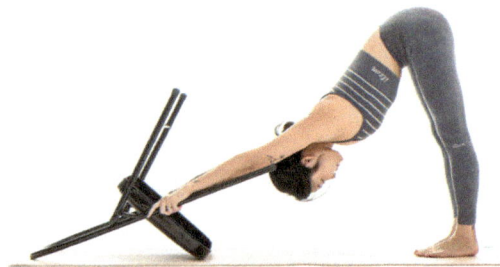

체어를 뒤집어 놓고 손으로 체어 앞쪽 다리를 하나씩 잡고 발은 뒤로 걸어간다. 손으로 체어 다리를 잡고 어깨를 누르면서 다리를 곧게 편다. 손을 체어 바닥에 놓고 어깨를 누르면서 다리를 곧게 편다.

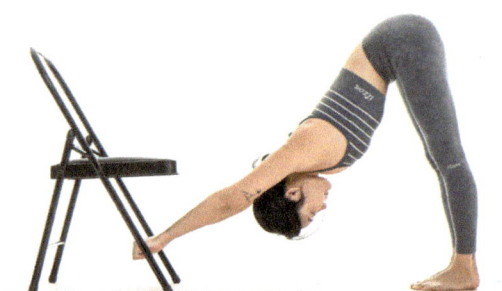 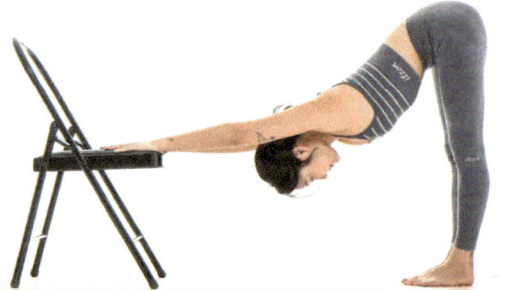

체어 앞에 서서 체어 앞쪽 다리를 손으로 잡고 뒤로 걸어간다. 이때 어깨를 누르면서 다리를 곧게 편다. 체어 앉는 부분에 손을 올리고 최대한 어깨를 눌러준다.
TIP 시원하다고 느낄 정도로 동작하면 된다.

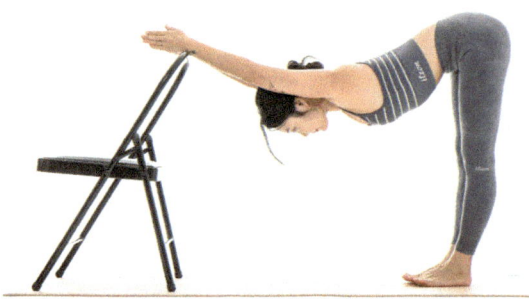 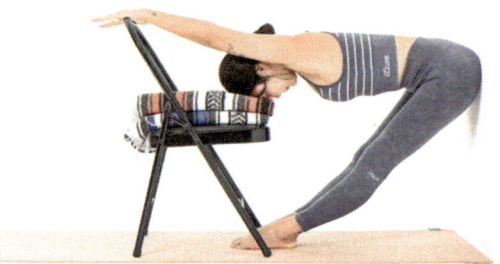

체어 뒤에 서서 상체를 앞으로 숙이고 손목을 체어 등받이 위에 올린 상태에서 뒤로 걸어간다. 손은 합장하고 어깨를 최대한 누른 상태에서 다리는 곧게 펴려고 노력한다.

체어 앞쪽이 벽을 향하게 하며 조금 멀리 떨어뜨려 놓는다. 체어 앉는 부분에 블랭킷을 도톰하게 접어서 둔다. 손으로 체어를 잡고 발은 체어 앞쪽 연결부분에 놓고 엉덩이를 벽에 댄다.
이제 가능하면 체어 등받이에 손을 올리고 이마를 담요 위에 댄다.
TIP 상체와 하체 전부 완전히 펴질 수 있게 노력한다.

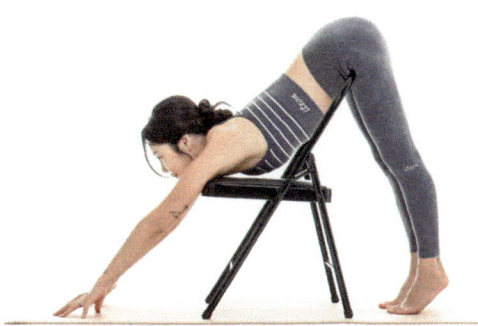 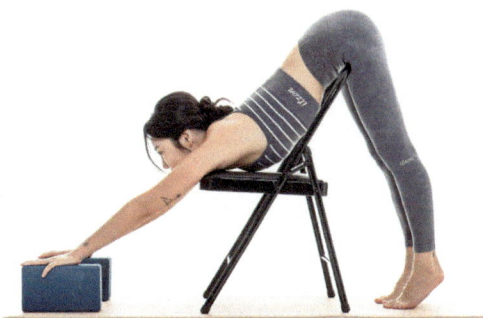

체어 뒤에 서서 고관절을 체어 등받이에 대고 상체를 숙여 손을 멀리 바닥을 짚는다. 손아래 블록을 2단계로 두고 최대한 블록을 멀리 밀어 동작한다.
TIP 최대한 멀리 뻗어 몸의 뒷면이 쭉 펴진다는 느낌으로 동작한다.

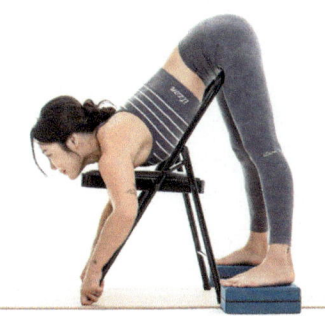 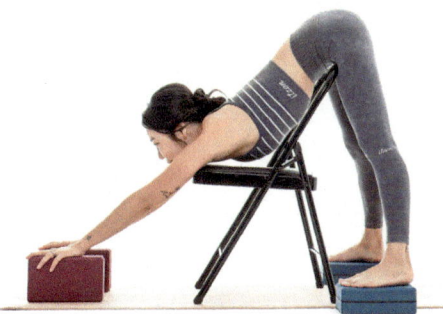

체어 뒤에서 블록 2개를 1단계로 하여 골반너비로 놓고 블록에 올라가 선다. 고관절을 체어 등받이에 대고 최대한 깊게 숙여 두 손으로 의자 앞쪽 다리를 잡는다. 체어 앞에 블록 2개를 2단계로 놓고 상체를 앞으로 숙여 블록을 손으로 잡는다. 최대한 블록을 멀리 밀어 동작한다.
TIP 이때 다리와 척추를 완전히 펴려고 노력한다.

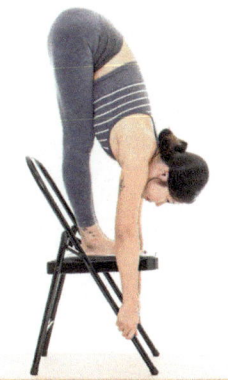 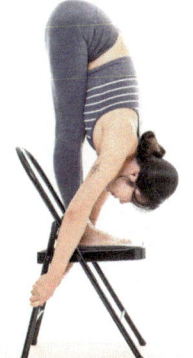

체어에 올라가서 발을 모으고 상체를 숙여 의자 앞쪽 다리를 잡는다. 가능하면 의자 뒤쪽 다리를 잡는다.
TIP 이때 두 다리를 펴고 상체를 깊이 숙이려고 노력한다.

체어를 활용한 전굴 시리즈(Forward Bending Series)

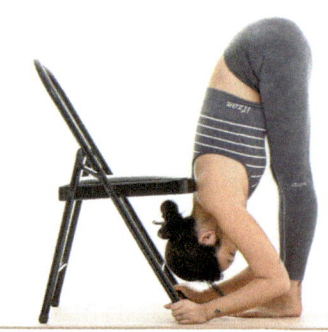

체어 앞에 발을 붙이고 선다. 상체를 옆으로 돌려 내려가 체어 앞쪽 다리를 손으로 잡는다. 체어를 몸쪽으로 살짝 당겨 체어 앉는 부분 앞쪽 모서리가 등에 닿도록 하여 조금씩 상체를 깊게 숙이도록 한다. 체어 앞쪽 모서리가 조금씩 허리 쪽으로 내려갈 수 있도록 노력하며 동작한다.

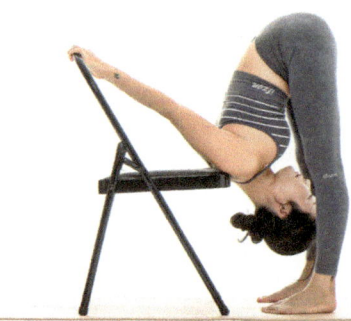

체어 앞에 발을 골반너비로 선다. 상체를 앞으로 숙여 의자 등받이를 잡고 다리는 곧게 펴고 최대한 상체를 앞으로 숙이려고 노력한다.

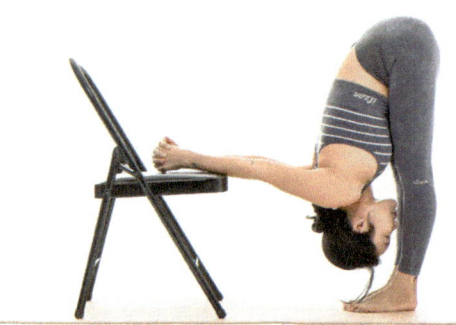

체어 앞에서 조금 떨어진 후 발을 붙이고 선다. 등 뒤에서 깍지를 껴 상체를 앞으로 숙이고 깍지 낀 손을 체어 위에 올린다.
TIP 이때 최대한 상체와 하체를 밀착하도록 하고 두 다리는 곧게 펴려고 한다.

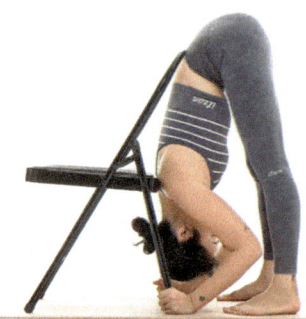

체어 뒤에서 골반 너비로 반듯하게 선다. 몸을 옆으로 돌려 상체를 숙여 체어 뒤쪽 다리를 손으로 잡는다.
TIP 이때 체중을 발가락 쪽으로 하여 의자를 몸쪽으로 당겨와 최대한 깊이 숙이려고 노력한다.

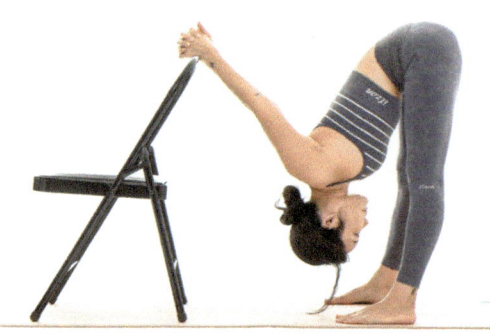

체어 뒤쪽에서 어깨너비로 선다. 등 뒤에서 깍지 껴 상체를 앞으로 숙여 손목을 체어 등받이에 올리고 다리를 곧게 편다.

요가 도구를 활용한 Asana

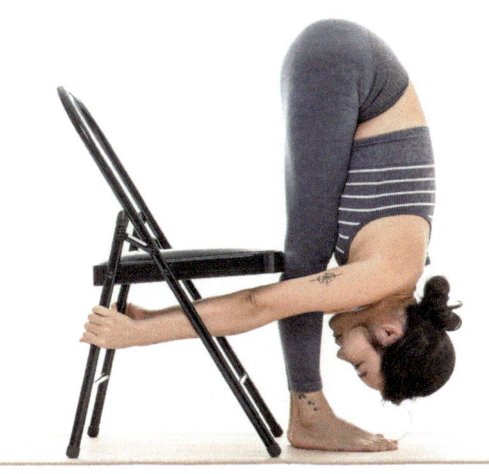

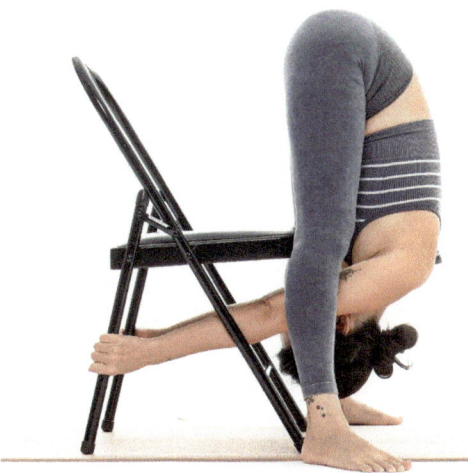

체어를 뒤에 놓고 다리 뒤쪽을 체어에 대고 발을 붙이고 선다. 상체는 앞으로 숙여 팔을 체어다리 사이로 넣어 뒤쪽 다리를 잡는다. 발목에서 골반까지 일직선이 되도록 체중을 발 앞쪽으로 이동하여 최대한 깊게 동작한다.

체어를 뒤에 놓고 다리를 체어에 대며 어깨너비 정도로 넓게 벌린다. 상체를 앞으로 숙여 팔을 체어 다리 사이로 넣어 뒤쪽 다리를 잡는다.

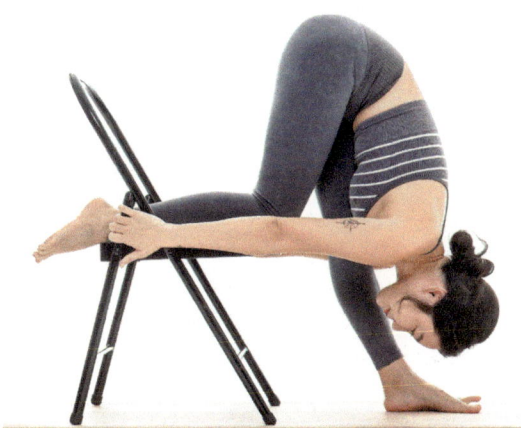

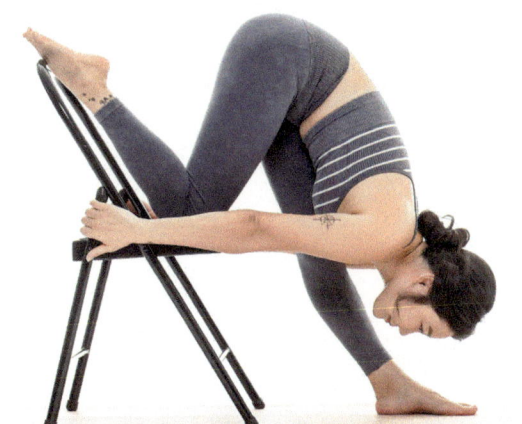

체어를 뒤에 놓고 서서 오른 무릎을 구부려 체어 위에 올린다. 상체를 앞으로 숙여 손으로 체어 뒤쪽 멀리 잡고 왼 다리를 곧게 편다. 오른 무릎을 구부려 발등을 의자 등받이에 대고 손으로 의자 뒤쪽 멀리 잡으며 상체를 깊게 숙인다. 반대쪽도 같은 방법으로 반복한다.

체어를 뒤에 놓고 서서 오른 무릎을 구부려 체어 위에 올린다. 오른 무릎을 구부려 발등을 의자 등받이에 대고 손으로 의자 뒤쪽 멀리 잡으며 상체를 깊게 숙인다. 반대쪽도 같은 방법으로 반복한다.

체어를 활용한 전굴 시리즈(Forward Bending Series)

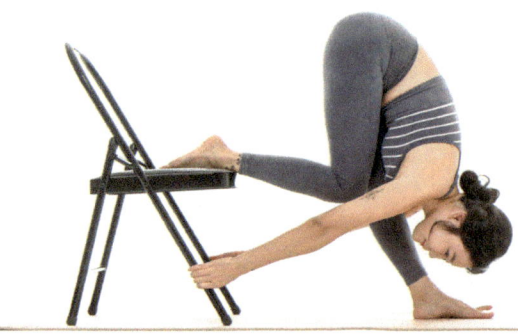

체어를 뒤에 놓고 서서 발등을 체어 앉는 부분에 올린다. 상체를 앞으로 숙여 체어 앞쪽 다리를 잡고 왼 다리를 곧게 편다. 반대쪽도 같은 방법으로 반복한다.

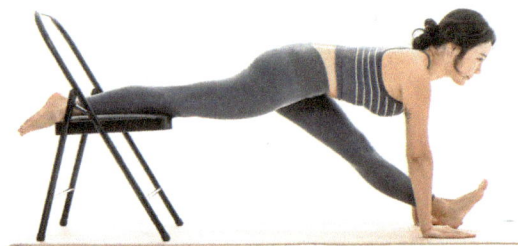 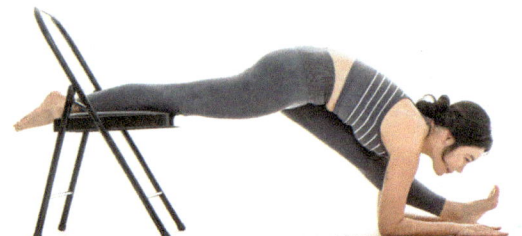

체어를 뒤에 놓고 서서 오른 다리를 무릎 아래까지 의자 위에 올리고 왼 다리는 앞으로 뻗어 뒤꿈치를 바닥에 댄다. 손은 발 옆 바닥에 댄다. 가능하면 상체를 앞으로 숙이고 팔꿈치를 바닥에 댄다.
TIP 발끝이 돌아가지 않게 몸 쪽으로 당긴다. 골반이 한쪽으로 틀어지지 않도록 노력한다.

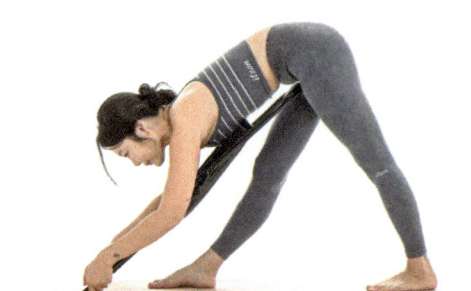 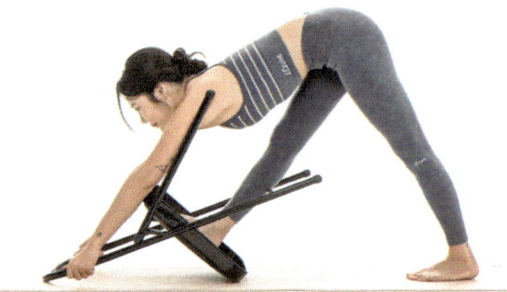

체어를 접고 어깨 너비 한 배 반 정도로 오른발을 앞으로 왼발을 뒤로 한다. 체어 등받이를 고관절에 대고 손은 의자 다리를 잡아 최대한 상체를 앞으로 숙인다. 반대쪽도 같은 방법으로 반복한다.
TIP 발끝이 돌아가지 않게 몸 쪽으로 당긴다. 골반이 한쪽으로 틀어지지 않도록 골반을 수평으로 한다.

체어를 뒤집어 놓고 체어 다리를 잡으며 체어 바닥에 오른발을 올리고 왼 발은 뒤로 한다. 상체를 앞으로 숙여 손으로 체어 등받이까지 최대한 잡을 수 있게 한다. 골반은 수평이 되게 노력한다. 반대쪽도 같은 방법으로 반복한다.

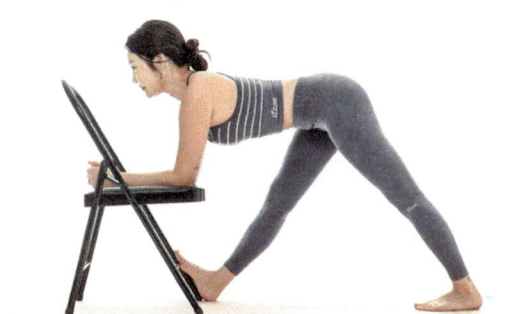 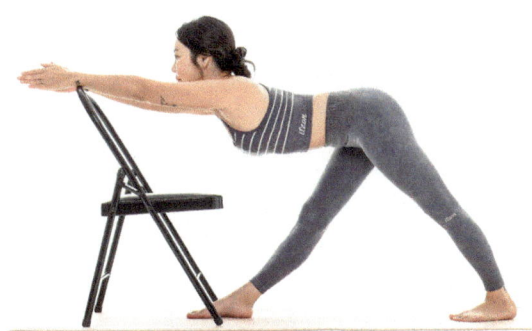

체어 앞에 서서 체어 앞쪽 다리 사이에 오른발을 놓고 어깨 너비 한 배 반 정도 왼발은 뒤로한다. 팔꿈치를 구부려 의자 위에 올리고 척추를 펴고 허리를 오목하게 만든다. 상체를 앞으로 숙여 손목을 체어 등받이 위에 놓고 합장한다. 발끝은 앞을 향하며 골반은 수평을 맞춘다. 반대쪽도 같은 방법으로 반복한다.

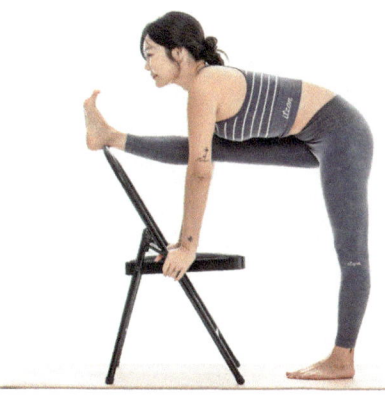

체어 앞에 서서 오른 발목을 체어 등받이 위에 올리고 왼 다리와 오른 다리가 직각이 되게 왼발 위치를 정한다. 손으로 체어를 잡고 상체를 깊게 숙인다. 오른발 끝은 몸 쪽으로 당기고 허리가 뒤로 볼록하게 되지 않도록 척추를 반듯하게 한다. 반대쪽도 같은 방법으로 반복한다.

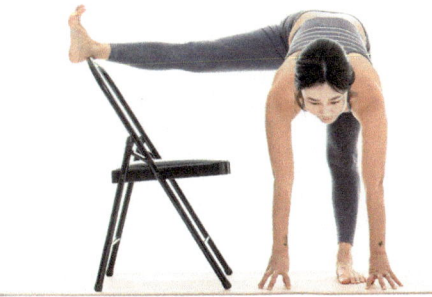 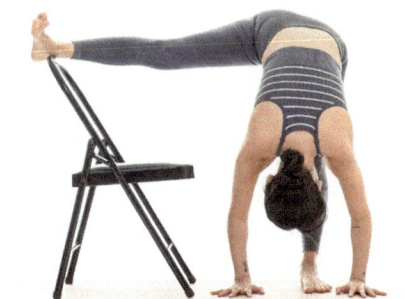

체어를 오른쪽에 두고 선다. 오른 발목을 체어 등받이에 올리고 왼 다리는 오른 다리와 직각이 되도록 한다. 손은 바닥을 짚고 가능하면 상체를 앞으로 숙인다. 오른발 끝이 위를 향할 수 있게 노력하며 반대쪽도 같은 방법으로 반복한다.

체어를 활용한 전굴 시리즈 (Forward Bending Series)

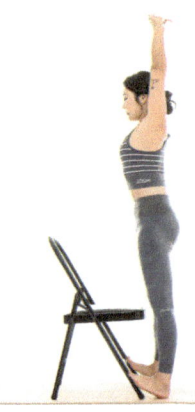

체어를 마주보고 서서 체어 앞쪽 다리에 발바닥을 밀착하여 올린다. 손은 깍지 껴 뒤집어 최대한 귀 옆으로 뻗어 올린다. 이때 몸통이 중립상태가 될 수 있도록 노력한다.

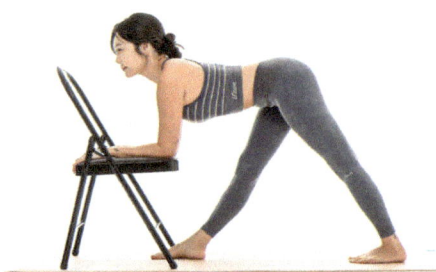

체어 앞에 서서 체어 앞쪽 다리에 오른 발바닥을 완전히 밀착하여 올린다. 어깨너비 한 배 반 정도 되도록 왼발은 뒤쪽 바닥에 둔다. 팔꿈치는 구부려 체어 위에 올리고 척추는 반듯하게 하고 가능하다면 허리를 오목하게 만든다. 반대쪽도 같은 방법으로 반복한다

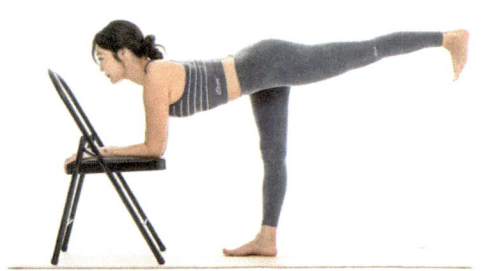

체어 앞에 서서 체어 위에 팔꿈치를 대고 왼 다리는 골반 높이만큼 뒤로 들어 올린다. 오른 다리와 왼 다리를 직각이 되게 하고 왼발끝을 몸 쪽으로 당긴다. 반대쪽도 같은 방법으로 반복한다.
TIP 다리 전부 곧게 펴려고 노력한다.

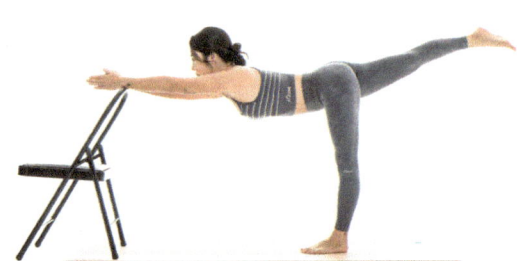

체어 뒤에 멀리 떨어져 선다. 오른 다리를 뒤로 들어 올리면서 상체를 앞으로 숙인다. 팔은 앞으로 뻗어 손은 합장하며 손목을 체어 등받이에 올린다. 반대쪽도 같은 방법으로 반복한다.

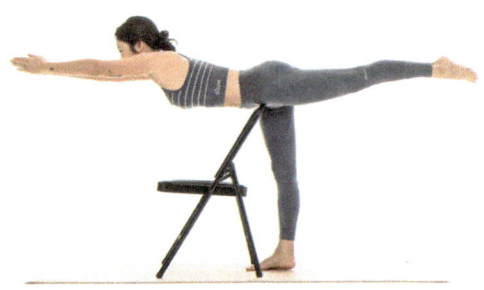

체어 뒤에 서서 오른발이 체어 뒤쪽 다리 사이에 오게 하고 팔을 귀 옆으로 뻗어 올린다. 고관절이 체어 등받이에 닿도록 상체는 앞으로 숙이고 왼 다리는 골반 높이로 들어 올린다.
반대쪽도 같은 방법으로 반복한다.
TIP 이때 손이 아래로 처지지 않도록 상체 - 골반 - 왼 다리까지 일직선이 되도록 노력한다.

요가 도구를 활용한 Asana

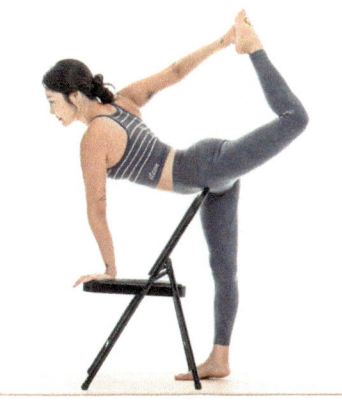 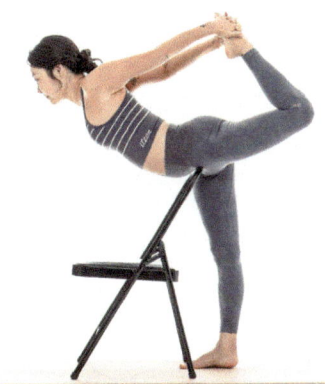

체어 뒤에 서서 오른발이 체어 뒤쪽 다리 사이에 놓으며 선다. 고관절을 체어 등받이에 대며 왼손은 체어 앉는 부분을 짚고 오른손으로 왼 발등을 잡아 최대한 다리를 높이 들어 올린다. 왼손으로 함께 발등을 잡아 상체를 앞으로 숙이며 가슴을 최대한 열어준다. 반대쪽도 같은 방법으로 반복한다.
TIP 이때 오른 다리는 곧게 편 상태에서 왼 다리는 높이 들어 올리려고 노력한다.

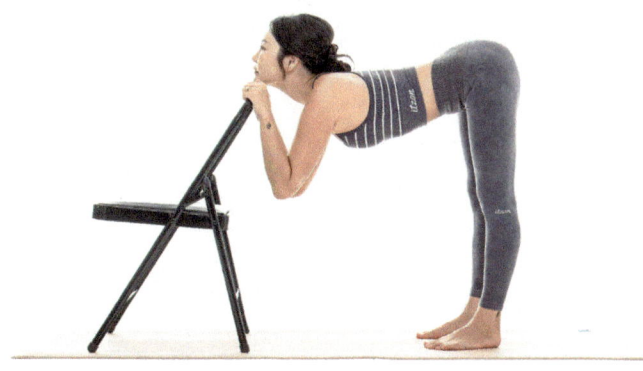

체어 뒤에 골반너비로 선다. 손으로 체어 등받이를 잡고 턱을 등받이에 댄다. 앞 목이 늘어나도록 지긋하게 늘려준다.

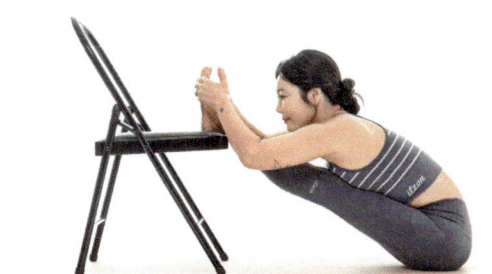 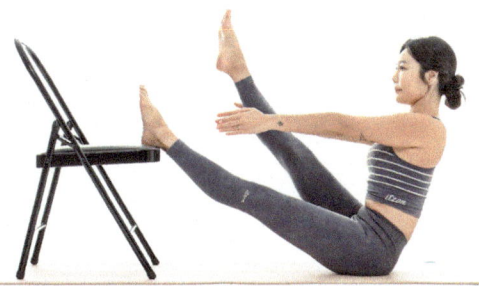

체어 앞에 앉아 발을 올려 발목까지 체어에 닿도록 한다. 손으로 발 날을 잡고 상체를 깊이 숙이며 다리를 편다. 오른발을 높이 들어 올리고 팔은 어깨높이에서 앞으로 뻗으며 척추를 반듯하게 한다. 반대쪽도 같은 방법으로 반복한다.

이정은 체어를 활용한 전굴 시리즈(Forward Bending Series)

체어를 활용한 전굴 시리즈(Forward Bending Series)

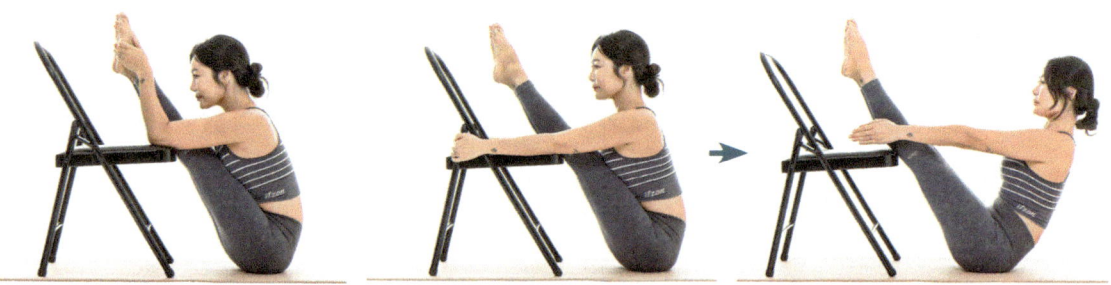

체어 앞에 앉아 체어 앞 모서리에 무릎 뒤를 댄다. 손으로 발 날을 잡고 최대한 상체를 깊이 숙인다. 손으로 체어 뒤쪽 멀리 잡고 상체와 하체를 밀착시킨다. 팔을 어깨높이에서 앞으로 쭉 뻗어준다.
TIP 손으로 바닥을 짚고 다리를 무릎 뒤까지 체어에 올린다. 다리를 쭉 뻗는다. 팔을 앞으로 뻗을 때 아래 허리가 뒤로 볼록하게 되지 않도록 척추를 반듯하게 하려고 노력한다.

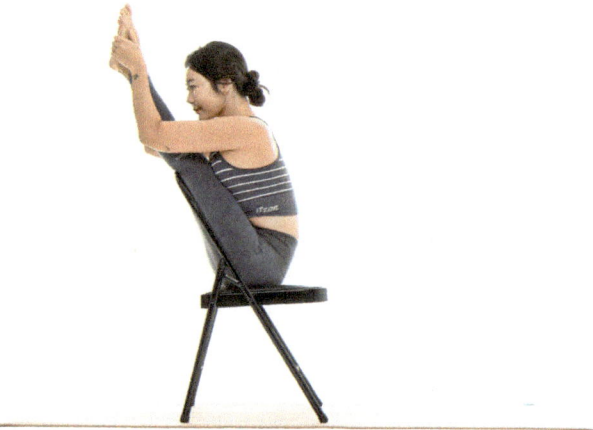

등받이를 마주 보고 체어 위에 앉는다. 등받이에 가까이 붙어 앉아 다리를 곧게 뻗어 올린다. 손으로 발 날을 감싸 쥐고 상체와 하체를 가깝게 한다.
TIP 허리가 뒤로 볼록하게 나오지 않게 척추를 곧게 펴려고 노력한다.

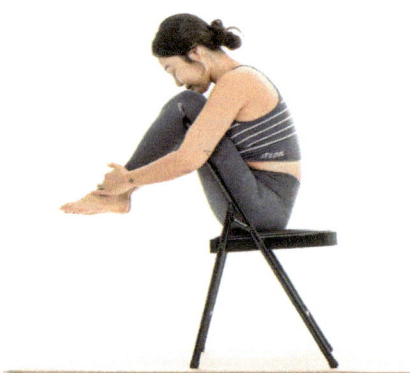

등받이를 마주 보고 체어 위에 앉는다. 다리를 옆으로 해서 무릎 뒤 오금을 등받이에 올린다. 손으로 발등을 잡고 천천히 발을 몸 쪽으로 당긴다.
TIP 무릎에 공간이 조금씩 느껴지도록 천천히 동작한다.

요가 도구를 활용한 **Asana**

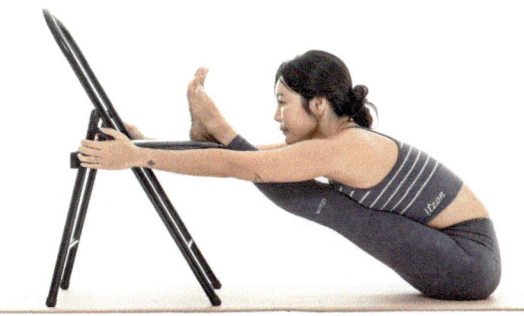
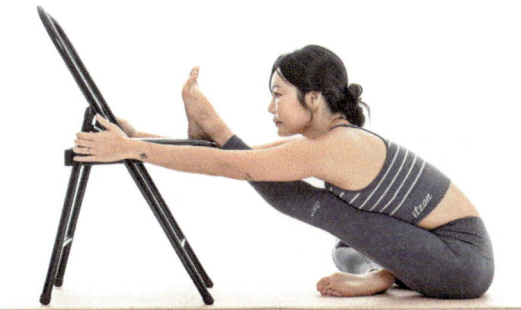

체어 앞에 앉아 발을 체어 위로 올려 발끝을 몸 쪽으로 당긴다. 손은 최대한 멀리 체어 뒤쪽을 잡고 상체를 앞으로 깊게 숙인다.

체어 앞에 앉아 오른 다리는 안쪽으로 접고 왼 다리는 체어 위에 올리고 발끝을 몸 쪽으로 당긴다. 손은 최대한 멀리 체어 뒤쪽을 잡고 상체는 앞으로 깊게 숙인다. 이때 왼 다리는 펴려고 노력한다. 반대쪽도 같은 방법으로 반복한다.

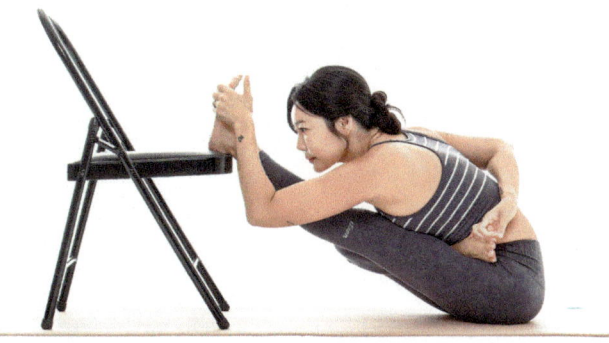

체어 앞에 앉아 오른 무릎을 접어 왼 허벅지 위에 최대한 깊게 올린다. 왼 다리는 체어 위에 올리고 발끝을 몸 쪽으로 당긴다. 오른팔을 등 뒤로 돌려 손으로 발을 잡고 왼손은 왼 발날을 잡고 상체를 앞으로 깊게 숙인다. 반대쪽도 같은 방법으로 반복한다.
TIP 이때 한쪽 가슴이 열리지 않도록 양 어깨를 반듯하게 하려고 노력한다.

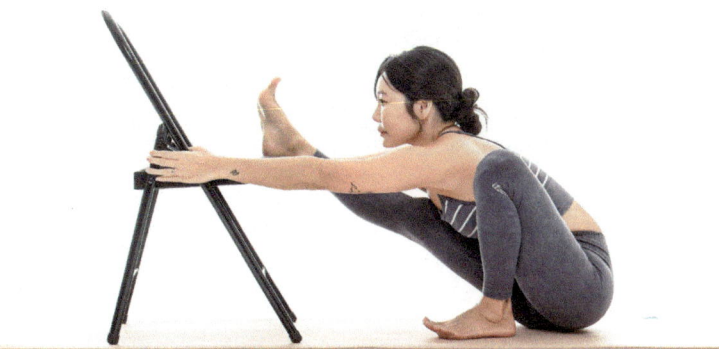

체어 앞에 앉아 왼 다리는 접어 무릎을 세우고 오른 다리는 체어 위에 올린다. 손은 최대한 멀리 뻗어 체어 뒤쪽을 잡고 상체를 앞으로 깊게 숙인다. 반대쪽도 같은 방법으로 반복한다.
TIP 왼 무릎이 옆으로 벌어지지 않도록 허벅지 안쪽에 힘을 준다.

체어를 활용한 전굴 시리즈(Forward Bending Series)

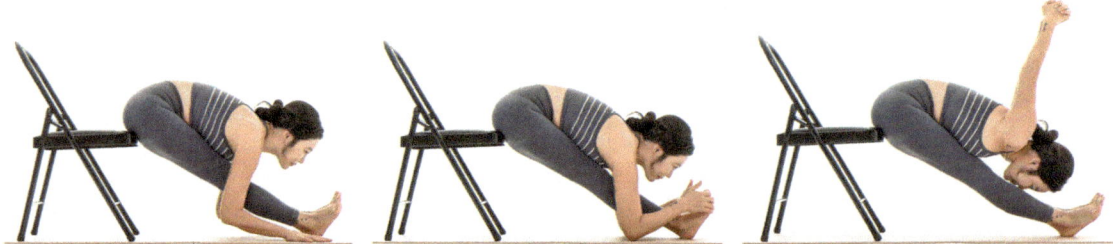

체어 앞에 걸터앉아 다리를 앞으로 뻗는다. 손은 바닥을 짚고 팔꿈치를 구부려 최대한 상체를 깊게 숙인다. 다리는 반듯하게 펴고 발끝은 몸 쪽으로 당긴다. 손은 발가락을 잡고 팔꿈치는 구부려 최대한 상체를 깊게 숙인다. 손은 등 뒤에서 깍지를 낀 상태에서 상체를 앞으로 숙이며 팔은 최대한 높이 들어 올린다.
TIP 체어에서 미끄러지지 않도록 주의한다.

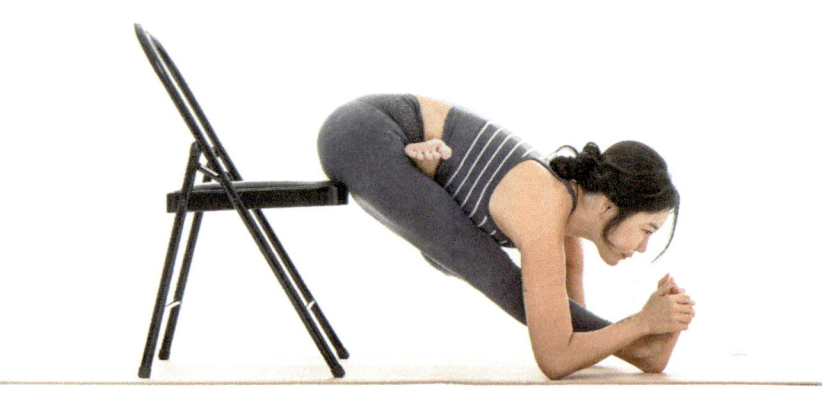

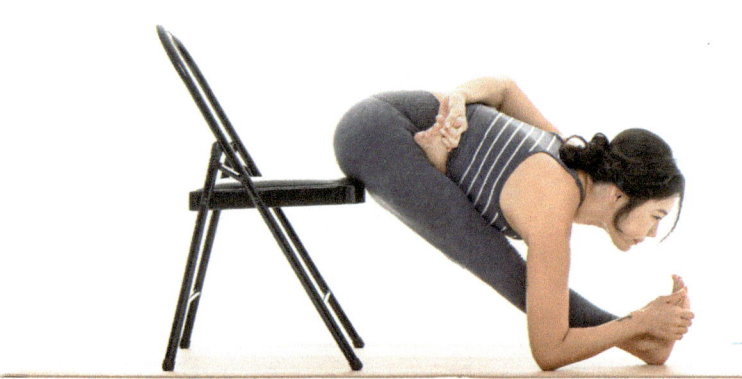

체어 앞에 걸터앉아 다리를 앞으로 뻗는다. 왼 무릎을 구부려 왼발을 오른 허벅지에 깊게 올려 회음부에 가깝게 둔다. 손으로 오른발가락을 감싸 쥐고 상체를 깊게 숙여 팔꿈치를 바닥에 내린다. 왼팔을 등 뒤로 돌려 왼발을 깊게 잡고 오른손으로 오른발가락을 잡고 상체를 깊이 숙여 팔꿈치를 바닥에 내린다. 반대쪽도 같은 방법으로 반복한다.
TIP 이때 양쪽 어깨가 수평이 되도록 노력한다.

요가 도구를 활용한 Asana

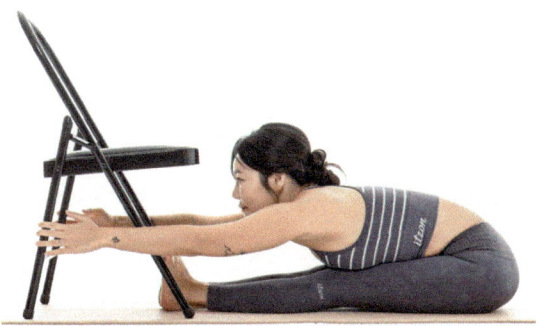
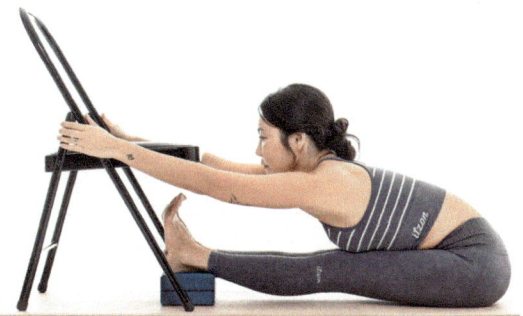

체어 앞에 앉아 발을 앞으로 뻗어 앞꿈치를 체어 연결부분에 대고 뒤꿈치를 앞으로 밀어낸다. 상체를 앞으로 깊게 숙여 손을 최대한 멀리 뻗어 체어 다리 뒤쪽을 잡으려고 한다. 블록을 1단계로 앞쪽 다리 연결 부분 아래 놓고 뒤꿈치를 올려서 연결부분에 댄다. 팔을 멀리 뻗어 의자 최대한 먼 쪽을 잡는다. 이때 엉덩이를 뒤로 빼 앉아 주고 상체와 하체를 가깝게 하려고 노력한다.
TIP 다리는 곧게 펴려고 노력한다.

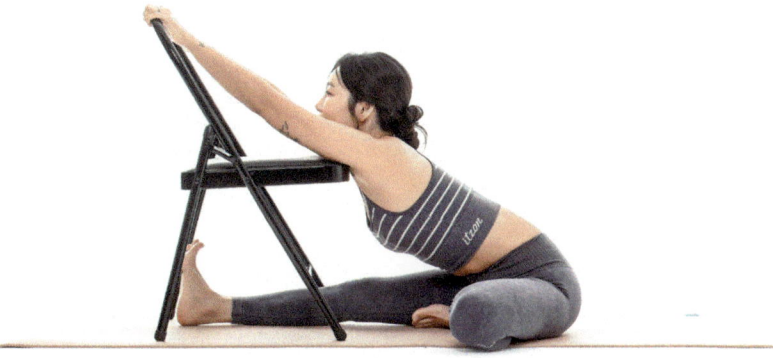

체어 앞에 앉아 왼 무릎을 접어 뒤꿈치를 오른 허벅지 안쪽에 깊게 댄다. 오른 다리는 멀리 뻗어 뒤쪽 다리 연결 부분에 앞꿈치 대고 뒤꿈치를 앞으로 밀어낸다. 손은 멀리 뻗어 체어 등받이를 잡는다. 반대쪽도 같은 방법으로 반복한다.
TIP 상체를 반듯하게 하여 허리가 뒤로 볼록해지지 않도록 노력한다.

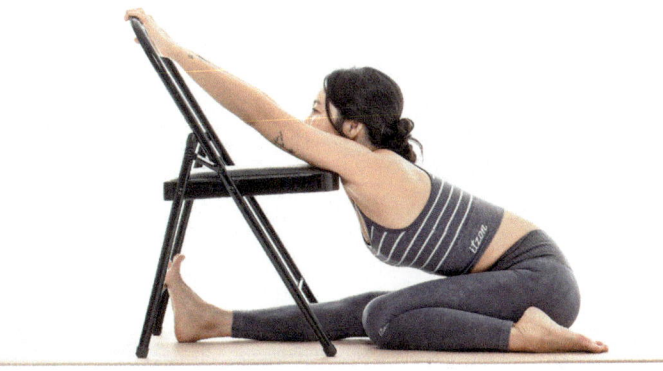

체어 앞에 앉아 오른 다리는 멀리 뻗어 뒤쪽 다리 연결 부분에 앞꿈치 대고 뒤꿈치를 앞으로 밀어낸다. 왼 무릎을 뒤로 접어 뒤꿈치를 엉덩이 가까이 둔다. 두 팔은 멀리 뻗어 체어 등받이를 잡는다. 무릎을 서로 붙이고 양쪽 엉덩이가 똑같이 바닥에 닿도록 노력한다. 반대쪽도 같은 방법으로 반복한다.

체어를 활용한 전굴 시리즈(Forward Bending Series)

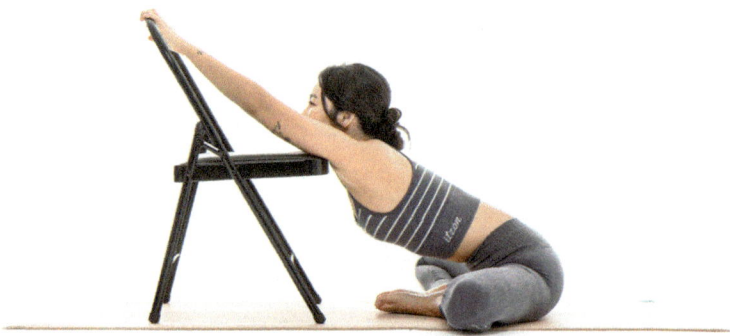

체어 앞에 앉아 무릎을 바깥으로 구부려 두 발을 합장한다. 최대한 손을 멀리 뻗어 체어 등받이를 잡는다. 무릎은 바닥 쪽으로 내리고 척추는 반듯하게 펴려고 노력한다.

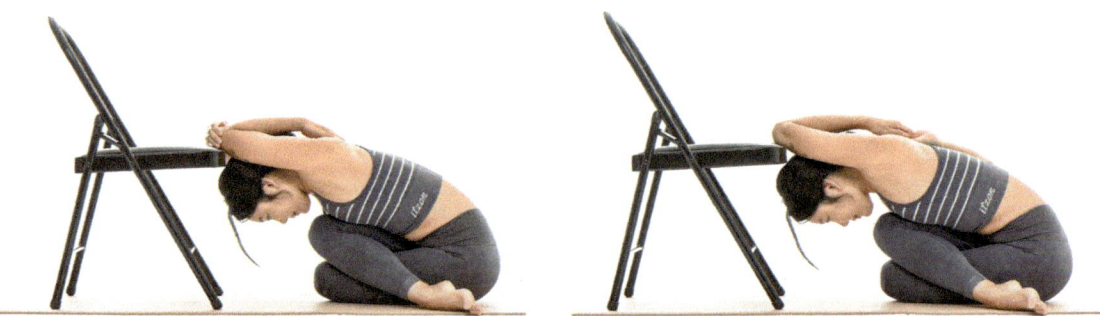

체어 앞에 앉아 오른 다리를 위로, 왼 다리를 아래로 겹쳐 두 무릎이 일직선이 되도록 만든다. 왼 팔꿈치를 구부려 머리 뒤로 넘기고 오른손으로 왼 팔꿈치를 잡아준다. 상체를 앞으로 숙여 왼 팔꿈치가 체어 위에 올라오도록 한다. 왼 팔꿈치가 뒤통수 중앙에 올 수 있도록 최대한 노력한다. 가능하면 오른팔을 허리 뒤로 보낸 후 등 뒤에서 고리 걸어 잡는다. 반대쪽도 같은 방법으로 반복한다.

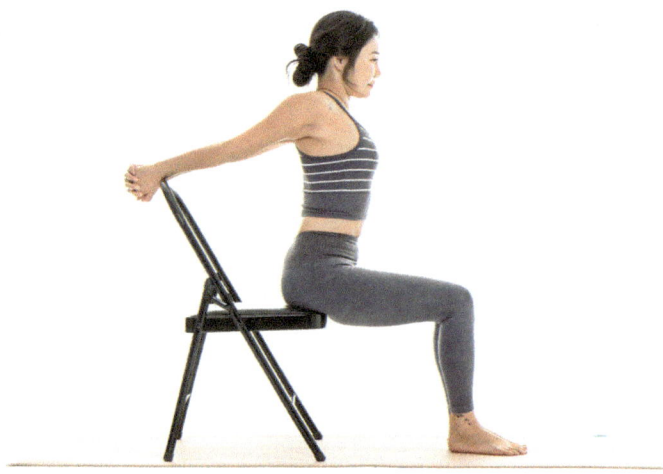

무릎이 직각이 되게 체어 위에 걸터앉아 손을 체어 등받이 위에 올리고 깍지를 낀다. 가슴을 열어 높이 들어 올린다.
TIP 이때 등 뒤를 최대한 모아 동작한다.

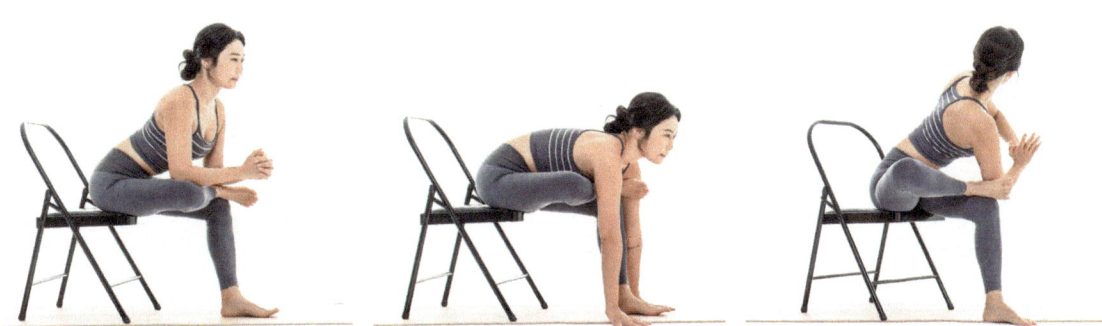

무릎이 직각이 되게 체어 위에 걸터앉아 오른 무릎을 접어 발목을 왼 무릎 위에 댄다. 팔꿈치는 구부려 오른 팔꿈치는 오른 무릎 안쪽에, 왼 팔꿈치는 오른 발목 위에 올린다. 가능하면 오른팔은 무릎 앞으로, 왼팔은 발바닥 쪽으로 내려 손을 바닥에 댄다. 만약 손이 바닥에 닿지 않으면 블록을 사용한다. 오른 팔꿈치를 오른 발바닥에 대고 손은 합장한다. 왼 가슴을 열어 몸통을 왼쪽으로 회전한다. 반대쪽도 같은 방법으로 반복한다.
TIP 아래쪽 허리부터 반듯하게 펴 허리를 오목하게 하려고 노력한다. 회전할 때 오른 어깨를 들어 올려 손목과 팔꿈치를 일직선으로 하여 손바닥끼리 밀어내는 힘을 사용한다.

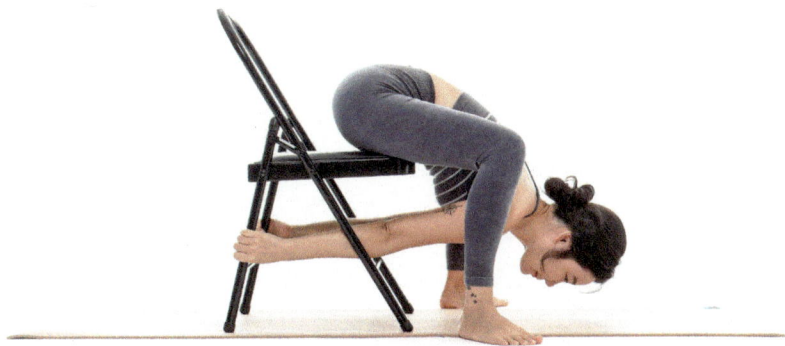

체어 위에 걸터앉아 다리를 넓게 벌리며 무릎을 직각으로 굽힌다. 상체를 앞으로 숙여 팔을 체어 다리 사이로 넣어 뒤쪽 다리를 잡는다.
TIP 발을 바깥으로 열어 무릎이 안으로 모이지 않도록 노력한다.

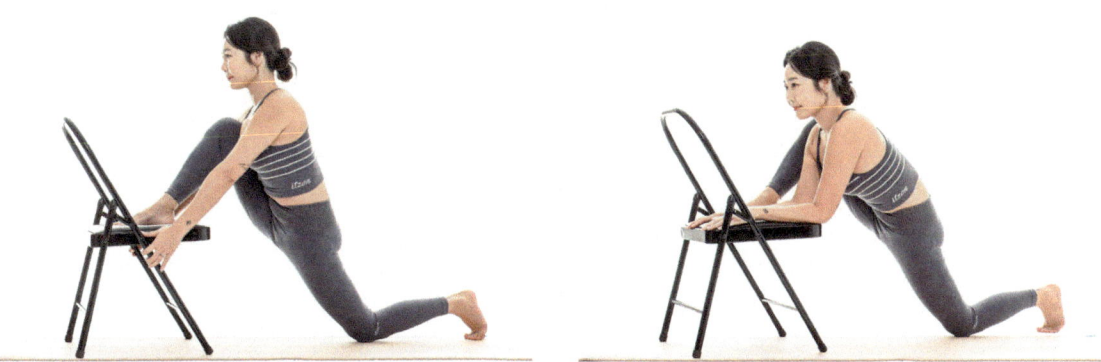

오른 무릎을 구부려 발을 체어 위에 올리고 왼 무릎은 구부려 바닥에 댄다. 손으로 체어 옆쪽을 잡는다. 팔꿈치는 구부려 오른발 안쪽 체어 위에 댄다. 반대쪽도 같은 방법으로 반복한다.
TIP 오른 무릎이 밖으로 벌어지지 않게 허벅지 안쪽에 힘을 주려고 노력한다.

체어를 활용한 전굴 시리즈(Forward Bending Series)

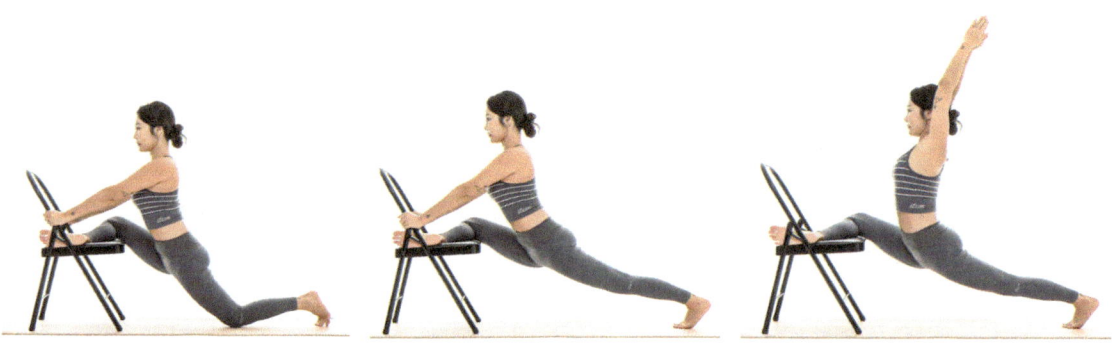

오른 다리를 구부려 발바닥은 체어 등받이 옆쪽에 무릎은 의자 앞쪽 모서리 쪽으로 올리고 왼 무릎은 구부려 바닥에 댄다. 손은 체어 등받이 옆쪽을 잡아 팔을 펴고 상체를 세우며 골반이 틀어지지 않도록 수평이 되게 한다. 왼 다리는 펴서 멀리 뒤쪽 바닥에 대고 뒤꿈치를 높이 든다. 가능하면 두 팔을 귀 옆으로 뻗어 올려 두 손을 합장한다. 반대쪽도 같은 방법으로 반복한다.
TIP 만약 동작이 힘들다면 발목과 무릎이 일직선이 되도록 발을 조금씩 몸 쪽으로 내린다.

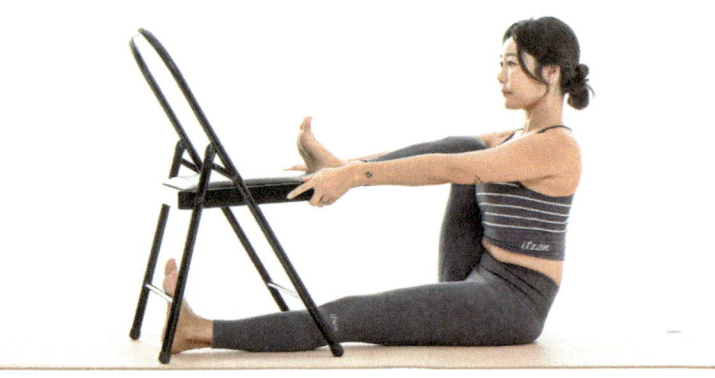

체어 앞에 앉아 오른 무릎을 구부려 발바닥을 체어 앉는 부분 모서리에 대고 왼 다리는 앞으로 쭉 뻗어 체어 뒤쪽 연결부분에 앞꿈치를 댄다. 손으로 체어를 잡고 상체를 편다. 반대쪽도 같은 방법으로 반복한다.

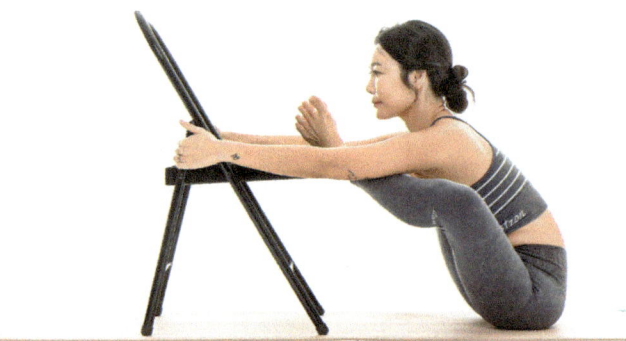

체어 앞에 앉아 무릎을 바깥으로 하고 발바닥을 서로 마주 보게 하여 발날을 체어 모서리에 댄다. 손으로 최대한 체어 뒤쪽 멀리 잡고 상체를 앞으로 숙인다.
TIP 허리가 뒤로 볼록하게 되지 않도록 최대한 펴려고 노력한다.

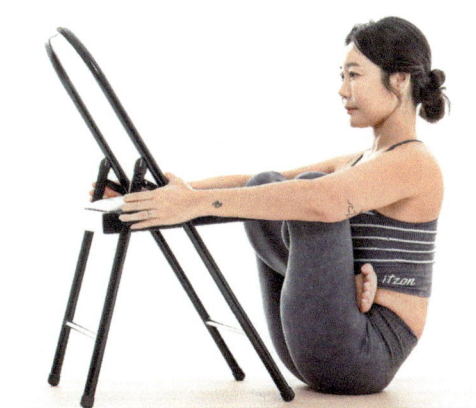

체어 앞에 앉아 오른 다리 먼저 안으로 접어 왼 허벅지 위에 깊게 올리고 왼 다리도 안으로 접어 오른 허벅지 위에 깊게 올려 가부좌로 앉는다. 가부좌를 한 채로 다리를 들어 올려 체어모서리에 대고 손은 최대한 체어 뒤쪽 멀리 잡는다.

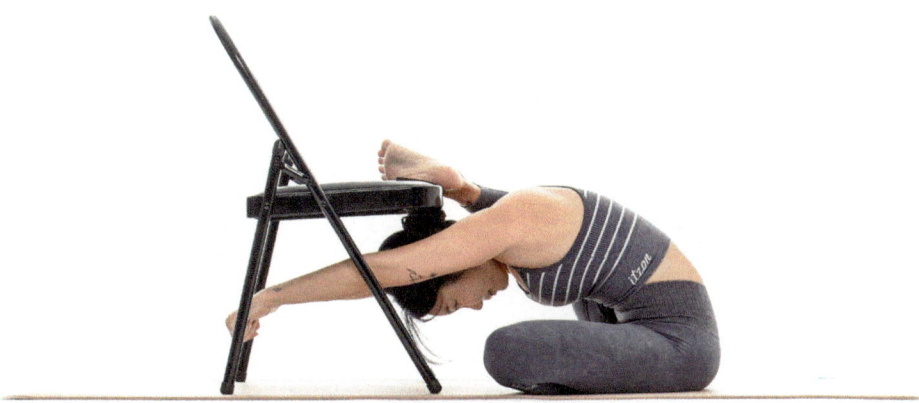

체어 앞에 앉아 왼 무릎을 접어 발을 오른 허벅지에 대고 오른 다리는 구부려 발날을 체어 위에 올린다. 머리를 체어 밑으로 넣어서 손으로 뒤쪽 연결부분을 잡는다. 반대쪽도 같은 방법으로 반복한다.
TIP 어깨 위에 오른 다리가 최대한 올라 와야 동작이 가능하다.

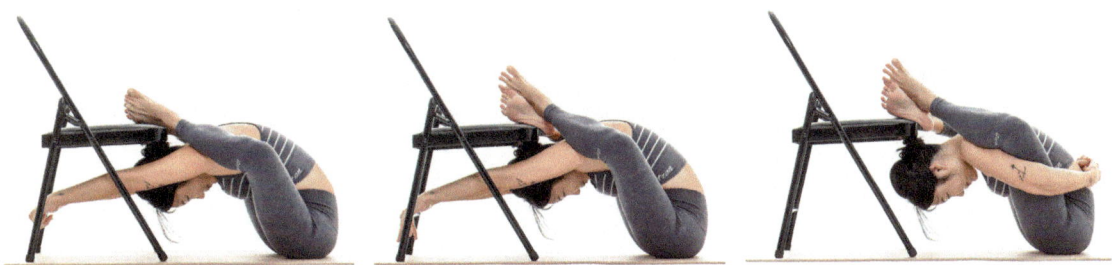

체어 앞에 앉아 왼 발날과 오른 발날을 체어 위에 올리고 머리를 체어 밑으로 넣어 손으로 뒤쪽 연결 부분을 잡는다. 가능하면 왼발을 오른발 위로 올려 두 발을 꼬아서 동작한다. 두 손을 등 뒤로 보내 고리 걸어 잡아 동작한다.
TIP 발을 다 올린 경우 다리 아래로 어깨를 깊이 집어넣어 다리가 어깨 위로 많이 올라오도록 노력한다.

체어를 활용한 전굴 시리즈(Forward Bending Series)

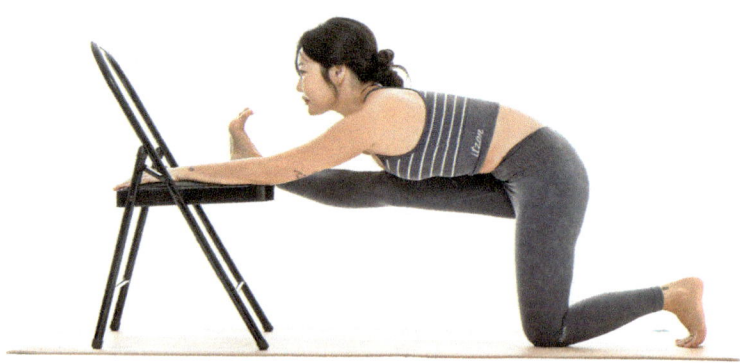

체어 앞에서 왼 무릎을 직각으로 세우고 오른 다리는 뻗어 체어 위에 올린다. 손은 체어 위에 올리고 상체는 앞으로 깊게 숙이며 오른 다리는 펴려고 노력한다.

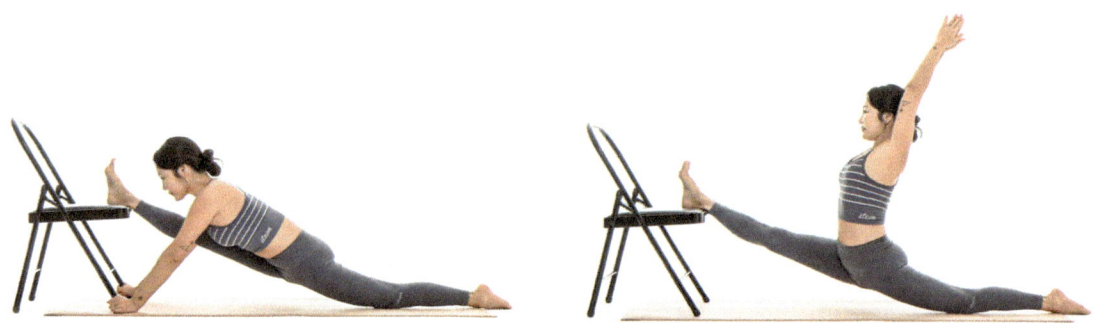

체어 앞에서 오른발은 체어 위에 올리고 왼 다리는 뒤로 뻗는다. 손은 체어 앞쪽 다리를 잡고 상체를 앞으로 숙인다. 손을 귀 옆으로 뻗어 올려 합장한다.
TIP 골반을 수평으로 하려고 노력한다.

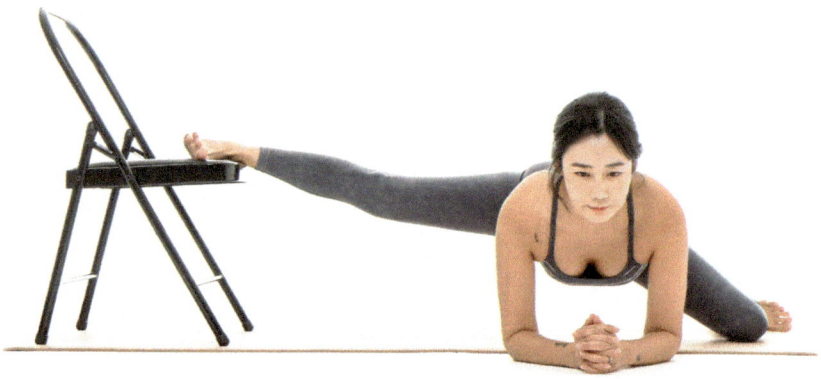

체어를 오른쪽에 놓고 왼 무릎은 구부려 바닥에 놓고 오른 다리를 쭉 뻗어 체어에 발목을 댄다. 오른 발끝은 몸 쪽으로 당기고 팔꿈치는 바닥에 댄다.
TIP 오른 무릎과 골반 그리고 왼 무릎이 일직선이 되도록 한다.

요가 도구를 활용한 Asana

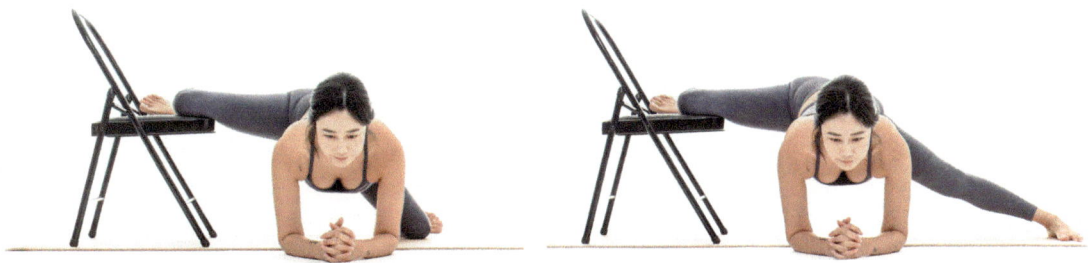

체어를 오른쪽에 두고 오른발을 의자 위에 올리고 왼 무릎은 구부려 바닥에 댄다. 팔꿈치는 구부려 바닥에 댄다. 오른 발목과 골반 그리고 왼 무릎이 일직선이 되도록 한다.

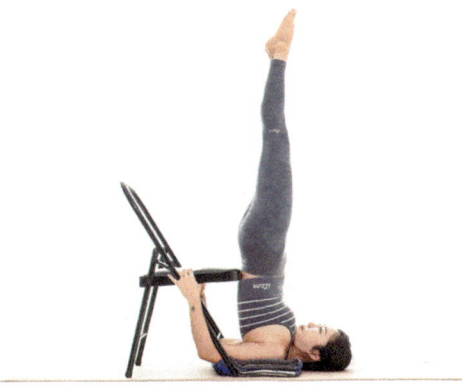

체어 앞에 블랭킷을 도톰하게 접어 둔다. 손으로 체어를 잡고 발과 엉덩이가 체어 위로 올라가면 팔을 체어 앞쪽 다리 사이로 넣어 체어를 잡고 몸에 밀착시킨다. 다리를 위로 들어 올리고 체어를 몸에 조금 더 밀착시켜 동작한다. 가슴과 턱이 가까이 닿도록 몸을 위로 들어 올리려고 노력한다.
TIP 최대한 체어를 가까이 두고 체어 옆쪽에서 두 발과 엉덩이를 올리면 조금 편하게 올라갈 수 있다.

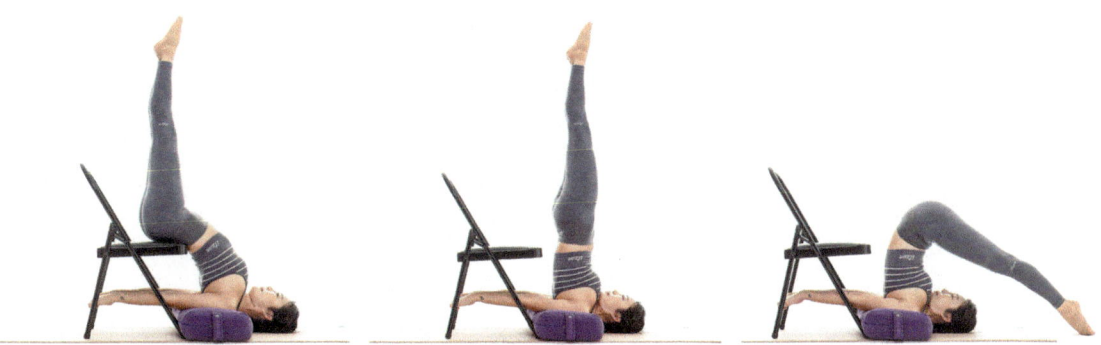

체어 앞에 볼스터를 둔다. 볼스터 위에 어깨가 닿게 해서 손으로 체어를 잡고 엉덩이를 들어 발바닥을 체어 위에 올린다. 엉덩이를 높이 들어서 체어 위에 올리고 손으로 체어 뒤쪽 연결부분을 잡는다. 체어 위에 엉덩이가 올라가 있고 어깨 아래 볼스터가 잘 놓여 있다면 다리를 높이 들어 올린다. 가능하면 엉덩이를 몸 쪽으로 밀면서 다리를 천장 쪽으로 쭉 들어 올린다. 더 가능하면 다리를 머리 뒤로 넘겨 발등을 바닥에 댄다.
TIP 체어 위에 엉덩이를 올리거나 동작 후 내려올 때 조심히 내려오도록 주의한다. 최대한 가슴이 턱 가까이 닿도록 엉덩이를 몸 쪽으로 밀어 몸을 들어 올린다는 생각으로 동작한다. 발을 최대한 멀리 걸어가 깊게 동작한다.

체어를 활용한 전굴 시리즈(Forward Bending Series)

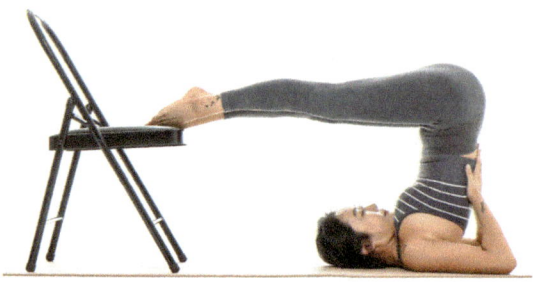
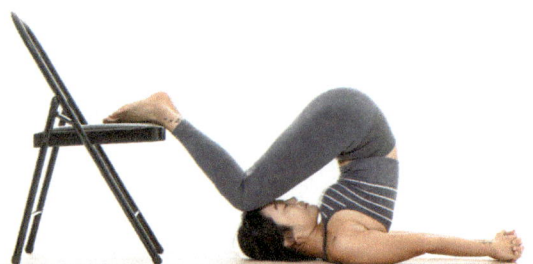

체어 앞에서 조금 멀리 떨어진 곳에 머리를 대고 누워준다. 다리를 머리 뒤로 넘겨 체어 위에 발등을 올리고 손으로 허리 뒤를 받친다. 척추를 반듯하게 펴고 엉덩이를 뒤로 빼려고 최대한 노력해서 동작한다. 가능하면 등 뒤에서 깍지를 껴 바닥을 누르며 어깨를 안으로 모아 주고 무릎을 구부려 이마 쪽으로 내린다.
TIP 척추는 무리 없이 뒷목만 이완될 수 있게 한다.

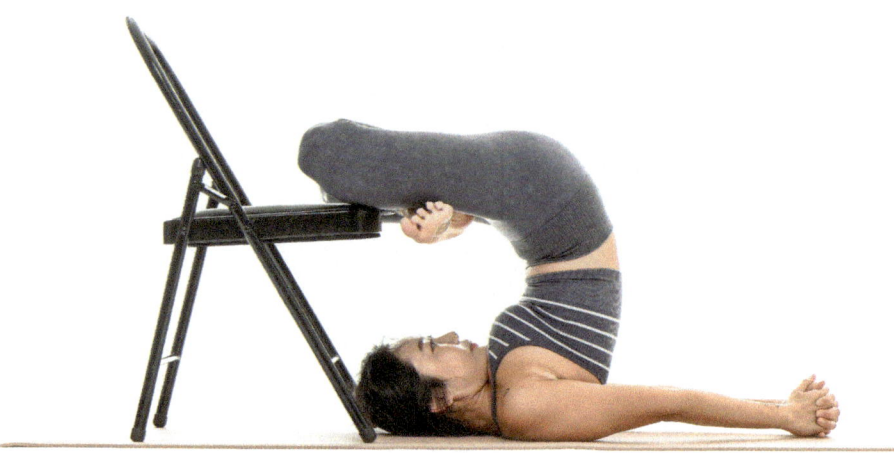

체어 앞쪽 다리 가까이 머리를 두고 누워준다. 다리를 높이 들어 올려 손으로 등 뒤를 받쳐 어깨서기 동작을 한다. 다리를 구부려 가부좌 자세를 만들고 무릎을 체어 위에 올린다. 가능하면 등 뒤에서 깍지를 껴 어깨를 최대한 모아준다.

> 살람바 사르방가아사나와 할라아사나 응용 동작들은 목에 무리가 갈 수 있는 동작으로 허리나 목에 디스크가 있으신 분들은 전문가의 도움을 받아 동작 할 수 있도록 주의한다.

요가 도구를 활용한 Asana

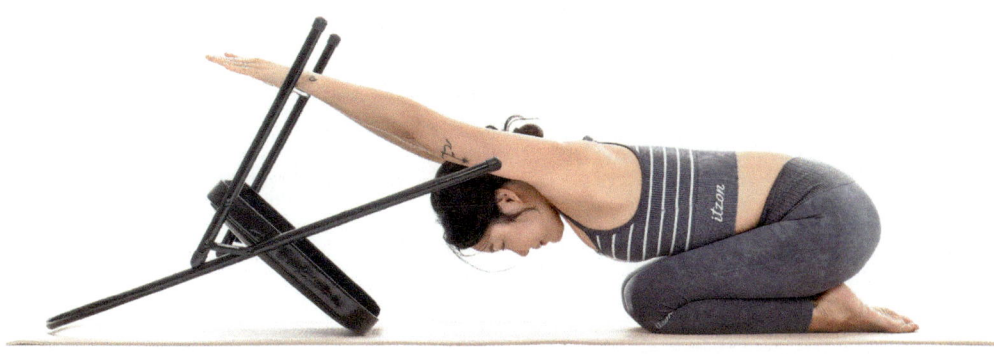

체어를 뒤집어 바닥에 놓고 조금 떨어져 무릎을 꿇고 앉는다. 팔을 뻗어 손목을 뒤쪽 다리 연결부분 위에 올리고 상체를 깊게 숙인다.

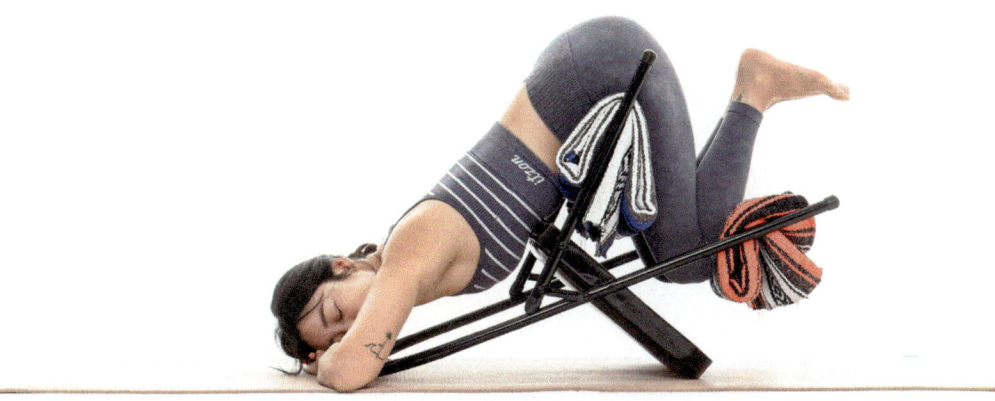

체어를 뒤집어 놓고 다리 연결부분에 블랭킷이나 타올을 접어서 올린다. 고관절을 체어 뒤쪽 연결부분에 대고 정강이는 앞쪽 연결부분에 대며 상체를 앞으로 숙여 쉬어준다. 손을 포개어 한쪽 뺨을 대고 편히 쉬어준다.

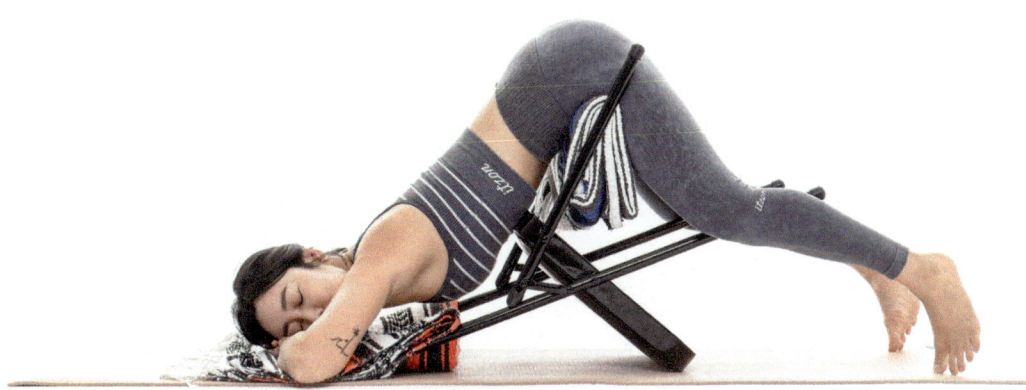

체어를 뒤집어 놓고 뒤쪽 다리연결부분과 등받이에 블랭킷이나 타올을 접어서 둔다. 고관절을 뒤쪽 다리 연결부분에 올리고 상체는 앞으로 숙인다. 양쪽 다리로 체어 앞쪽 다리를 감싸며 발은 불편하지 않도록 뒤꿈치를 들어 바닥을 짚는다.
TIP 담요 위로 손을 포개어 한쪽 뺨을 대고 편히 쉬어준다.

이정은 체어를 활용한 전굴 시리즈(Forward Bending Series)

구강민

체어를 활용한 측굴 시리즈
(Side Bending Series)

@gugangmin_yoga
현) 경주 구강민요가 원장
원광디지털대학교 요가명상학과 협력기관
한국요가협회지부
국제 요가명상협회 경상지부

마하하타 지도자 수료
히말라야빈야사 1급
플로우요가 지도자 수료
아헹가요가지도자 이수
임산부요가 지도자 수료
인도 힌두대국제요가 지도자 자격증
대만 유니버셜요가 지도자 수료
더그레이트월 국제마스터 200H 이수
더그레이트월 교육기관

요가 수련은 삶의 방편이다.
요가 수련을 통해, 어려움에 성숙하게 대처하고 도전하는 삶을 살 수 있다.
또한 새로움에 대한 시도를 통해 성장하는 삶도 살 수 있다.
그리고 순간순간의 행복을 찾아가는 삶을 요가를 통해 찾을 수 있다.
또한, 요가를 수련하는 과정은 자신의 몸과 마음에 관심을 갖게 하는 시간이며,
자신을 사랑 하게 만든다.

체어를 활용한 측굴 시리즈(Side Bending Series)

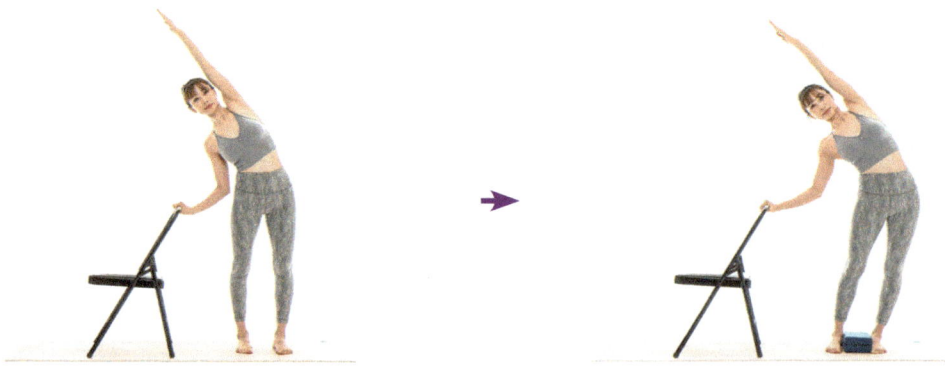

체어를 뒤로 돌려 오른쪽 옆에 두고 어깨너비로 선다. 오른손은 체어 등받이를 잡고 왼손을 귀 옆으로 뻗는다. 블록을 발 사이에 끼우고 오른손으로 체어를 가볍게 누르고 골반을 왼쪽으로 밀어준다. 체어를 왼쪽으로 놓고 같은 방법으로 반복한다.
TIP 발로 블록을 조여주고, 체어가 자리에서 밀리지 않도록 주의한다.

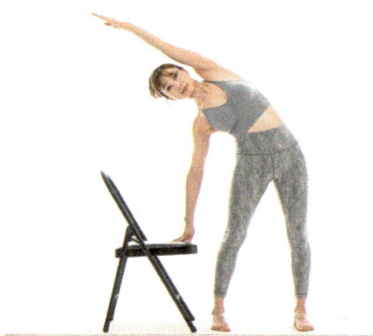

체어를 오른쪽에 두고 발을 어깨너비보다 넓게 벌린다. 오른손을 체어 앉는 부분에 놓고 왼 손을 귀 옆으로 뻗는다. 체어를 왼쪽으로 놓고 같은 방법으로 반복한다.
TIP 동작이 어려우면 손끝을 댄다.

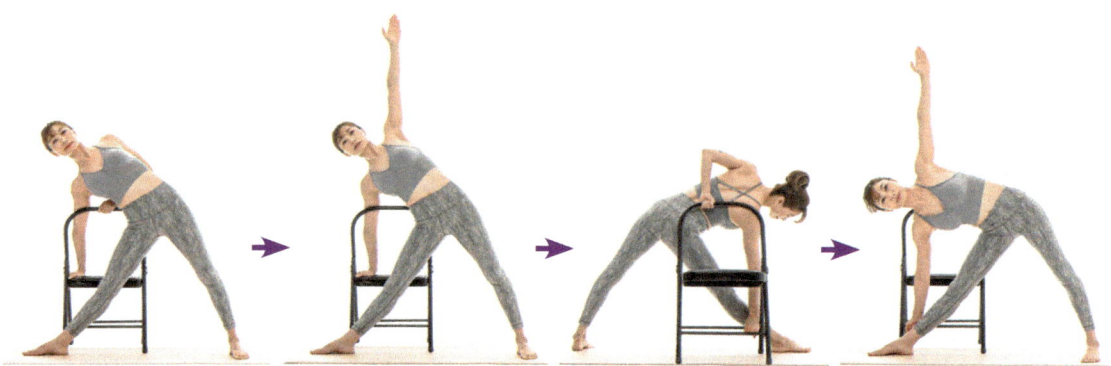

발을 어깨너비 2배로 벌리고 체어 뒤를 오른다리 뒤에 놓는다. 오른발을 90º 밖으로 돌리고 오른손은 앉는 부분에 얹고, 왼손은 등 뒤로 돌려 등받이를 잡는다. 왼손을 풀어 위로 뻗어준다. 오른손으로 다리연결부분을 잡고 왼손을 등 뒤로 돌려 등받이를 잡은 후 손을 위로 뻗어준다. 체어를 왼쪽으로 놓고 같은 방법으로 반복한다.
TIP 골반은 수평을 맞춘다. 오른손으로 바닥을 누르며 팔을 펴고 손에 기대지 않는다. 양 팔은 수직이 되게 한다.

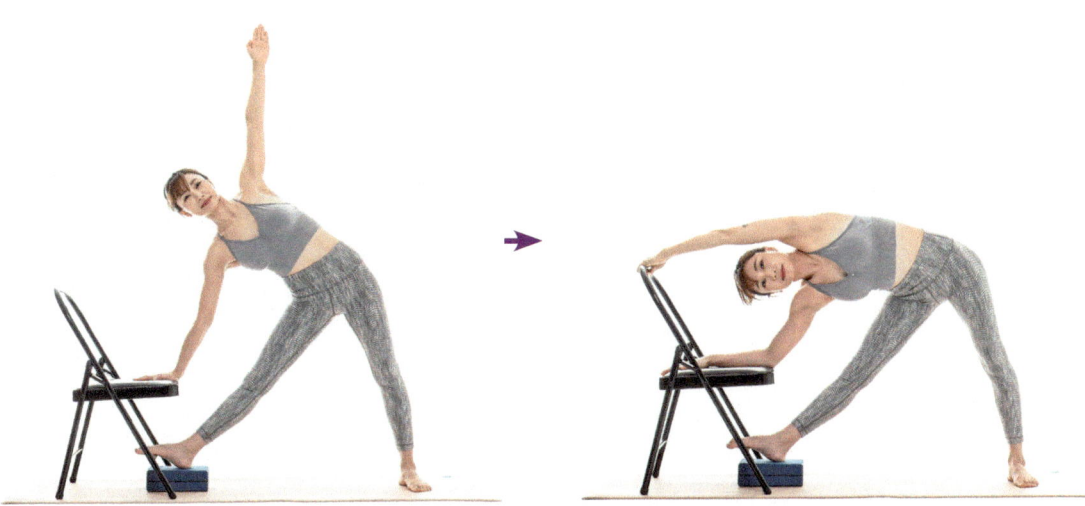

발을 골반너비 2배로 벌리고 체어를 오른쪽에 둔다. 체어 다리 연결 부분 아래에 블록을 1단계로 놓고, 발을 90º 돌려 뒤꿈치를 블록에 얹고 발끝을 다리연결부분에 댄다. 오른손을 앉는 부분에 얹고, 왼손은 위로 뻗어준다. 오른발을 체어에 올리고 손을 접어 팔꿈치를 대고 왼손은 귀 옆으로 뻗어 등받이를 잡는다. 체어를 왼쪽으로 놓고 같은 방법으로 반복한다.

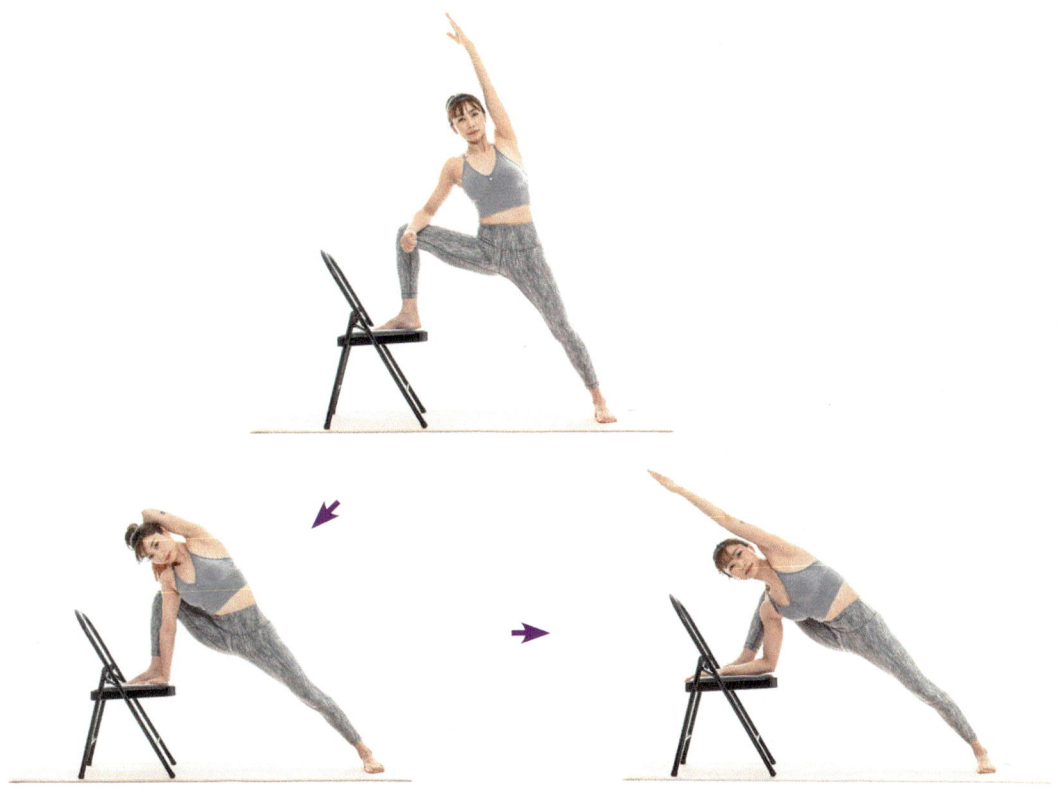

체어를 오른쪽에 놓고 발을 골반너비 2배로 벌린다 체어 앉는 부분에 오른발을 올려 90º 밖으로 돌리며 무릎을 접는다. 오른쪽 팔꿈치를 무릎 위에 대고 왼손을 귀 옆으로 뻗어준다. 오른손은 엄지발가락 옆을 짚고, 왼손은 등 뒤로 돌려 무릎에 대며 머리로 팔을 밀어준다. 팔꿈치를 체어 앉는 자리에 놓고 왼손을 귀 옆으로 쭉 뻗는다. 체어를 왼쪽으로 놓고 같은 방법으로 반복한다.
TIP 오른 무릎과 발목은 수직이다. 가능하면 손으로 무릎을 잡는다. 무릎이 뒤로 밀리지 않는다. 시선은 정면을 향한다.

체어를 활용한 측굴 시리즈(Side Bending Series)

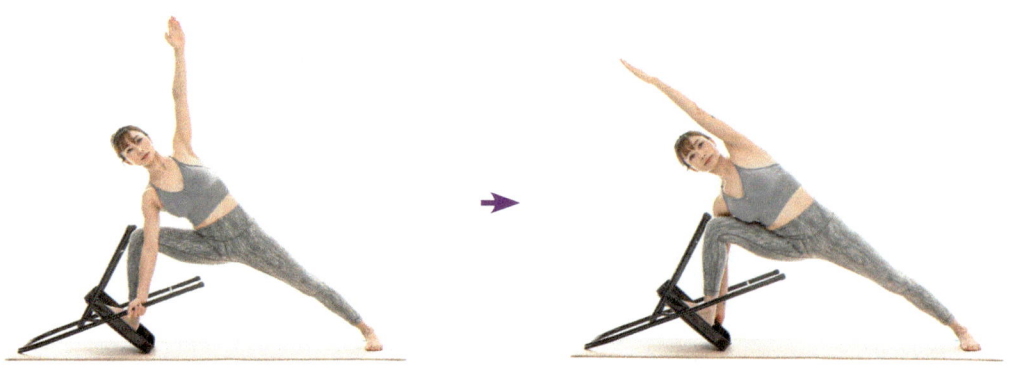

오른쪽에 체어를 뒤집어 바닥에 놓고 오른발을 발을 90º 밖으로 돌려 체어 바닥에 얹는다. 오른손으로 체어 다리를 잡고 왼손은 위로 쭉 뻗는다. 오른손을 뒤로 보내 체어 앉는 부분 뒤쪽을 잡고 왼손을 귀 옆으로 쭉 뻗는다. 체어를 왼쪽으로 놓고 같은 방법으로 반복한다.
TIP 왼발에 힘을 주어 새끼 발 날이 들리지 않게 한다. 무릎과 발목이 수직이다. 오른 무릎이 안으로 쓰러지지 않게 한다.

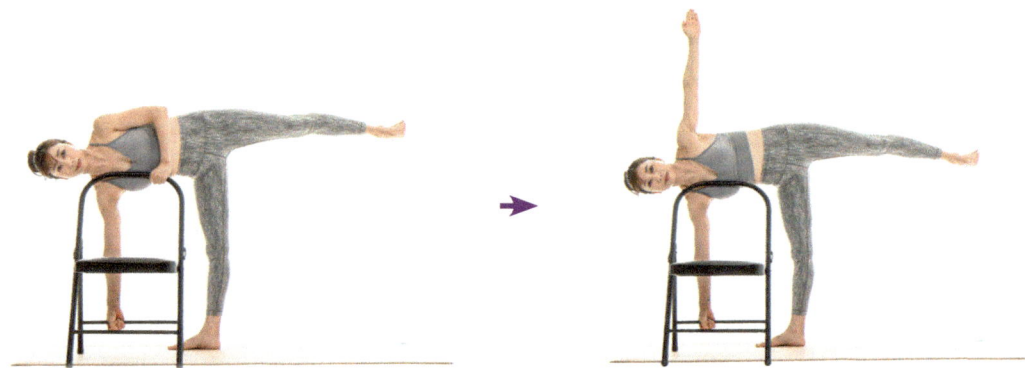

체어를 뒤로 돌려 오른발 앞에 세우고 발은 90º 밖으로 돌린다. 오른 무릎을 굽히고 내려가 오른손으로 뒤쪽 다리 연결부분을 잡고 왼손으로 등받이를 잡으며 왼발을 플렉스하며 골반 높이로 들어 올리며 오른다리를 쭉 편다. 왼손을 위로 뻗는다. 체어를 왼쪽으로 놓고 같은 방법으로 반복한다.
TIP 양쪽 손끝이 서로 일직선에 있으며, 오른 골반과 무릎도 수직이다. 상체를 펴서 정렬한다.

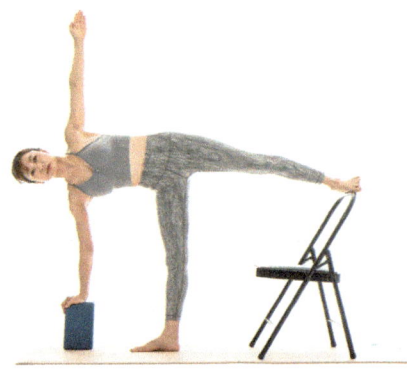

체어를 왼발 옆에 블록은 3단계로 하여 오른발 앞에 놓는다. 오른발을 90º 밖으로 돌리고 무릎을 굽히며 내려가 블록을 짚고 왼발을 등받이 위로 올리며 오른 다리를 펴서 올라온다. 왼손위로 길게 뻗는다. 체어를 오른쪽에 블록을 왼쪽에 놓고 같은 방법으로 반복한다.
TIP 골반 정렬을 맞추고, 상체를 편다.

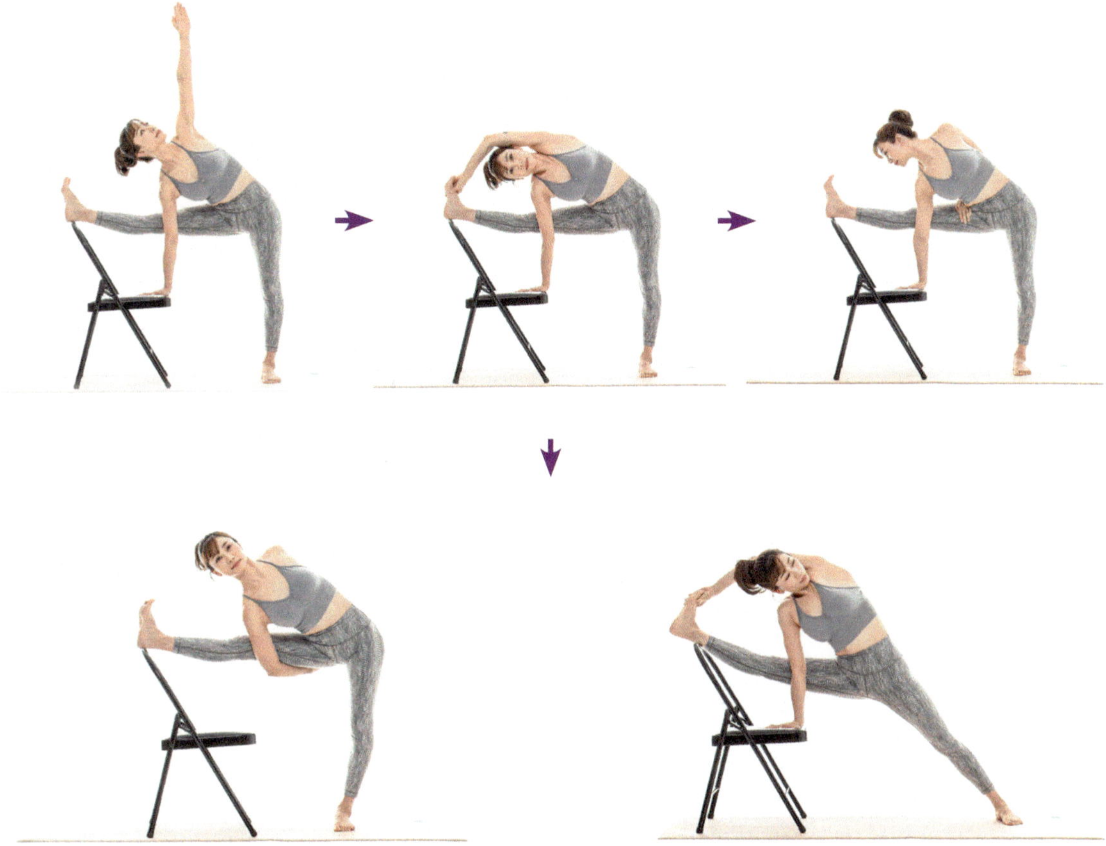

요가 도구를 활용한 Asana

체어를 오른쪽에 놓고 오른 뒤꿈치를 등받이에 얹는다. 오른손으로 앉는 부분을 짚고 왼손은 위로 길게 뻗는다. 왼손을 귀 옆으로 뻗어 발끝을 잡는다. 왼손은 등 뒤로 돌려 허벅지를 잡는다. 오른손을 허벅지 안으로 넣어 왼 손등을 잡고 상체를 편다. 체어를 왼쪽으로 놓고 같은 방법으로 반복한다.
TIP 오른발은 계속 플렉스하고 왼 골반과 발목은 수직을 유지한다.

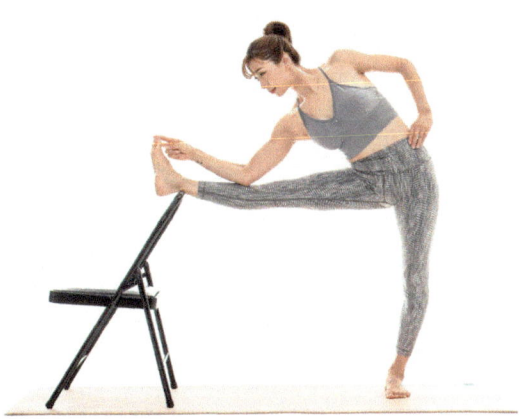

체어를 뒤로 돌려 오른발 옆에 놓고 발목을 등받이에 올린다. 오른손 검지와 중지로 고리를 만들어 엄지발가락에 걸어주고 왼손은 골반 위에 두고 상체를 기울이며 내려간다. 체어를 왼쪽으로 놓고 같은 방법으로 반복한다.

체어를 활용한 측굴 시리즈(Side Bending Series)

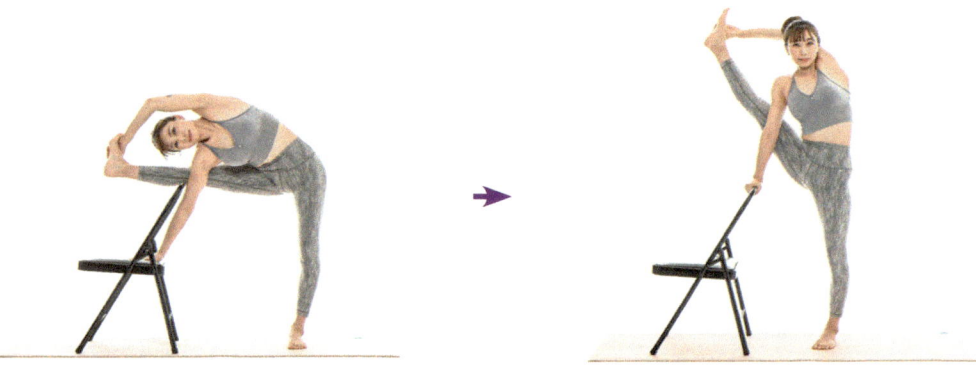

체어를 뒤로 돌려 오른발 옆에 두고 등받이에 오금을 올린다. 오른 어깨가 허벅지 앞으로 내려와 손으로 앉는 부분을 짚는다. 왼손을 뻗어 발날을 잡으며 상체를 펴서 왼팔을 머리 뒤로 보낸다. 발을 잡은 왼손으로 다리를 위로 당겨 뻗게 하고 오른손으로 등받이를 잡고 상체가 올라온다. 오른 팔을 쭉 펴며 허벅지를 밀어준다. 체어를 왼쪽으로 놓고 같은 방법으로 반복한다.
TIP 오른 발 끝에 힘을 주며 다리를 뻗는다. 머리로 왼팔을 밀어주며 다리를 뻗는다.

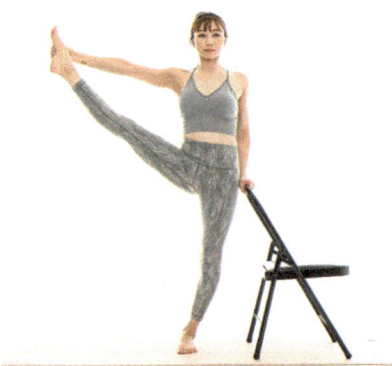

체어를 뒤로 돌려 왼발 옆에 놓고 선다. 왼손으로 등받이를 잡고 오른손으로 오른 발날을 잡아 옆으로 뻗어 올린다. 체어를 오른쪽으로 놓고 같은 방법으로 반복한다.
TIP 왼 골반을 등받이에 기대지 않는다.

체어에 발을 모으며 앉아 오른손을 등 뒤로 보내 왼쪽 등받이를 잡고 왼손으로 오른쪽 귀를 감싸며 손을 당겨 목선을 이완시킨다. 왼손으로 오른쪽 체어 모서리를 잡고 오른손을 귀 옆으로 뻗는다. 반대쪽도 같은 방법으로 반복한다.
TIP 손을 부드럽고 천천히 당겨 목에 긴장감을 풀어준다.

요가 도구를 활용한 Asana

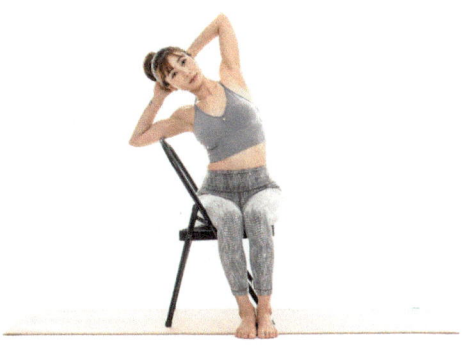

체어를 90도 돌려 등받이가 오른쪽에 오도록 앉는다. 손은 머리 뒤에서 깍지를 끼고 상체를 기울여 오른팔을 등받이에 댄다. 체어를 왼쪽으로 놓고 같은 방법으로 반복한다.
TIP 골반을 고정하고, 등을 모아 팔꿈치를 옆으로 펴며 머리로 손을 밀어낸다.

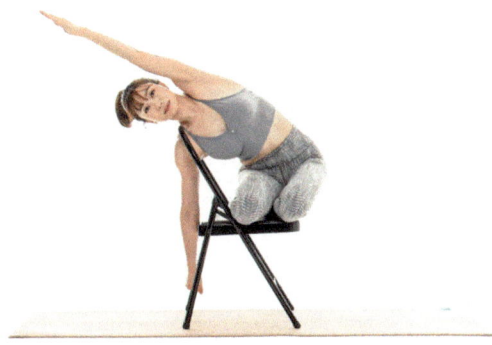 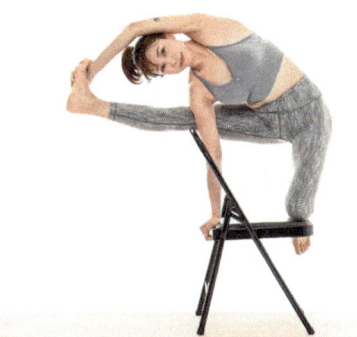

체어를 90도 돌려 오른쪽에 체어를 두고 올라가 무릎 꿇고 앉는다. 오른손을 내려 뒤쪽 다리 연결부분을 잡고 왼손은 귀 옆으로 뻗는다. 체어를 왼쪽으로 놓고 같은 방법으로 반복한다.
TIP 가능하면, 골반을 왼쪽으로 밀면서 동작을 하고 떨어지지 않도록 주의한다.

체어를 90도 돌려 오른쪽에 체어를 두고 올라가 무릎 꿇고 앉는다. 오른다리를 들어 등받이에 얹고 오른손은 앉는 부분을 잡는다. 왼손으로 발날을 잡아 다리를 편다. 체어를 오른쪽으로 놓고 같은 방법으로 반복한다.
TIP 오른손으로 체어를 밀며 팔을 펴고 왼 무릎과 정강이로 체어를 밀어주며 중심을 잡는다.

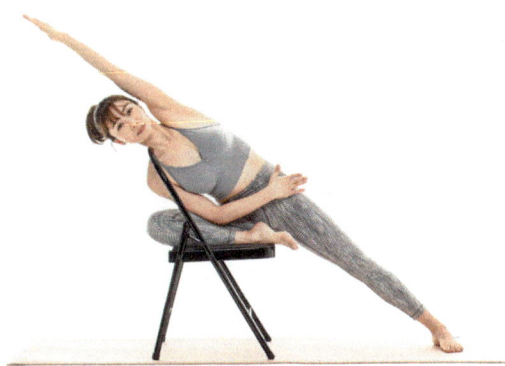

체어를 90도 돌려 오른쪽에 체어를 두고 오른 정강이를 앉는 부분에 대며 앉고 왼다리를 옆으로 뻗는다. 오른손을 왼 골반에 대며 어깨로 등받이를 걸치고 왼손은 귀 옆으로 길게 뻗는다. 체어를 왼쪽으로 놓고 같은 방법으로 반복한다.
TIP 왼 발날을 강하게 눌러준다.

체어를 활용한 측굴 시리즈(Side Bending Series)

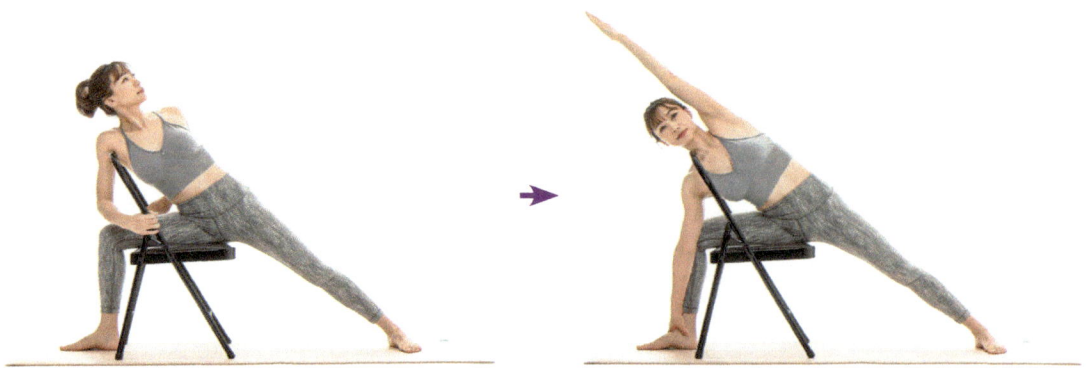

체어를 90도 돌려 오른다리 옆에 두고 서서 오른발을 체어 앉는 부분에 넣어 바닥에 놓으며 앉고 발을 90º 밖으로 돌린다. 왼다리를 옆으로 쭉 뻗고, 오른 겨드랑이를 등받이에 걸치며 손으로 다리이음부분을 잡는다. 왼손을 등 뒤로 넘겨 등받이 옆을 잡아 회전한다. 오른손으로 발목을 잡고 왼손은 귀 옆으로 쭉 뻗고 시선은 정면을 향한다. 체어를 왼쪽으로 놓고 같은 방법으로 반복한다.
TIP 왼손에서 왼발까지 사선을 만든다. 상체를 허벅지에 기대지 않는다.

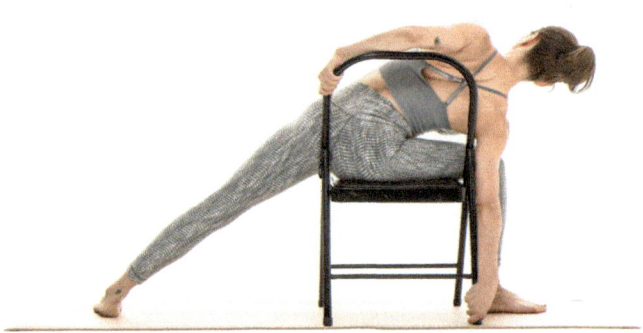

체어를 오른발 옆에 두고 발을 넘겨 바닥을 짚고 발끝을 90º 밖으로 돌린다. 오른손으로 체어 뒤쪽 다리를 잡고 왼손은 뒤로 돌려 등받이를 잡는다. 오른손을 다리 앞으로 가져와 바닥을 짚고 왼손으로 발날을 잡으며 다리를 쭉 편다. 체어를 왼쪽으로 놓고 같은 방법으로 반복한다.

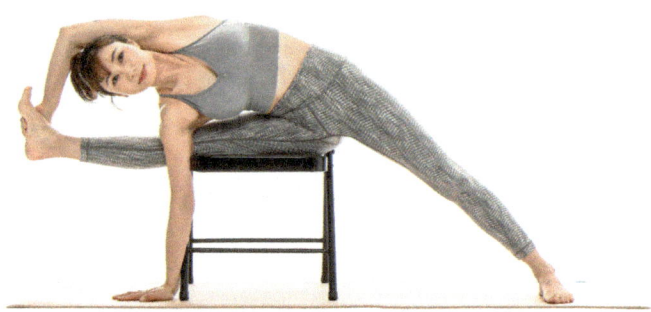

체어를 옆으로 돌려 오른쪽에 두고 무릎을 꿇고 선다. 오른 허벅지를 체어 앉는 부분에 올리고 왼 다리를 펴서 옆으로 길게 뻗는다. 오른손을 오른 다리 앞으로 내려 바닥을 짚고 왼손은 귀 옆으로 뻗어 발날을 잡는다.
TIP 오른손과 왼발로 바닥을 밀어 몸을 세운다. 상체를 오른 허벅지에 기대지 않는다. 오른 손목과 어깨는 수직이다.

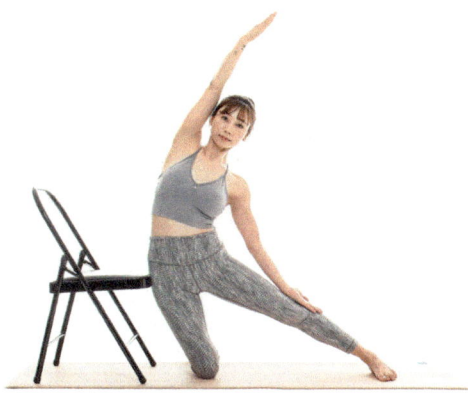

체어를 90도 돌려 오른발 옆에 놓고 무릎을 꿇고 선다. 왼다리를 옆으로 쭉 뻗고 왼손등을 무릎 측면에 대고 골반을 앉는 부분 앞 모서리에 대며 오른손을 귀 옆으로 뻗는다. 체어를 왼쪽으로 놓고 같은 방법으로 반복한다.

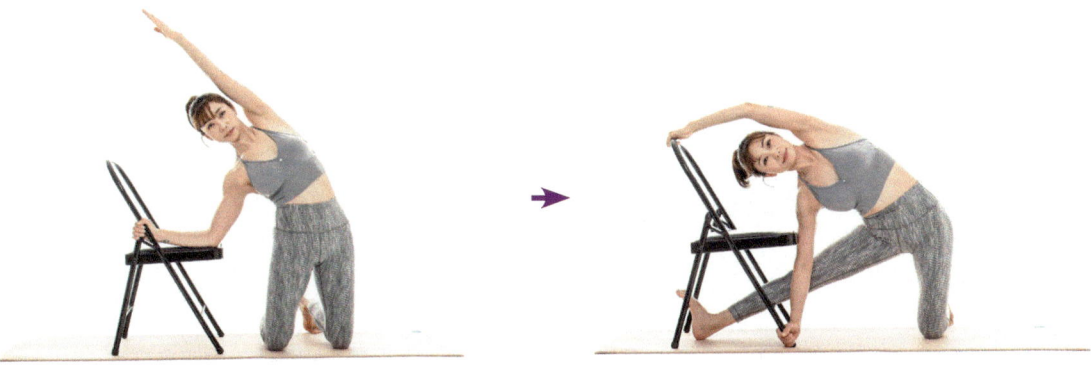

체어를 90도 돌려 오른발 옆에 놓고 무릎을 골반너비로 벌리며 꿇고 선다. 오른손으로 체어 다리 이음 부분을 잡으며 팔꿈치를 체어에 놓고 왼손을 귀 옆으로 뻗는다. 오른발바닥을 뒤쪽 연결부분에 놓고 오른손으로 체어 다리를 잡는다. 왼손으로 등받이를 잡고 오른팔을 쭉 펴서 상체를 회전한다. 체어를 왼쪽으로 놓고 같은 방법으로 반복한다.
TIP 왼다리 골반과 무릎은 수직이다.

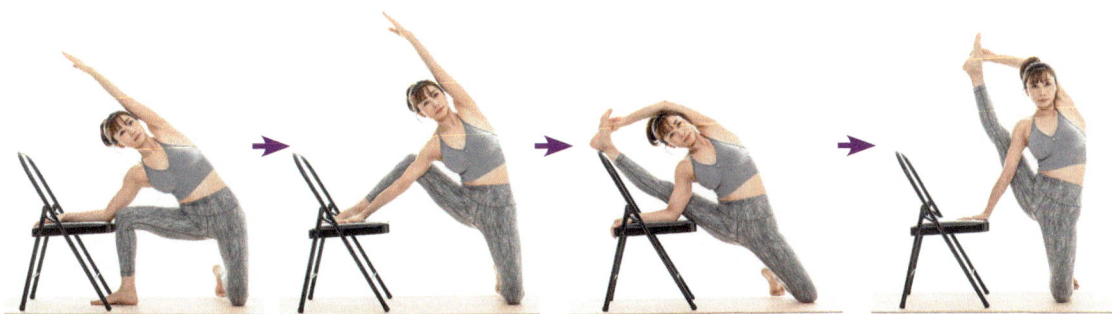

체어를 90도 돌려 오른발 옆에 놓고 무릎을 골반너비로 벌리며 꿇고 선다. 오른발을 90도 돌려 무릎을 체어 앉는 부분 앞에 댄다. 오른 팔꿈치를 체어 앉는 부분에 놓고 왼손은 귀 옆으로 길게 뻗어준다. 오른발바닥으로 체어 앉는 부분을 짚고 오른손을 엄지발가락 옆에 놓으며 왼손을 귀 옆으로 뻗는다. 뒤꿈치를 등받이에 올리고 왼손으로 발날을 잡아 준다. 오른손으로 체어를 누르며 팔을 펴서 상체를 세우며 다리를 쭉 뻗는다. 체어를 왼쪽으로 놓고 같은 방법으로 반복한다.
TIP 엉덩이에 힘을 주고 골반을 밀어 상체를 세워준다. 오른팔과 무릎을 서로 밀어준다. 자세를 마무리할 때까지 균형을 잡아 준다.

체어를 활용한 측굴 시리즈(Side Bending Series)

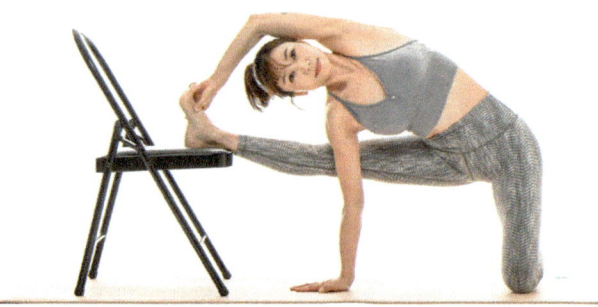

체어를 90도 돌려 오른쪽 옆에 두고 간격을 조정 후, 무릎 꿇고 선다. 오른발을 체어 앉는 부분에 올리고 오른손으로 바닥을 짚고 왼손으로 발날을 잡으며 오른팔을 뻗어 상체를 편다. 체어를 왼쪽으로 놓고 같은 방법으로 반복한다.
TIP 엉덩이가 뒤로 빠지거나 상체가 앞으로 숙여지지 않도록 주의한다.

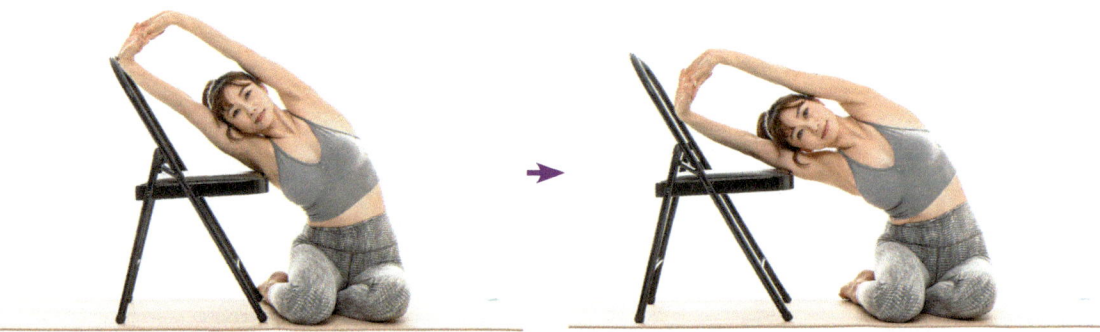

무릎을 꿇고 앉아 체어를 90도 돌려 오른 정강이 옆에 놓는다. 엉덩이를 왼쪽 바닥으로 내려주고, 손은 깍지를 끼고 손바닥이 위를 향하게 한다. 오른 겨드랑이를 앉는 부분에 대고 손목을 등받이에 댄다. 가능하면, 상체를 왼쪽으로 밀면서 체어에 상완이 닿게 한다. 체어를 왼쪽으로 놓고 같은 방법으로 반복한다.
TIP 팔을 귀 옆에 붙이며 팔을 뻗고, 손은 깍지가 풀리지 않도록 한다. 체어와 거리를 조절하여 동작한다.

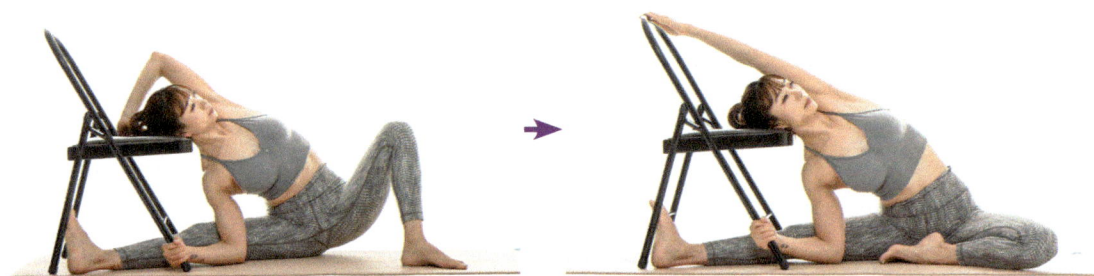

체어를 90도 돌려 오른쪽에 두고 앉아 다리를 양쪽으로 뻗으며 오른발바닥을 뒤쪽 다리에 대고 왼발을 바닥에 놓는다. 오른손으로 앞쪽 다리를 잡고 왼손으로 앉는 부분 옆을 잡는다. 가능하면 왼발바닥을 오른 허벅지에 붙이고 왼손을 귀 옆으로 뻗어 등받이를 잡는다. 체어를 왼쪽으로 놓고 같은 방법으로 반복한다.
TIP 오른 팔꿈치는 가능한 바닥에 내려놓는다. 왼 무릎이 바닥에서 떨어지지 않도록 한다. 등받이를 잡는 것이 어려우면 손끝으로 터치만 하거나 길게 뻗어준다.

요가 도구를 활용한 Asana

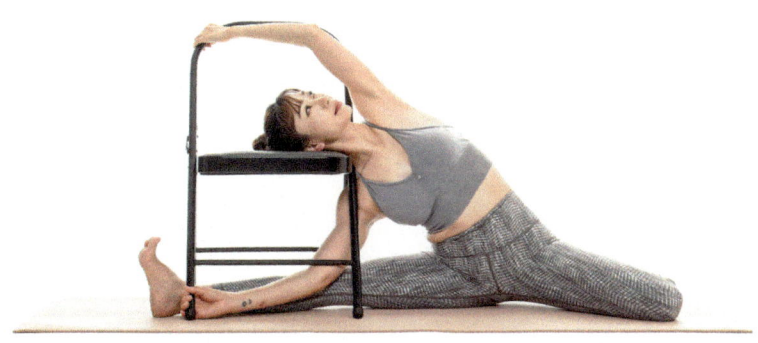

체어를 앞으로 놓고 오른발을 체어 앞뒤다리 사이로 넣으며 뻗어주고 왼다리를 뒤로 접어준다. 오른손으로 발 옆에 있는 체어 다리를 잡고 머리를 체어에 대며 왼손으로 등받이를 잡는다. 고개를 돌려 머리 뒷부분이 체어에 닿고 시선은 위를 향한다. 반대쪽도 같은 방법으로 반복한다.

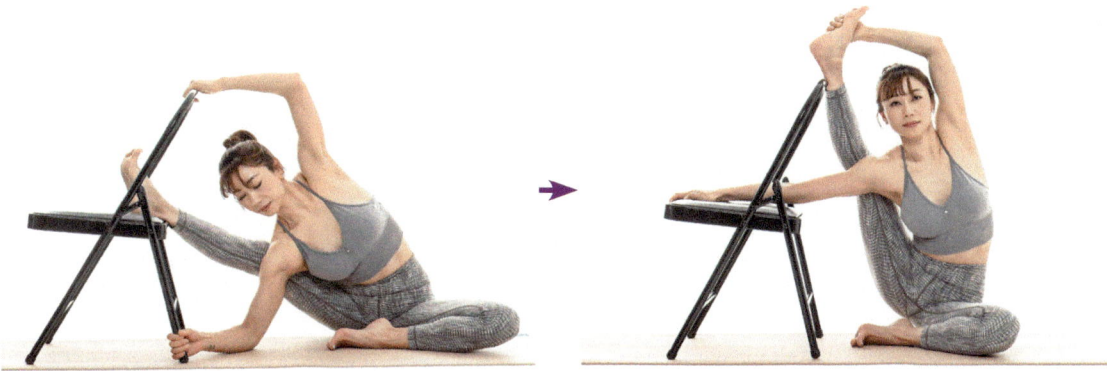

체어 뒤에 다리를 옆으로 뻗고 앉아 왼발바닥을 오른 허벅지에 댄다. 오른 발목을 체어 앉는 부분에 올리고 오른손으로 뒤쪽 다리를 잡으며 왼손으로 등받이를 잡는다. 오른손을 체어 앉는 부분 앞쪽에 올리며 왼손으로 발날을 잡아 등받이에 댄다. 반대쪽도 같은 방법으로 반복한다.
TIP 왼 무릎을 바닥으로 눌려준다.

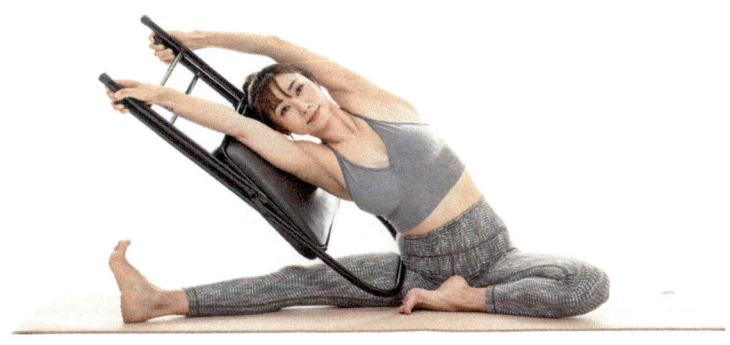

다리를 양 옆으로 뻗어 왼발바닥을 오른 허벅지에 댄다. 체어를 접어 바닥이 아래를 향하게 하며 등받이를 오른 고관절에 끼운다. 오른손으로 앞에 있는 다리를 잡고 왼손을 위로 올려 뒤쪽 다리를 잡는다. 반대쪽도 같은 방법으로 반복한다.

체어를 활용한 측굴 시리즈(Side Bending Series)

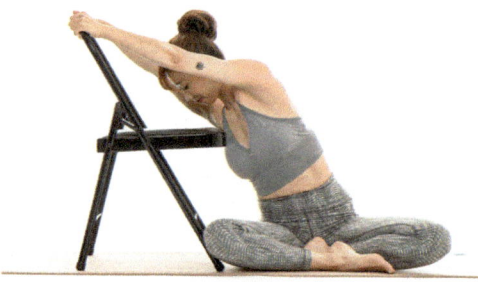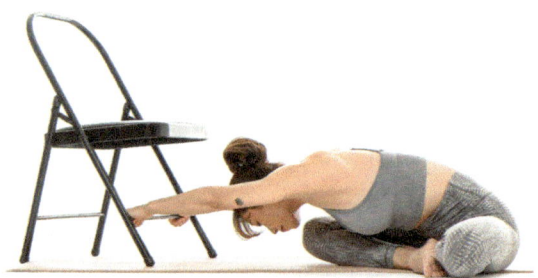

수카아사나로 앉아 체어를 오른다리 옆에 놓는다. 상체를 오른쪽으로 회전하며 손으로 등받이를 잡는다. 체어를 왼쪽으로 놓고 같은 방법으로 반복한다.
TIP 동작이 어려우면 등받이 옆을 잡는다. 엉덩이를 바닥으로 눌러준다.

체어를 90도 돌려 오른쪽에 간격을 두고 수카아사나로 앉는다. 오른쪽으로 내려가 체어 다리 연결 부분을 잡아 밀어내며 왼 가슴을 오른 무릎 쪽으로 내리며 숙인다. 체어를 왼쪽으로 놓고 같은 방법으로 반복한다.
TIP 유연성에 따라 체어 각도를 조정하여 실행하고, 가능한 무릎이 바닥에서 멀어지지 않도록 주의한다.

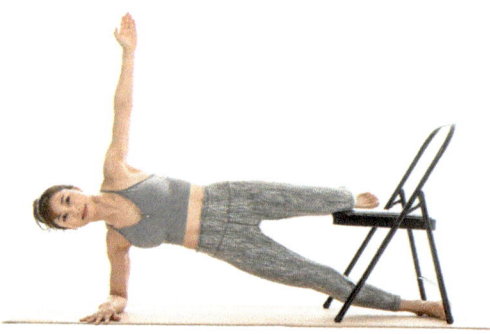

체어를 90도 돌려 발쪽으로 놓는다. 오른 팔꿈치를 바닥에 놓으며 왼쪽으로 돌아 사이드 플랭크를 한다. 오른 발바닥을 뒤쪽 다리 밑에 대고 왼다리는 다리를 접어 정강이를 체어 앉는 부분에 놓고 몸을 들어 올리며 왼손을 위로 뻗는다. 반대쪽도 같은 방법으로 반복한다.
TIP 골반이 밑으로 처지거나 어깨가 무너지지 않도록 하며 시선은 정면을 향한다.

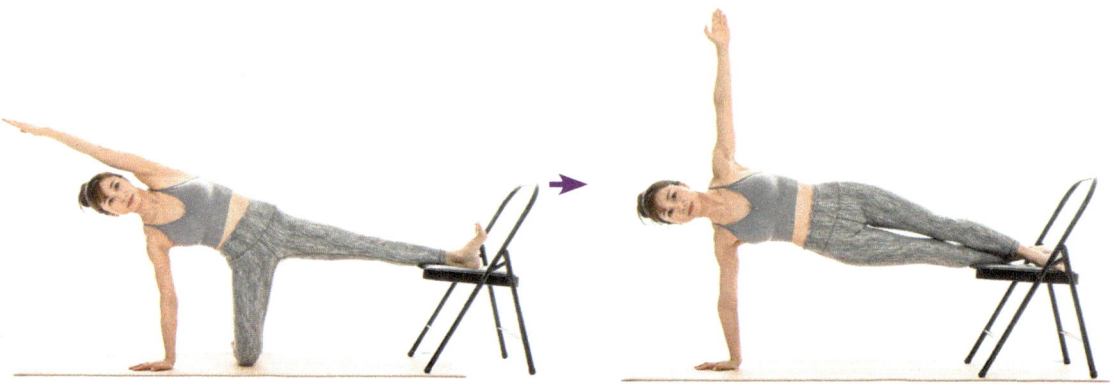

체어를 90도 돌려 왼쪽으로 놓고 무릎을 꿇고 선다. 왼발을 쭉 뻗어 체어 앉는 부분에 대고 발을 플렉스 한다. 오른손을 어깨와 수직으로 내려 바닥을 짚고 왼손을 귀 옆으로 뻗으며 왼옆 면이 사선이 되게 한다. 왼손을 골반에 대고 오른다리를 들어 체어에 올리며 발을 겹쳐놓고 왼손을 위로 뻗으며 몸을 들어 올린다. 체어를 오른쪽으로 놓고 같은 방법으로 반복한다.
TIP 어깨와 손목 그리고 골반과 무릎이 수직을 이룬다. 두 팔이 일직선이 되게 하면, 오른손으로 바닥을 밀어낸다. 팔과 코어 힘으로 균형을 잡는다.

요가 도구를 활용한 Asana

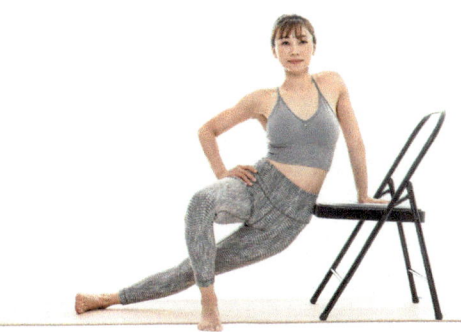
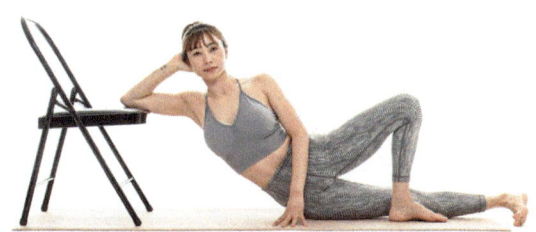

체어 90도 돌려 왼다리 옆에 놓고 선다. 왼손을 앉는 부분에 놓고 오른손은 골반에 얹는다. 왼발을 오른발 뒤로 보내며 다리를 펴서 바닥에 놓고 골반을 체어에 댄다. 체어를 오른쪽으로 놓고 같은 방법으로 반복한다.
TIP 왼팔은 펴서 상체를 세우고 손에 의지하지 않는다. 오른발을 왼발 앞에서 교차되게 놓으면 동작하기 쉽다.

체어를 90도 돌려 오른쪽에 놓고 바닥에 앉는다. 체어 앉는 부분에 오른 팔꿈치를 걸치고 손으로 머리를 받친다. 왼발을 오른다리 앞에 놓고, 왼손을 골반 앞에 놓고 오른다리를 옆으로 뻗으며 골반을 아래로 내린다. 체어를 왼쪽으로 놓고 같은 방법으로 반복한다.

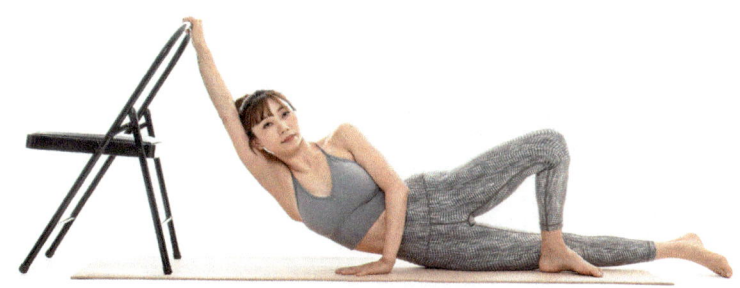

체어 뒤에 앉아 오른손을 등받이에 놓고 왼손은 바닥에 놓는다. 왼발을 오른다리 앞에 놓고 오른다리를 옆으로 쭉 뻗으며 골반을 아래로 내린다. 반대쪽도 같은 방법으로 반복한다.
TIP 체어가 흔들리지 않도록 조심한다.

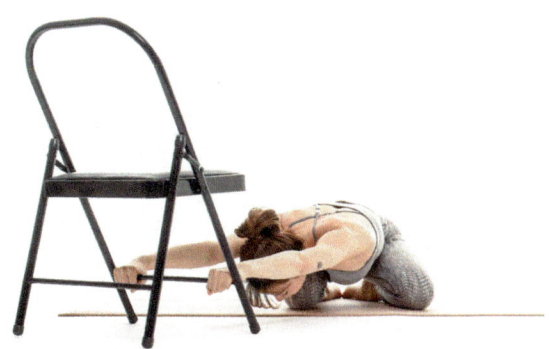

무릎을 꿇고 앉아 체어를 오른 무릎 앞에 대각선으로 놓는다. 엄지발가락을 붙이며 무릎을 벌리고 엎드리며 손으로 체어 앞 연결부분을 잡아 왼 가슴을 오른 허벅지에 댄다. 반대쪽도 같은 방법으로 반복한다.
TIP 골반은 움직이지 않는다. 유연성에 따라 각도를 조정한다. 엉덩이를 뒤꿈치에 댄다.

체어를 활용한 측굴 시리즈(Side Bending Series)

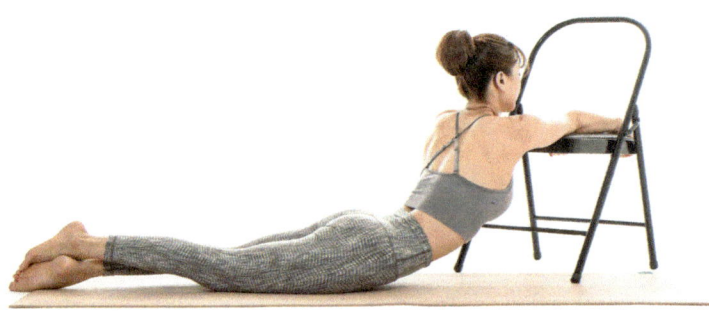

체어 앞에 앉아 체어를 왼쪽으로 움직여 대각선이 되게 한다. 팔을 앉는 부분에 놓고 엎드린다. 오른 발등을 왼 발목에 얹고 상체를 들어 올린다. 반대쪽도 같은 방법으로 반복한다.
TIP 자극점을 찾아 본다.

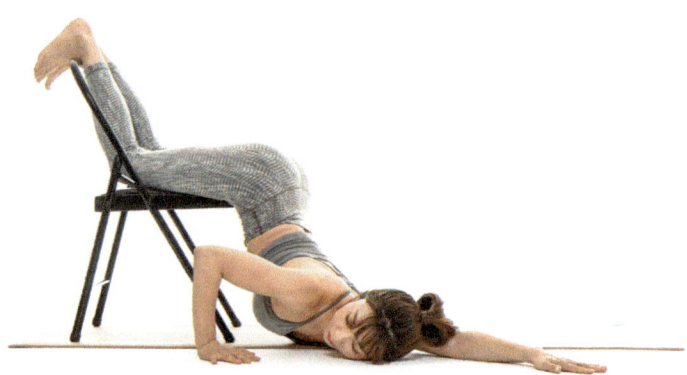

체어 앞에서 손으로 바닥을 짚으며 엎드려 앉는 부분에 허벅지를 얹고 등받이에 발목을 걸친다. 가슴과 턱이 바닥에 닿으며, 손을 짚으며 오른쪽으로 이동하여 오른손을 가슴 옆에 두고 왼손을 쭉 뻗는다. 반대쪽도 같은 방법으로 반복한다.
TIP 오른손으로 바닥을 눌러 상체를 왼쪽으로 돌린다. 동작을 마칠 때 체어에서 떨어지지 않도록 주의한다.

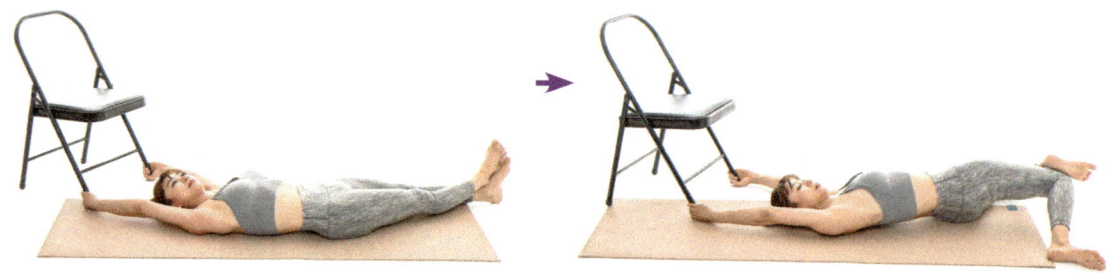

체어를 대각선 위쪽에 놓고 등을 대고 눕는다. 골반을 중앙에 고정시킨 상태에서, 상체를 왼쪽으로 이동하며 손으로 체어 다리를 잡고, 오른발을 왼발 위에 놓는다. 무릎을 세우고 오른 무릎을 왼쪽으로 넘기고 왼발로 오른 무릎을 바닥으로 눌러준다. 반대쪽도 같은 방법으로 반복한다.
TIP 골반과 어깨로 바닥을 누른다.

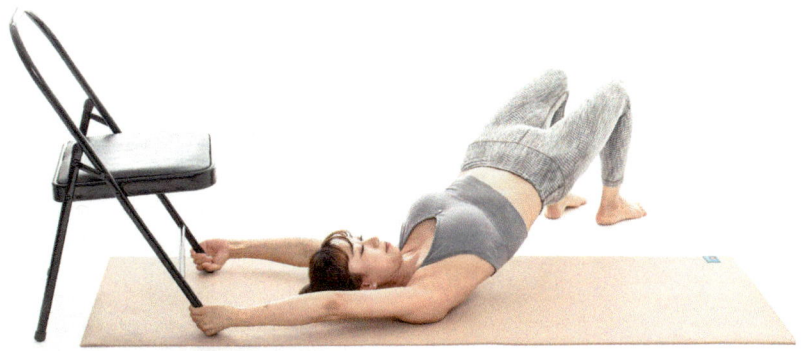

체어 앞에서 등을 대고 누워 발을 바닥에 대고 골반너비로 벌린다. 손으로 체어 다리를 잡고 체어를 매트 위쪽에 세운 후, 골반을 들어 올리고 왼쪽으로 걸어간다. 반대쪽도 같은 방법으로 반복한다.
TIP 어깨가 바닥에서 떨어지지 않는다.

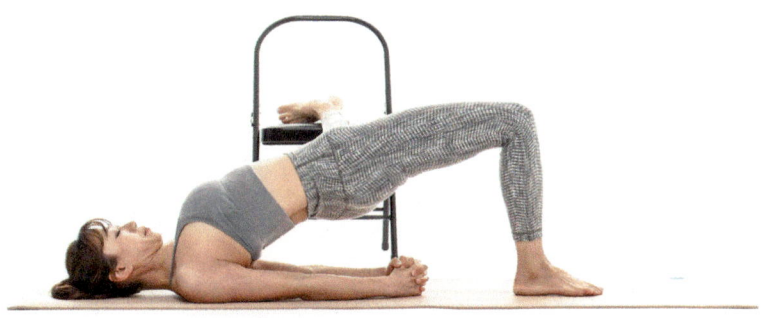

체어를 왼 골반 옆에 놓고 등을 대고 누워 발을 바닥에 대고 골반너비로 벌린다. 골반을 들어 올려 손을 등 뒤에서 깍지를 껴 바닥을 댄다. 왼다리를 앉는 부분에 올리고 발을 플렉스 한다. 체어를 오른쪽으로 놓고 같은 방법으로 반복한다.
TIP 골반의 좌우가 수평이 되도록 주의한다.

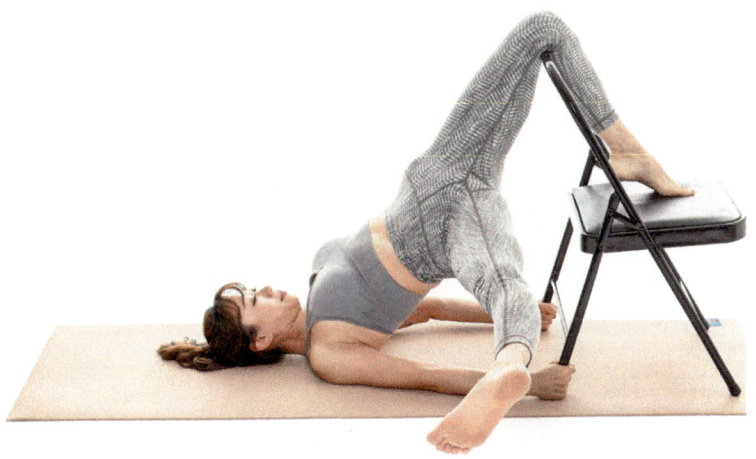

체어를 뒤로 돌려 놓고 등을 바닥에 대고 누워 발을 바닥에 놓는다. 손으로 체어 다리를 잡고 오금을 등받이 위에 걸치며 엉덩이를 든다. 왼 오금을 등받이에 걸치고 오른 다리를 옆으로 쭉 뻗는다.
TIP 오금아래 타월을 받치면 좋다. 어깨로 지지한다.

체어를 활용한 측굴 시리즈(Side Bending Series)

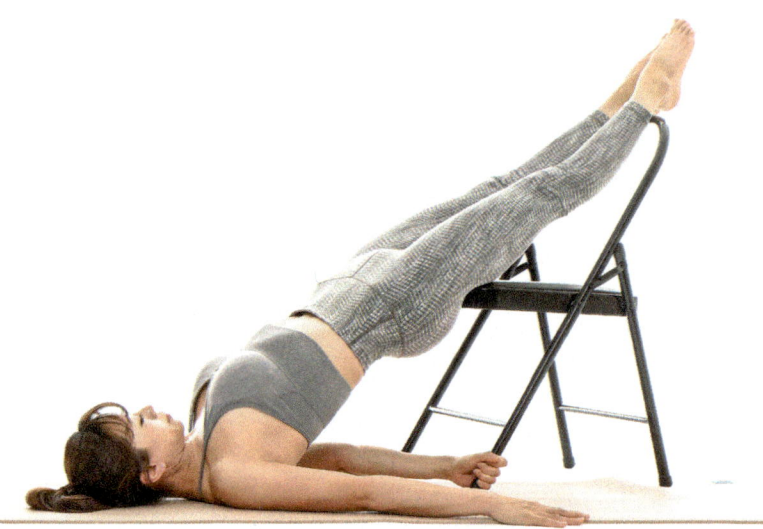

체어를 왼쪽 대각선으로 놓고 발을 바닥에 대며 등을 대고 눕는다. 왼손을 뻗어 오른쪽 체어 다리를 잡고 오른손을 아래로 쭉 뻗고 발을 올려 체어 등받이에 올린다. 반대쪽도 같은 방법으로 반복한다.
TIP 유연성에 따라 체어 각도를 조정한다. 가슴과 골반을 높게 들어 올린다.

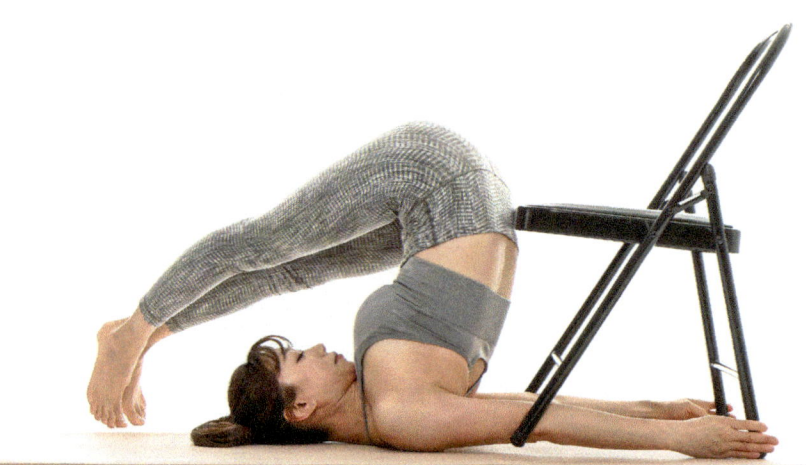

체어 앉는 부분에 종아리를 올리고 등을 대고 눕는다. 다리를 세우고 골반을 높이 들어 올려 체어 다리를 잡고 몸 가까이 당겨준다. 다리를 위로 올려 머리 위로 넘기며 손으로 체어 뒤쪽 다리를 잡는다.
TIP 양쪽 어깨를 바닥으로 눌러 준다. 체어 앞에 있는 다리를 잡아도 된다.

구강민

볼스터 활용한 아사나

볼스터 활용한 아사나

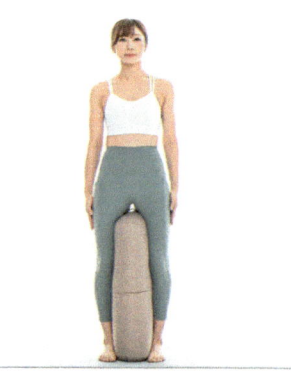

타다아사나로 서서 다리사이에 볼스터를 세워서 넣고 발등 안쪽을 누르고 다리 안이 벌어지지 않게 곧게 편다.
TIP 발바닥으로 균형을 잡고 몸을 바르게 선다.

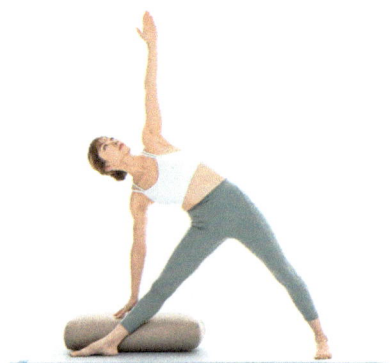

발을 어깨너비 2배로 벌리고 볼스터를 오른발 뒤에 눕혀 놓는다. 오른발을 90도 밖으로 돌려 발날을 볼스터에 대고 오른손을 볼스터 위에 놓으며 왼손을 위로 곧게 뻗는다.
TIP 가능하면 손바닥 전체로 볼스터를 지지하고, 손끝만 내려도 된다. 골반을 정렬하며 시선은 왼 손끝을 향한다.

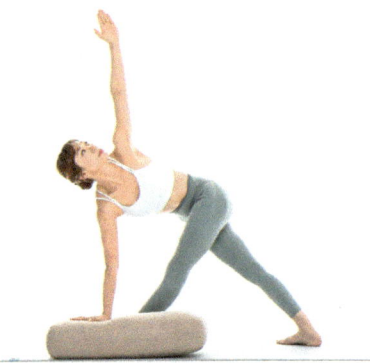

볼스터를 왼발 옆에 세로로 놓고 타다아사나로 서며 오른발을 뒤로 보내며 45도 밖으로 돌린다. 오른손으로 볼스터를 짚고 왼손을 위로 뻗는다. 시선은 왼손 끝을 향한다.
TIP 골반은 수평이며 오른발 안쪽에 힘을 준다.

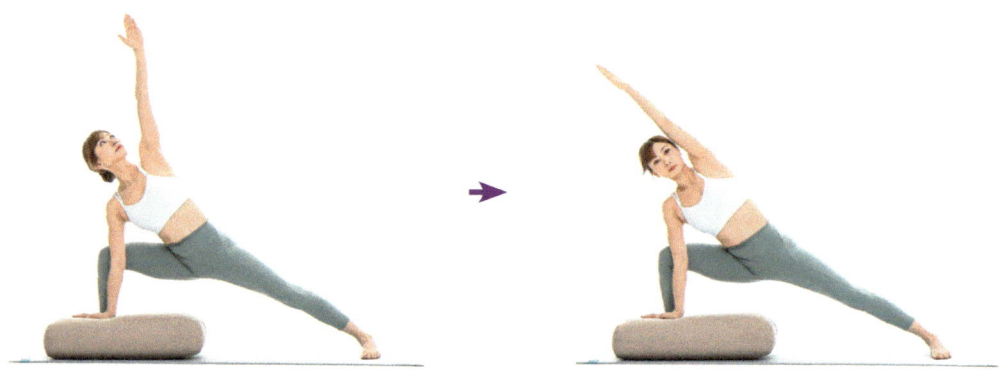

발을 어깨너비 2.5배로 벌리고 오른발 앞에 볼스터를 세로로 놓는다. 오른발을 90도 밖으로 돌리며 무릎을 접는다. 오른손으로 볼스터를 짚고 왼손은 위로 곧게 뻗는다. 왼손을 귀 옆으로 뻗는다.
TIP 무릎과 발목은 수직이며 골반과 무릎은 수평이다. 왼발이 들리지 않게 하며, 오른손에 기대지 않는다.

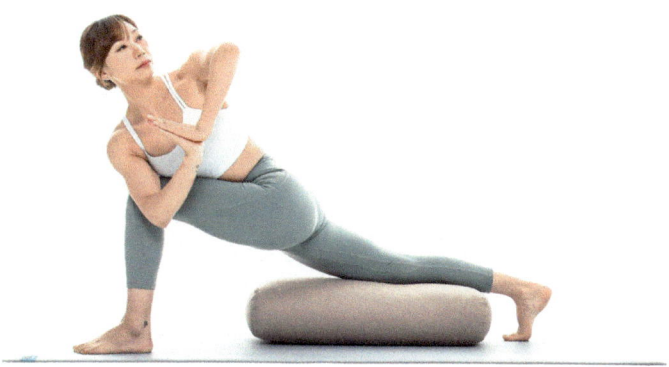

발을 골반너비로 벌리고 오른다리를 뒤로 보내며 왼 무릎을 구부린다. 오른 무릎 아래 볼스터를 세로로 넣고 발뒤꿈치를 세운다. 오른 겨드랑이를 왼 무릎 바깥쪽에 대고 합장한다.
TIP 가능하면 무릎을 겨드랑이에 깊숙이 넣고, 동작이 어려우면 팔꿈치만 걸쳐 트위스트 한다.

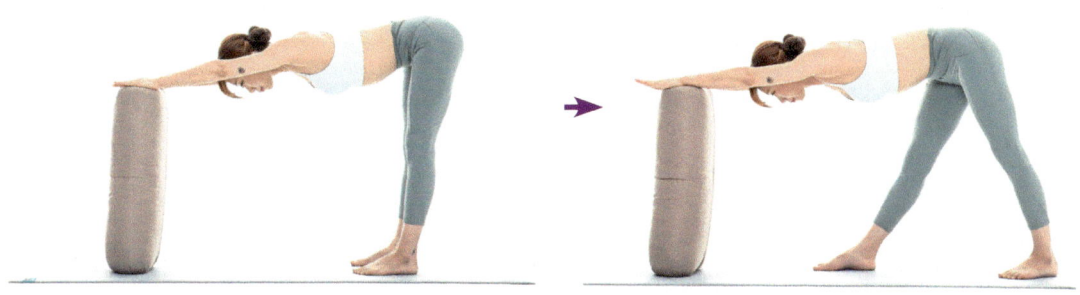

몸 앞에 볼스터를 높게 세워 손바닥으로 짚고 뒤로 걸어가며 상체를 숙이고 척추를 곧게 편다. 골반 수평을 맞추며 발을 앞뒤로 벌린다.
TIP 골반과 발목이 수직이 된다. 손으로 볼스터를 가볍게 눌러준다.

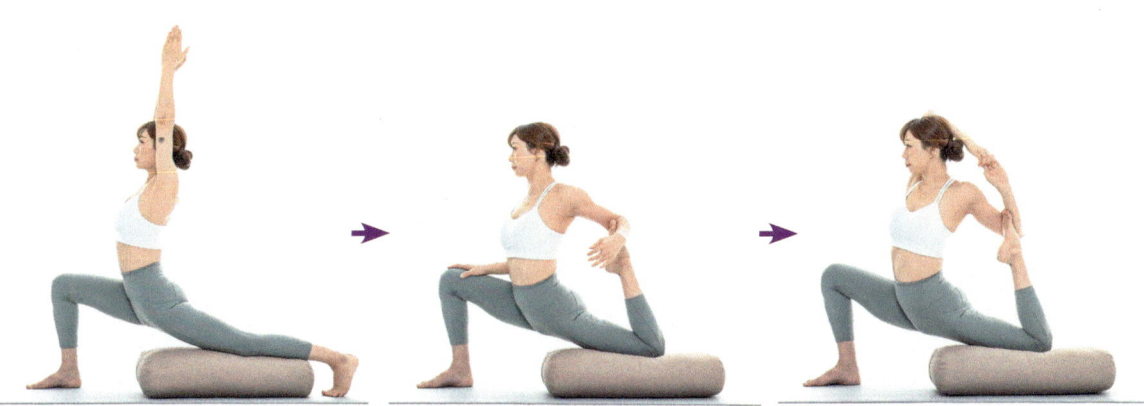

골반너비로 서서 왼발을 뒤로 보내며 오른 무릎을 구부린다. 왼 무릎 아래 볼스터를 세로로 놓고 뒤꿈치를 세운다. 손을 위로 올려 합장하며 상체를 세운다. 왼 무릎을 접어 왼 팔꿈치 안에 끼우고 오른손을 무릎 위에 올린다. 오른손을 머리 뒤로 보내 왼손과 깍지를 낀다.
TIP 오른발로 바닥을 강하게 지지한다. 머리로 오른팔을 밀어낸다.

볼스터 활용한 아사나

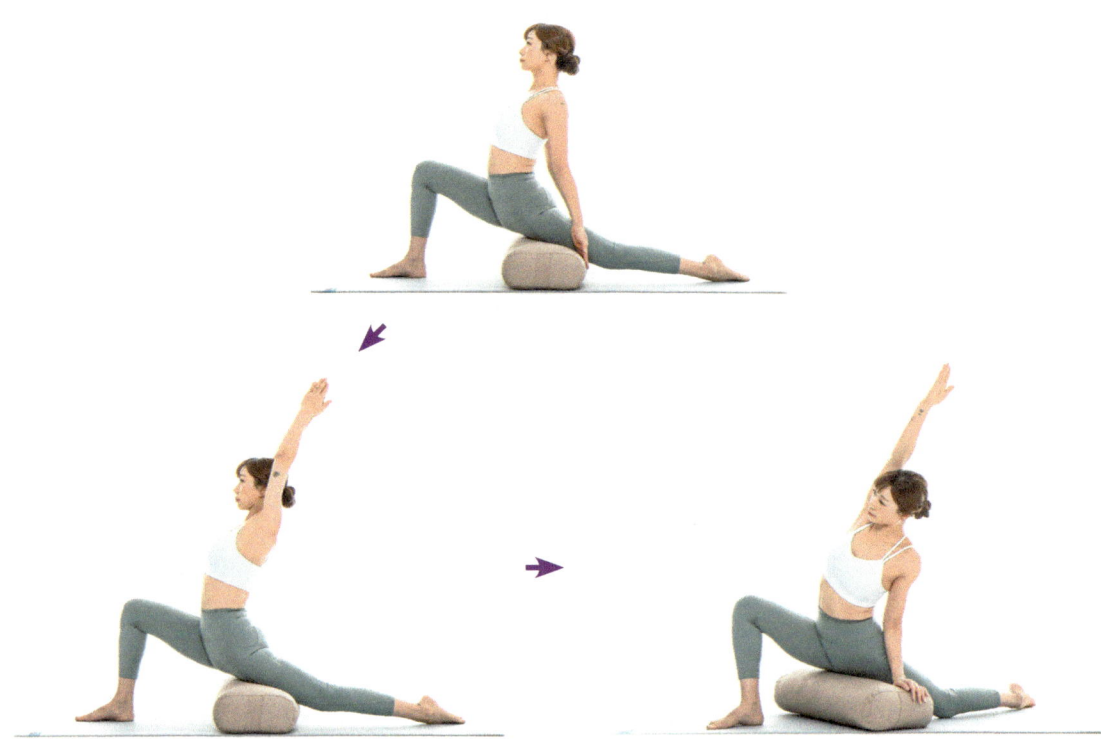

골반너비로 서서 왼발을 뒤로 보내며 오른 무릎을 구부린다. 왼 허벅지 아래 볼스터를 가로로 놓고 발등을 바닥에 놓는다. 척추를 곧게 세우고 손을 볼스터 뒤에 대며 가슴을 열어준다. 손을 위로 올려 합장한다. 왼손을 내려 볼스터를 짚어 지지하며 왼쪽으로 기울인다.

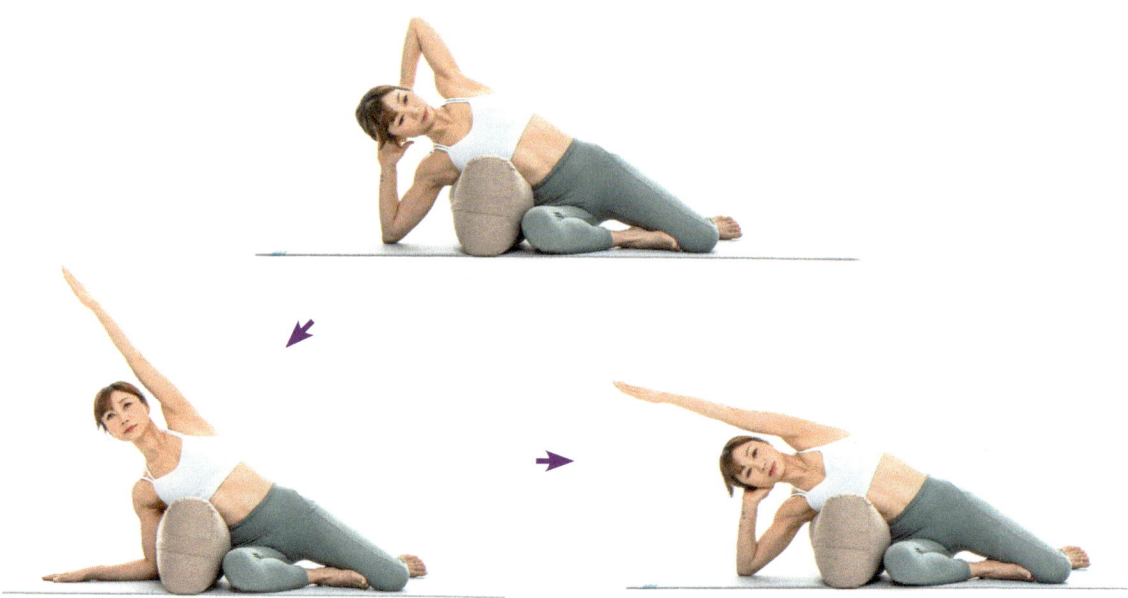

오른발은 왼허벅지에 붙이고 왼발은 뒤로 접으며 볼스터를 낮게 세워 오른 골반 옆에 붙인다. 손은 머리 뒤에서 깍지를 끼고, 상체를 볼스터 쪽으로 기울이며 오른 팔꿈치를 바닥에 댄다. 손을 풀어 오른 팔꿈치를 바닥에 대고 왼손을 귀 옆으로 뺀다. 오른손으로 머리를 받친다.

TIP 가능하며 골반이 바닥에서 많이 뜨지 않는다. 오른손과 볼스터에 기대지 않는다.

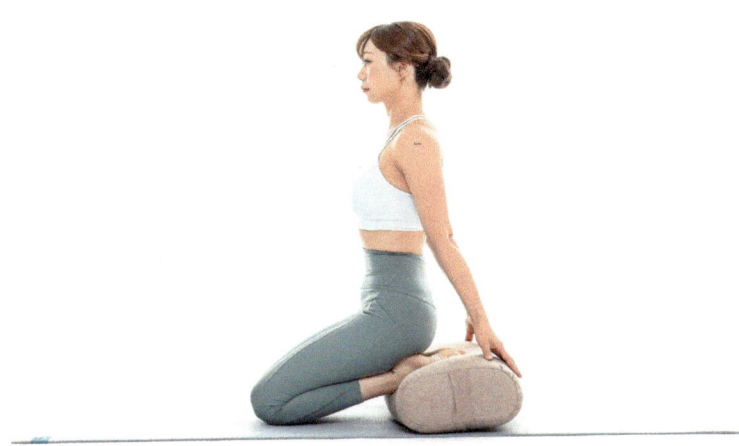

무릎을 꿇고 앉아 볼스터 위에 발등을 얹는다. 엉덩이를 뒤꿈치 위에 놓고 손을 볼스터 뒤쪽에 대며 가슴과 어깨를 열어준다.

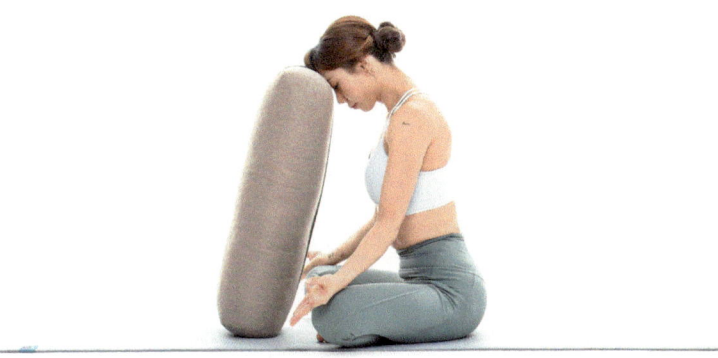

수카아사나로 앉아 볼스터를 높게 세워 살짝 기울여 이마를 볼스터에 얹는다.
TIP 볼스터가 몸 쪽으로 넘어지지 않도록 주의한다.

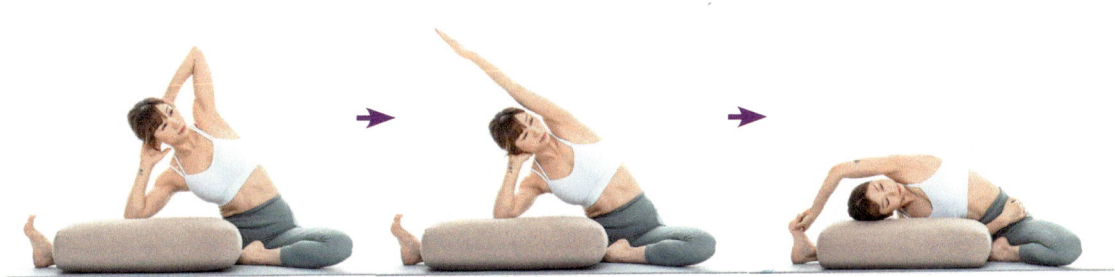

앉아서 다리를 옆으로 벌린다. 왼발을 오른 허벅지 가까이 대고, 오른다리 앞에 볼스터를 길게 놓는다. 손을 머리 뒤에서 깍지를 끼며 오른 팔꿈치를 볼스터에 놓는다. 오른손을 머리에 대고 왼손을 귀 옆으로 뻗는다. 오른손으로 왼 옆구리를 감싸고 머리를 볼스터에 대며 왼손으로 발을 잡는다.
TIP 왼 무릎과 엉덩이는 바닥에 내리도록 한다.

볼스터 활용한 아사나

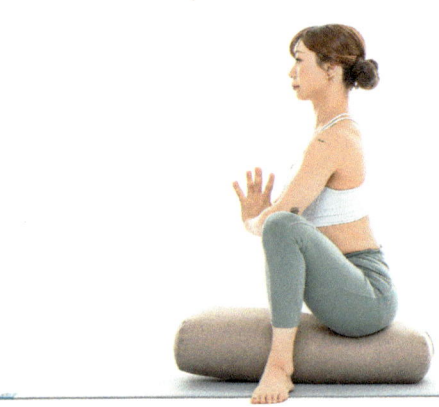

볼스터를 길게 눕힌 후 위에 앉는다. 무릎과 발끝을 바깥으로 벌리고 팔꿈치를 무릎 안쪽에 대며 가슴 앞에 합장하여 팔꿈치로 밀어낸다.
TIP 가능한 척추를 곧게 세우고, 팔꿈치로 무릎을 밖으로 밀어내며 골반을 열어준다.

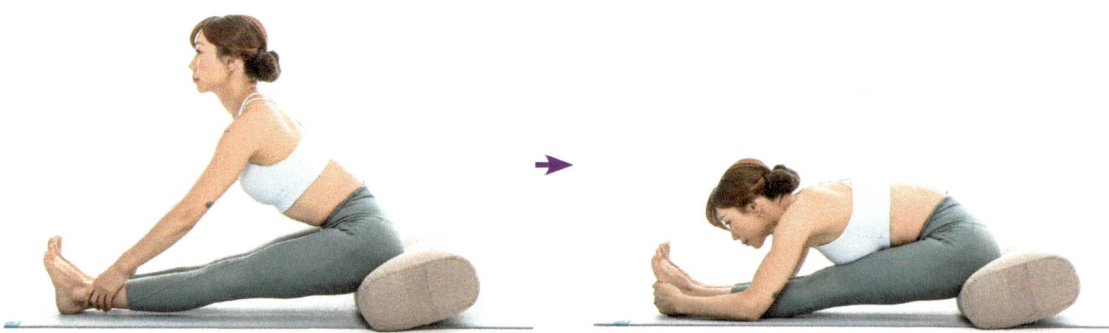

볼스터 위에 앉아 다리를 앞으로 뻗는다. 손으로 발목을 잡으며 척추를 곧게 편다.
TIP 엉덩이로 볼스터를 누르며 고관절을 앞으로 회전하며 척추를 편다. 상체를 더 숙여 손으로 발날을 감싸거나 발바닥 앞에서 깍지를 낀다.

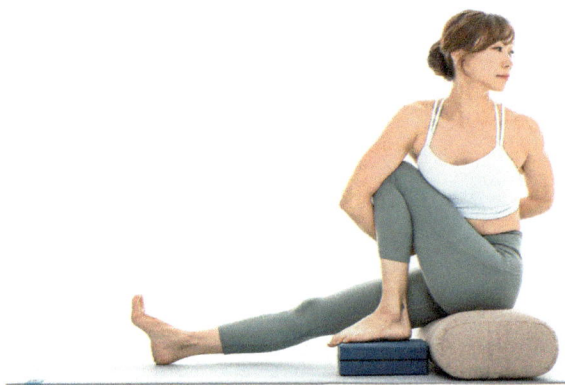

볼스터를 위에 앉아 다리를 뻗는다. 블록을 1단계로 볼스터에 대고 왼발을 올린다. 오른팔로 왼 무릎을 감싸며 뒤로 돌려 등 뒤에서 왼손을 잡고 시선은 뒤를 바라본다.
TIP 동작이 어려우면, 오른 팔꿈치를 왼 무릎 바깥쪽에 대며 가슴 앞에서 합장하거나 오른손을 왼다리 사이로 넣어 등 뒤에서 왼 손목을 잡는다.

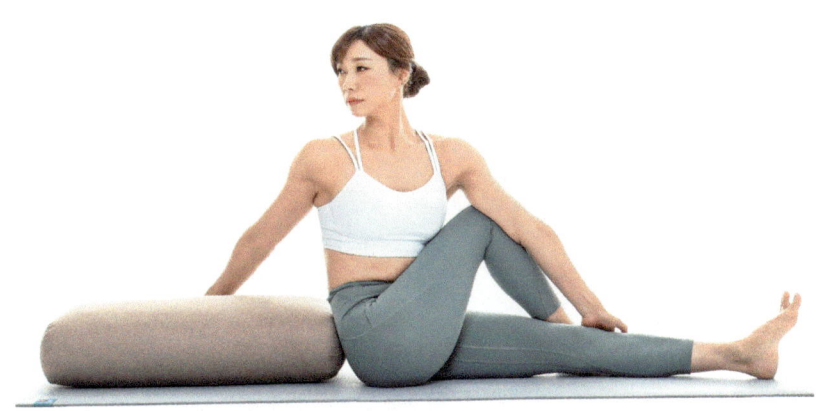

볼스터를 길게 놓고 엉덩이를 대며 다리를 앞으로 뻗고 앉는다. 오른발을 들어 왼 허벅지 바깥쪽 바닥에 놓고 왼팔을 아래로 뻗어 오른 무릎에 팔꿈치를 대고 왼 정강이를 잡는다. 오른손은 뒤로 보내 볼스터 옆면을 지지하며 트위스트 한다.
TIP 왼팔을 쭉 펴고, 동작이 어려우면 팔을 접어 팔꿈치로 무릎을 밀어낸다.

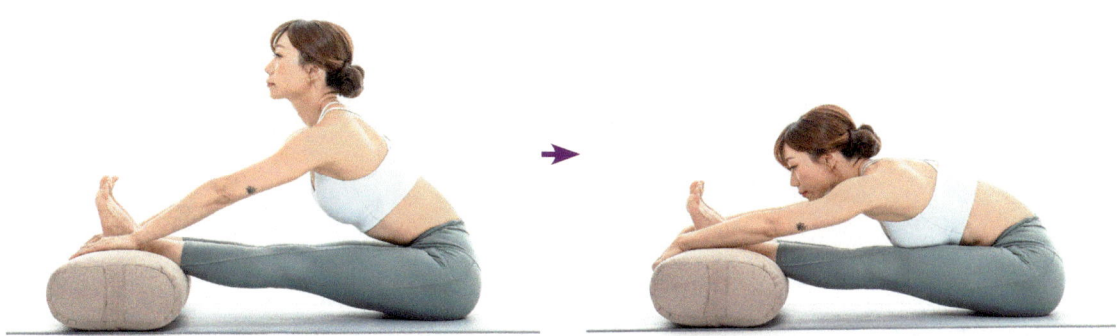

바닥에 앉아 발을 뻗어 발목을 볼스터 위에 올린다. 척추를 곧게 펴고 손을 앞으로 뻗어 볼스터에 얹는다. 상체를 더 숙인다.

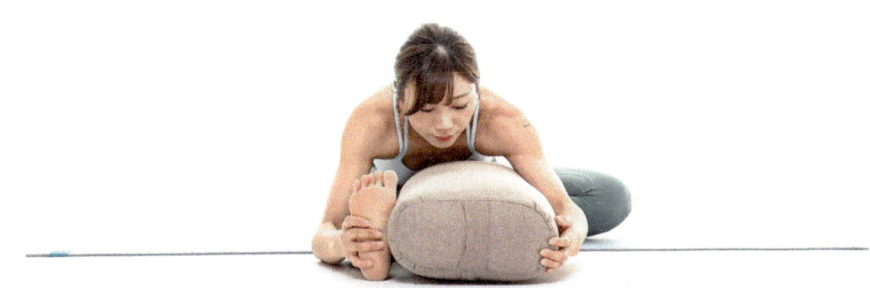

바닥에 다리를 뻗고 앉아 볼스터를 다리 사이에 길게 놓는다. 왼발바닥을 볼스터에 대고 상체를 숙이며 손으로 발바닥과 볼스터를 감싼다.
TIP 왼 무릎을 바닥으로 눌러준다.

볼스터 활용한 아사나

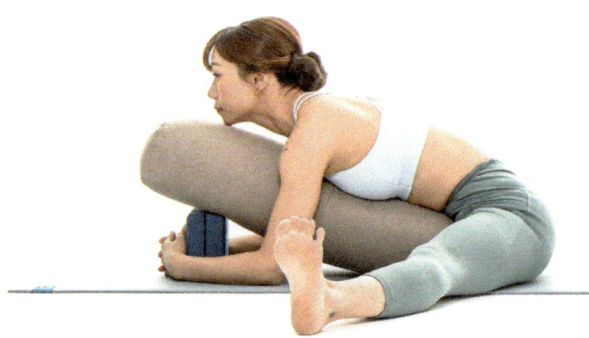

다리를 옆으로 벌리고 앉아 블록을 2단계로 놓고 위에 볼스터를 눕혀 몸에 가깝게 가져온다. 팔꿈치를 바닥에 대며 블록 앞에서 깍지를 끼고 상체를 숙여 볼스터에 기댄다.
TIP 발은 플렉스하여 발끝이 위를 향한다.

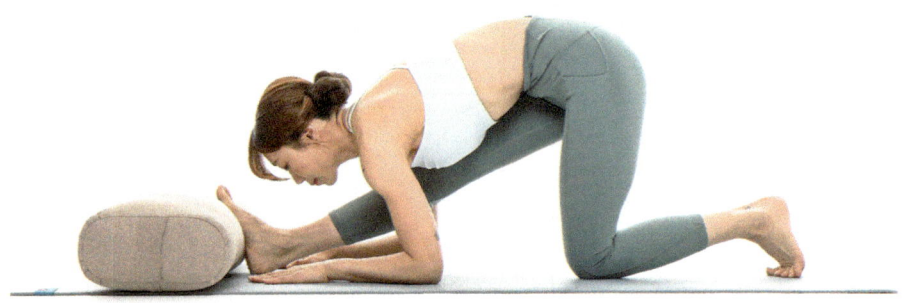

볼스터를 앞에 놓고 무릎을 바닥에 대고 오른 다리를 쭉 펴서 발바닥을 볼스터에 붙이고 상체를 숙이며 팔꿈치를 바닥에 놓는다.
TIP 왼 골반과 무릎은 수직이며 양쪽 엉덩이는 수평이다.

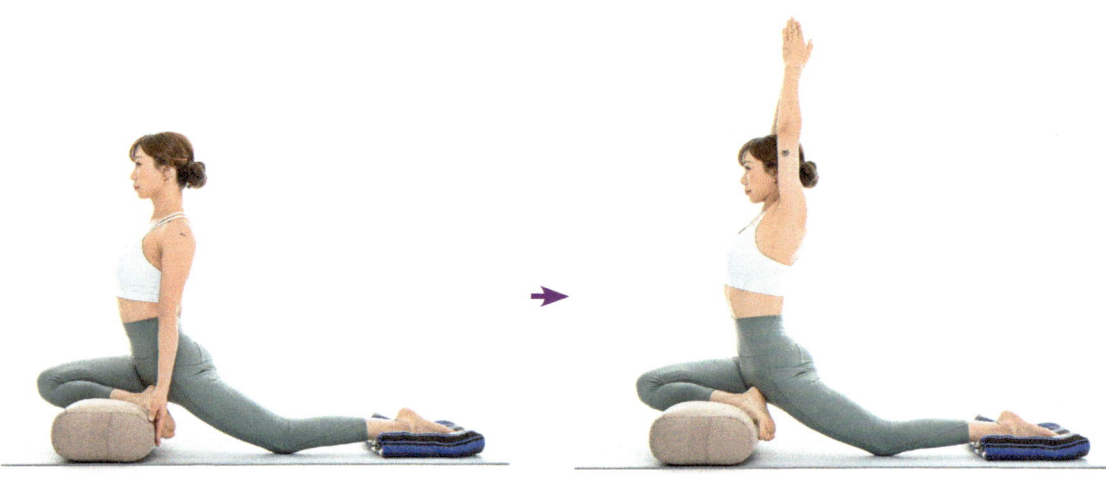

오른 정강이를 볼스터 위에 놓고 왼 다리는 뒤로 길게 뻗어 발등을 담요 위에 댄다. 손으로 볼스터 안쪽에 지지하며 가슴을 들어 올린다. 손을 위로 올려 합장한다.
TIP 골반은 수평이 되며, 블랭킷을 여러번 접어 발등을 올려 무릎을 바닥에 댄다.

요가 도구를 활용한 Asana

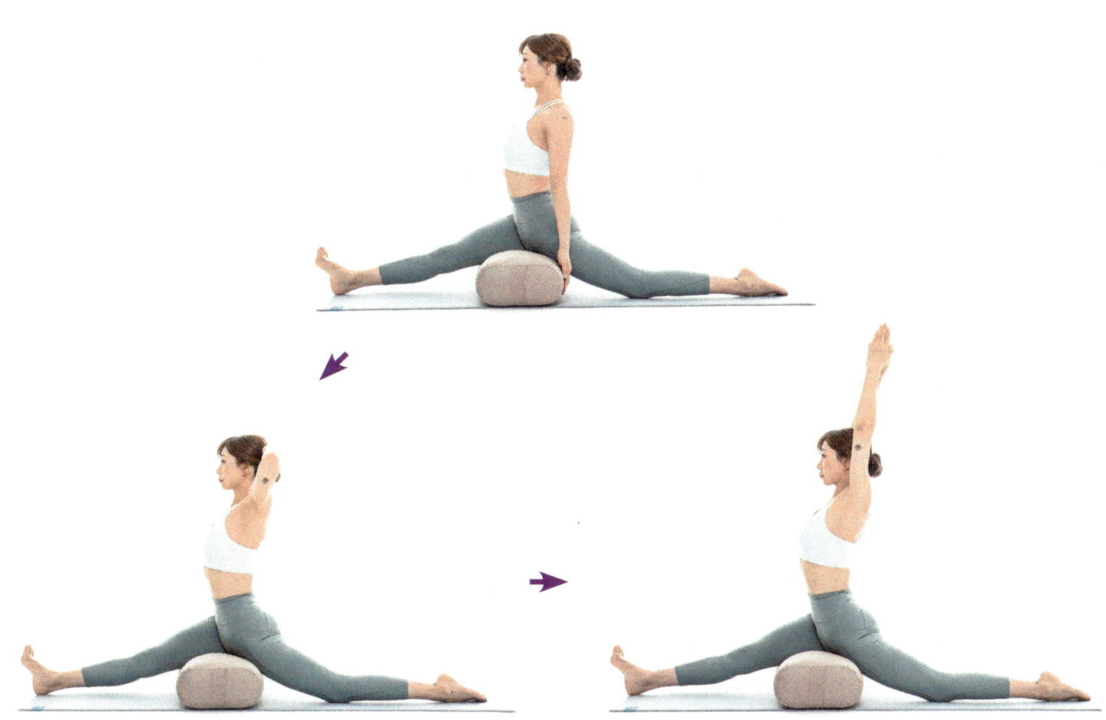

볼스터 위에 앉아 오른 다리를 앞으로 왼다리를 뒤로 보내며 벌리고 손은 볼스터 안쪽을 지지하며 척추를 곧게 편다. 손은 머리 뒤에서 깍지를 끼고 머리로 손을 밀어 낸다. 손을 위로 뻗어 합장한다.
TIP 왼 무릎에 통증이 느껴지면 타올을 받친다.

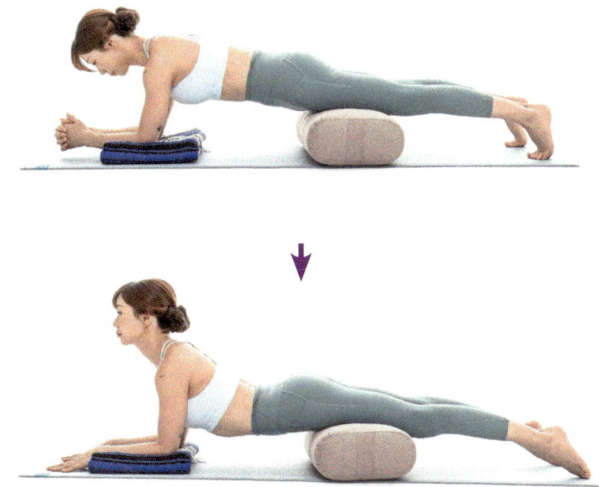

기어가는 테이블 자세에서 허벅지 아래 볼스터를 놓고 팔꿈치를 바닥에 대며 손은 깍지를 낀다. 다리를 뒤로 뻗어 허벅지를 볼스터에 놓고 뒤꿈치를 들어 준다. 손은 깍지를 풀어 바닥에 대고 발도 뻗어 바닥을 누르며 가슴을 들어 올린다.
TIP 어깨와 팔꿈치는 수직이고, 팔꿈치로 바닥을 밀어 등을 편다. 코어근육을 강화한다. 가슴을 들어 올릴 때 골반을 밀어주며 척추에 굴곡을 만든다.

구강민 볼스터 활용한 아사나 115

볼스터 활용한 아사나

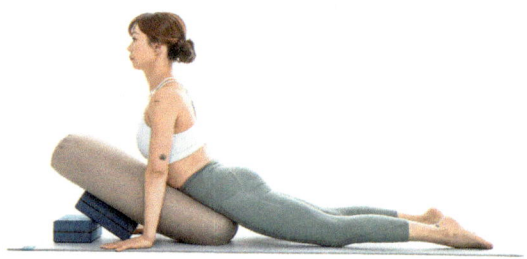 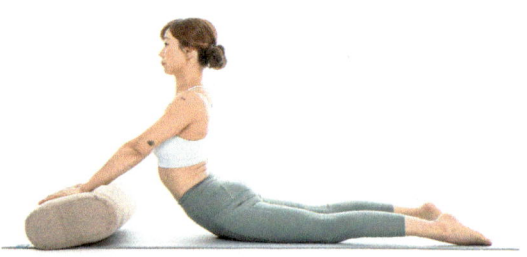

블록 1개는 1단계로 놓고 그 위에 다른 1개를 비스듬하게 놓는다. 볼스터를 블록 위에 길게 눕힌 후, 볼스터 위에 엎드린다. 손을 가슴 옆에 두고 바닥을 밀어내며 상체를 들어올린다.

배를 대고 엎드려 볼스터 위에 손을 얹으며 상체를 들어올린다.
TIP 손은 어깨너비를 유지한다.

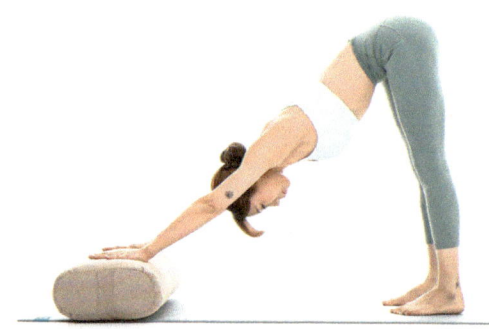 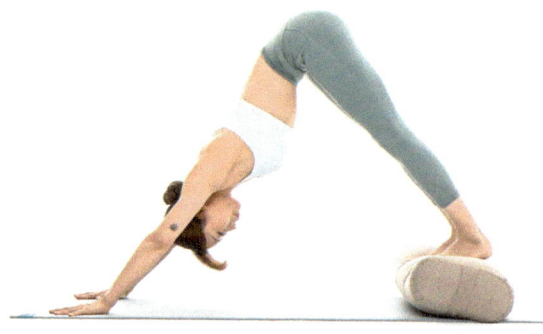

손을 어깨너비로 벌려 볼스터에 놓고 뒤로 걸어가 발을 골반너비로 뒤꿈치를 바닥으로 내린다. 엉덩이를 높이 들어 올리고 어깨를 바닥으로 누르며 척추를 곧게 편다.

어깨너비로 손은 바닥을 짚고 발은 볼스터 위에 올린다. 엉덩이를 높이 들어 올리고 어깨를 바닥으로 누르며 척추를 곧게 편다.

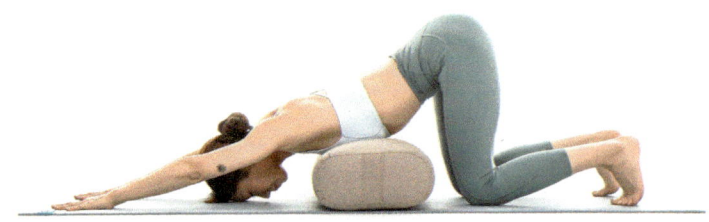

기어가는 테이블 자세에서 가슴 아래 볼스터를 놓고 엎드려 이마를 바닥에 대고 손을 위로 뻗는다.
TIP 손을 길게 뻗어 겨드랑이를 바닥으로 내린다.

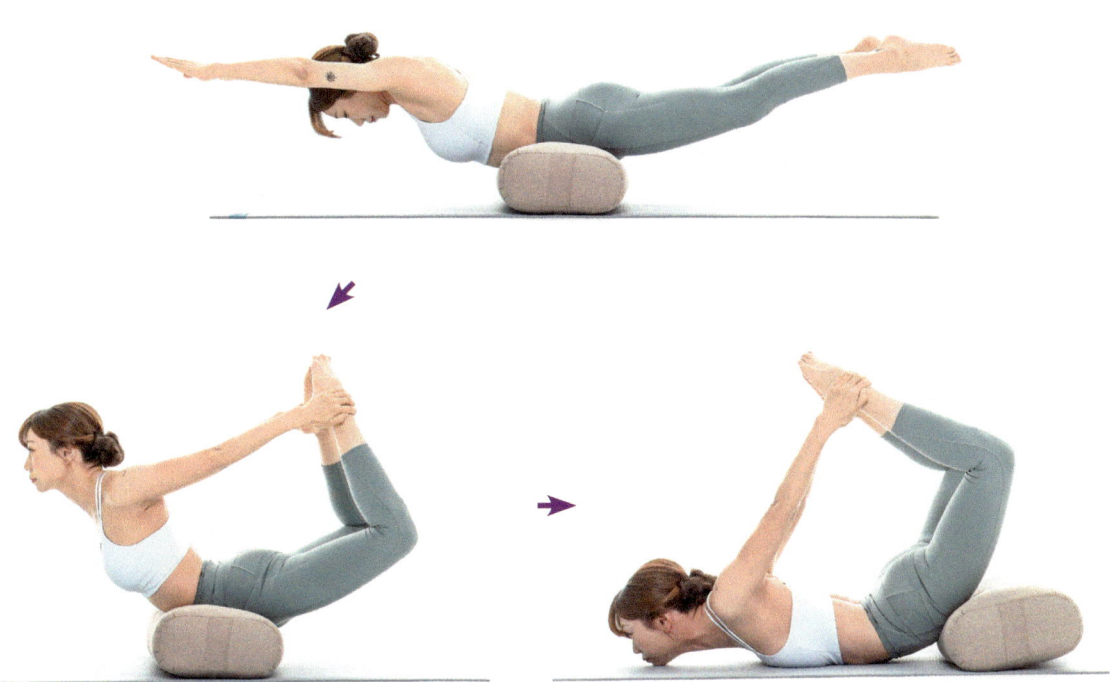

복부에 볼스터를 받치고 엎드려 팔과 다리를 들어 올린다. 엄지발가락을 붙이고 손으로 발등이나 발목을 잡아 가슴과 다리를 들어 올린다. 체중을 앞으로 이동하며 가슴과 턱을 바닥에 댄다.
TIP 신체 뒷면 근육을 수축하며 팔다리를 들어 올려 균형을 유지한다. 복부로 균형을 유지하고 무릎은 골반너비를 유지한다.

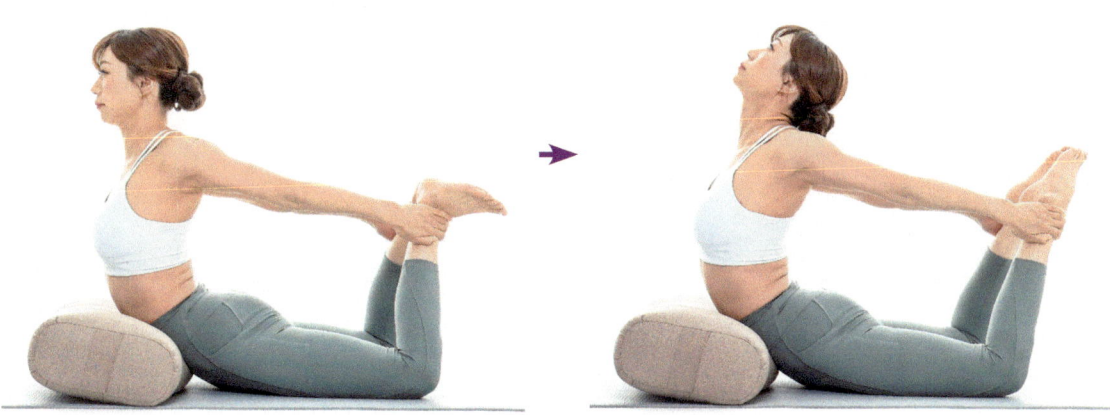

복부에 볼스터를 받치고 엎드려 발등을 바닥에 댄다. 상체를 일으키고 무릎을 접어 손으로 발목을 잡는다. 발을 플렉스하고 발목으로 손을 밀며 어깨를 열고 가슴을 더 열어준다.
상체를 TIP 발목으로 계속 손을 밀어내며 백밴딩 한다. 골반을 바닥으로 밀어낸다.

볼스터 활용한 아사나

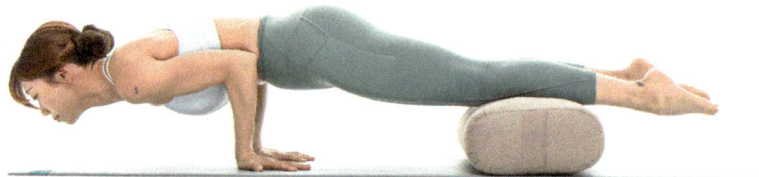

정강이를 볼스터 위에 놓고 기어가는 테이블자세를 한다. 손을 돌려 손끝이 무릎을 향하게 놓고 팔꿈치를 접어 복부를 얹는다. 상체를 앞으로 이동하며 무릎을 펴서 다리를 쭉 뻗는다.
TIP 볼스터 위치를 바꾸면서 동작한다.

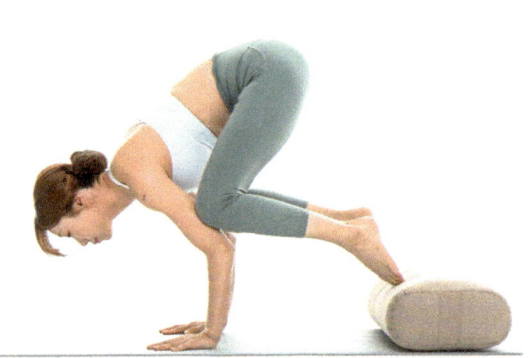 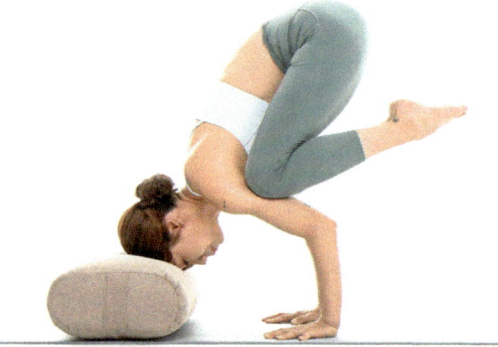

볼스터에 30cm 앞 바닥에 손을 놓고 발을 볼스터에 올린다. 상체를 앞으로 이동하며 겨드랑이에 무릎을 끼우고 발가락으로 볼스터를 지지한다.
TIP 가능하면 볼스터에서 한발씩 들고, 두발을 들고 유지한다.

볼스터를 앞에 두고 무릎을 굽혀 발 앞에 손을 바닥에 댄다. 상체를 앞으로 이동하며 겨드랑이에 무릎을 끼우며 볼스터에 이마를 댄다.
TIP 머리쪽에 모든 체중이 쏠리지 않도록 주의한다.

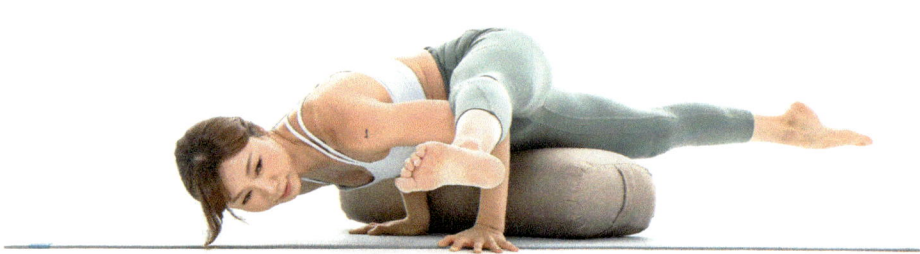

아래 볼스터를 놓고 손을 볼스터 앞에 놓는다. 팔을 굽혀 오른 팔꿈치는 복부를 대고 왼팔꿈치 위쪽에는 왼 허벅지를 올리며 상체를 바닥으로 이동하며 오른 다리는 뒤로 뻗고 왼다리를 앞쪽으로 뻗으며 고개를 왼쪽으로 돌린다.
TIP 볼스터 위치를 위아래로 다양하게 옮기며 동작을 해본다.

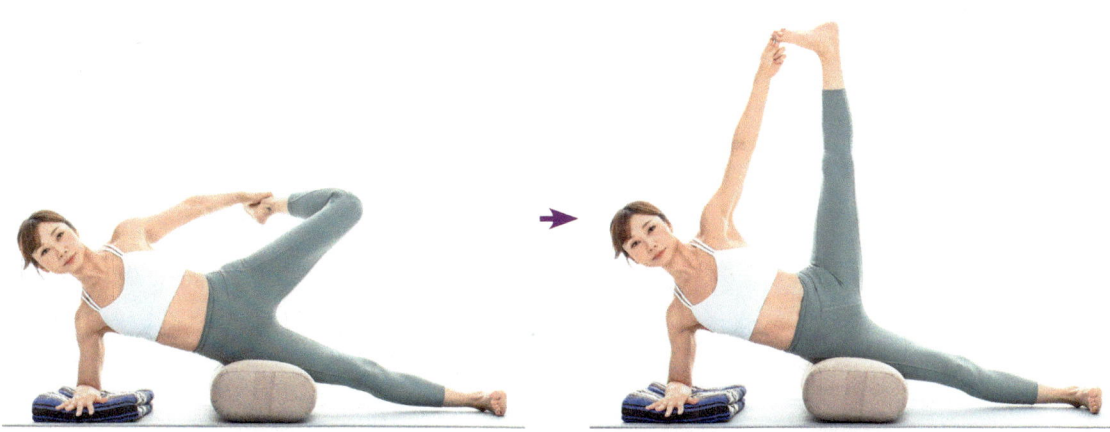

왼 골반 아래 볼스터를 놓고 오른 팔꿈치를 바닥에 놓는다. 몸을 왼쪽으로 이동하여 오른골반을 볼스터에 대고 다리를 쭉 뻗으며 몸을 들어 올린다. 왼 무릎을 왼손으로 발등을 잡고 뒤로 뻗는다. 두 번째, 세 번째 손가락으로 고리를 만들어 엄지발가락에 걸고 위로 뻗어 올린다.
TIP 오른 어깨에 기대지 않고 골반은 앞을 향한다.

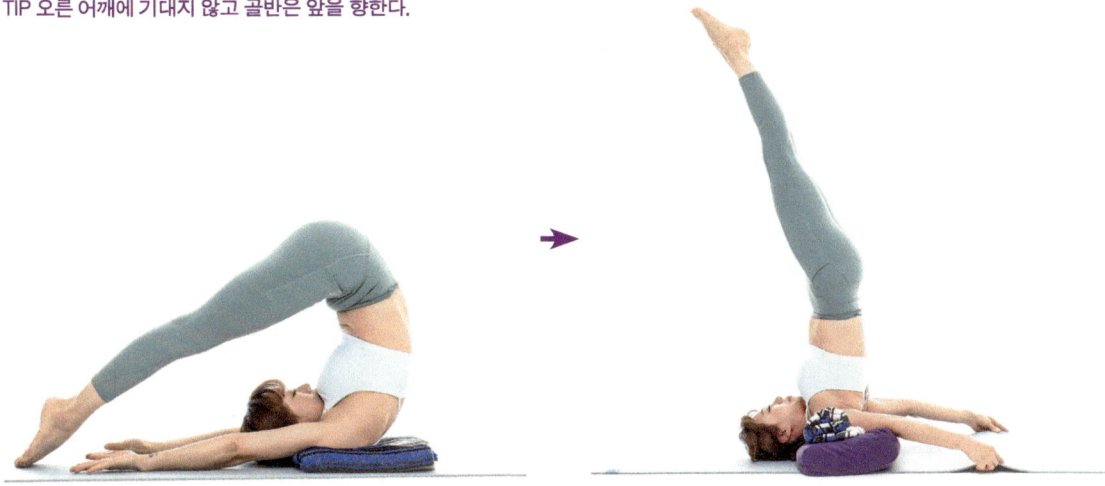

낮은 볼스터 또는 담요를 접어 어깨 밑에 받친 후 다리를 머리 위로 넘겨 발등을 바닥에 놓고 팔을 머리 위로 뻗어 손과 발이 가까워지도록 한다. 손으로 매트 옆을 잡고 발끝이 위쪽으로 뻗는다.
TIP 유연성에 따라 높이를 조절하고, 균형 잡기 어려우면 손을 올리지 않고 등을 받치거나, 깍지를 껴서 바닥을 밀어 낸다.

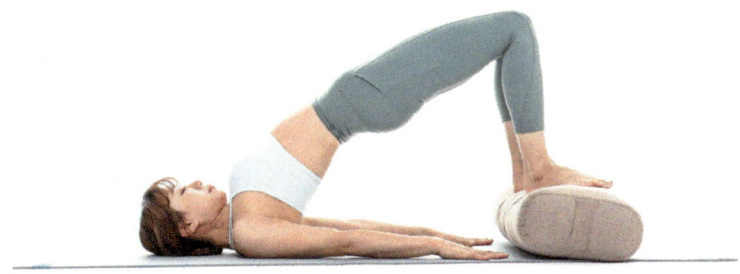

등을 대고 누워 엉덩이 가까이 볼스터를 놓고 발을 골반너비로 벌려 볼스터에 놓는다. 손을 엉덩이 옆에 두고 바닥을 누르며 골반을 들어올린다.

볼스터 활용한 아사나

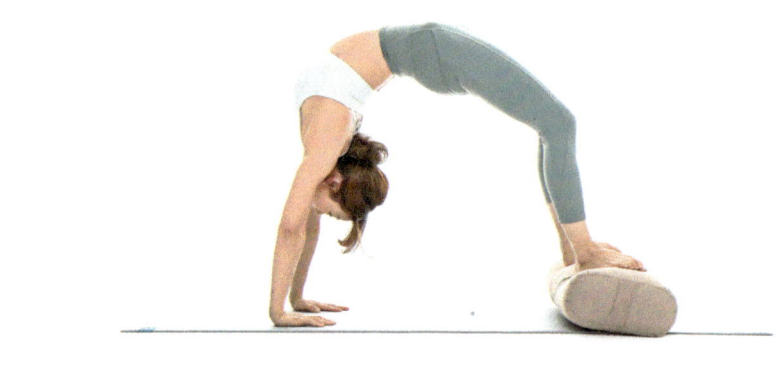

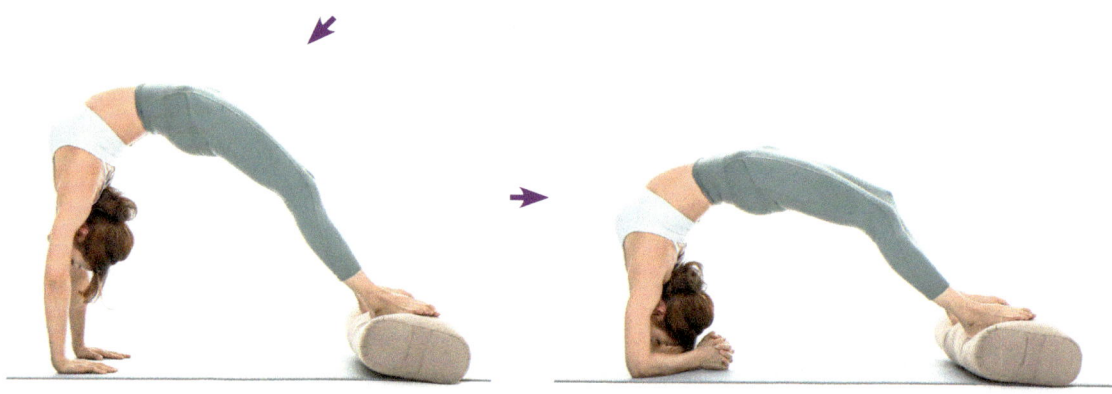

등을 대고 누워 엉덩이 가까이 볼스터를 놓고 발을 골반너비로 벌려 볼스터에 놓는다. 손가락이 어깨를 향하게 하며 귀 옆 바닥에 놓는다. 골반을 들어 올린다음 팔을 펴며 몸 전체를 들어 올린다. 무릎을 쭉 펴며 가슴을 앞으로 밀어 낸다. 머리를 바닥에 대고 팔꿈치를 바닥에 놓고 머리 뒤에서 손은 깍지를 낀다. 고개를 들고 가슴을 밀어낸다.
TIP 발이 볼스터에서 미끄러지지 않도록 한다.

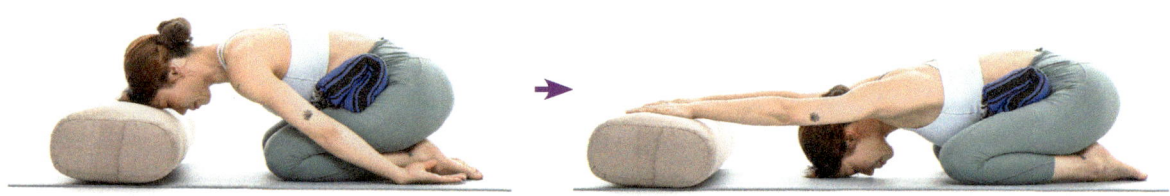

무릎을 꿇고 앉아 엎드리며 이마를 볼스터에 얹는다. 손은 발 옆에 편하게 놓는다. 볼스터에 손을 놓고 앞으로 밀며 팔을 펴고 이마를 바닥에 댄다.
TIP 허벅지와 배 사이에 담요를 접어 끼우면 더욱 편히 이완된다. 엉덩이는 뒤꿈치 위에 있다.

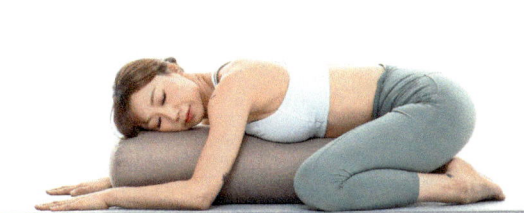 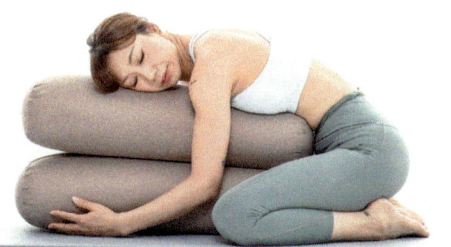

무릎을 꿇고 앉아 허벅지 사이에 볼스터를 길게 놓는다. 볼스터 위에 엎드리며 고개를 옆으로 돌리고 손은 편한 곳에 둔다.
TIP 볼스터를 하나 더 놓고 동작을 한 후, 비교해 본다.

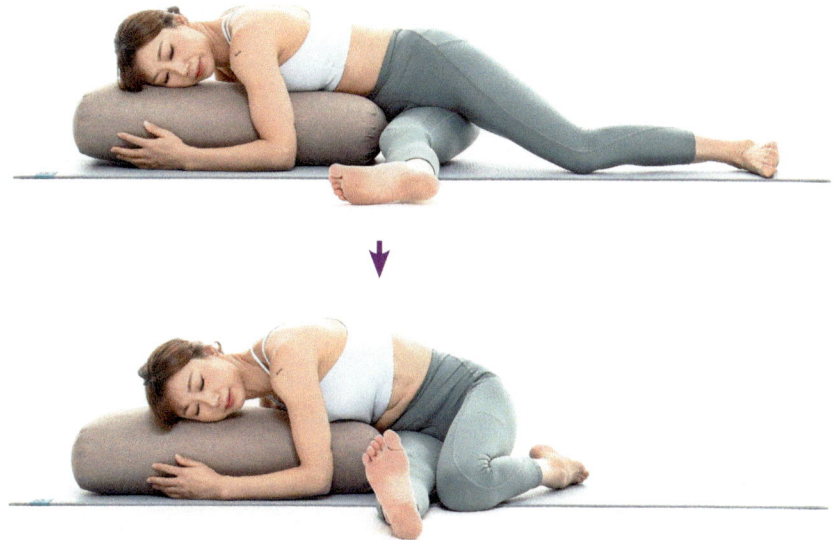

상체를 볼스터 위에 대고 엎드린다. 오른 다리를 왼다리 앞으로 넣어 수평으로 펴고 왼다리를 뒤로 살짝 뻗는다. 반대 방향으로 빼고, 나머지 한쪽 다리는 뒤로 살짝 뻗어주며 볼스터 위에 엎드린다. 왼 무릎을 접어 발등을 바닥에 댄다.
TIP 오른 발날을 바닥에 댄다. 두 번째 동작에서는 오른 발을 플렉스 한다.

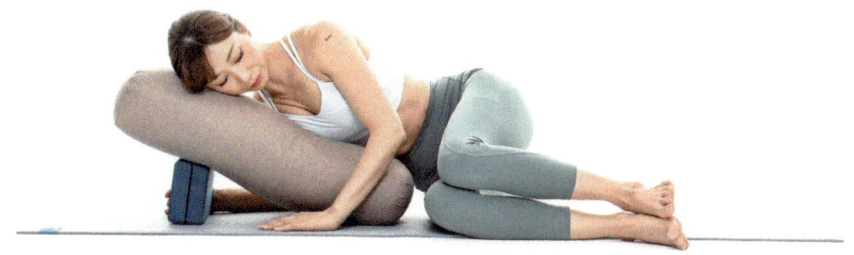

블록을 2단계로 세워 볼스터를 얹어 경사를 만든다. 오른쪽 상체를 볼스터 위에 대고 누우며 무릎을 접는다. 오른손은 블록을 잡고 왼손은 바닥을 짚는다.
TIP 블록 높이를 조절하며 동작한다.

볼스터 활용한 아사나

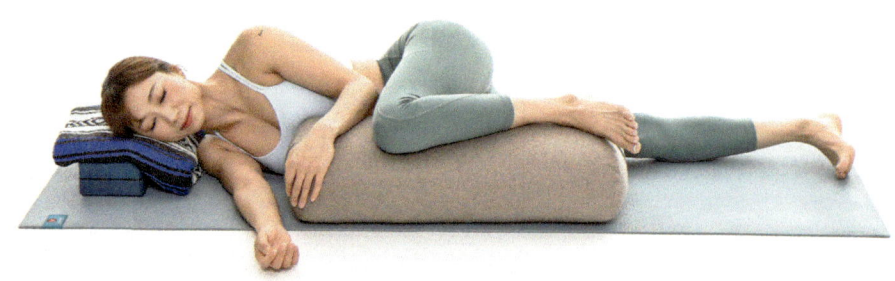

볼스터를 오른쪽 측면에 놓고 등을 대고 눕는다. 블록에 머리를 대고 오른쪽으로 돌아 누워 볼스터에 왼다리와 왼손을 얹어 휴식한다.
TIP 옆으로 누운 자세는 특히 허리에 통증이 있는 사람 또는 임산부들이 편안함을 느낀다. 자신에게 편한 쪽으로 누워서 동작한다.

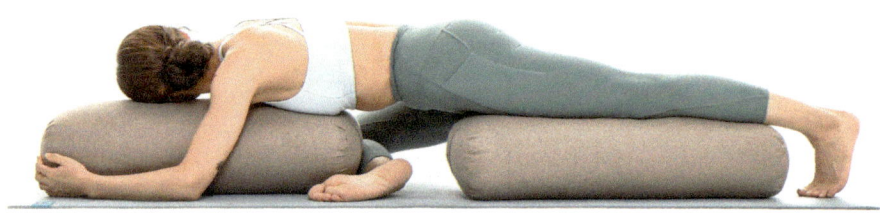

볼스터 2개를 바닥에 간격을 두고 길게 놓는다. 오른 정강이를 볼스터 사이에 놓고 엎드려 왼다리를 뒤로 뻗으며 발가락을 바닥에 댄다.
TIP 왼 골반으로 볼스터를 눌러 준다.

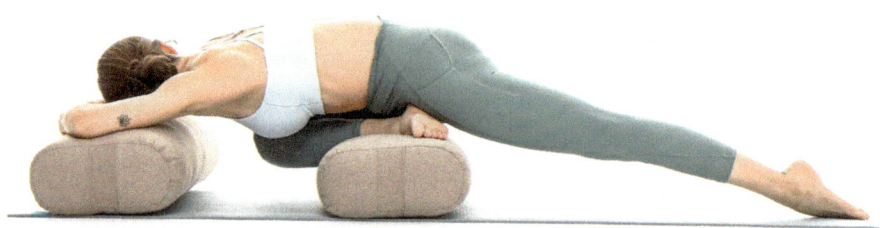

볼스터 2개를 세로로 머리와 골반 아래 놓는다. 오른 정강이를 아래쪽 볼스터에 놓고, 이마를 위쪽 볼스터에 대며 왼발을 뻗어 발등을 바닥에 댄다. 오른쪽 얼굴을 볼스터에 놓는다.
TIP 골반은 수평을 맞춘다.

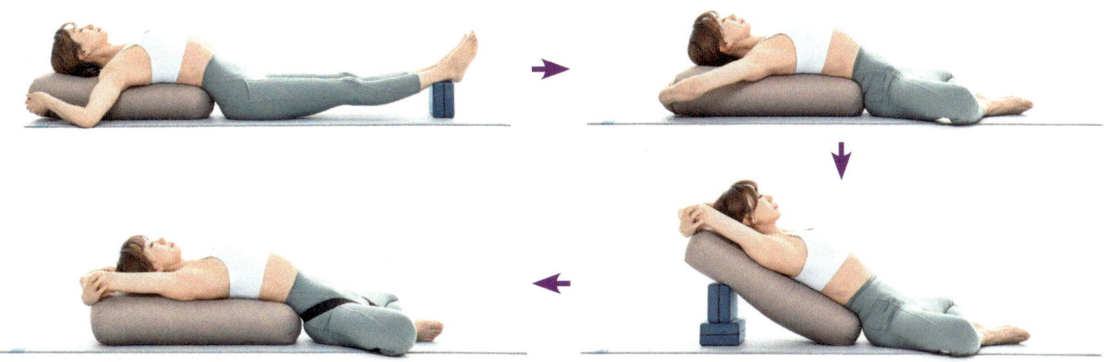

엉덩이 뒤에 볼스터를 세로로 놓고 앉는다. 등을 대고 누우며 팔꿈치를 바닥에 놓고 손을 위로 보내 볼스터 옆을 잡는다. 발바닥을 서로 붙이며 무릎을 밖으로 열고 손은 머리 위로 보내 볼스터 아래에서 깍지를 낀다. 상체를 세워, 볼스터 아래 블록 1개를 1단계로 위에 2단계로 놓고 볼스터를 기울여 등을 대고 눕는다. 손은 머리 뒤에서 서로 팔꿈치를 잡는다. 블록을 빼고 앉아 스트랩 고리를 천골과 발등에 걸어 길이를 조절한 후 볼스터에 누워 팔꿈치를 잡는다.

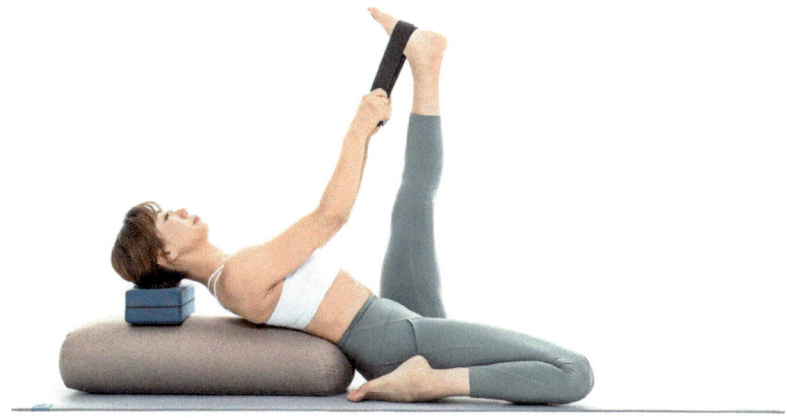

엉덩이 뒤에 볼스터를 세로로 놓고 다리를 뻗고 앉는다. 오른 다리를 접어 뒤꿈치를 엉덩이 옆에 놓고 볼스터 위에 등을 대고 누워 뒤통수를 블록에 올려 놓는다. 왼발바닥에 스트랩을 걸고 손으로 짧게 잡아 다리를 위로 뻗는다.
TIP 다리를 들어 올릴 때 허리가 꺾이지 않도록 주의한다. 유연성에 따라 요가블록, 벨트를 선택 사용한다.

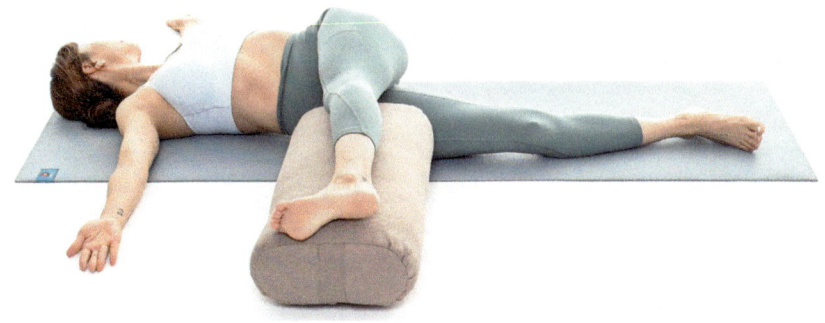

볼스터를 왼골반 옆에 가로로 놓고 등을 대고 눕는다. 팔을 양쪽으로 벌리고 왼다리를 들어 오른쪽으로 넘기며 볼스터 위에 놓는다.
TIP 어깨가 바닥에서 뜨지 않고 시선은 왼쪽을 바라본다.

볼스터 활용한 아사나

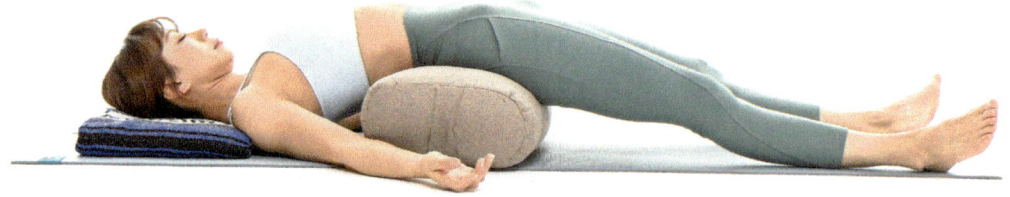

허리와 엉덩이에 볼스터를 놓고 머리에 블랭킷을 접어서 놓는다. 등을 대고 누우며 다리를 펴고 손은 볼스터 옆에 편안하게 내린다.
TIP 허리에 통증이 있으면 무릎을 세운다.

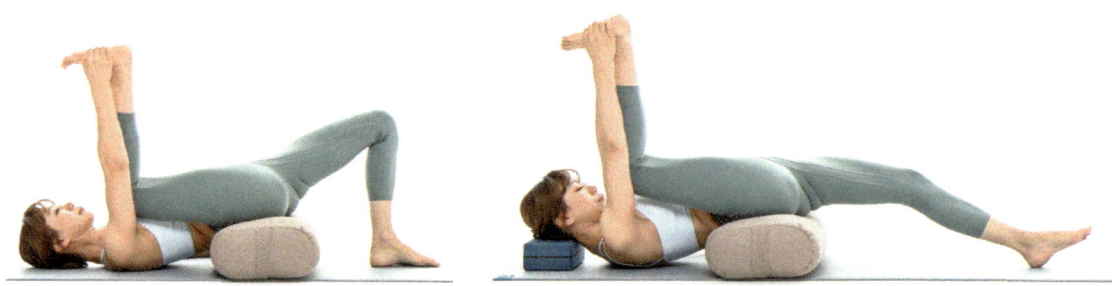

엉덩이 뒤에 볼스터를 두고 엉덩이를 올리며 등을 대고 누워 발바닥을 바닥에 놓는다. 오른 발날을 잡아 발목과 무릎을 수직인 상태로 겨드랑이 아래 바닥으로 내린다. 왼 무릎을 펴며 길게 뻗는다.
TIP 양쪽 어깨를 바닥으로 내리고, 왼 무릎이 밖으로 벌어지지 않는다. 동작이 어려우면 머리 뒤에 블록을 댄다.

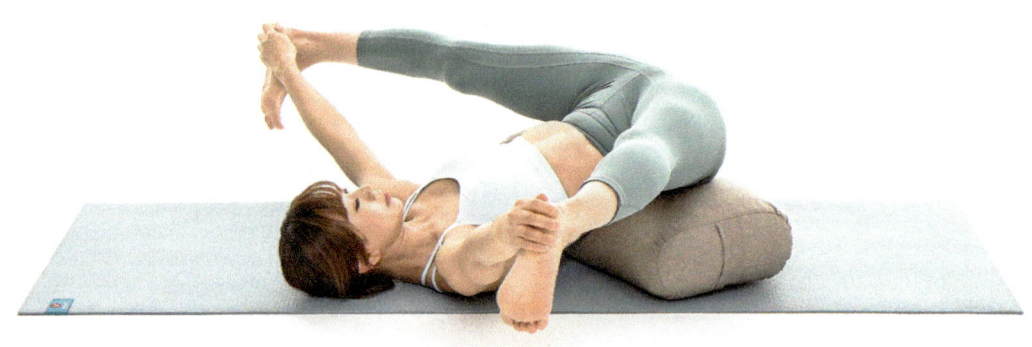

볼스터위에 엉덩이를 놓으며 등을 대고 눕는다. 손으로 뒤꿈치를 잡고 양 옆으로 벌리며 얼굴가까이 가져온다.
TIP 허리와 골반은 볼스터 위에 있다. 손의 위치를 편하게 놓아 동작한다.

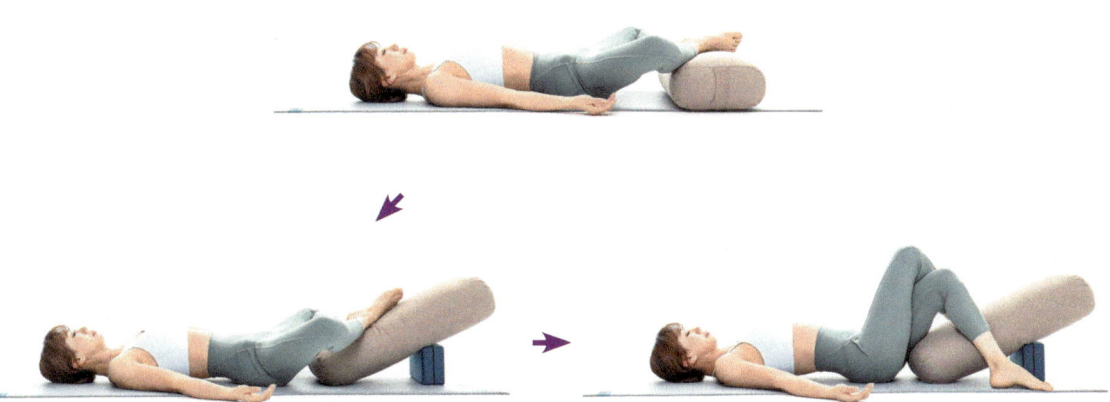

바닥에 등을 대고 누워 발바닥을 붙여 볼스터 위에 얹는다. 볼스터 아래 블록을 놓아 비스듬하게 한다. 왼발은 볼스터를 넘겨 바닥에 대고 오른 허벅지를 왼 허벅지 위로 넘기며 골반을 닫는다. 동작을 유지한 후 다리를 바꾸어서 반복한다.
TIP 무릎의 높이가 같은지 확인한다.

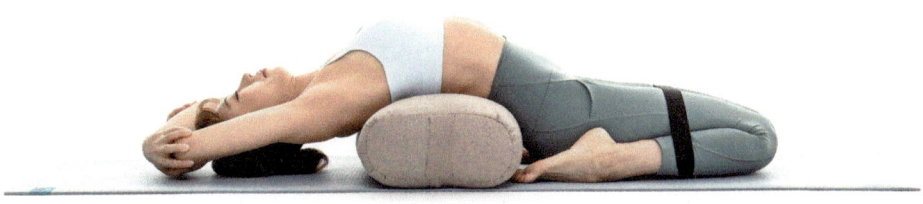

볼스터를 엉덩이 가까이 두고 무릎을 꿇고 앉는다. 종아리를 허벅지 옆에 두며 엉덩이를 바닥으로 내려 앉는다. 스트랩 고리를 만들어 양쪽 정강이와 허벅지를 안에 넣고 조여 준다. 볼스터 위로 등을 대고 누워 머리를 바닥으로 내리며 팔을 위로 보내 팔꿈치를 잡아 머리 뒤에 댄다.
TIP 볼스터 위에 누웠을 때 엉덩이가 바닥에서 떨어지지 않게 하며, 어려우면 블록을 대준다. 뒤통수도 바닥에 닿지 않으면 블록이나 블랭킷을 댄다.

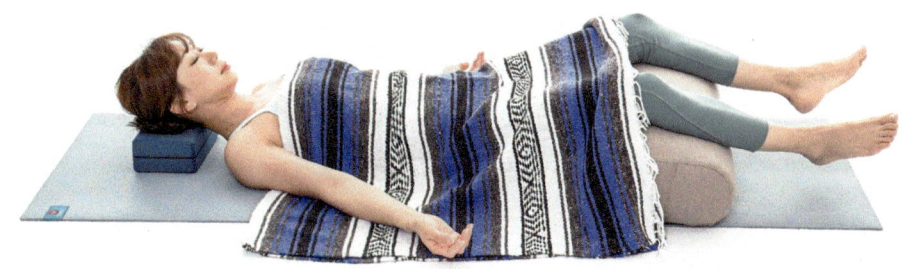

블록을 빼고 볼스터에 다리를 얹고 사바아사나를 한다.
TIP 머리 뒤에 블록을 받쳐도 되며 컨디션, 날씨 등에 따라 블랭킷을 사용한다.

김수아

체어를 활용한 트위스트 시리즈 (Twist Series)

@yoga_sooa
요가스테 운영, 대표 원장
강원 웰니스 위크 외국인 요가 강의 진행

Maha Hatha yoga level 1,2 TTC 수료
Recovering yoga TTC 수료
RYTK 300 국제통용자격증 수료

요가는 신체를 건강하게 해주고, 마음을 평화롭게 하며, 더 나아가 삶을 명료하게 해줍니다.

저도 요가를 통해 산란해진 마음, 약해진 몸을 단련하면서
제 마음과 몸이 단단해짐을 몸소 느끼고 있습니다.

이렇게 좋은 요가를 많은 분들께 전달하고,
그들이 정신적으로, 또 신체적으로 건강해지도록 돕는 일이 저의 소명이고 행복입니다.

처음 요가를 접하시거나 유연성이 없으신 분들은
요가 동작을 할 때 자극이 모호하게 느껴지고, 동작이 어렵다고 느끼실 수 있습니다.

혹은 숙련자분들은 더 깊은 수련을 하고 싶지만
부상의 위험을 생각하여 고난도의 수련을 주저하실 수도 있습니다.

이 책을 통하여 많은 분들이 각 개인에게 맞는 변형된 자세와,
단계적으로 난이도를 조절할 수 있도록 도와주는 도구를 통해
요가에서 얻을 수 있는 효과와 기쁨을 느끼시기를 진심으로 바랍니다.

체어를 활용한 트위스트 시리즈(Twist Series)

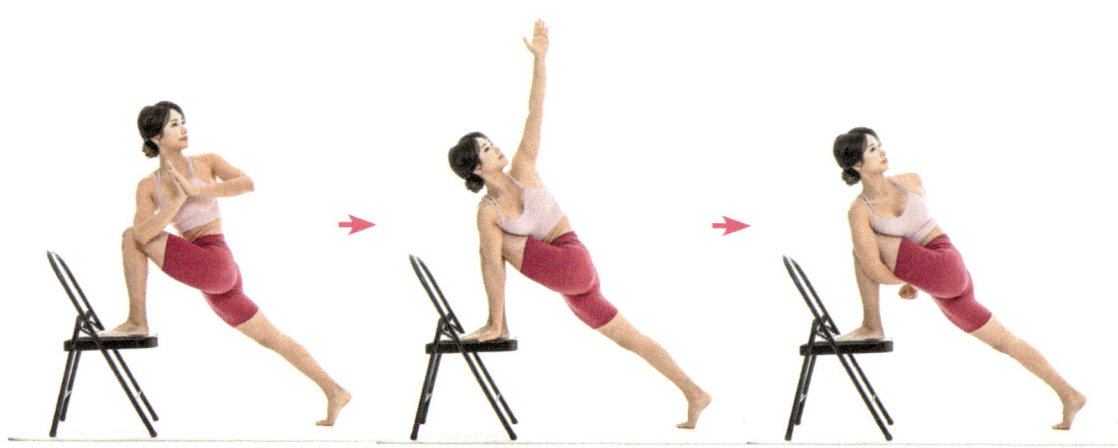

체어 앞에 서서 왼발을 체어 앉는 부분 중앙에 올리고 오른 다리를 뒤로 뻗어 뒤꿈치를 든다. 오른 팔을 왼 허벅지 위로 넘겨 팔꿈치를 허벅지 옆에 대고 가슴 앞에서 합장하며 왼쪽으로 회전 한다. 왼손을 체어 앉는 부분에 놓고 오른손은 위로 뻗는다. 오른팔을 왼다리 아래로 넣어 왼 손목을 잡으며 트위스트 한다. 반대쪽도 같은 방법으로 반복한다.
TIP 가능하면 오른 겨드랑이가 허벅지에 닿게 한다. 오른 팔꿈치로 왼 허벅지를 밀어주며 회전한다. 시선은 천장을 향한다. 손목을 잡기 어려우면, 손가락으로 고리를 만들어 잡는다.

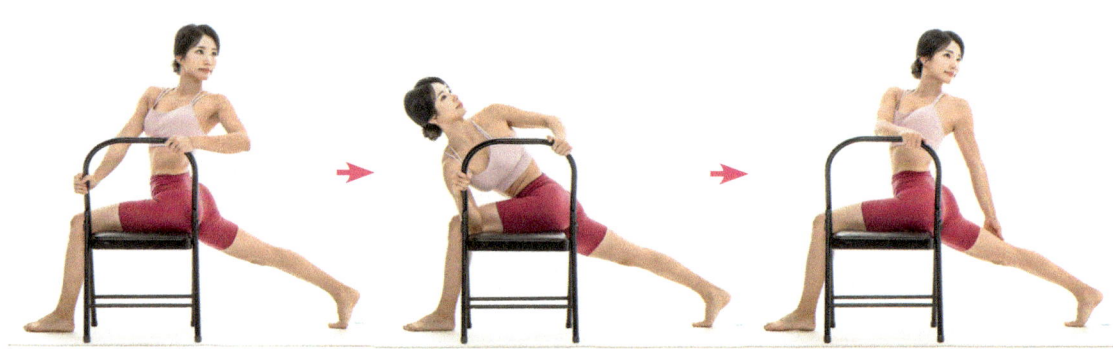

왼발을 앉는 부분을 넘겨 바닥에 대고 앉고, 오른 다리는 뒤로 뻗어 뒤꿈치를 든다. 왼손으로 등받이를 잡고 오른손은 등받이 옆을 잡아 상체를 세우며 왼쪽으로 회전한다. 오른 팔꿈치를 왼 허벅지 바깥쪽에 대고 회전한다. 오른손이 등받이 위를 잡고 왼손으로 오른 허벅지 바깥쪽을 잡는다. 오른손으로 등받이를 당기며 회전한다. 반대쪽도 같은 방법으로 반복한다.
TIP 왼발이 바닥에 닿지 않으면 발밑에 블록을 놓아준다. 시선은 뒤를 바라본다.

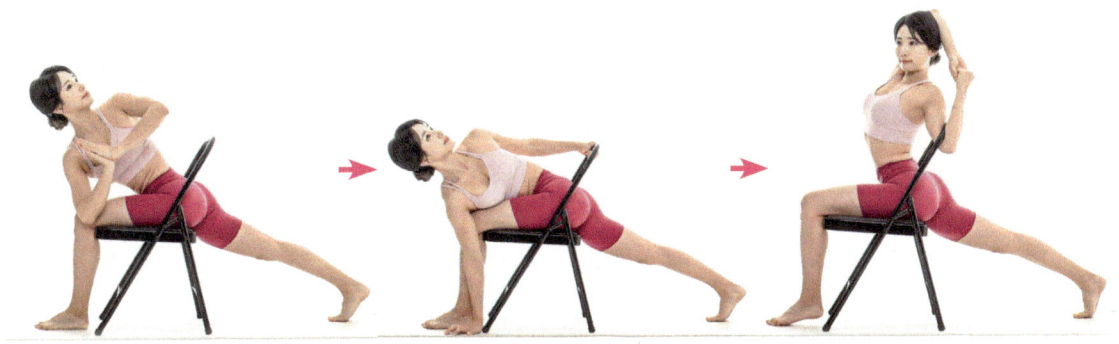

체어 앞에 서서 오른 다리를 등받이 안으로 넣고 앉아 발끝을 바닥에 놓고 쭉 뻗는다. 왼 무릎과 발목은 수직으로 만든다. 오른 팔꿈치를 왼 허벅지 위로 넘겨 가슴 앞에서 상체를 왼쪽으로 회전한다. 오른손은 왼 발날 옆 바닥에 놓고 왼손으로 등받이 오른 옆 가까이를 잡아 등받이를 당기며 상체를 회전한다. 왼 팔꿈치를 등받이 아래로 넣어 걸고 오른손은 머리 뒤로 넘겨 두 손을 깍지 껴서 잡는다. 반대쪽도 같은 방법으로 반복한다.
TIP 머리로 오른팔을 강하게 밀어 준다. 동작이 어려우면 발아래 블록을 놓아 준다. 발 아래 블록을 놓고 동작을 해도 된다.

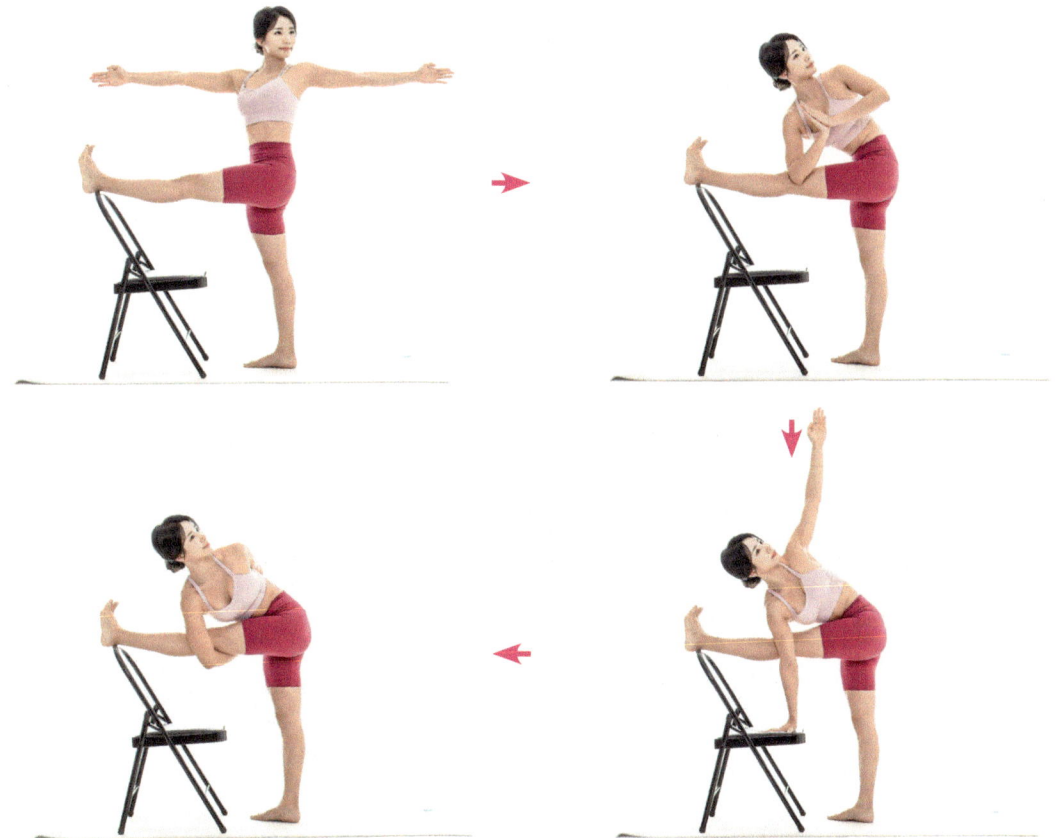

체어와 마주보고 서서 왼 발목을 등받이 위에 얹고 오른다리는 골반과 발목이 수직이 되게 하며 바닥을 지지한다. 오른손은 앞으로 뻗고, 왼손은 뒤로 뻗으며 상체를 회전한다. 오른 팔꿈치를 왼 허벅지 옆에 대고 가슴 앞에서 합장하며 회전한다. 오른손은 왼 허벅지를 넘겨 체어 앉는 부분을 짚고 왼손은 위를 향해 뻗는다. 오른손을 왼다리 안으로 넣어 등 뒤에서 왼 손목을 잡는다. 반대쪽도 같은 방법으로 반복한다.
TIP 왼발은 플렉스 한다. 골반 수평을 유지한다. 동작이 어려우면, 왼발을 체어 앉는 부분에 올려둔다.

체어를 활용한 트위스트 시리즈(Twist Series)

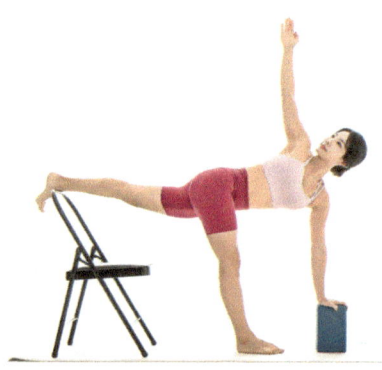

체어 앞에 등을 대고 서서 왼 발목을 등받이 위에 올려놓는다. 왼발은 플렉스 하고 오른 골반과 발목은 수직을 만든다. 블록을 3단계로 하여 오른 엄지발가락 30cm앞에 놓고 두 손으로 짚는다. 왼손으로 짚으며 오른손을 위로 뻗는다. 반대쪽도 같은 방법으로 반복한다.
TIP 골반 수평을 만든다. 왼 어깨와 블록은 수직으로 만든다. 동작이 어려우면, 왼다리를 체어 앉는 부분에 놓는다.

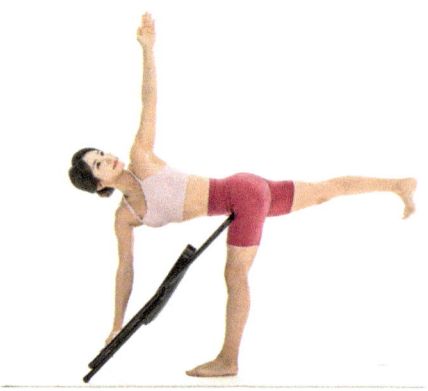

체어를 접어, 등받이를 골반에 끼우고 손으로 체어 다리 연결부분을 잡는다. 오른발을 골반높이까지 올리고 플렉스하며 쭉 뻗는다. 중심이 잡히면 왼팔을 천장으로 뻗으며 상체를 왼쪽으로 회전하고 시선은 왼손 끝을 바라본다. 반대쪽도 같은 방법으로 반복한다.
TIP 체어를 접었을 때 앉는 부분이 아래를 향하게 하여야 펼쳐지지 않는다. 양쪽 골반은 수평을 유지하고, 왼 골반과 발목은 수직을 이룬다.

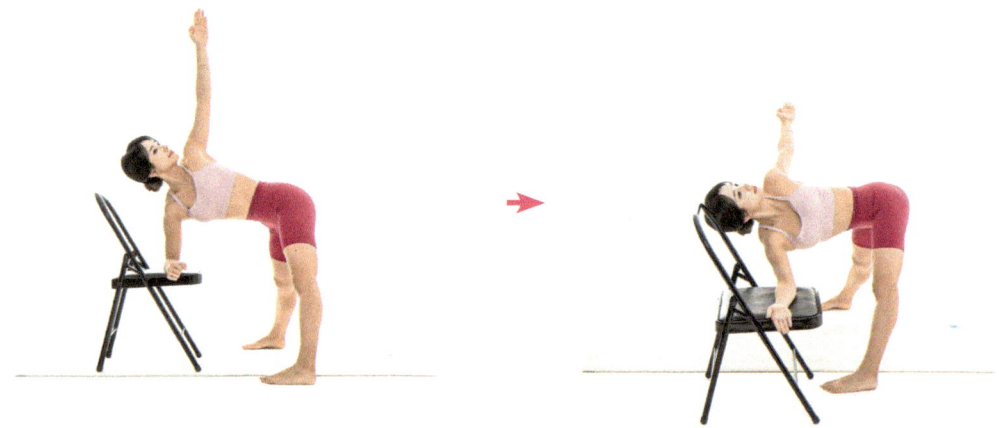

체어 앞에 마주보고 서서 발을 골반너비 2배로 벌리고 발은 11자로 놓는다. 오른 팔꿈치를 앉는 부분 중앙에 가로로 놓고 왼손을 천장으로 뻗으며 상체를 왼쪽으로 회전한다. 가능하면, 오른팔로 체어를 밀어내며 왼팔을 뒤로 넘겨 강하게 상체를 회전한다. 반대쪽도 같은 방법으로 반복한다.
TIP 골반 수평을 이루고 상체만 회전한다. 오른팔에 기대지 않는다.

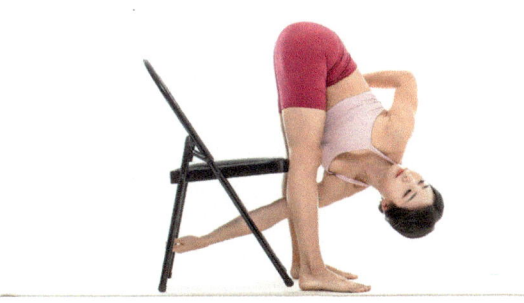

체어에 앉아서 오금을 앉는 부분 모서리에 대며 발은 골반너비로 벌린다. 체어에서 일어나 상체를 숙여 복부와 허벅지를 붙인다. 왼손을 뒤로 보내 뒤쪽 연결부분을 잡고 오른손을 등 뒤로 보내 손등을 왼 옆구리에 댄다. 반대쪽도 같은 방법으로 반복한다.
TIP 동작이 어려우면 오금을 붙인 상태로 무릎을 약간 구부려 엉덩이를 든다. 뒤쪽 연결부분을 잡기 힘들면 앞쪽을 잡는다.

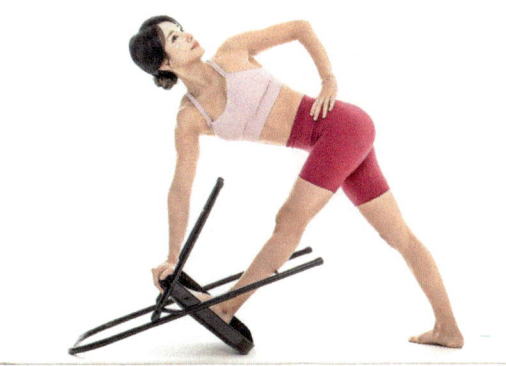

체어를 뒤 짚어 놓고 골반너비 2배 뒤에 서서 체어 바닥에 왼발을 올리고 오른발을 밖으로 45도 돌린다. 오른손으로 체어 앉는 부분 모서리 중앙을 잡고 왼손은 골반을 잡으며 상체를 왼쪽 회전하며 위를 바라본다. 반대쪽도 같은 방법으로 반복한다.
TIP 몸이 흔들리지 않도록 두 발로 바닥을 단단하게 누른다. 오른팔을 쭉 뻗어 체어에 기대지 않고 힘껏 밀어내 상체를 회전한다.

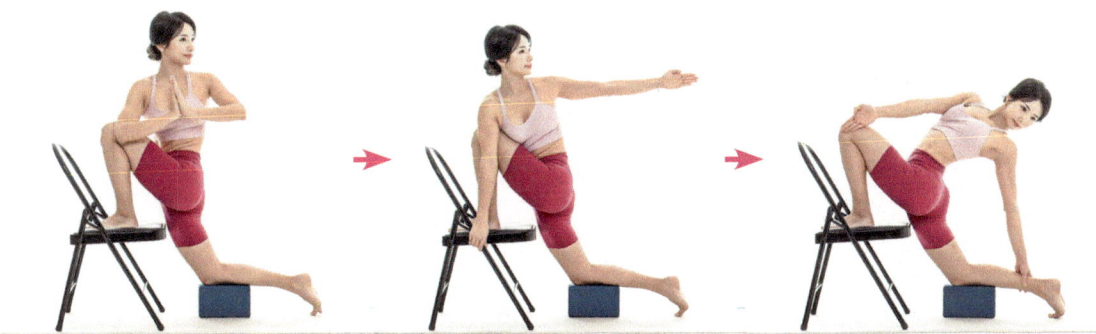

체어 앞에 서서 블록을 2단계로 세워 오른 무릎 앞에 놓는다. 손으로 등받이를 잡고, 의자 앉는 부분에 왼발을 올리고 오른 무릎을 구부려 블록 위에 올려 발가락으로 바닥을 지지한다. 중심이 잡히면 오른 팔꿈치를 왼 허벅지 바깥쪽에 걸어, 몸을 왼쪽으로 회전하여 합장한다. 오른손을 내려 등받이 옆모서리를 잡고 왼쪽으로 회전하며 왼팔을 뒤로 강하게 뻗는다. 오른 손등을 왼 무릎 바깥쪽에 대고 회전하며 왼손으로 오른 발목을 잡는다. 이때 양 팔은 쭉 펴준다. 반대쪽도 같은 방법으로 반복한다.
TIP 왼 무릎과 발목은 수직이다. 골반을 아래로 내린다. 왼다리가 바깥으로 벌어지지 않게 한다.

체어를 활용한 트위스트 시리즈(Twist Series)

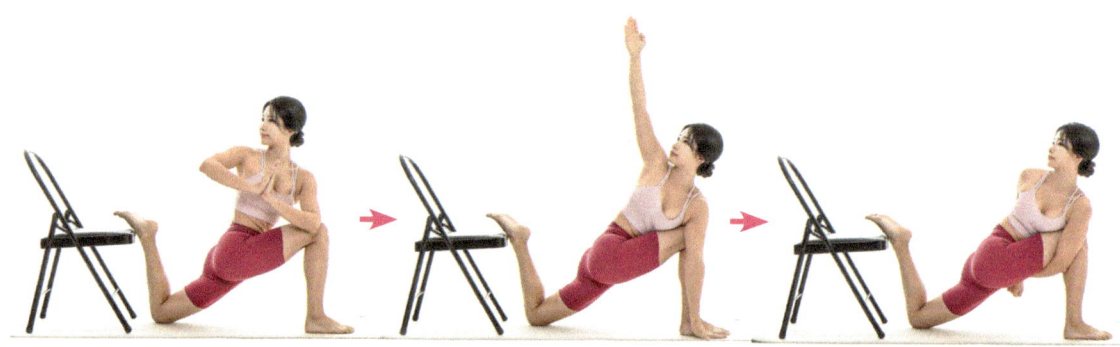

체어 앞에서 왼 발등을 체어 앉는 부분 앞 모서리에 대고 오른 무릎과 발목이 수직이 되도록 오른발을 놓는다. 왼 팔꿈치를 오른 무릎 바깥에 대고, 손은 가슴 앞에서 합장하며 오른쪽으로 회전한다. 왼손을 오른 발날 옆 바닥을 짚고 회전하며 오른손을 위로 쭉 뻗는다. 왼팔을 다리 안쪽으로 넣어 오른손목을 잡는다. 반대쪽도 같은 방법으로 반복한다.
TIP 골반을 아래로 낮추고, 수평을 맞춘다. 왼 팔꿈치로 오른 허벅지를 강하게 밀어내며 몸통 회전한다.

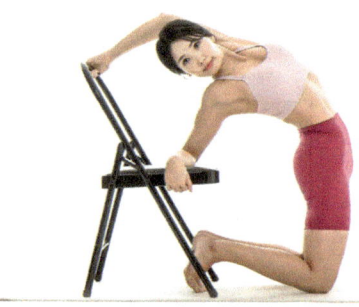

체어 앞에 골반너비로 무릎을 꿇고 앉아 발을 체어 다리사이로 넣어 발등을 체어 다리 연결부분에 댄다. 손으로 허리를 받치고 골반을 밀어 백밴딩한다. 오른 팔꿈치를 앉는 부분에 놓고 오른쪽으로 회전하며, 왼손은 귀 뒤로 넘겨 등받이를 잡도록 한다. 반대쪽도 같은 방법으로 반복한다.
TIP 가능하다면 뻗은 왼손으로 등받이를 잡아, 가슴을 열고 골반을 앞으로 밀어낸다. 골반은 최대한 수평을 만들고 상체만 회전한다.

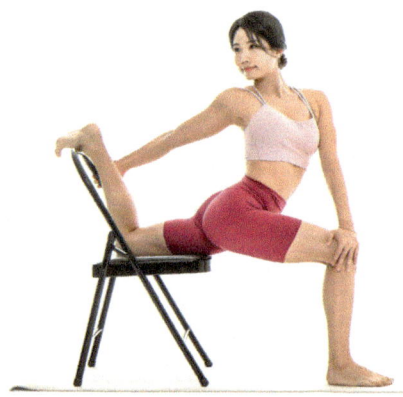

체어 앞에 서서 왼 허벅지를 체어 앉는 부분에 놓고 발을 플렉스 하여 발목을 등받이에 댄다.
오른 무릎은 90도로 구부리며 골반을 최대한 낮춘다. 손은 깍지를 껴서 오른 무릎을 잡고, 상체를 세우며 가슴을 연다. 상체를 오른쪽으로 회전하여 오른손으로 왼 발목을 잡고 왼손은 오른 무릎을 밀어내며 척추를 펴고 가슴을 열며 오른쪽으로 회전한다. 반대쪽도 같은 방법으로 반복한다.
TIP 몸이 흔들리지 않도록 오른 다리에 힘을 준다. 골반은 수평을 유지한다. 팔은 모두 펴준다.

요가 도구를 활용한 Asana

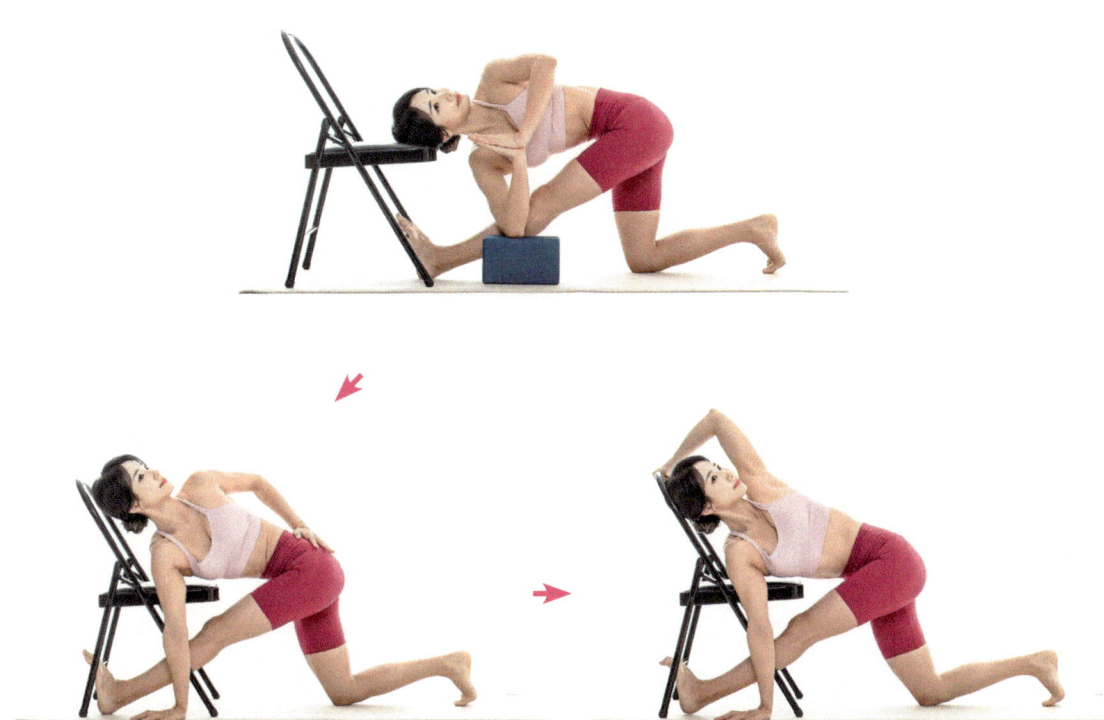

체어 앞에 무릎을 꿇고 왼 발바닥을 체어 앞쪽 연결부분에 놓고 다리를 쭉 뻗는다. 오른 골반과 무릎은 수직이 되게 한다. 블록을 2단계로 왼 무릎 옆 바닥에 놓고 오른 팔꿈치를 블록 위에 올리고, 머리를 체어 앉는 부분에 대며 손을 합장하며 상체를 왼쪽으로 회전한다. 블록을 치우고 왼발바닥을 체어 뒤쪽 연결부분에 댄다. 오른팔을 체어에 대며 내려가 바닥에 손을 짚는다. 왼손으로 천골을 받치고, 왼쪽 가슴을 하늘 향해 회전한다. 왼손으로 등받이 위를 잡는다. 반대쪽도 같은 방법으로 반복한다.
TIP 등을 펴서 상체를 회전한다. 동작이 어려우면 팔꿈치 대신 손으로 블록을 잡고 회전한다.

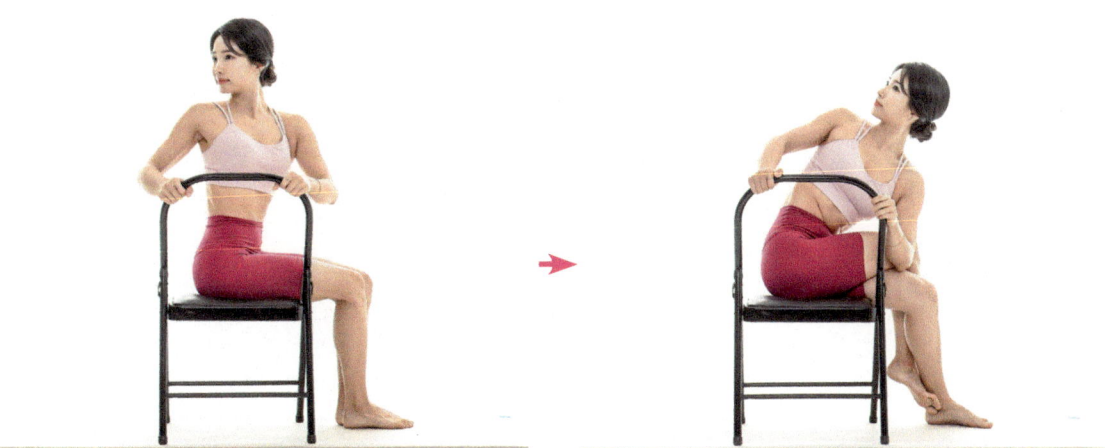

체어를 옆으로 돌려 등받이를 오른쪽 두고 앉아 허리를 펴고 발을 모은다. 손으로 등받이 양쪽 모서리를 잡고 당기면서 오른쪽으로 회전한다. 오른발을 왼다리 위로 넘겨 발등을 왼 발목에 붙이고, 왼 팔꿈치를 오른 허벅지에 걸며 등받이를 양쪽을 잡고, 당기며 오른쪽으로 회전한다. 반대쪽도 같은 방법으로 반복한다.
TIP 다리가 밖으로 밀리지 않도록 한다. 무릎이 어긋나지 않게 한다. 블록 위에 발을 올려도 된다. 가능하면, 양 발목을 교차한다.

체어를 활용한 트위스트 시리즈(Twist Series)

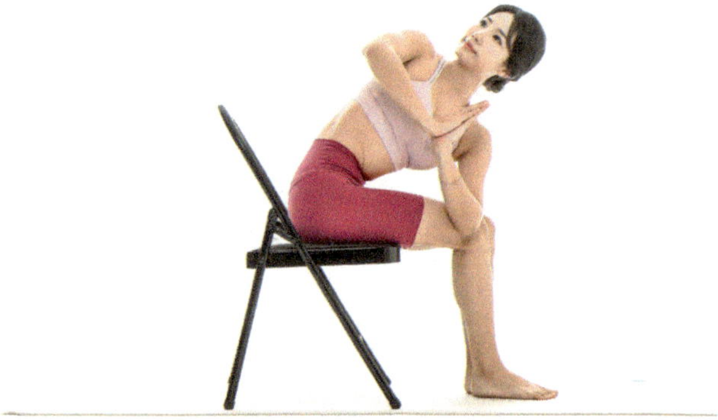

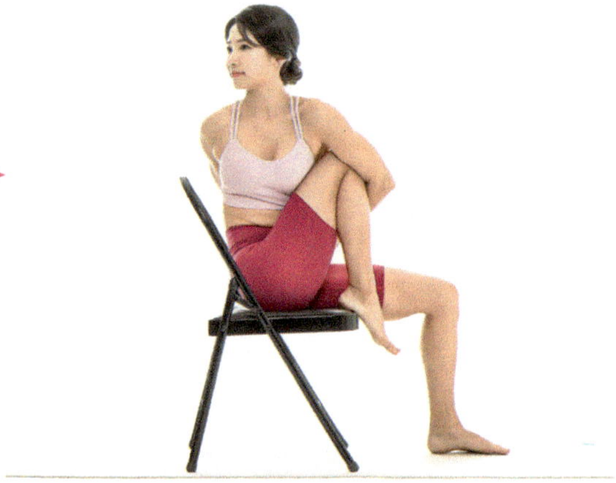

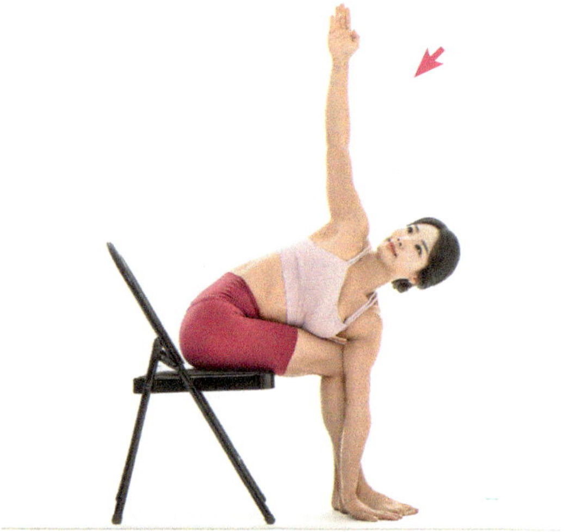

체어에 앉아 다리를 모으고 허리를 편다. 왼 팔꿈치를 오른 허벅지에 걸어주고 합장하며 회전한다. 왼손을 바닥으로 내려 오른 발날 옆을 짚고 회전하며 오른손을 위로 쭉 뻗는다. 체어에 깊이 앉아 오른발바닥을 앞 모서리에 놓고 왼팔로 오른 무릎을 감싸며 손을 뒤로 보낸다. 회전하며 등 뒤에서 왼손으로 오른 손목을 잡는다. 반대쪽도 같은 방법으로 반복한다.
TIP 동작이 어려우면 손과 발에 블록을 놓고 한다.

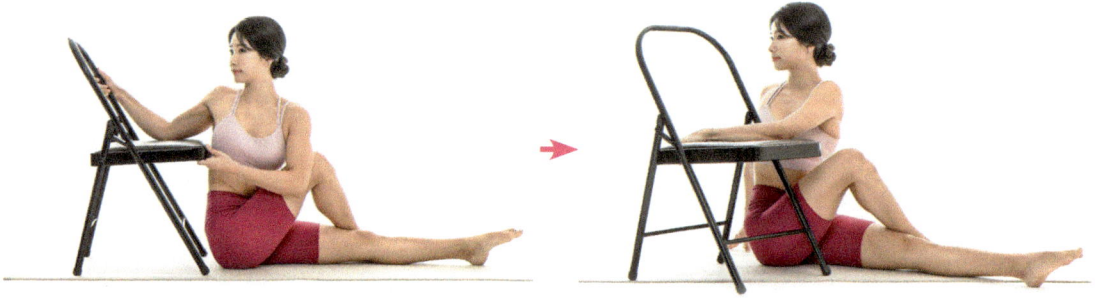

체어에 등을 대고 상체를 세우고 앉아 다리를 앞으로 뻗는다. 오른발을 왼 허벅지 위로 넘겨 바닥을 놓는다. 왼 팔꿈치를 오른 허벅지에 대며 회전하여 체어를 잡고 오른 팔꿈치를 앉는 부분에 대고 등받이 옆을 잡는다. 체어를 오른쪽으로 이동하여 체어 다리를 허벅지에 댄다. 회전하며 왼 팔꿈치를 앉는 부분에 놓고 오른손은 엉덩이 한 뼘 뒤 바닥을 짚는다. 왼손으로 체어를 당기며 회전한다. 반대쪽도 같은 방법으로 반복한다.
TIP 왼손으로 의자 앉는 부분 모서리 잡아당기고 동시에 오른손으로 등받이를 잡아당기면 깊게 회전할 수 있다. 오른 엉덩이가 바닥에서 들리지 않도록 밀착한다.

요가 도구를 활용한 **Asana**

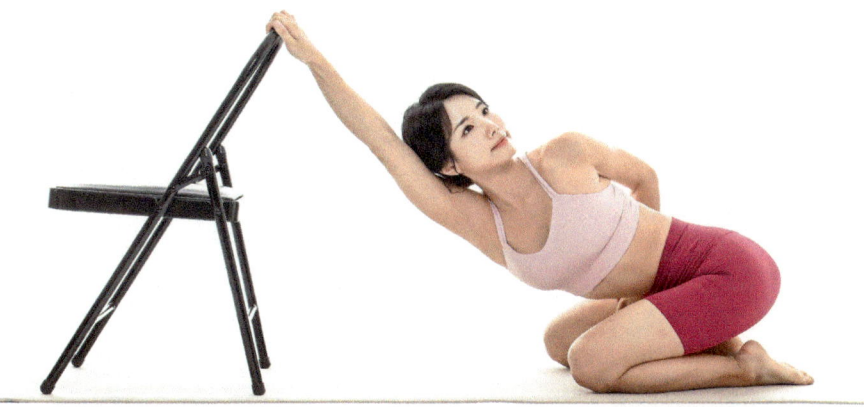

체어 등받이 앞에 무릎을 꿇고 앉는다. 오른손을 뻗어 등받이를 잡고 왼 손등을 오른 옆구리로 보낸다. 오른손으로 등받이를 꽉 잡아 어깨 가슴을 열고, 왼손으로 오른 허벅지를 안쪽을 잡는다. 반대쪽도 같은 방법으로 반복한다.
TIP 오른팔은 쭉 뻗고 아래로 밀어주며 왼 가슴을 위로 들어준다.

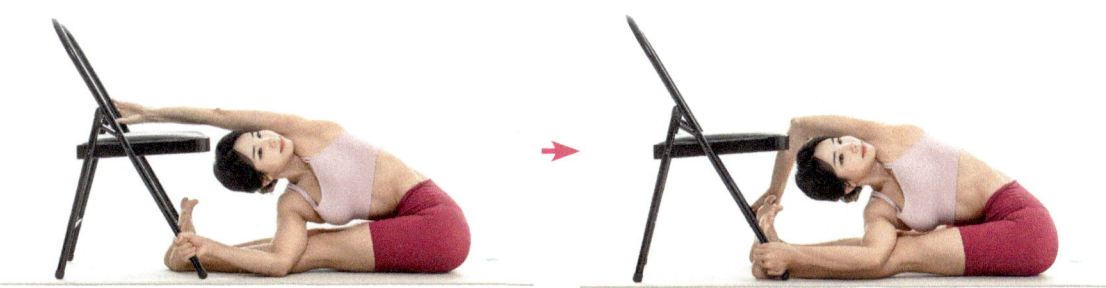

체어 앞에 앉아 발바닥을 체어 연결부분에 대고 무릎을 편다. 상체를 숙이며 오른쪽으로 회전하여, 오른 팔꿈치를 왼 정강이 옆 바닥에 내려놓고 체어 다리를 잡는다. 왼팔을 귀 옆으로 뻗어 체어 등받이 옆을 잡는다. 양 손으로 체어를 당기며 깊이 회전한다. 오른 손등이 바깥을 향하게 체어 다리를 잡고 왼손은 아래로 내려 오른발 옆 체어 다리를 잡는다. 반대쪽도 같은 방법으로 반복한다.
TIP 발로 연결부분을 밀며 골반 수평을 유지한다. 동작이 어려우면 체어를 잡지 않고 합장한다.

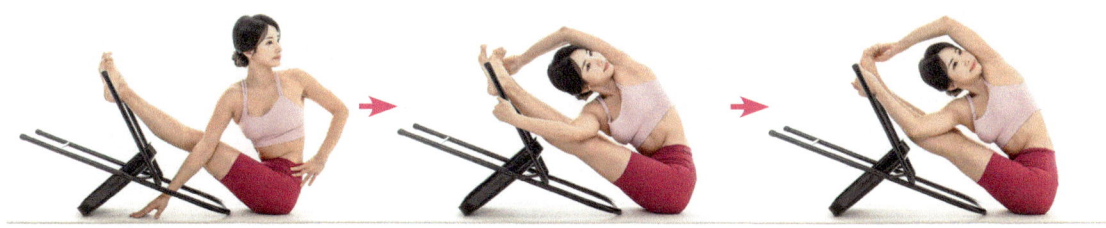

체어를 뒤집어서 등받이 앞에 앉아 발목을 체어 다리연결부분에 올리고 다리를 모으며 쭉 편다. 왼쪽으로 회전하여, 오른손을 왼 허벅지 바깥쪽으로 넘겨 바닥을 짚는다. 왼손으로 왼 골반을 잡고 강하게 왼쪽으로 회전한다. 오른 손등이 밖으로 향하게 체어 다리를 잡고 왼손을 귀 옆으로 뻗으며 발 옆에 있는 체어 다리를 잡아 회전한다. 오른손으로 왼 발날을 잡고 왼손으로 오른 발날을 잡아 회전한다. 반대쪽도 같은 방법으로 반복한다.
TIP 동작이 어려우면 발을 체어 뒤쪽 모서리에 올린다. 손으로 체어를 강하게 잡는다. 엉덩이는 바닥에서 떨어지지 않는다.

체어를 활용한 트위스트 시리즈(Twist Series)

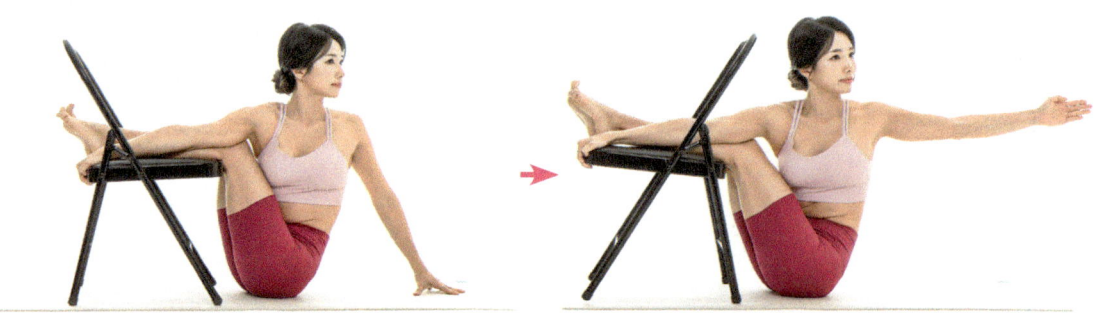

체어 앞에 앉아, 종아리를 체어에 올려 오금을 체어 앞 모서리가 댄다. 왼쪽으로 회전하여 오른손을 왼 무릎 바깥쪽으로 넘겨 체어 뒤쪽 모서리를 잡고 왼손은 등 뒤 바닥을 짚으며 회전한다. 왼손을 바닥에서 떼어 등 뒤로 뻗어낸다. 반대쪽도 같은 방법으로 반복한다.
TIP 오른손으로 체어를 꽉 잡고, 왼손으로 바닥을 밀어내며 회전한다. 동작이 어려우면 엉덩이 밑에 블록을 놓는다. 코어의 힘을 이용하여 허리를 펴고 더 깊게 상체를 회전한다.

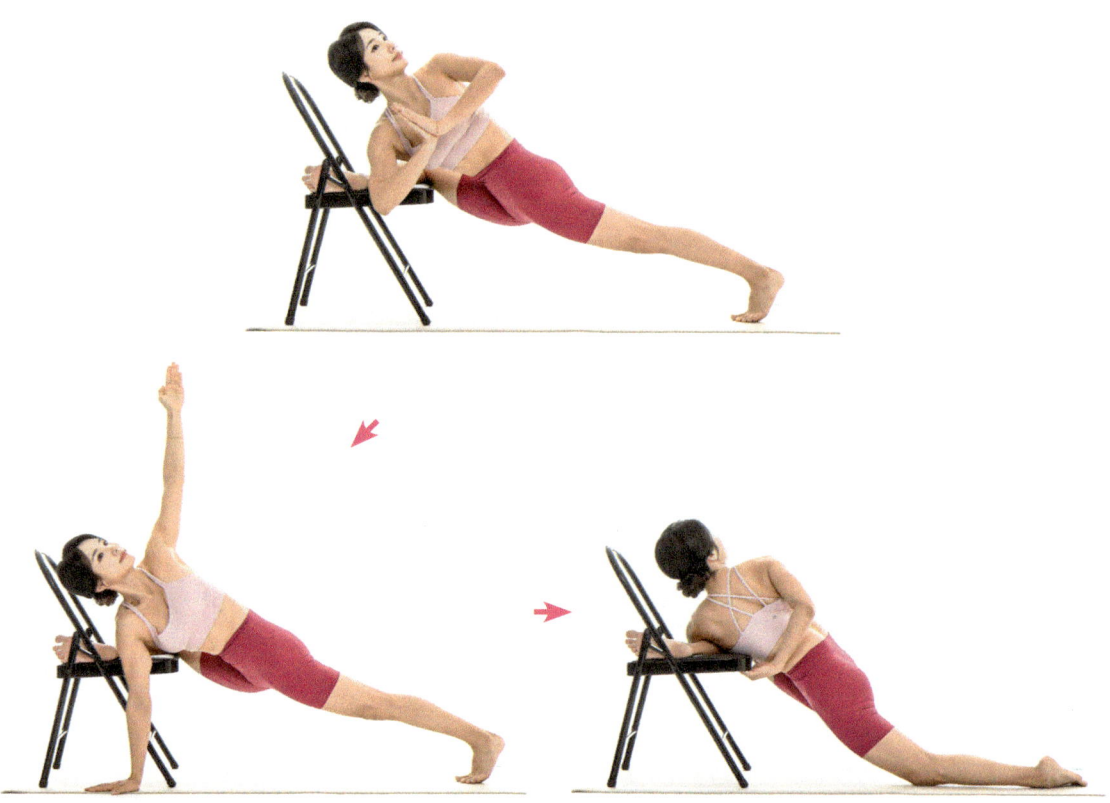

오른 정강이를 체어에 놓고 발바닥을 체어 다리 이음부분에 댄다. 왼다리는 뒤로 뻗어 뒤꿈치를 들며 골반을 내린다. 왼쪽으로 회전하여 오른 팔꿈치를 체어 앉는 부분 모서리에 대며 합장한다. 오른손을 내려 바닥을 짚고 왼손을 위로 쭉 뻗는다. 상체를 오른쪽으로 회전하며 왼 팔꿈치를 오른 무릎 앞에 댄다. 오른손을 등 뒤로 넘겨 체어 모서리를 잡고 회전한다. 반대쪽도 같은 방법으로 반복한다.
TIP 오른손으로 바닥을 강하게 밀어준다. 동작이 어려우면 왼 무릎을 블록에 댄다. 골반을 수평으로 유지하여 상체만 회전한다.

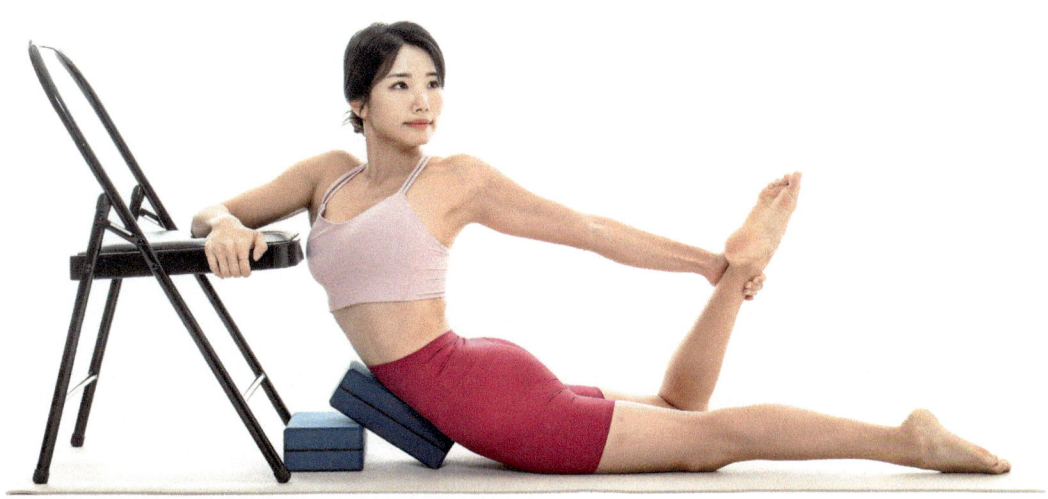

체어 앞에 엎드려서 블록을 1단계로 체어 다리 사이에 놓고 다른 블록 하나를 비스듬히 눕혀 놓는다. 배꼽을 블록 중앙에 대고 다리를 뒤로 뻗는다. 두 팔꿈치를 의자 앉는 부분 위에 올린 후 오른 무릎을 접으며 왼손을 뒤로 보내 오른 발목을 잡는다. 오른 팔꿈치로 체어를 밀어 가슴을 열고, 왼손으로 오른 발목을 잡는다. 발로 손을 밀며 어깨와 가슴을 펴서 회전한다. 반대쪽도 같은 방법으로 반복한다.
Tip 동작이 힘들면 오른 발목에 스트랩을 걸어서 잡는다. 왼 다리는 최대한 뒤로 보내고 왼 발등으로 바닥을 누른다.

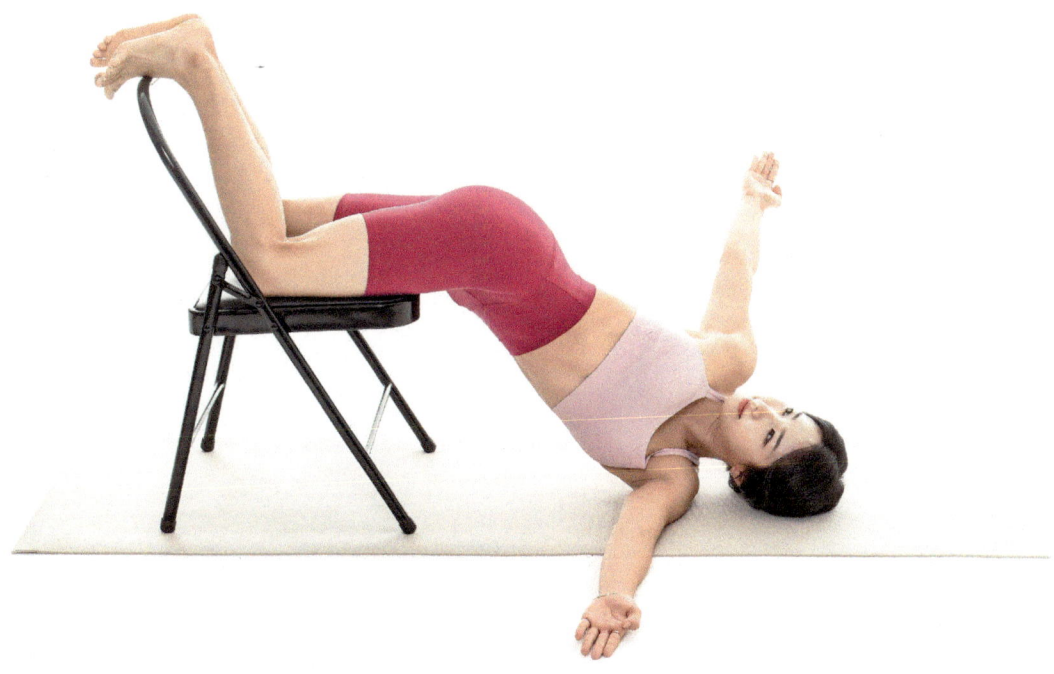

체어 앞에서 허벅지를 앉는 부분에 올리고 발목을 등받이 위에 댄다. 어깨와 손목이 수직이 되도록 짚는다. 왼팔은 가슴 앞을 지나 오른쪽으로 보낸다. 왼팔을 수평하게 바닥에 놓고 오른 가슴을 열어주며 오른 손을 뒤로 보내며 상체를 회전한다. 반대쪽도 같은 방법으로 반복한다.
TIP 왼 어깨가 짓눌리거나, 고개가 꺾여서 불편하지 않도록 왼 어깨로 바닥을 밀어낸다. 고개도 같이 회전한다. 회전할 때 오른 허벅지를 잘 고정하여 떨어지지 않도록 하며 최대한 상체만 회전한다.

김수아

스트랩을 활용한 아사나

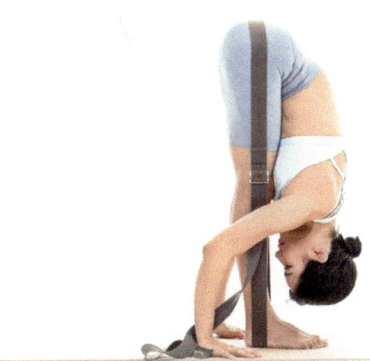

다리 길이로 스트랩 고리를 만든다. 발을 모으고 상체를 숙이며 무릎을 살짝 굽혀 뒤꿈치와 천골에 스트랩을 걸고 다리를 뻗으며 길이를 조절하고 깊게 숙인다.
TIP 스트랩 조절부위는 오른 허벅지 가까이 둔다. 스트랩은 뒤꿈치와 복숭아뼈, 골반과 일직선상에 있으며 스트랩이 팽팽할 때까지 길이를 조절한다.

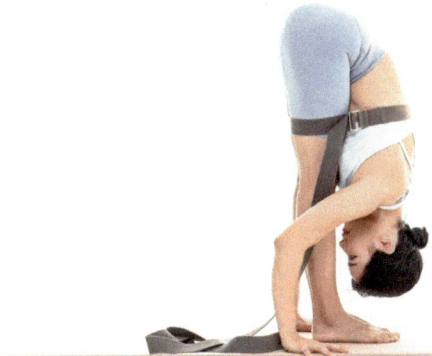

발을 모으고 상체를 숙이며 스트랩 고리로 허벅지와 등을 감싸고 길이를 조절하여 깊게 숙여 배가 허벅지에 닿게 한다.
TIP 스트랩으로 등과 허벅지를 강하게 묶는다. 동작이 어려우면 무릎을 살짝 굽힌다. 연결부분은 오른쪽 배와 허벅지 사이에 놓는다.

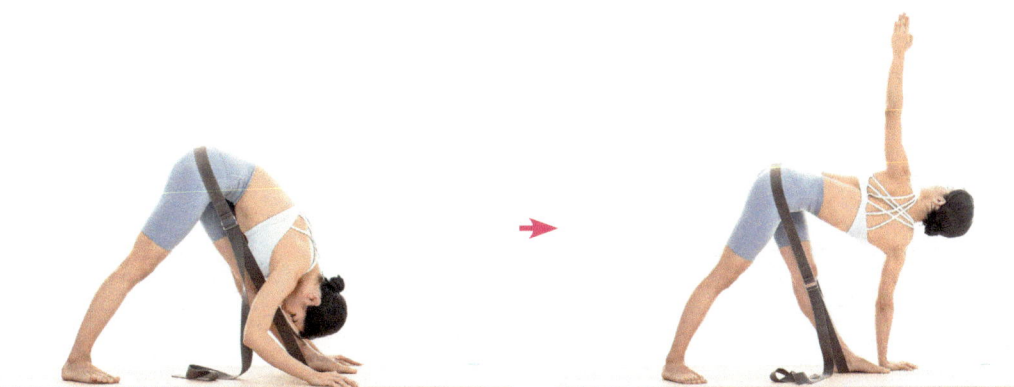

다리 길이로 스트랩 고리를 만든다. 왼발이 골반너비 2배 정도 앞으로 오고 오른발을 바깥으로 45도 열어준다. 왼 무릎을 살짝 굽혀 스트랩을 왼 뒤꿈치와 천골에 걸어주며 다리를 펴서 팽팽하게 조절한 뒤 상체를 왼다리 쪽으로 숙인다. 오른손은 왼새끼발가락 옆에 놓고 회전하며 왼손을 위로 뻗는다.
TIP 조절부위는 오른쪽 배와 허벅지 사이에 있다.

스트랩을 활용한 아사나

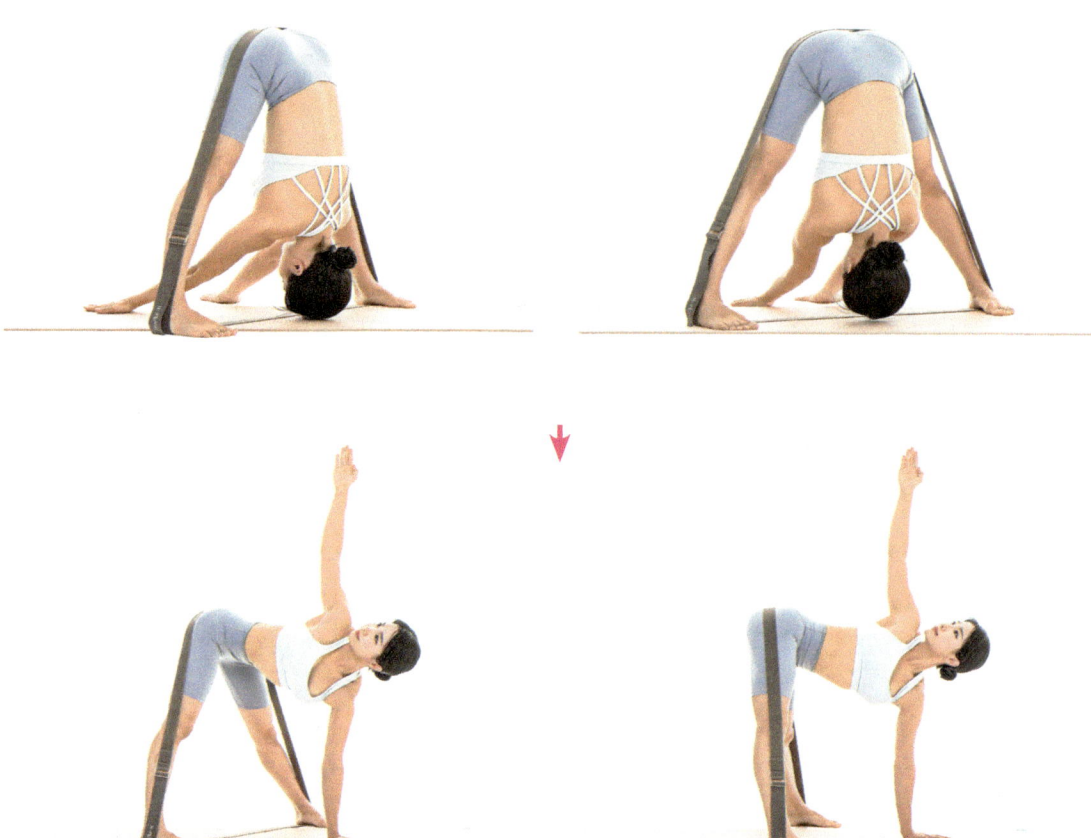

스트랩 고리를 크게 만든다. 발끝이 정면을 향하도록 서서 스트랩을 뒤꿈치와 천골에 걸어 주고 발 사이를 골반너비 2배로 벌리며 팽팽하게 절한다. 상체를 숙이고 팔을 다리 사이로 뻗어 바닥을 짚는다. 허리를 펴고 어깨와 손목이 수직이 되도록 손을 바닥을 짚고 왼손을 오른쪽으로 이동해 몸 중간에 놓고 바닥을 누르며 오른손을 위로 뻗는다.
TIP 무릎을 약간 굽혀서 길이를 조절한다. 척추와 다리를 곧게 펴고 유지한다.

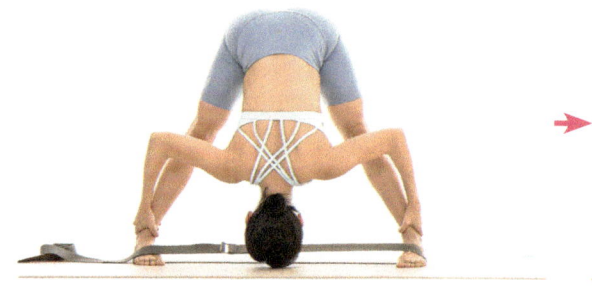

스트랩 고리를 골반너비 2배로 만든다. 발을 골반너비 2배로 벌리고 발끝이 정면을 향하도록 선다. 스트랩을 양쪽 발바닥에 걸어주고 스트랩을 밟았을 때 스트랩이 팽팽하도록 길이를 조절한다. 손으로 발목을 잡아 상체를 아래로 깊게 숙이고 무릎을 편다.
TIP 스트랩이 조절부위가 앞쪽에 있다.

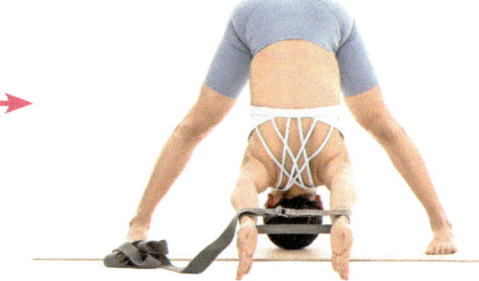

스트랩 고리를 어깨너비로 만든다. 등 뒤에서 스트랩을 팔꿈치에 걸어주고 팽팽하게 조절한다. 발은 골반너비 2배 정도 벌리며 발끝이 정면을 향한다. 상체를 아래로 깊숙이 숙이고 무릎을 편다. 팔을 뒤로 넘겨 바닥 가까이 내리며 가슴과 어깨를 연다.
TIP 어깨가 유연하지 않다면 스트랩 고리를 길게 만든다.

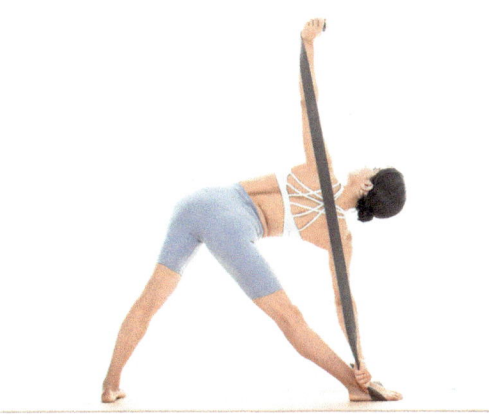

다리를 골반너비 2배 정도 벌리고, 오른발을 바깥으로 90도 돌린다. 손으로 스트랩 양쪽 끝을 잡고 팔을 좌우로 벌린 후 스트랩을 팽팽하게 만든다. 오른 발바닥을 스트랩으로 감고 손은 발목을 짚는다. 왼팔을 위로 뻗는다. 반대쪽도 같은 방법으로 반복한다.
TIP 스트랩을 팽팽하게 유지한다. 골반을 최대한 앞으로 밀어 자극을 느낀다.

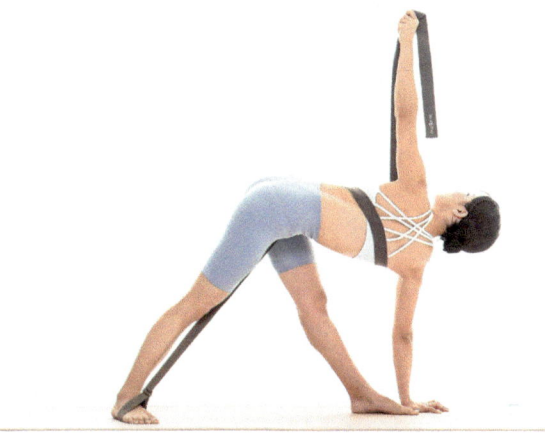

타다아사나로 서서 왼다리를 골반너비 2배 정도로 앞으로 보내고 오른발을 바깥으로 45도 벌린다. 스트랩 고리를 짧게 만들어 왼발을 넣고 엉덩이 위에 걸고 팽팽하게 만든다. 오른손을 왼 발날 옆을 짚고 왼손을 위로 올리며 회전한다. 반대쪽도 같은 방법으로 반복한다.
TIP 발바닥 가운데 스트랩이 오도록 한다.

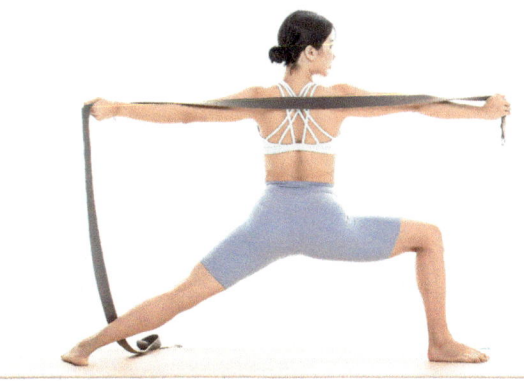

다리를 골반 너비 3배로 벌리고, 오른발을 바깥으로 90도 돌린다. 오른 무릎을 직각으로 접어 골반을 낮춘다. 등 뒤에서 손으로 스트랩을 잡아 좌우로 팔을 강하게 뻗는다. 반대쪽도 같은 방법으로 반복한다.

스트랩을 활용한 아사나

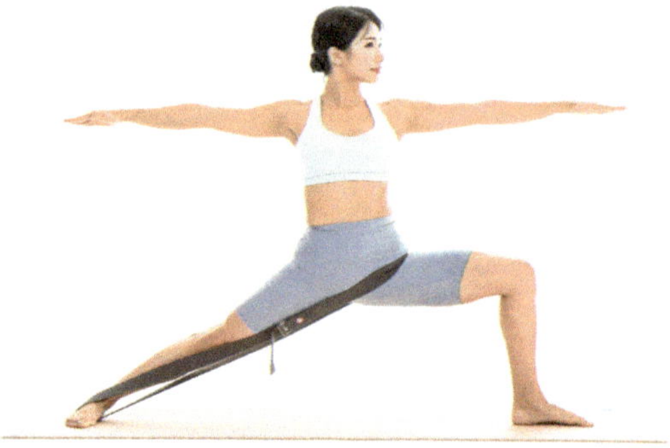

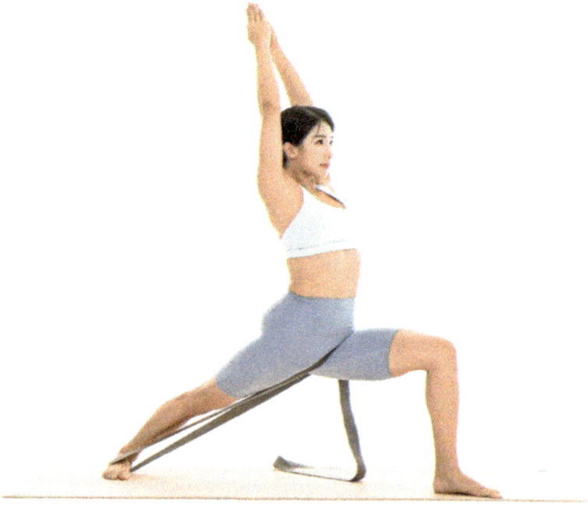

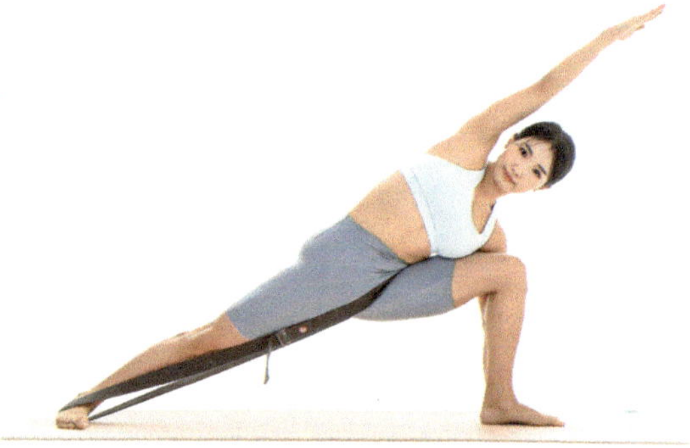

타다아사나로 서서 오른발을 골반너비 3배가 되게 뒤로 보내며 발을 바깥으로 45도 회전한다. 스트랩을 오른 발에 걸고, 왼 고관절에 걸어준 뒤 무릎을 직각으로 접고 팔을 양 옆으로 뻗는다. 팔을 위로 뻗으며 척추를 골반 위로 바르게 세운다. 왼손을 왼 발날 옆을 짚고 오른손은 귀 옆으로 뻗는다. 반대쪽도 같은 방법으로 반복한다.
TIP 동작이 어려우면, 왼 팔꿈치를 허벅지에 올린다.

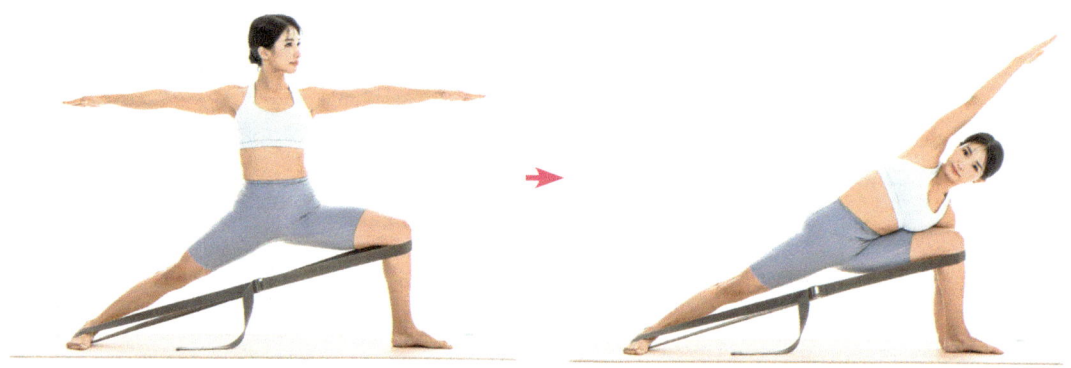

타다아사나로 서서 오른발을 골반너비 3배가 되게 뒤로 보내며 발을 바깥으로 45도 돌린다. 스트랩을 오른발과 왼 무릎에 걸어준 뒤, 왼 무릎을 직각으로 접는다. 팔을 양 옆으로 뻗는다. 왼손으로 왼 발날 옆 바닥을 짚고 오른손을 귀 옆으로 뻗는다. 반대쪽도 같은 방법으로 반복한다.

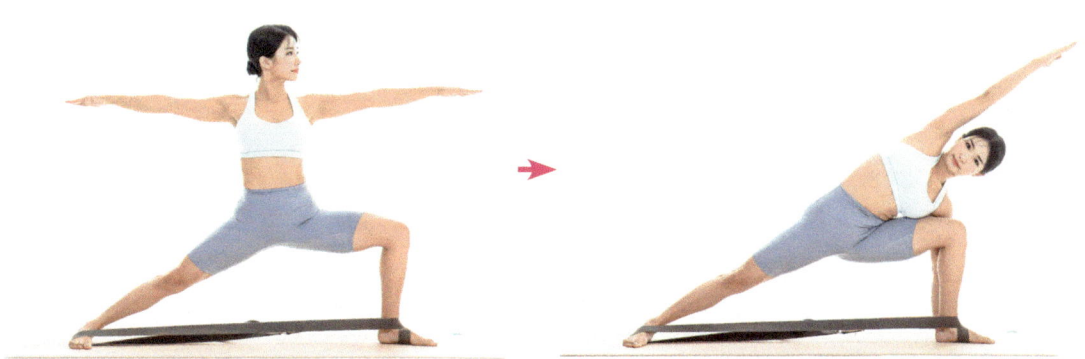

타다아사나로 서서 오른발을 골반너비 3배가 되게 뒤로 보내며 발을 바깥으로 45도 회전한다. 스트랩 고리를 왼발바닥에 아래로 넣어 발목에서 교차하고 고리반대쪽을 오른발에 넣어 발로 밟는다. 왼 무릎을 직각으로 구부리고 팔을 양 옆으로 뻗는다. 왼손은 발날 옆을 짚고 오른손을 귀 옆으로 뻗는다. 반대쪽도 같은 방법으로 반복한다.

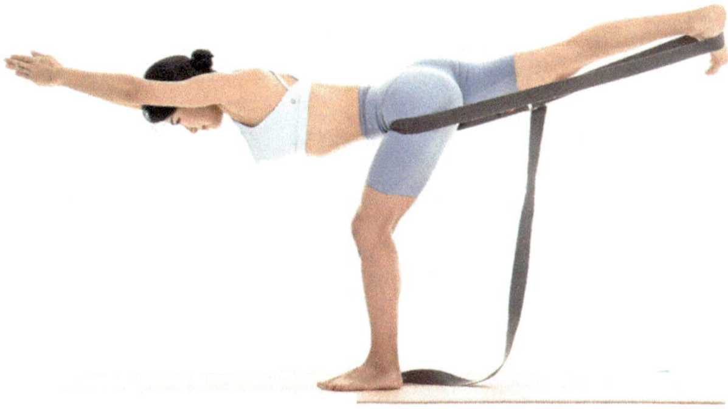

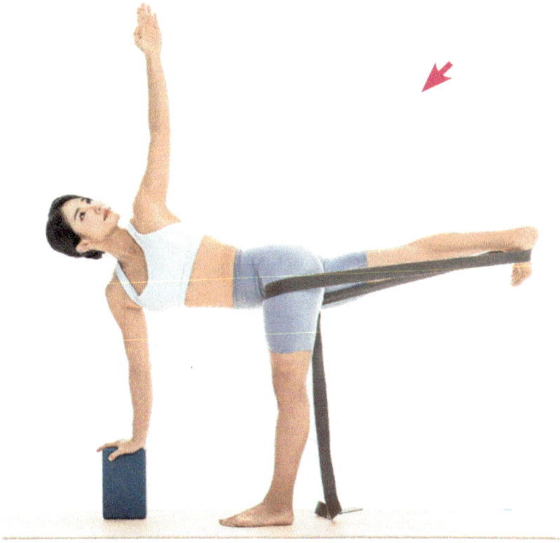

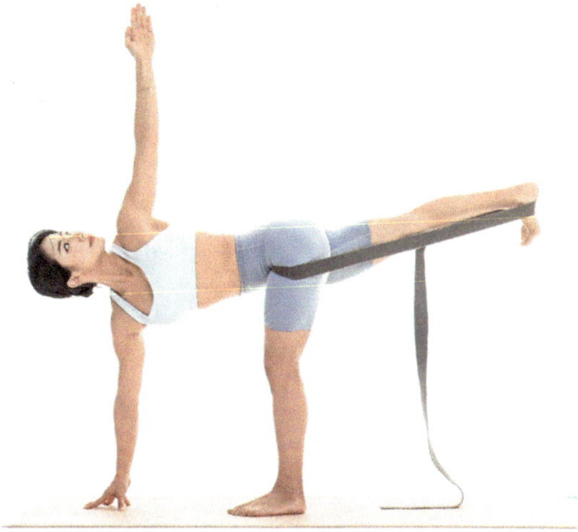

스트랩을 오른 발바닥과 왼 고관절에 건다. 왼 무릎을 살짝 구부리고 오른발을 뒤로 뻗는다. 상체를 바닥과 평행하게 숙이며 손을 합장하여 앞으로 강하게 뻗는다. 어깨 아래에 블록을 3단계로 놓고 두 손으로 잡은 후 왼손을 위로 뻗는다. 블록을 빼고 동작한다. 반대쪽도 같은 방법으로 반복한다.
TIP 골반은 수평을 유지한다.

스트랩을 활용한 아사나

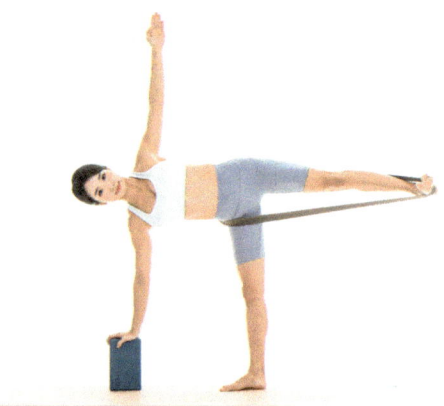

스트랩을 왼발과 오른 고관절에 건다. 오른발 앞에 블록을 3단계로 어깨 아래에 두고 오른손으로 짚고 왼손은 골반을 잡는다. 왼다리를 골반높이로 올려주고 왼손을 위로 뻗는다. 반대쪽도 같은 방법으로 반복한다.
TIP 왼다리를 들었을 때 머리와 가슴, 골반, 발목이 일직선상에 있도록 정렬한다.

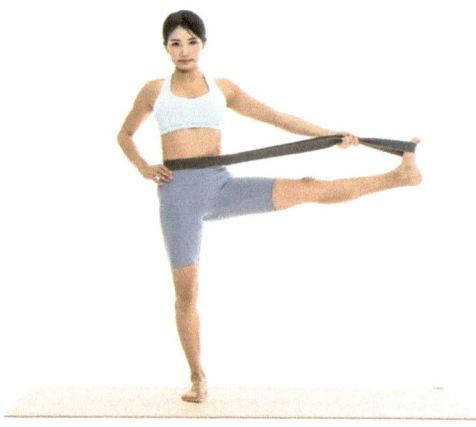

바르게 서서 허리에 스트랩을 걸고 왼발에 건다. 오른손은 골반위에 놓고 왼손으로 스트랩을 잡아 왼다리를 옆으로 뻗는다.
TIP 오른 어깨와 골반과 발목이 수직이며 골반은 수평을 맞춘다. 동작이 어려우면 왼다리를 살짝 구부린다.

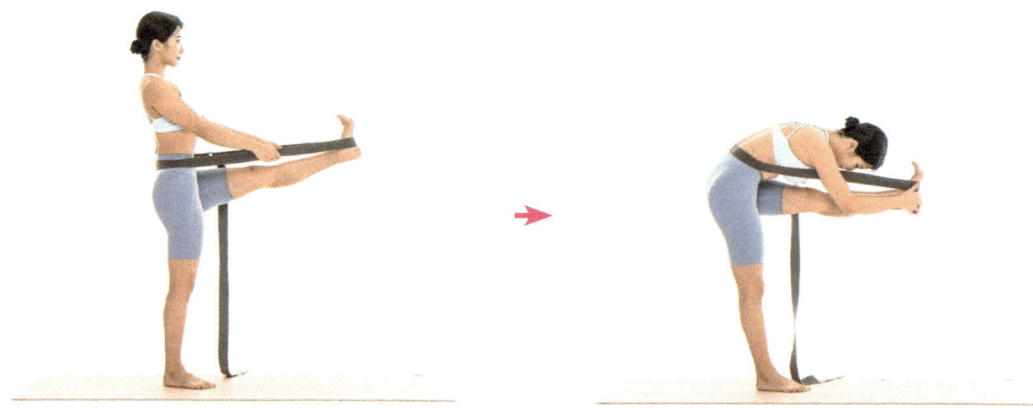

타다아사나로 서서 허리와 왼발바닥에 스트랩을 건다. 양 손으로 스트랩을 잡고 다리를 앞으로 쭉 뻗어 올린다. 손으로 뒤꿈치를 잡고 상체를 왼다리 위로 숙인다. 반대쪽도 같은 방법으로 반복한다.

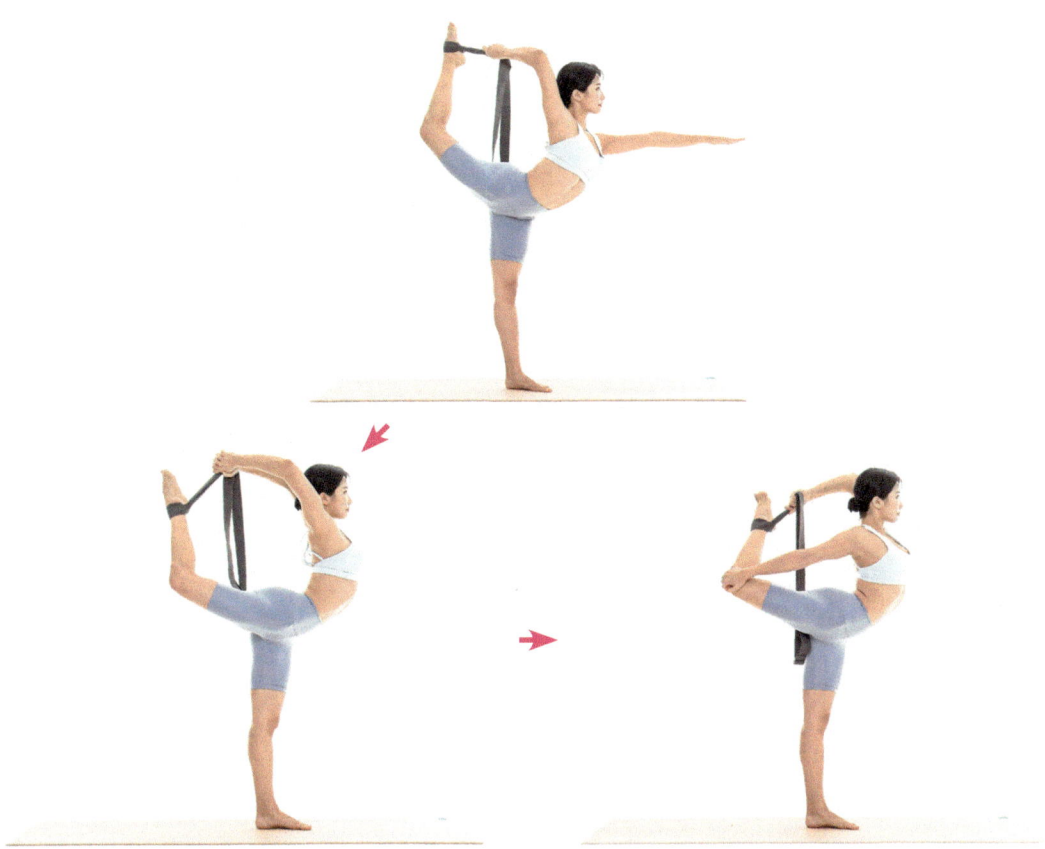

발을 모아 서서 스트랩을 오른 발등에 걸어 오른손으로 짧게 잡는다. 오른 무릎을 뒤로 구부리며 어깨를 돌린다. 왼 무릎을 펴고 왼팔을 어깨 높이에서 앞으로 뻗는다.
왼손을 뒤로 보내 양 손으로 스트랩을 잡는다. 스트랩을 발목으로 이동하여 왼손으로 잡고 오른손을 뒤로 보내 무릎을 잡는다. 반대쪽도 같은 방법으로 반복한다.
TIP 가급적 스트랩을 짧게 잡는 것이 좋지만, 숙련정도에 따라 조절한다.

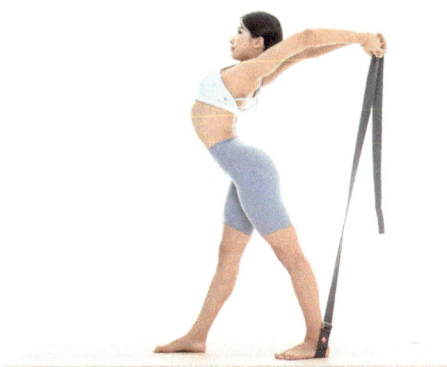

골반너비 1.5배로 왼발을 뒤에 보내며 30도 정도 바깥으로 돌린다. 스트랩 고리를 짧게 만들어 왼 뒤꿈치에 건다. 오른손으로 스트랩을 잡으며 어깨를 돌리고, 왼손을 위로 올려 같이 잡는다. 반대쪽도 같은 방법으로 반복한다.
TIP 왼 뒤꿈치로 스트랩을 강하게 누르다.

스트랩을 활용한 아사나

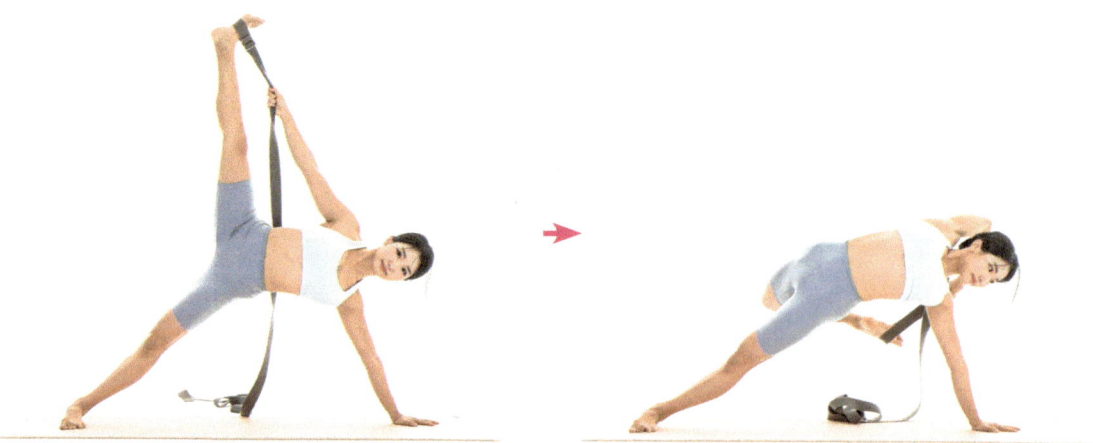

스트랩 고리를 짧게 만들어 오른 발바닥에 걸고 오른손으로 잡는다. 왼손과 왼발로 바닥을 짚고 사이드 플랭크를 한다. 오른 무릎을 접은 후 손과 발을 위로 뻗고 오른손으로 스트랩을 최대한 당긴다. 오른 무릎을 뒤로 접고, 오른 어깨를 회전한다. 발등은 뒤로 밀어내며 오른 팔을 뒤로 뻗는다. 반대쪽도 같은 방법으로 반복한다.
TIP 초보자는 골반을 낮춰 어깨와 손목이 수직이 되도록 정렬을 맞춘다.

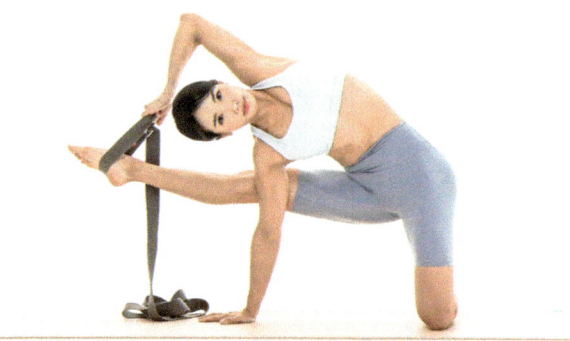

스트랩 고리를 한 뼘 정도로 만들어 왼손으로 잡는다. 기어가는 테이블 자세에서 오른다리를 오른 어깨에 걸고 오른발에 스트랩을 끼운다. 다리를 펴고 왼팔을 머리 뒤로 넘긴다. 반대쪽도 같은 방법으로 반복한다.
TIP 오른손으로 바닥을 잘 지지하며 버티고, 최대한 골반과 가슴을 왼쪽으로 열어 허리를 편다.

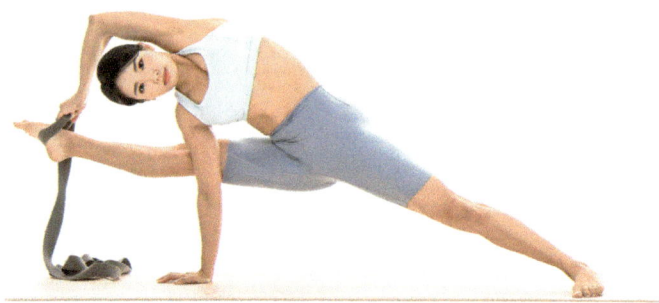

스트랩 고리를 한 뼘 정도로 만들어 왼손에 잡는다. 아도 무카 스바나아사나에서 오른다리를 앞으로 가져와 오른 어깨에 걸고 스트랩을 오른발에 걸어준다. 오른다리를 펴는 동시에 왼쪽으로 가슴을 열어주며 왼팔을 머리 뒤로 넘겨 어깨와 가슴을 연다. 반대쪽도 같은 방법으로 반복한다.
TIP 동작이 어려우면 스트랩의 고리를 길게 만든다. 왼발 안쪽에 힘을 주어 바닥을 강하게 밀어 낸다.

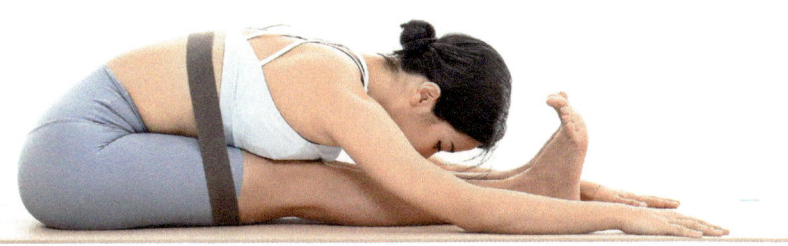

발을 뻗고 앉아 스트랩 고리에 허리와 허벅지를 넣고 상체를 숙이며 내려가 팽팽하게 만들어 복부와 가슴이 다리에 닿게 한다.

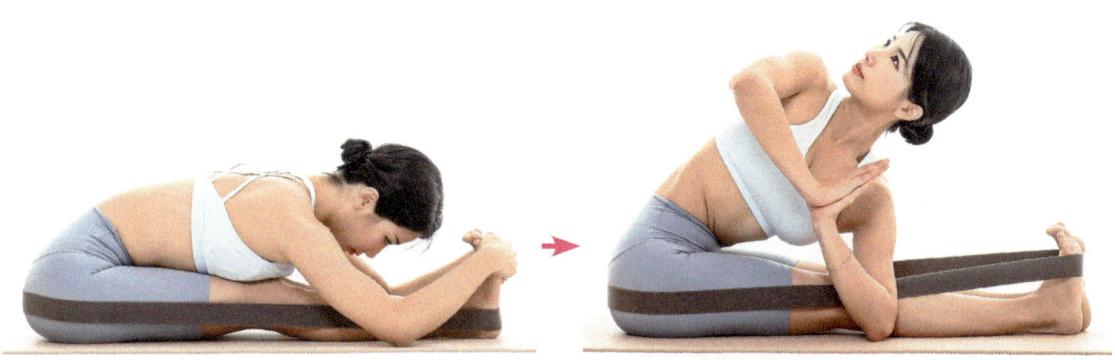

다리를 펴고 앉아서 스트랩 고리를 천골과 발뒤꿈치에 걸어 팽팽하게 조절한다. 상체를 깊이 숙이며 손으로 발바닥을 잡는다. 오른 팔꿈치를 왼 무릎에 바깥으로 놓고 합장하며 상체를 회전한다. 반대쪽도 같은 방법으로 반복한다.

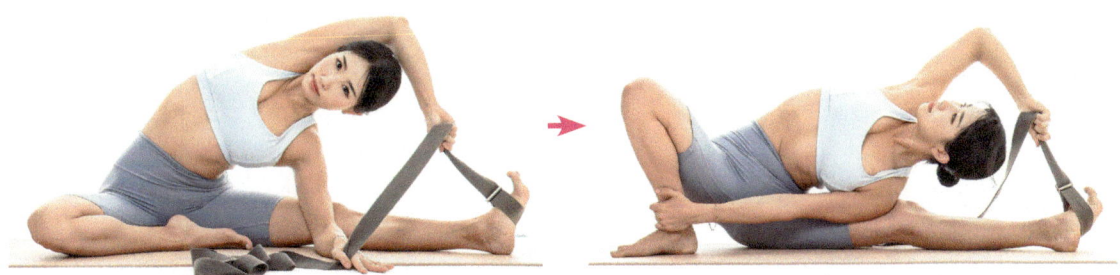

발을 양 옆으로 벌리고 앉아 오른 발바닥을 왼 허벅지에 댄다. 스트랩 고리를 짧게 만들어 왼발에 건다. 오른손을 귀 옆으로 뻗어 스트랩을 잡고, 왼 팔꿈치를 바닥에 놓는다. 오른발을 바닥에 놓아 무릎을 세우고, 왼팔을 뻗어 오른 발목을 잡고 왼 측면으로 더 밴딩한다. 반대쪽도 같은 방법으로 반복한다.

스트랩을 활용한 아사나

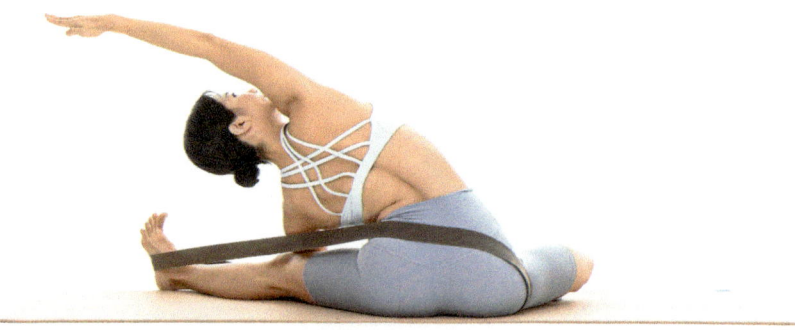

발을 양 옆으로 벌리고 앉아 오른 발바닥을 왼 허벅지에 댄다. 스트랩을 왼발과 오른 엉덩이 바깥쪽을 걸어 고리를 만들어 팽팽하게 만든다. 왼 팔꿈치를 다리 안쪽에 놓고 오른손을 귀 옆으로 쭉 뻗으며 고개를 돌려 시선은 위를 향한다. 반대쪽도 같은 방법으로 반복한다.

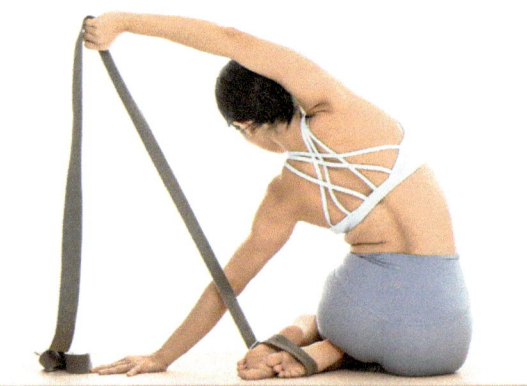

무릎을 꿇고 앉아 엉덩이를 오른쪽 바닥에 놓는다. 스트랩 고리를 짧게 만들어 두 발을 넣고 묶는다. 왼손을 발 옆 바닥을 짚고 오른손으로 스트랩을 잡아 귀 옆으로 뻗는다. 왼손으로 바닥을 밀어내며 팔을 편다. 반대쪽도 같은 방법으로 반복한다.

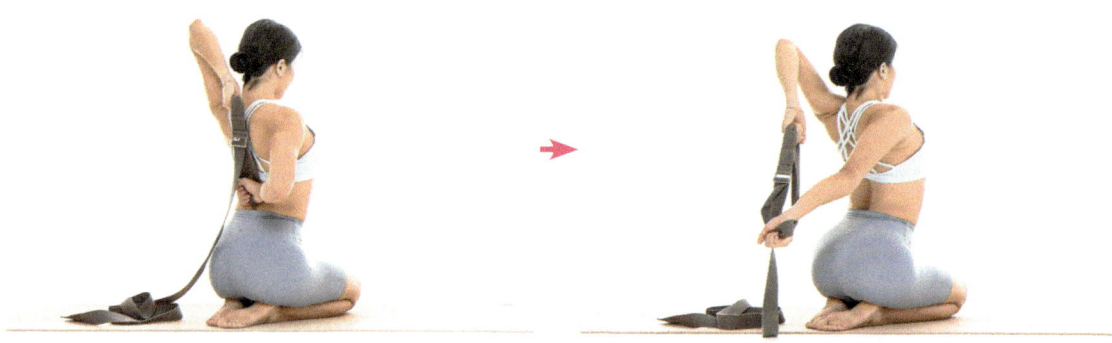

무릎을 꿇고 앉아 스트랩 고리를 한 뼘 정도의 길이로 만든다. 왼손으로 스트랩을 잡아 머리 뒤로 넘기고 오른손은 등 뒤로 보내 스트랩을 잡는다. 팔을 등에서 떼어내며 뒤로 멀리 보낸다. 반대쪽도 같은 방법으로 반복한다.
TIP 스트랩 길이 조절하며 난이도를 높인다. 가능하면 오른팔을 쭉 편다.

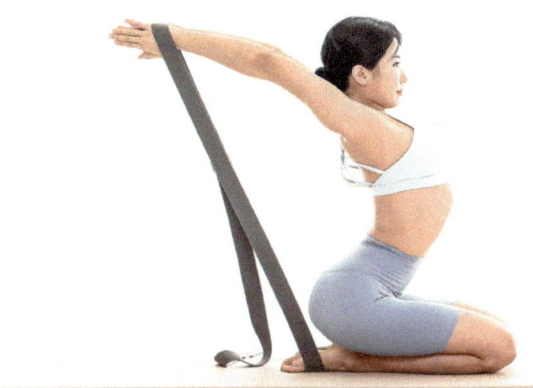

무릎을 꿇고 앉아 스트랩 고리를 어깨너비 3배 정도로 만들어 발등아래 두고 손목에 끼워 손을 위로 쭉 펴서 뒤로 넘긴다.
TIP 스트랩 길이 조절하며 난이도를 높인다.

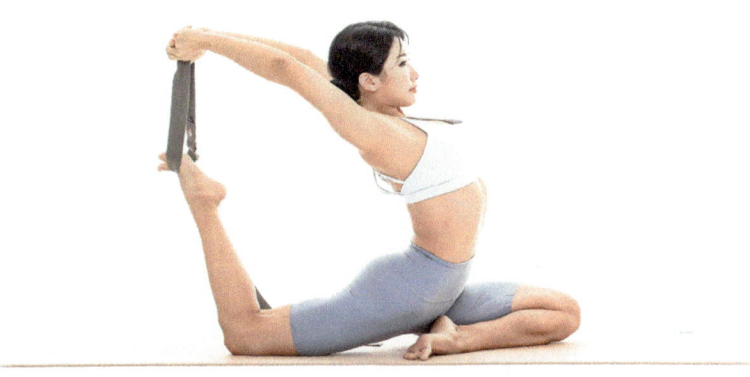

스트랩 고리를 한 뼘 정도로 만들어 오른손으로 잡고 왼 정강이를 몸 앞에 놓고, 오른다리를 뒤로 뻗는다. 오른 무릎을 구부려 스트랩을 발에 끼우고, 팔을 회전한다. 왼손도 위로 뻗어 스트랩을 잡으며 양 손은 깍지를 낀다. 반대쪽도 같은 방법으로 반복한다.

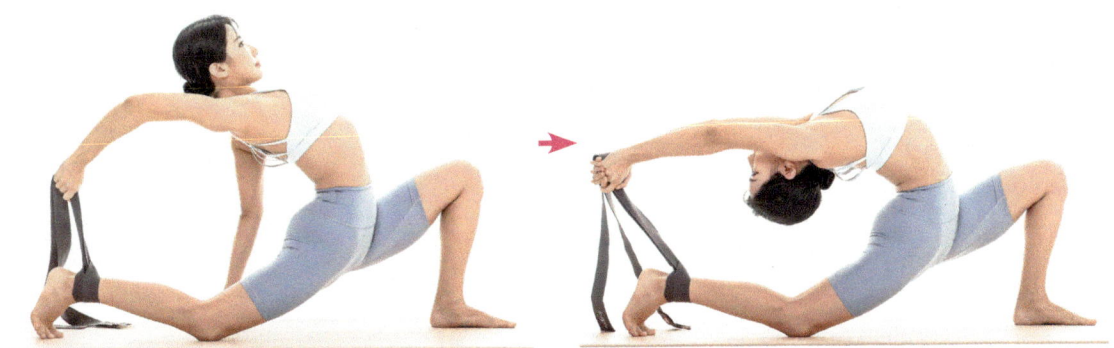

오른 발목에 스트랩 고리를 끼운다. 아도 무카 스바나아사나에서 왼발을 손 사이로 보내고 오른 무릎은 바닥에 댄다. 오른손으로 스트랩을 잡아 팔을 뒤로 돌린다. 팔을 뒤로 펴면서 발을 바닥과 가깝게 내린다. 왼손으로 오른 허벅지 옆 바닥을 짚는다. 왼손을 위로 뻗어 스트랩을 잡으며 깍지를 끼고, 발을 바닥으로 내린다. 반대쪽도 같은 방법으로 반복한다.
TIP 가능하면 스트랩을 짧게 잡는다.

스트랩을 활용한 아사나

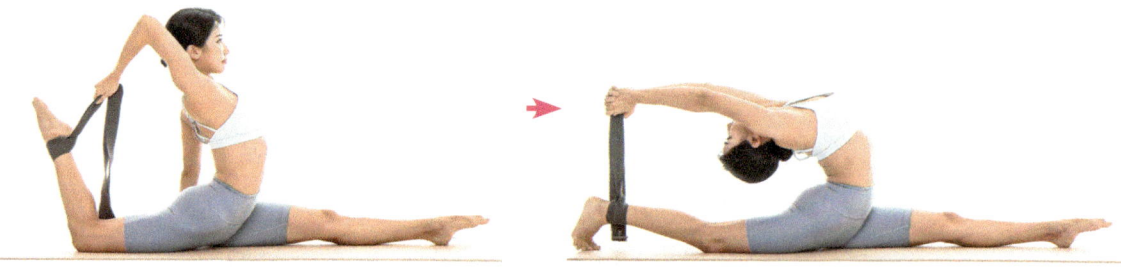

오른 발목에 스트랩 고리를 걸고 왼 다리를 앞으로 뻗어 하누만아사나를 한다. 오른손으로 스트랩을 잡아 어깨를 돌리고 왼손은 바닥을 짚는다. 왼손을 위로 뻗어, 양 손으로 스트랩을 잡아 깍지를 끼고 팔을 뻗으며 발을 천천히 바닥을 향해 내린다. 반대쪽도 같은 방법으로 반복한다.

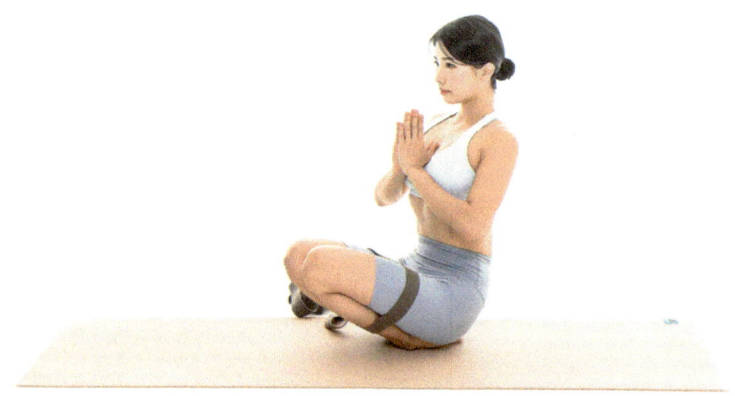

무릎을 꿇고 앉아 스트랩 고리 안에 허벅지와 정강이를 넣고 조인다. 손으로 바닥을 짚고 무릎을 들어 올린다. 중심이 잡히면 가슴 앞에 합장한다.
TIP 동작이 어려우면 무릎 사이를 살짝 벌린다.

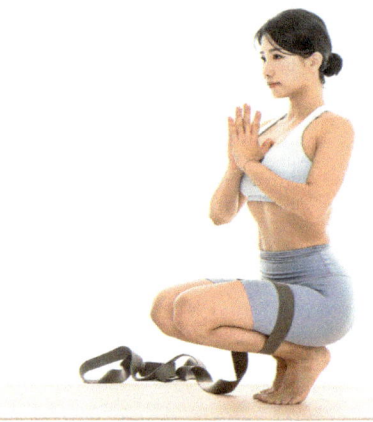

무릎을 꿇고 앉아 스트랩 고리 안에 허벅지와 정강이를 넣고 조인다. 손을 무릎 옆 바닥을 짚으며 무릎을 들어 올리고 허리를 펴서 가슴 앞에 합장한다.
TIP 중심 잡기 힘들면 무릎 밑에 블록을 깔아준다. 발가락으로만 중심을 잡는다.

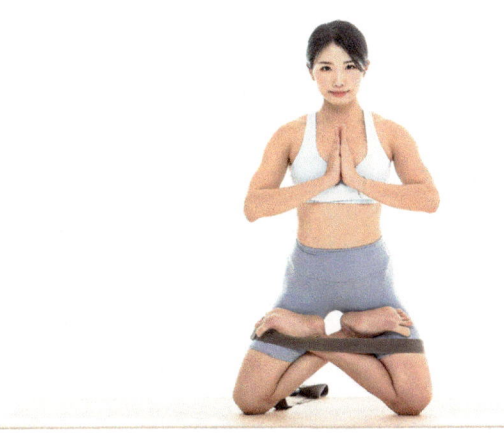

파드마아사나로 앉아 스트랩 고리를 허벅지 중앙에 끼워 길이를 조절한 후 손을 무릎 앞에 있는 바닥에 놓는다. 손으로 바닥을 누르며 엉덩이를 들어 무릎을 바닥에 댄다. 중심이 잡히면 가슴 앞에서 합장한다. 반대쪽도 같은 방법으로 반복한다.
TIP 동작이 어려우면 아르다 파드마아사나로 동작을 한다.

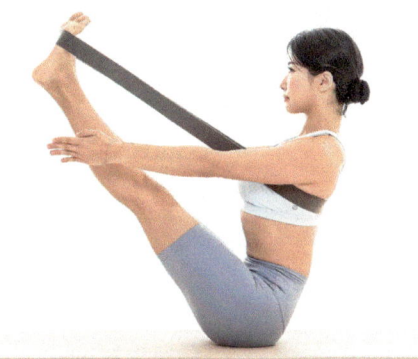

스트랩 고리를 다리 길이로 만들고 매트에 앉아 다리를 구부린다. 스트랩 고리를 몸에 끼워 견갑골 아래와 발바닥에 껴준다. 다리를 들어 올리고 상체를 펴며 팔을 앞으로 뻗는다.
TIP 스트랩은 무릎을 폈을 때 팽팽하게 조절한다. 손을 엉덩이 옆 바닥을 짚고 다리만 펴도 된다.

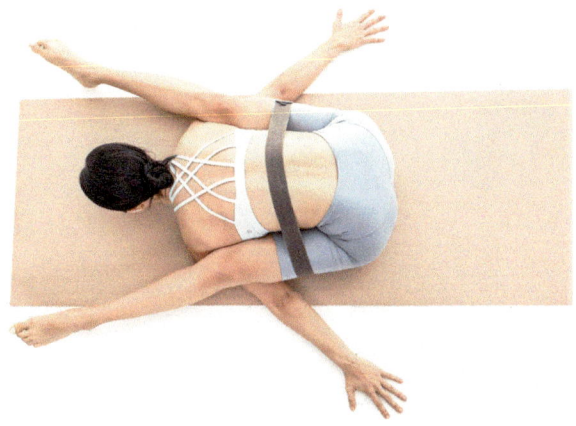

무릎을 골반너비보다 넓게 벌려 발바닥을 매트에 놓고 앉는다. 스트랩 고리를 어깨 너비보다 길게 만들어 엉덩이 아래로 넣어서 등과 허벅지 뒤에 끼운다. 어깨를 무릎 안으로 깊게 넣고 손바닥을 바닥을 짚는다. 다리를 뻗으며 턱과 어깨를 바닥에 댄다.

스트랩을 활용한 아사나

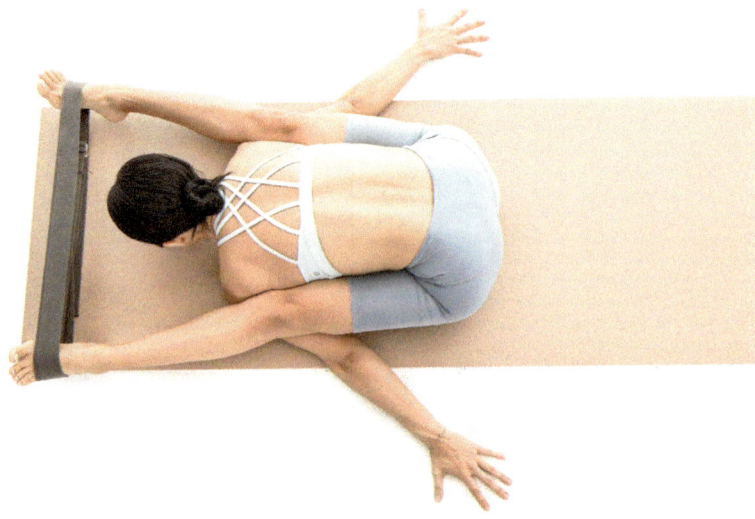

무릎을 골반너비보다 넓게 벌리며 앉아 스트랩 고리를 발등에 걸어준다. 상체를 숙이며 어깨를 무릎 안으로 깊게 넣고 양 손바닥을 엉덩이 옆 바닥을 짚는다. 다리를 뻗으며 턱과 어깨를 바닥에 댄다.

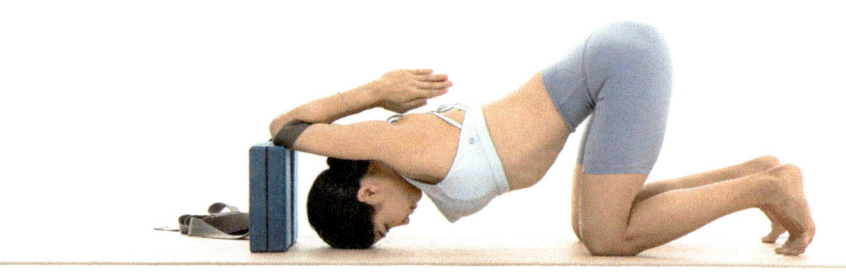

무릎 꿇고 앉아서 스트랩 고리를 어깨너비로 만들어 팔꿈치 바로 위에 넣고 테이블 자세를 한다. 블록 2개를 3단계로 세워 놓고 팔꿈치를 블록 위에 올리며 머리를 팔 사이로 넣어 바닥에 댄다.
TIP 동작이 어려우면 팔꿈치 간격을 넓히거나 또는 무릎을 앞으로 이동한다.

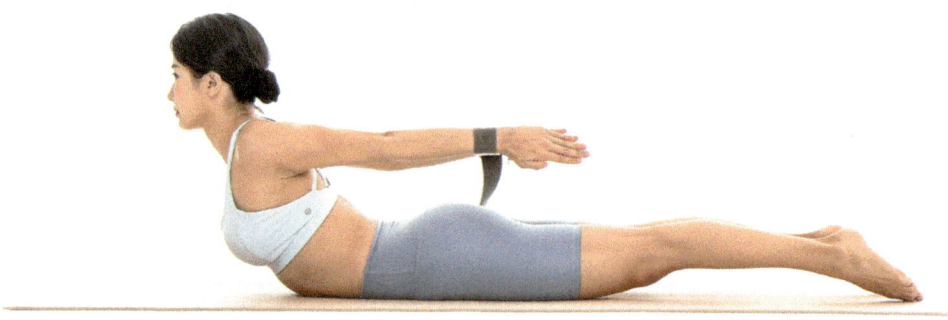

스트랩 고리를 어깨너비 보다 조금 작게 만들어 양쪽 손목에 걸고 배를 대고 엎드린다. 발을 뒤로 뻗으며 손을 어깨 높이까지 올린다.
TIP 동작이 힘들면 스트랩 고리를 조절한다.

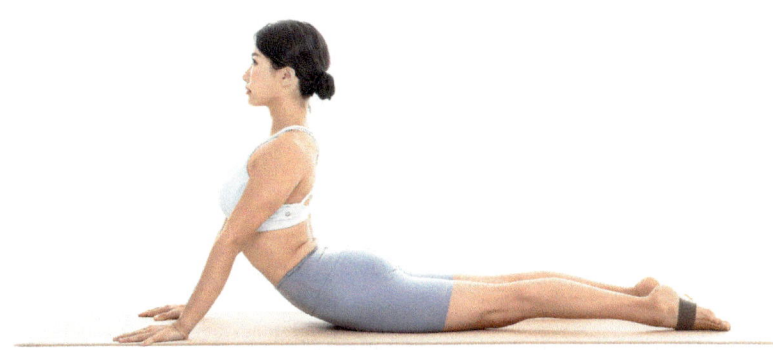

스트랩 고리를 골반너비로 만들어 발등을 걸고 배를 대고 엎드린다. 손은 가슴 옆 바닥을 짚는다. 손으로 바닥을 밀어내 상체를 들어 올리고 발등으로 바닥을 누른다.

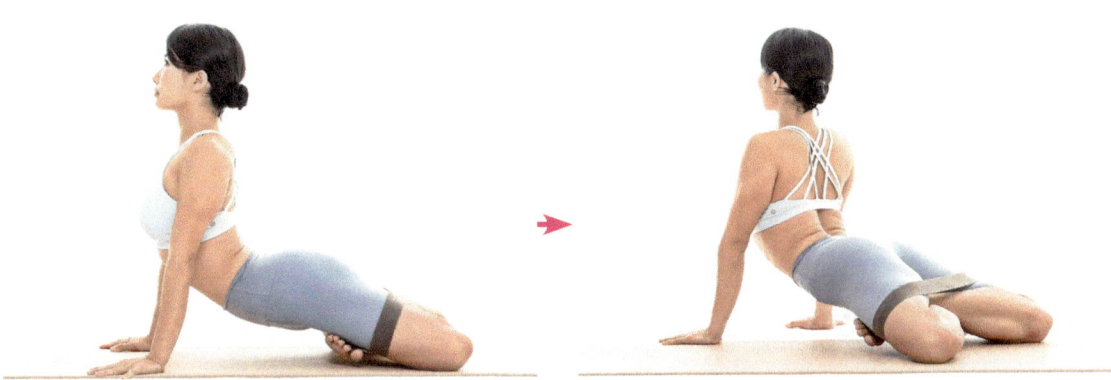

파드마아사나로 앉아 허벅지 중앙에 스트랩을 걸어 고리를 만들고 엎드린다. 손을 가슴 옆에 두어 바닥을 누르며 상체를 일으킨다. 반대쪽도 같은 방법으로 반복한다.
TIP 동작이 어려우면 아르다 파드마아사나로 동작을 한다.

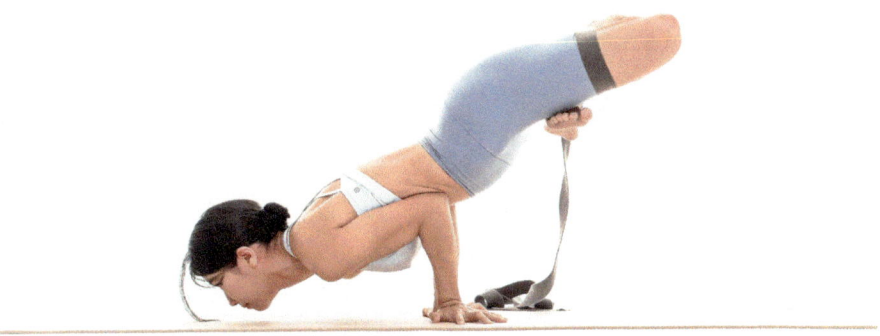

파드마아사나로 앉아 스트랩 고리를 허벅지 중앙에 끼우고, 손가락을 펼쳐 아래를 향해 돌려주며 팔꿈치를 모아준다. 상체를 앞으로 이동하며 복부를 팔꿈치에 얹어주며 다리를 들어 올린다. 반대쪽도 같은 방법으로 반복한다.

스트랩을 활용한 아사나

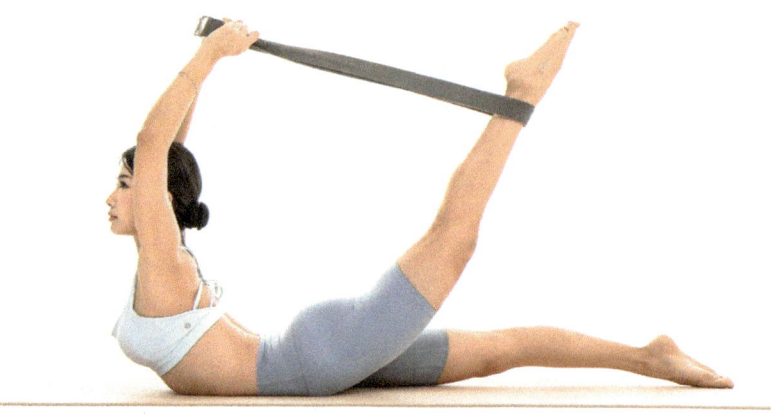

배를 대고 엎드려서 스트랩을 왼 발목에 건다. 왼손으로 스트랩을 잡고 어깨를 회전하며 위로 뻗고 다리도 함께 들어 올린다. 오른손으로 스트랩을 잡아 깍지를 낀다. 반대쪽도 같은 방법으로 반복한다.

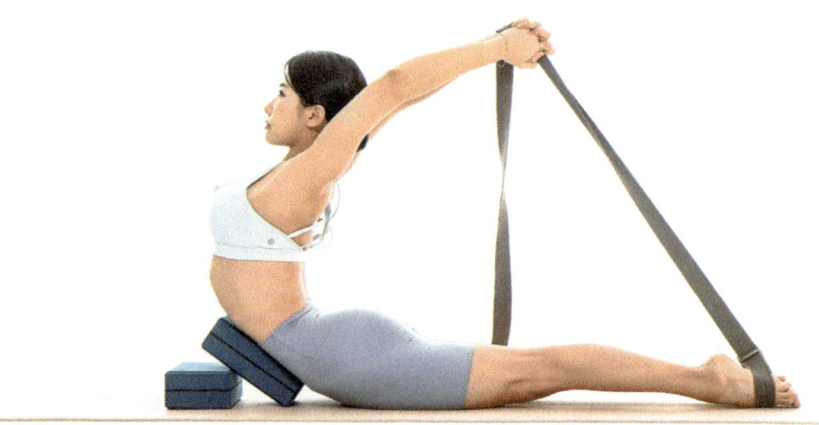

블록 1개는 1단계로 놓고 그 위에 블록 한 개 비스듬하게 놓는다. 스트랩 고리에 발을 끼우고 블록 위에 배를 대고 엎드리며 손은 블록 옆 바닥을 짚는다. 왼손을 뒤로 보내 스트랩을 잡아 어깨를 회전하여 위로 뻗고 오른 손도 위로 보내 스트랩을 잡아 깍지를 낀다. 발등을 바닥으로 내려 쭉 뻗는다. 반대쪽도 같은 방법으로 반복한다.

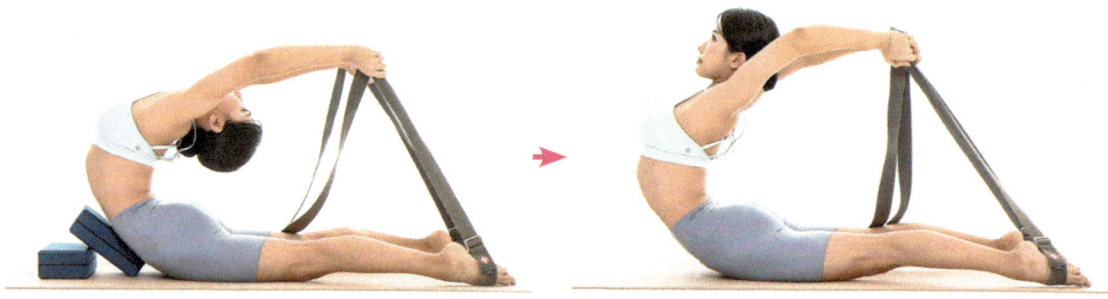

스트랩 2개를 짧게 고리를 만들어 발등에 각각 걸어준다. 오른손으로 오른발, 왼손으로 왼발에 걸린 스트랩을 잡고 어깨를 돌린다. 발을 바닥으로 내리며 팔을 쭉 뻗어 준다. 가능하면 블록을 빼고 동작을 한다.

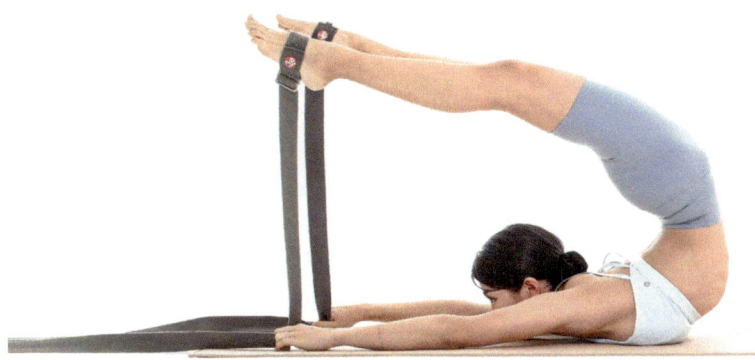

스트랩 2개를 각각 한발씩 걸고 테이블 자세를 한다. 턱과 가슴을 바닥에 대며 무릎을 들어 한발씩 위로 올리고 손을 앞으로 뻗는다. 바닥으로 내려온 스트랩을 잡아 팔과 다리를 뻗는다.

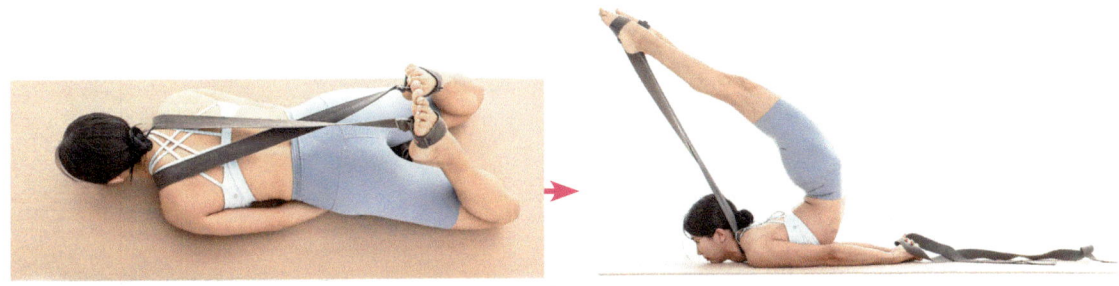

스트랩 2개를 각각 한발씩 걸고 배를 대고 엎드려 오른발 스트랩은 왼 어깨로, 왼발 스트랩은 오른 어깨로 보내 양손으로 함께 잡아 치골에 댄다. 스트랩을 손으로 잡아당기며 다리를 위로 올려 뒤로 넘긴다.
TIP 발은 골반너비를 유지한다.

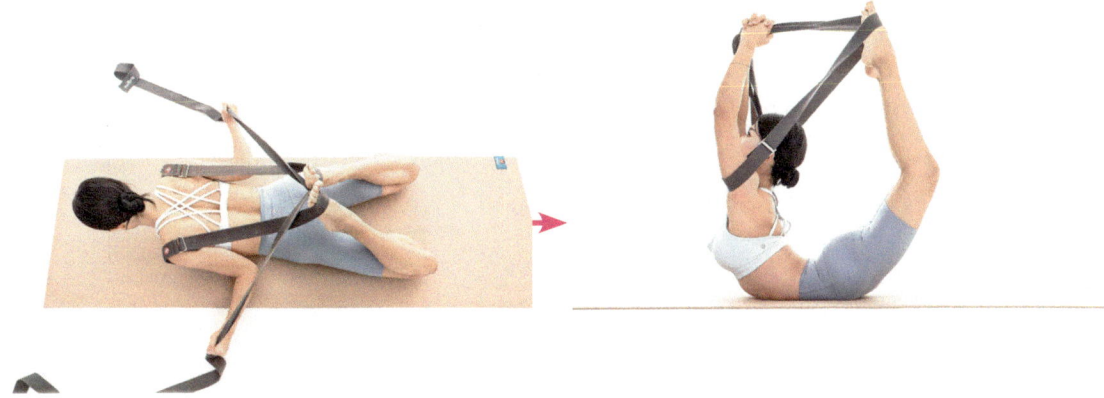

스트랩 2개를 각각 작은 고리로 만들어 어깨에 끼우고 배를 대고 엎드린다. 스트랩을 같은 쪽 발등에 걸어 손으로 잡는다. 이때 스트랩은 발등 밖에서 안으로 걸어 준다. 스트랩을 당기며 상체와 하체를 들어 올린다. 손을 위로 뻗으며 깍지를 끼고 다리도 위로 들어준다.

스트랩을 활용한 아사나

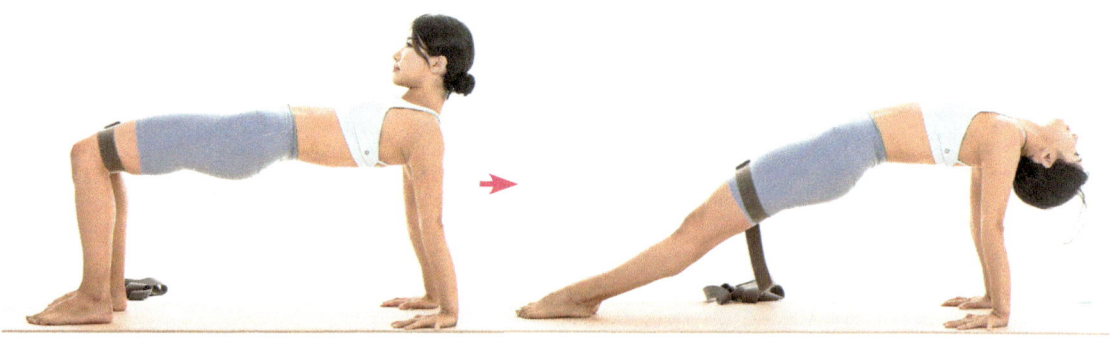

발바닥을 바닥에 대고 앉아 스트랩을 허벅지에 골반너비로 끼운다. 손가락이 발을 향하게 엉덩이 뒤를 짚고 골반을 들어 올린다. 무릎을 쭉 펴고 머리를 뒤로 보낸다.

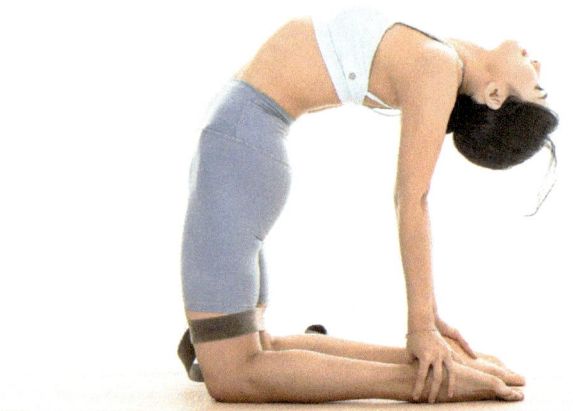

무릎을 꿇고 앉아 스트랩을 허벅지에 골반너비로 끼우고 엉덩이를 든다. 골반을 밀며 손으로 발목을 잡는다.

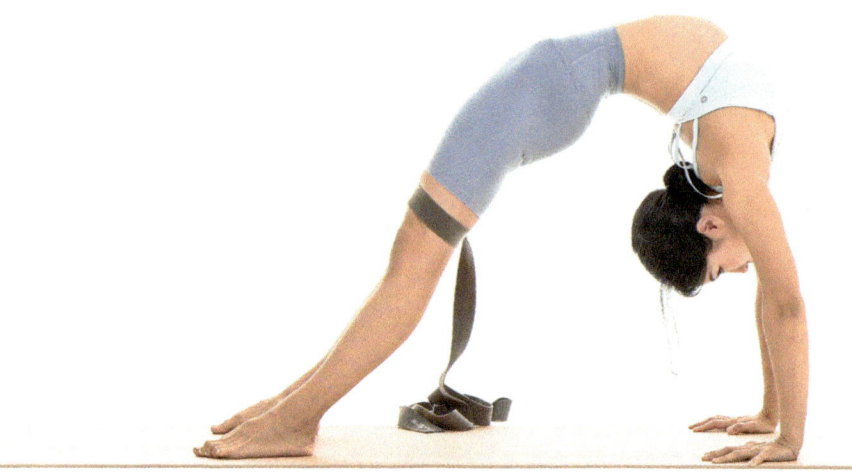

스트랩을 허벅지에 골반너비로 끼우고 등을 대고 누워 무릎을 세운다. 손가락이 어깨를 향하게 하여 귀 옆 바닥을 짚고, 몸을 들어올린다.

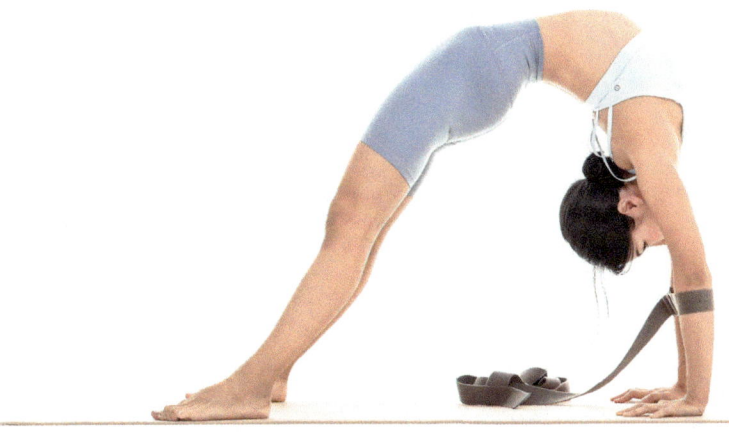

등을 대고 누워 무릎을 접고 어깨너비로 스트랩 고리를 만들어 팔꿈치 아래 끼운다. 손가락이 어깨를 향하게 하여 귀 옆 바닥을 짚고, 몸을 들어올린다.

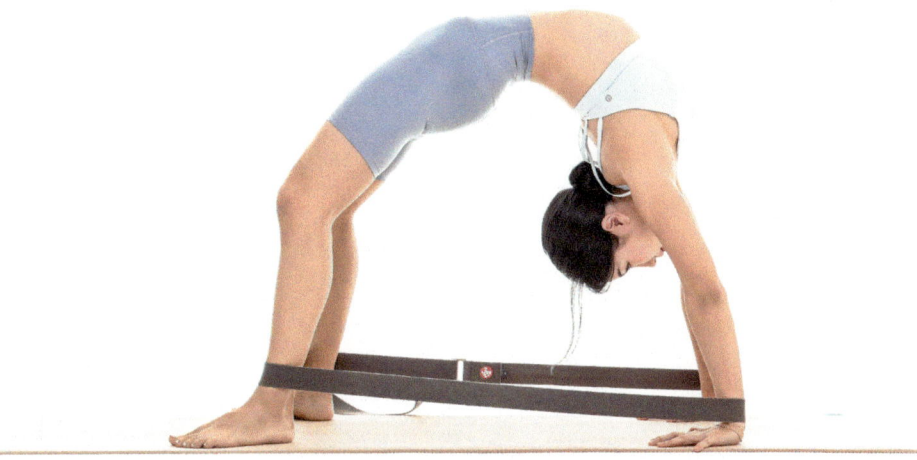

무릎을 접고 앉아 스트랩 고리를 길게 만들어 발목에 걸고 다른 쪽은 어깨가까이 두며 눕는다. 손가락이 어깨를 향하게 하며 손목에 스트랩을 걸어 귀 옆을 짚고 몸을 들어 올린다.

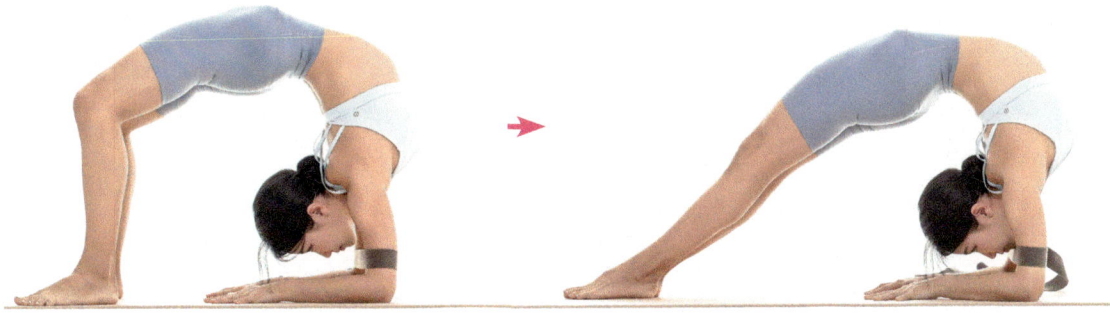

스트랩을 어깨너비로 팔꿈치 위에 걸고 등을 대고 누워 골반너비로 벌려 무릎을 접는다. 손가락이 어깨를 향하게 귀 옆 바닥을 짚고 몸을 들어올린다. 정수리를 바닥에 놓고 팔꿈치를 바닥에 대며 머리를 들어 손 사이를 바라본다. 발로 바닥을 밀며 무릎을 편다.

스트랩을 활용한 아사나

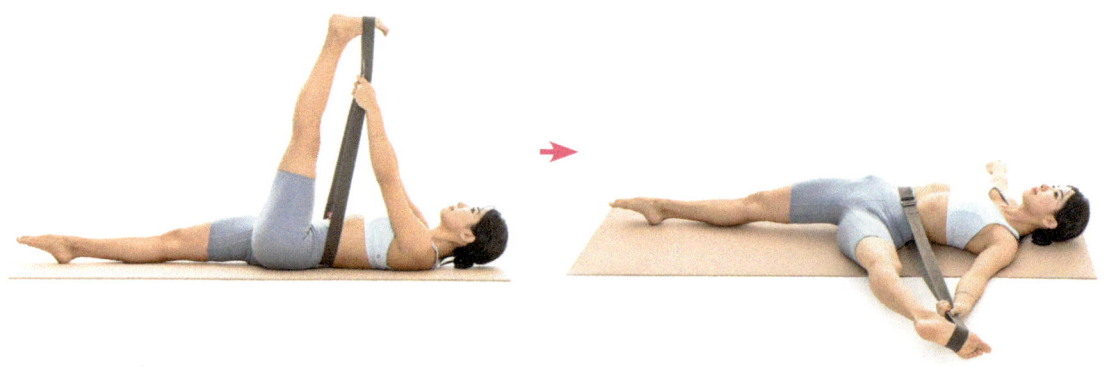

스트랩 고리를 다리 길이로 만들어 허리에 끼우고 등을 대고 누워 무릎을 구부린다. 왼발에 스트랩을 걸고 위로 뻗어주며 오른 무릎은 바닥으로 뻗는다. 손으로 스트랩을 잡아 몸 가까이 당긴다. 손을 풀어 오른손은 어깨와 수평하게 바닥으로 뻗고, 왼 다리는 옆으로 벌리며 손으로 스트랩을 잡아당긴다. 반대쪽도 같은 방법으로 반복한다.
TIP 동작이 어려우면 왼 무릎을 살짝 구부린다.

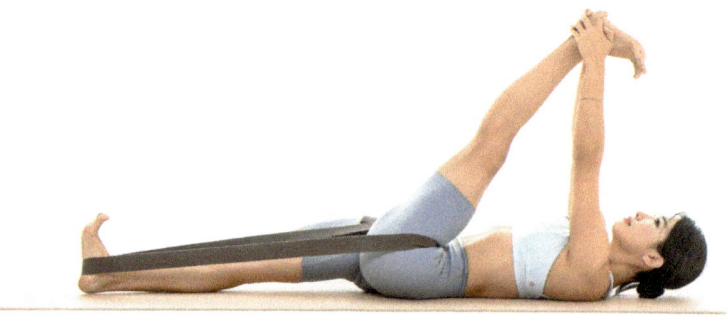

스트랩 고리를 다리 길이로 만들어 왼 고관절과 오른발바닥에 걸고 등을 대고 눕는다. 왼발을 위로 뻗어 손으로 뒤꿈치를 잡아 몸 쪽으로 당긴다. 반대쪽도 같은 방법으로 반복한다.

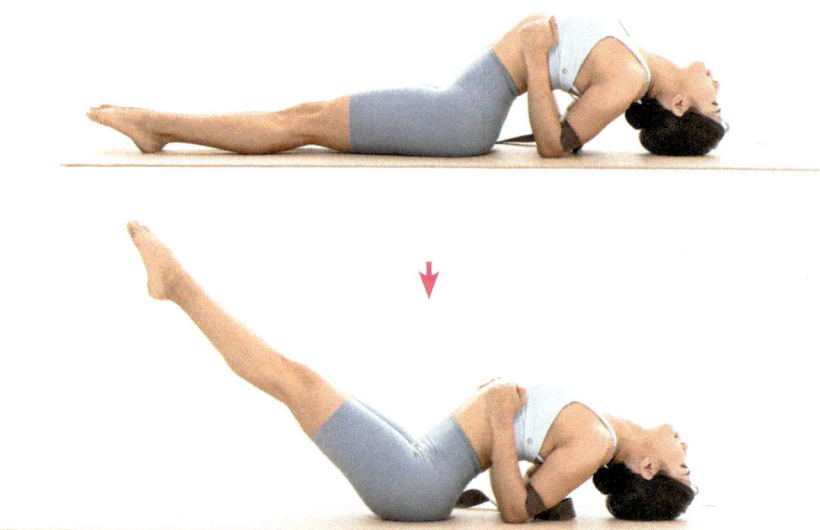

스트랩 고리를 어깨 너비로 만들어 등 뒤에서 팔꿈치 위에 걸어주고 발을 뻗으며 등을 대고 눕는다. 팔꿈치를 바닥에 대고 밀면서 가슴을 들어 올리고 머리를 뒤로 젖힌다. 다리를 위로 45도 올린다.

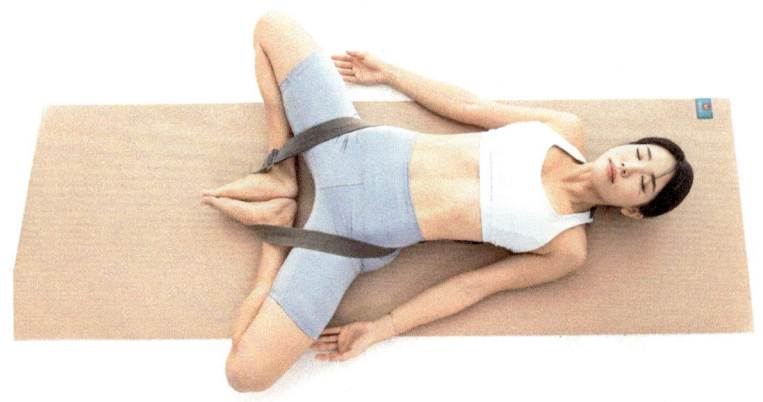

발바닥을 붙이며 앉아 스트랩을 골반과 발날에 걸어주며 발을 몸 쪽으로 당긴다. 팔꿈치를 바닥에 대며 천천히 눕는다.
TIP 스트랩 당김이 심하거나 허리가 꺾이는 느낌이 들면, 발을 가슴 쪽으로 당겨 스트랩을 조절한다. 어깨와 다리의 긴장을 풀며 골반을 편안하게 휴식 한다

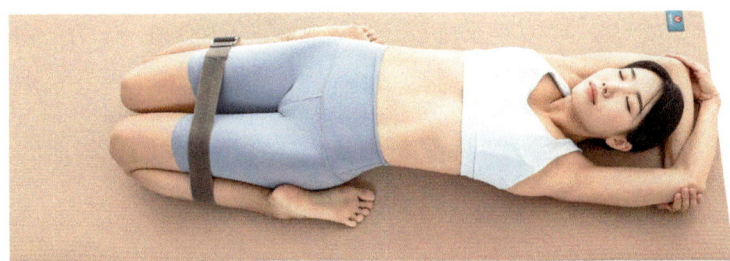

종아리 사이로 엉덩이를 대며 앉아 허벅지와 정강이에 스트랩을 끼운다. 팔꿈치를 대고 천천히 눕는다. 머리 위에 팔을 뻗어 팔꿈치를 잡는다.
TIP 허리가 꺾이지 않도록 복부를 당기고 꼬리뼈를 말아준다. 동작이 어려우면 앉아서 한다.

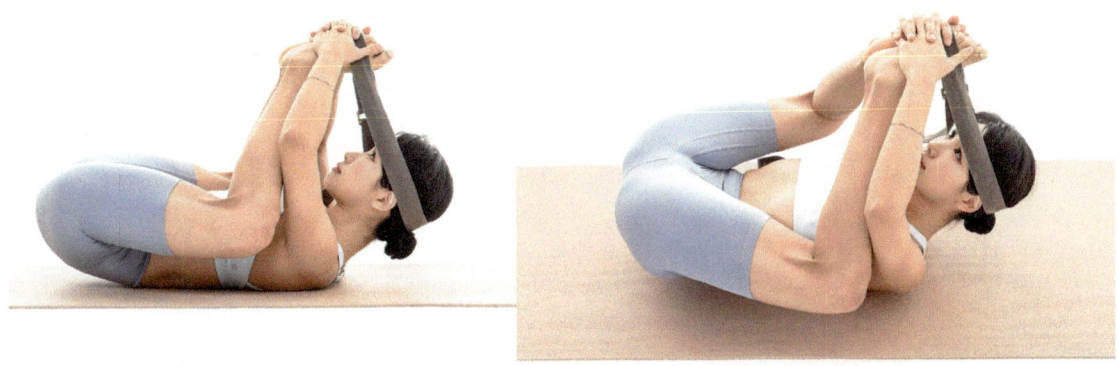

스트랩 고리를 두 뼘 정도의 길이로 만들어 발을 넣고 등을 대고 눕는다. 발날을 잡고 얼굴가까이 발을 가져와 스트랩에 뒤통수를 끼운다. 가능하면 발을 이마에 댄다.
TIP 골반을 눌러 바닥에서 뜨지 않게 한다. 머리를 가급적 바닥에 내린다.

채선비

체어를 활용한 후굴 시리즈
(Back Bending Series)

@chae_sunbi

울루루요가 수내점 원장
국제 요가 명상협회 경기도회장
2018년 홍콩요가 컨퍼런스 참여
2018년 카카오 기업특강 참여
2022 KAPA PEOPLE ON THE MOOD 요가클래스
2022 제주 그랜드 Wake up retreat 요가클래스

빈야사 RYT200
시네마 코칭 (입문,초급,중급,고급)
더플로우요가 Lv 1 ,2
마하하타요가 Lv 1, 2
히말라야빈야사 Lv 1 ,2

마음의 움직임을 제어하는 것이 바로 요가 입니다.
요가는 단순히 몸에만 작용하는 운동이 아닙니다.
정확한 동작을 올바르게 익히고, 매트 위에서 호흡과 동작을 이어 나갈 때
몸은 땀에 흠뻑 젖을 것입니다.
그 기쁨 안에서, 마음을 제어 할 수 있는 평정심은 자연스레 찾아오고,
그 평정심은 매트 밖 일상생활까지 변화를 선물 할 것입니다.
곧, 마음 움직임의 제어는 아사나(요가동작)수행으로부터 시작됩니다.

체어를 활용한 후굴 시리즈(Back Bending Series)

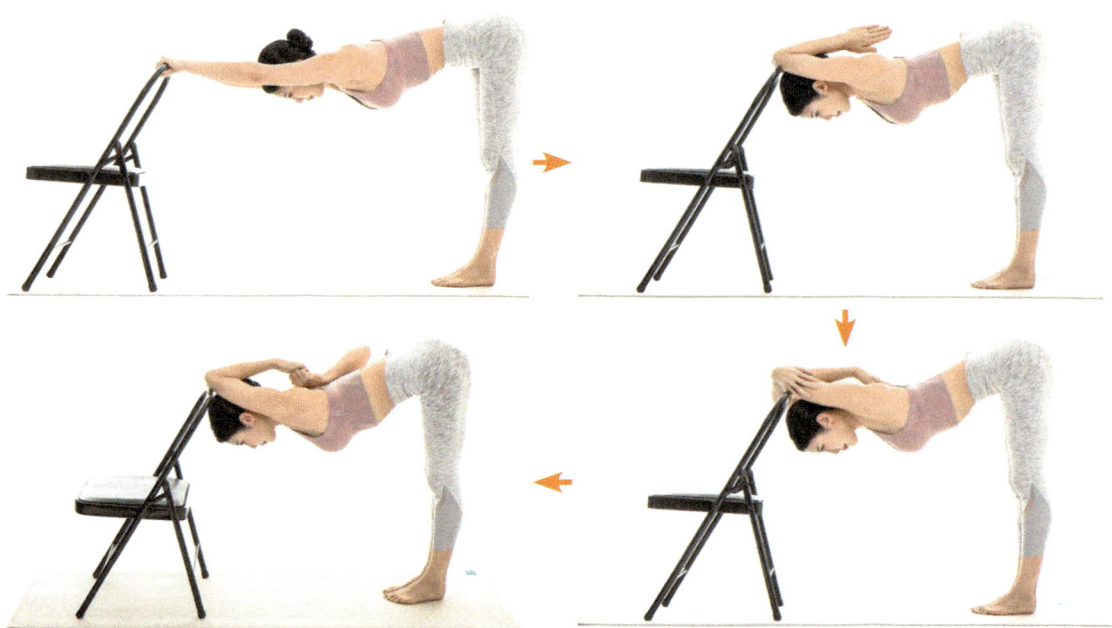

체어 뒤에 서서 다리를 골반너비로 벌린다. 체어 등받이를 어깨너비로 잡고 팔을 쭉 펴서 천천히 가슴을 바닥으로 내린다. 팔꿈치를 접어 등받이에 대고 손을 합장하여 등 뒤로 보낸다. 오른손으로 왼 팔꿈치를 잡아 등받이에 놓고 왼손을 견갑골에 대며 가슴을 바닥으로 내린다. 오른팔을 등 뒤로 보내 깍지를 낀다. 반대쪽도 같은 방법으로 반복한다.
TIP 골반과 발목을 수직으로 놓는다. 동작이 어려우면 무릎을 살짝 구부리고 접근한다.

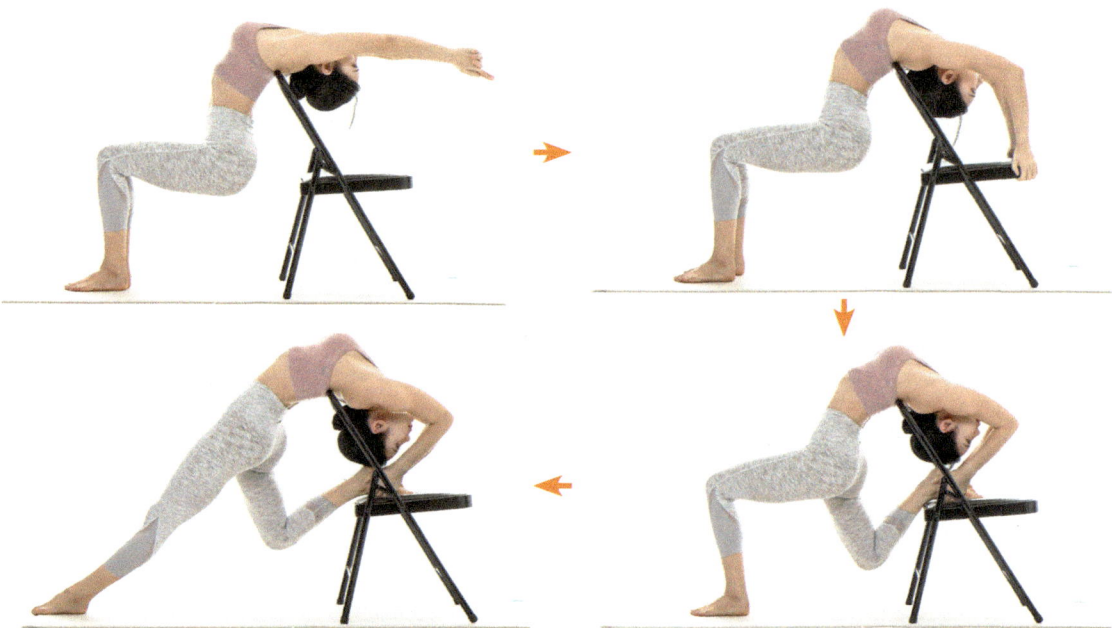

체어 뒤에 등을 대고 선다. 등받이에 견갑골 끝부분을 대고, 등을 기대며 두 팔을 머리위로 쭉 편다. 손으로 체어 앉는 부분 앞 모서리를 잡고 백밴딩 한다. 가능하면, 오른발을 앉는 부분에 올려 손으로 잡고, 왼다리를 편다.
TIP 엉덩이를 바닥과 가깝게 내려주며 허리를 오목하게 만든다. 만약 목이 아프면 머리를 넘기지 않고 정면을 바라본다. 스트랩을 사용한다.

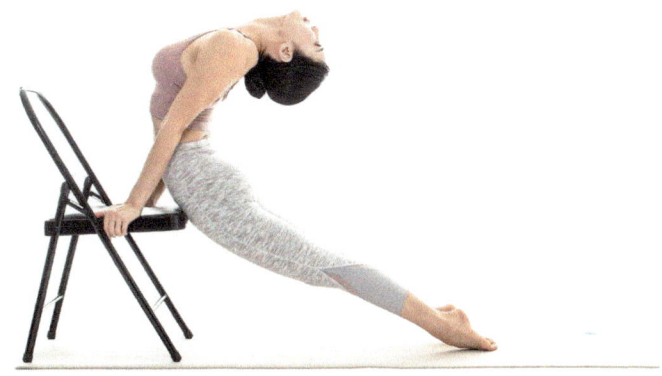

체어를 마주보고 서서 손으로 앉는 부분 옆을 잡는다. 골반을 밀어 앞 모서리에 가깝게 한 후 가슴을 위로 열어주며 백밴딩한다.
TIP 허벅지와 엉덩이에 힘을 준다. 어깨를 뒤로 밀어 견갑골을 모아준다.

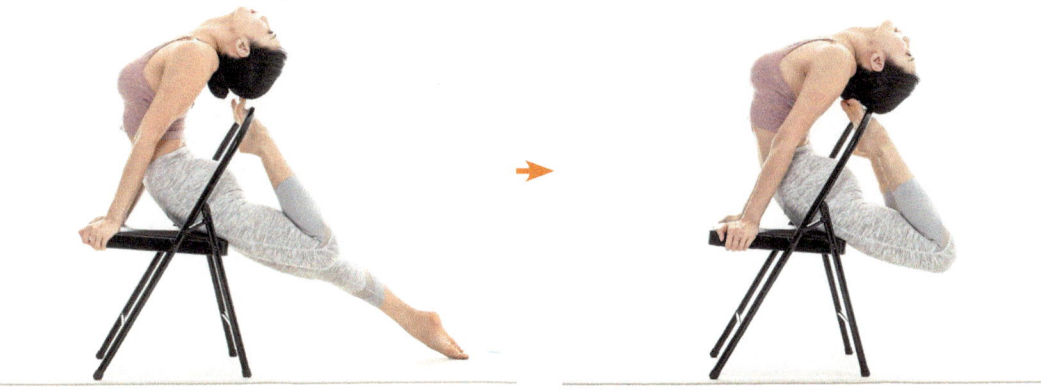

체어 앞에 등을 지고, 다리를 등받이 사이로 넣고 손은 앞 모서리를 짚고 골반을 대고 팔을 뻗으며 몸을 쭉 편다. 왼 무릎을 구부려 발등을 등받이에 걸치고 백밴딩 하여 머리를 발끝에 댄다. 가능하면, 오른발도 구부리며 동작을 한다.
TIP 손으로 체어를 강하게 밀어 가슴을 뒤로 열어준다. 골반은 체어에서 뜨지 않는다.

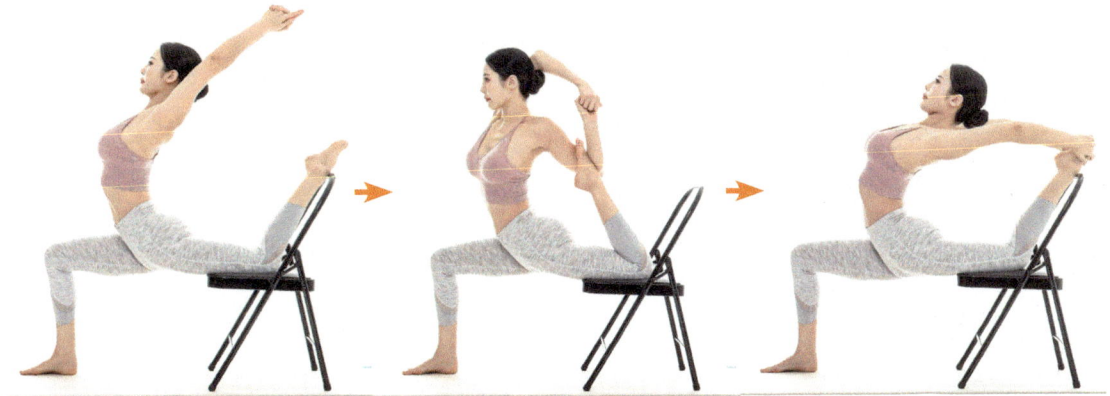

체어를 등 뒤에 두고 서서 왼 허벅지를 앉는 부분에 올리고 발등을 등받이에 댄다. 오른 무릎을 굽혀 발목과 수직을 만들어 준다. 골반을 내리면서 팔을 올려 위로 뻗는다. 왼발을 왼 팔꿈치 안에 걸고 오른손을 머리 뒤로 넘겨 왼손을 잡고 골반을 내린다. 손으로 발을 잡고 발을 뒤로 밀며 팔을 펴준다. 반대쪽도 같은 방법으로 반복한다.
TIP 발을 팔꿈치 안쪽에 끼면, 양쪽 어깨가 정면을 향하게 한다. 왼 골반은 닫아준다.

체어를 활용한 후굴 시리즈(Back Bending Series)

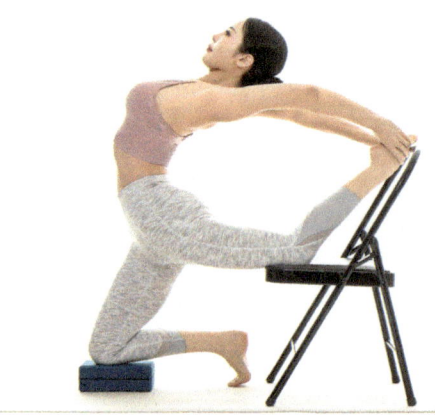

오른 무릎을 블록 위에 올린 후 왼 무릎은 체어 앉는 부분에 올린다. 상체를 세워 중심을 잡은 뒤 먼저 왼손을 뒤로 보내 왼발을 잡고 오른손을 뒤로 보내 왼발을 잡은 후 가슴을 앞으로 밀며 팔을 펴준다. 반대쪽도 같은 방법으로 반복한다.

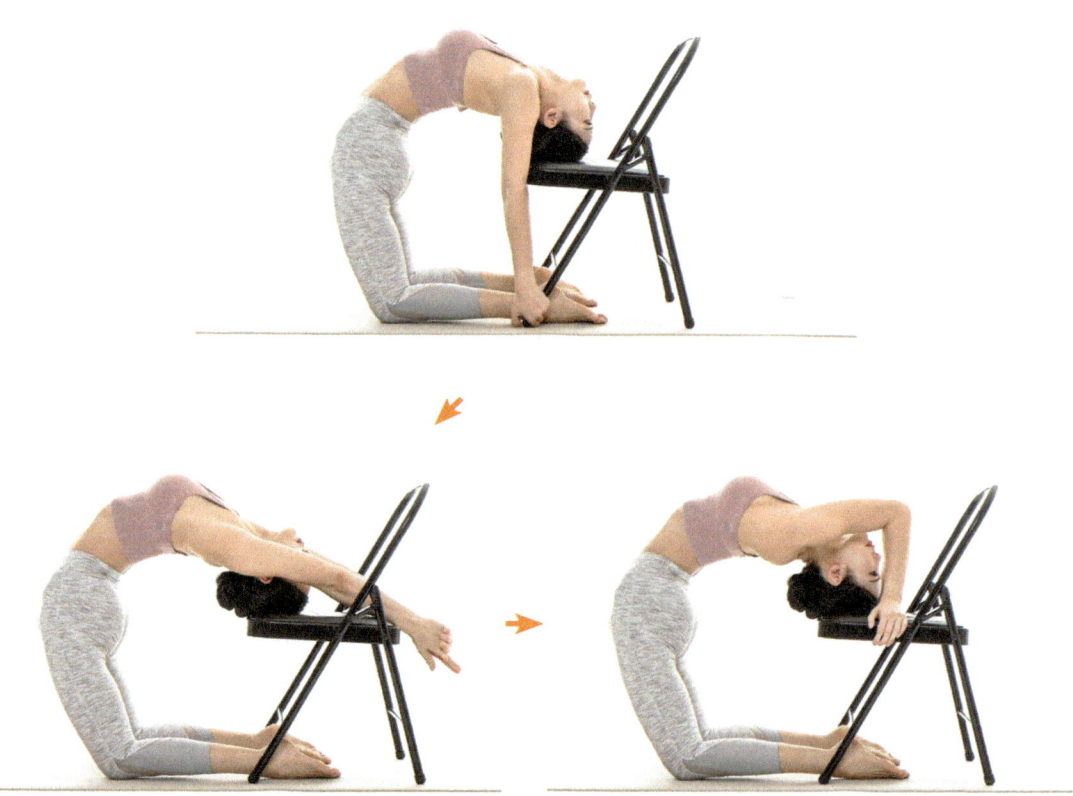

체어를 등 뒤에 두고 무릎을 골반너비로 벌려 바닥에 놓는다. 골반을 앞으로 밀면서 가슴을 들고 머리를 앉는 부분에 놓는다. 손을 내려 체어 다리를 잡는다. 손은 깍지를 껴서 등받이 사이에 넣어 뻗어준다. 팔꿈치를 굽히며 손으로 앉는 부분 양모서리를 잡고 팔꿈치를 서로 모아준다.
TIP 발등으로 바닥을 눌러 하체 힘을 유지한다. 동작이 어려우면 두 손으로 허리를 받친다. 머리를 블록을 놓아도 된다.

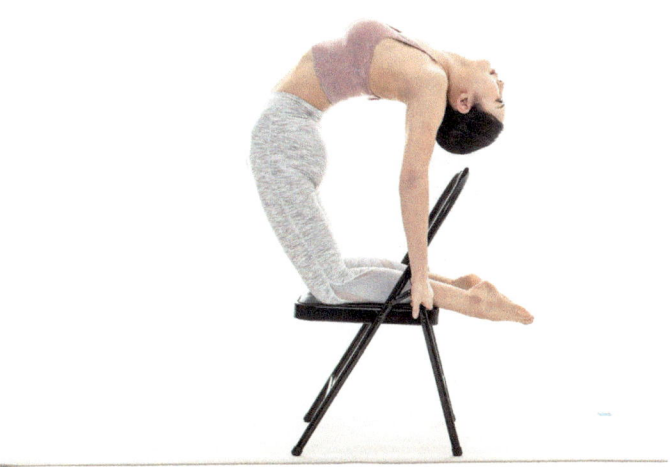

체어 앉는 부분에 무릎 꿇고 선다. 손으로 앉는 부분 뒤 모서리를 잡으며 가슴을 들어주며 골반을 앞으로 밀면서 천천히 고개를 넘긴다.
TIP 손에 힘을 주고 가슴을 하늘 쪽으로 밀어준다. 시선은 정면을 바라봐도 된다.

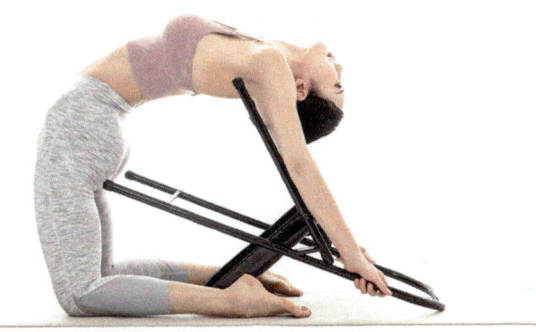

체어를 뒤집어 놓고 등을 대고 무릎을 꿇고 선다. 손을 뻗어 등받이 옆을 잡은 후 골반을 앞으로 밀어주며 머리를 천천히 뒤로 넘겨준다.
TIP 손으로 체어를 밀어내는 힘으로 골반을 더 앞으로 밀어준다.

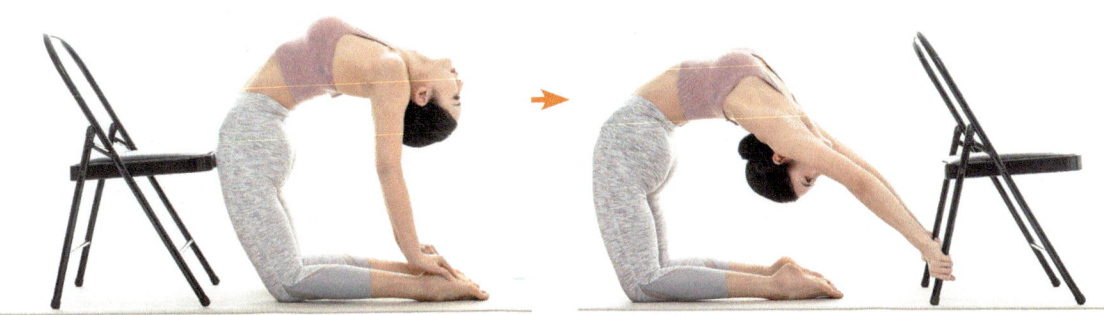

체어 앞에 무릎을 바닥에 대고 골반너비로 벌린다. 골반을 앞으로 밀어 체어에 대고 백밴딩 한다. 견갑골을 모아주며 손으로 발을 잡은 후 고개를 뒤로 젖혀준다
TIP 동작이 어려우면 발가락을 세워준다. 시선은 정면을 봐도 된다. 골반을 앞으로 보내 체어를 밀어내듯이 동작한다.

체어 뒤에 등지고 무릎을 꿇고 골반너비로 벌리며 선다. 골반을 앞으로 밀면서 백밴딩 하여 손으로 체어 다리를 잡는다.
TIP 다리 아래쪽을 잡기 어렵다면 위에서부터 천천히 접근한다. 팔은 쭉 편다.

체어를 활용한 후굴 시리즈(Back Bending Series)

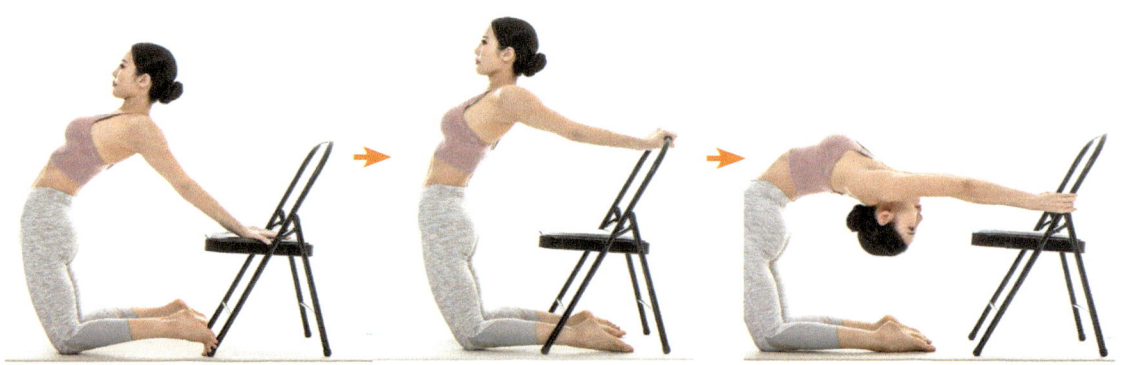

체어를 등 뒤에 두고 무릎을 골반너비로 벌리며 바닥에 댄다. 손을 체어 앉는 부분에 올린 후 체어를 밀면서 골반과 가슴을 앞으로 열어준다.
발목을 체어 다리연결부분 아래로 넣고, 손은 등받이를 잡고 가슴과 골반을 밀어낸다.
골반을 앞으로 밀면서 백밴딩 손으로 등받이 아래 부분을 잡고 쭉 편다.
TIP 팔 길이에 따라 체어가 뒤로 이동하여 다리와 간격이 벌어질 수 있다.

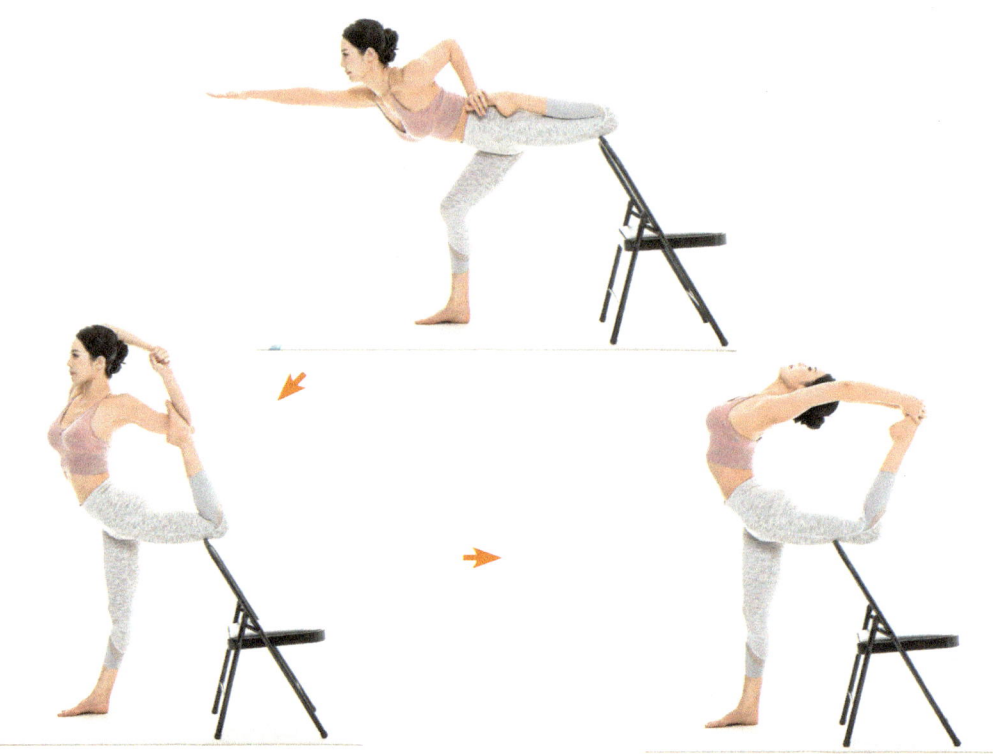

체어 뒤에 등을 대고 서서 왼다리를 등받이에 올리고 오른 무릎은 살짝 굽힌다. 왼손으로 왼발 등을 잡아 왼 엉덩이 가까이 누르며 오른 팔을 앞으로 뻗으며 상체를 수평으로 만들어 준다. 상체를 세워 왼 팔꿈치 안에 왼발을 끼우고 오른팔을 머리 뒤로 보내 왼손을 잡는다.
양손으로 왼발을 잡은 후 천천히 가슴을 앞으로 밀며 팔을 펴준다. 반대쪽도 같은 방법으로 반복한다.
TIP 지지하고 있는 다리는 골반과 발목이 수직이다. 가슴을 위로 들어 주며 양쪽 어깨가 정면을 바라볼 수 있게 한다. 왼쪽 골반이 열리지 않게 한다.

요가 도구를 활용한 Asana

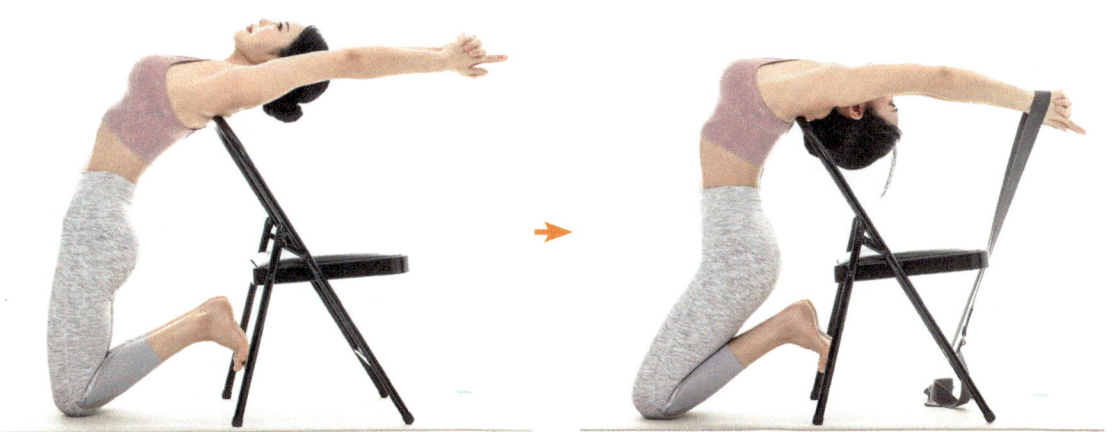

체어 뒤에 등을 대고 무릎을 바닥에 놓고 골반너비로 벌리고 서서 발끝을 체어 다리 연결부분에 놓는다. 등받이에 견갑골 끝부분을 놓고 등을 기대며 두 팔을 뒤로 뻗어준다, 천천히 머리를 뒤로 넘겨준다. 스트랩을 앞 다리연결부분 중앙에 걸어서 앉는 부분에 놓는다. 백밴딩으로 넘어가며 스트랩을 손목에 걸어준 뒤 팔을 펴주며 엉덩이는 뒤꿈치 쪽으로 내려준다
TIP 팔꿈치가 구부려지지 않도록 한다. 허리가 오목해질 수 있도록 한다. 팔을 폈을 때, 스트랩을 타이트하게 만들어준다.

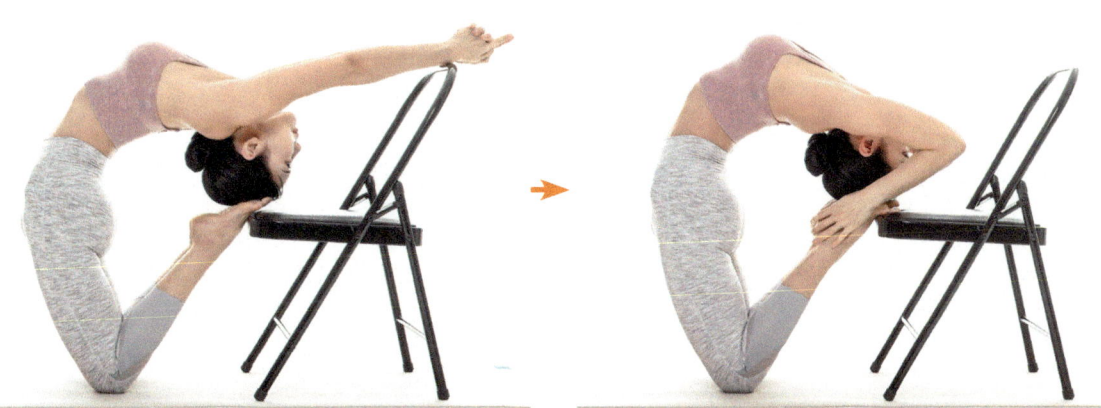

체어 앞에 등을 대고 무릎을 골반너비로 벌리고 선다. 손으로 바닥을 짚으며 발등을 체어 앉는 부분 모서리에 놓아주고 상체를 세운다. 골반을 앞으로 밀며 백밴딩 하며 손을 위로 뻗어 등받이에 놓고 머리를 발끝에 댄다. 천천히 손을 풀어 발등이나 발목을 잡는다.
TIP 골반과 손을 반대 방향으로 뻗으며 균형을 맞춘다. 무게중심이 한쪽으로 넘어가지 않도록 주의한다.

채선비 체어를 활용한 후굴 시리즈(Back Bending Series)

체어를 활용한 후굴 시리즈(Back Bending Series)

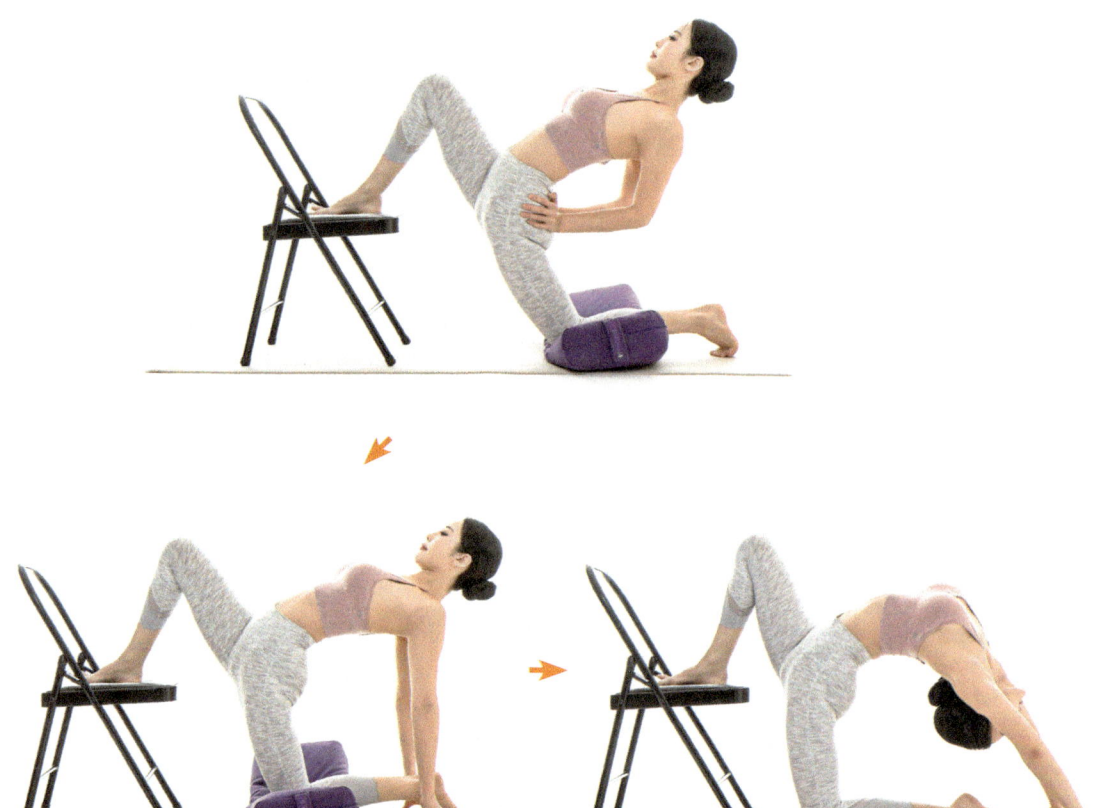

체어를 마주보고 오른발을 체어에 올린 후 왼 무릎을 바닥에 댄다. 손으로 허리를 받치고 골반은 앞으로 밀고 상체는 뒤와 아래로 보내고 견갑골을 모아준다. 손을 바닥으로 내려 왼발 옆을 짚는다. 가능하면 한 팔씩 돌리며 머리위로 뻗어 손가락이 발끝을 향하게 손을 내려놓고 팔꿈치를 편다. 반대쪽도 같은 방법으로 반복한다.
TIP 동작이 어려우면 왼 무릎 아래 볼스터를 대고 시작한다. 오른발 안쪽에 힘을 줘서 무릎이 밖으로 열리지 않도록 한다. 골반과 상체가 틀어지지 않게 한다.

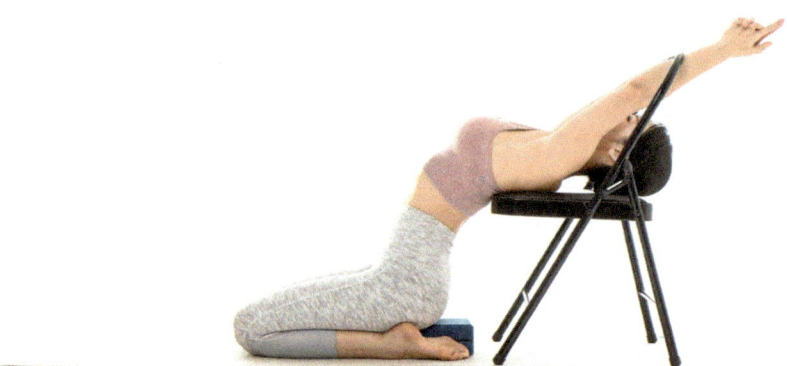

체어 앞에 등을 대고 무릎을 꿇고 블록을 1단계 놓고 위에 앉는다. 체어 앉는 부분에 견갑골 끝부분을 대고 등을 기대며 머리를 넘기고 두 팔을 등받이 사이로 넣어 위로 뻗어준다.
TIP 동작이 어려우면 두 팔을 어깨너비로 벌려서 진행한다.

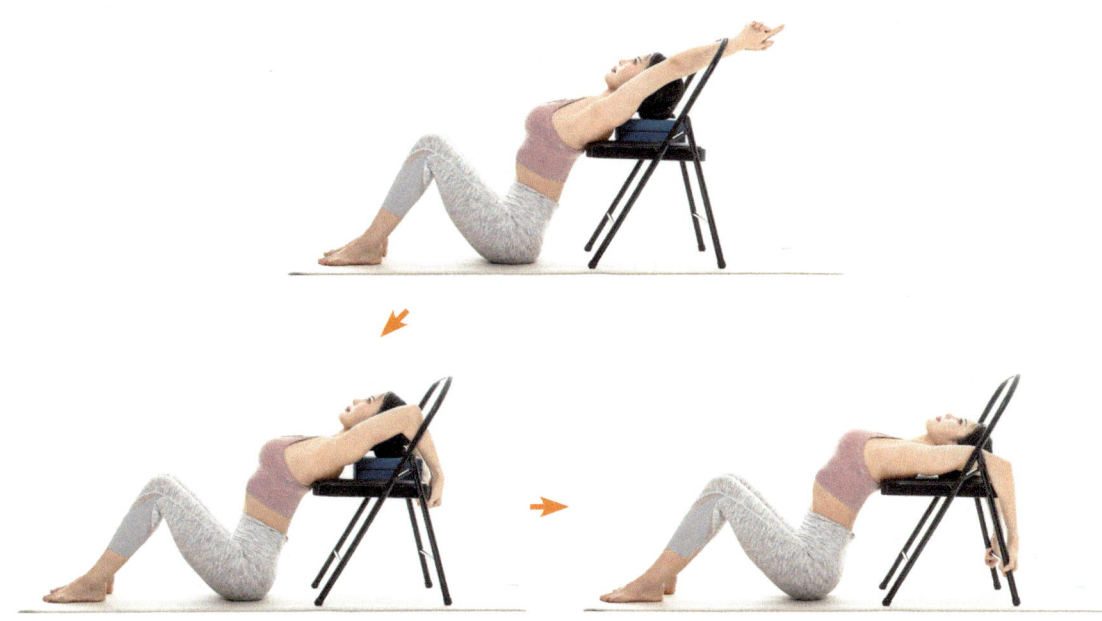

엉덩이를 체어 가까이 놓고 앉아 견갑골 끝부분을 앉는 부분에 댄다. 체어에 등과 머리를 기대며 팔을 위로 보내며 편다. 손으로 체어 끝부분을 잡는다. 가능하면 팔을 더 내려 체어 연결다리를 잡는다.
TIP 동작이 어려우면 엉덩이 아래 블록을 놓고 한다.

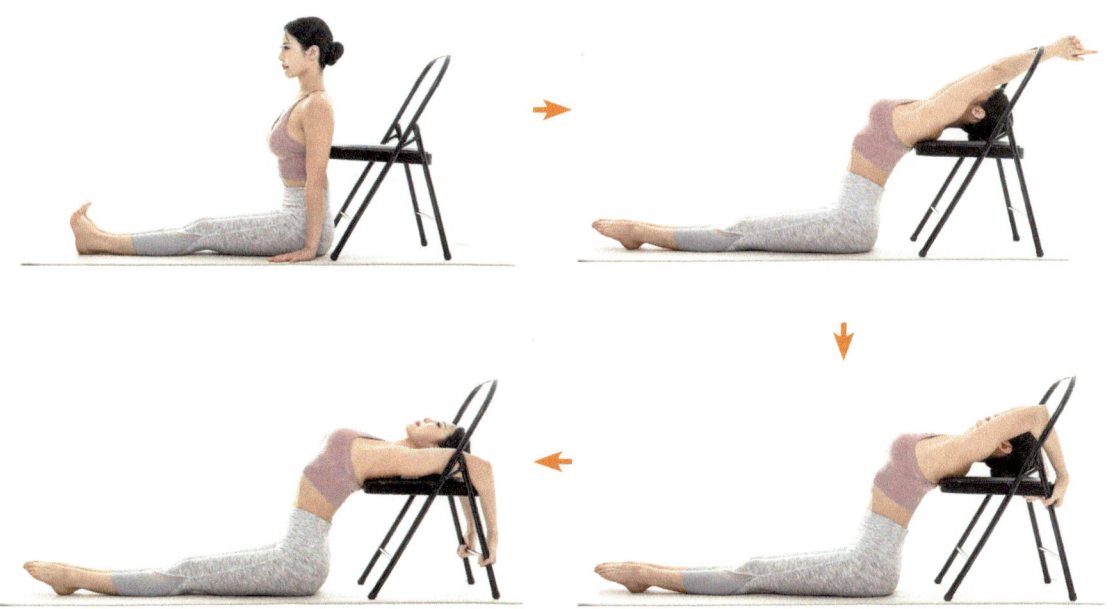

체어에 등을 대며 다리를 앞으로 뻗는다. 머리를 체어에 놓는다. 손은 깍지를 껴서 등받이 아래에 넣으며 쭉 편다. 손으로 체어 끝부분을 잡고 더 가능하면 팔을 내려 체어 다리 연결부분을 잡는다.
TIP 머리가 체어에서 뜨면 블록을 받친다.

체어를 활용한 후굴 시리즈 (Back Bending Series)

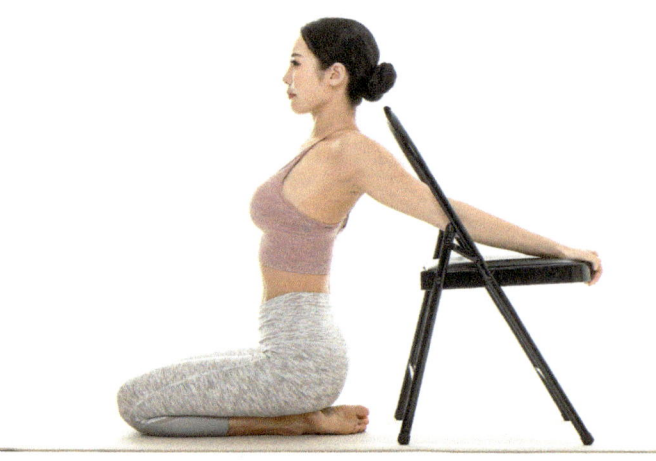

체어 뒤에 등을 대고 무릎을 꿇고 앉는다. 손을 뒤로 뻗어 체어 앉는 부분 앞 모서리를 잡고 가슴을 앞으로 밀면서 팔을 편다.
TIP 손 간격은 어깨너비보다 넓지 않고, 가능하다면 양손을 완전히 모아준다

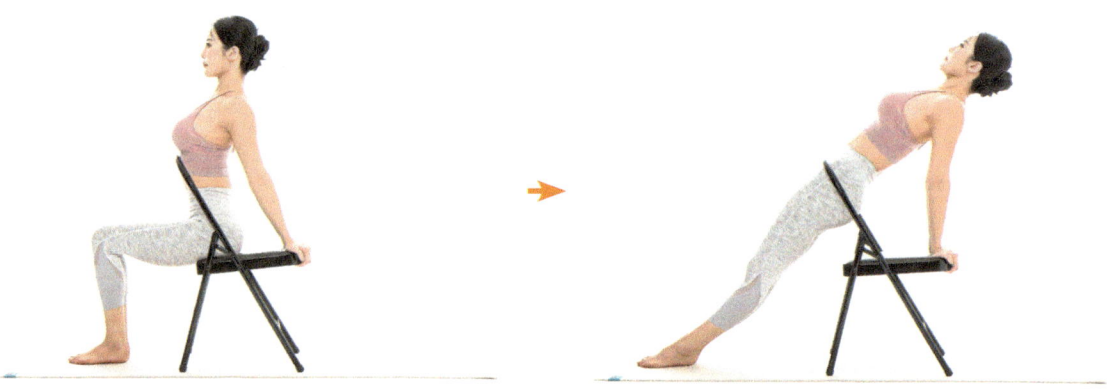

체어를 마주보고 서서 다리를 등받이 안으로 넣으며 자리에 앉는다. 다리를 골반너비로 벌린 후 손을 뒤로 보내 앉는 자리 앞 모서리를 잡고 가슴을 앞으로 밀어준다. 손으로 체어를 강하게 밀며 다리를 펴고 엉덩이를 들어 몸을 사선이 되게 한다.

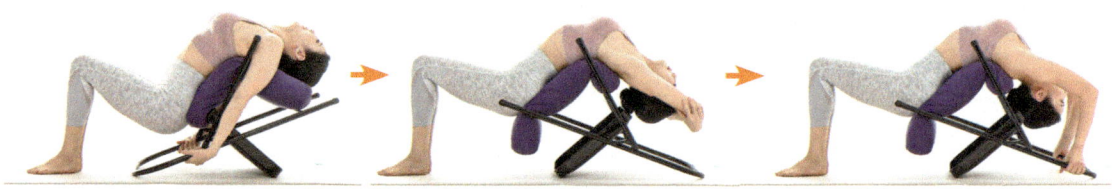

체어를 뒤집어 등받이가 몸 쪽을 향하게 놓고 뒤쪽 연결부분에 볼스터를 얹어 놓는다. 견갑골 아래에 다리 연결부분이 올 수 있도록 볼스터에 등을 대고 누우며 손은 등받이 옆을 잡고 엉덩이를 바닥으로 보낸다. 팔꿈치를 맞잡고 엉덩이를 바닥으로 내린다. 등받이 옆을 잡고 팔꿈치를 모으며 엉덩이를 바닥으로 내린다.
TIP 동작이 어려우면 스트랩을 사용한다.

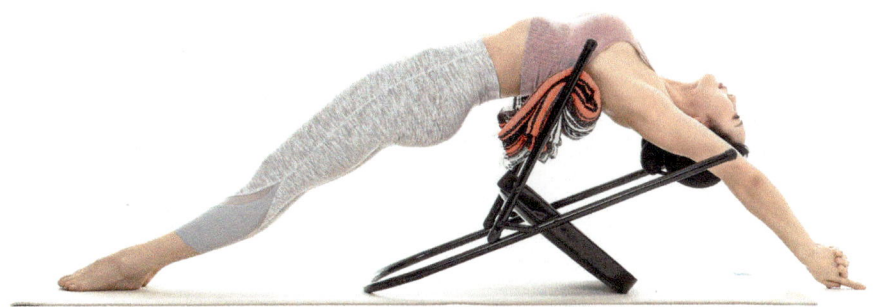

체어를 뒤집어 등받이 앞에 서서 체에 뒤쪽 다리 연결부분에 견갑골 아래를 대고 누워준다. 백밴딩 하여 팔을 위로 뻗고 다리로 쭉 뻗는다.

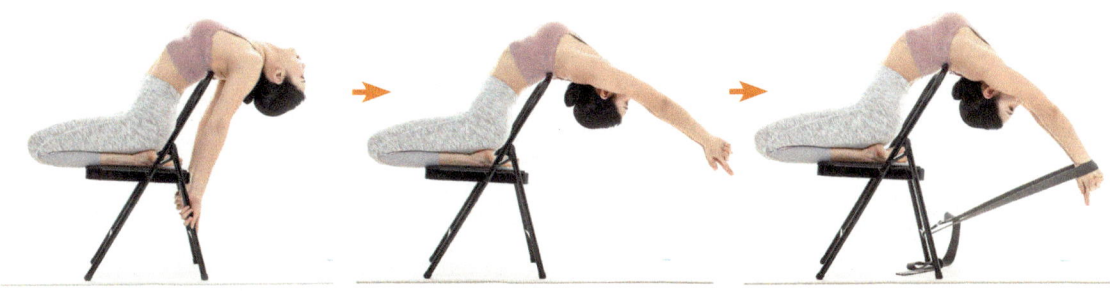

체어 앉는 부분에 무릎을 꿇고 앉는다. 견갑골을 등받이에 대고 손으로 체어 다리를 잡고 백밴딩 한다. 손을 마주잡고 뒤로 뻗는다. 스트랩을 체어 다리 연결부분 중앙에 걸고 손목에 끼워 백밴딩 한다.
TIP 스트랩을 팽팽하게 하여 손을 뻗는다.

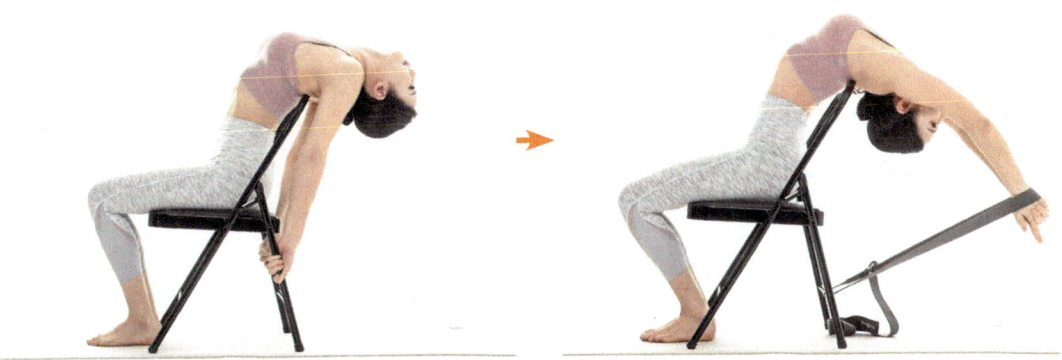

체어에 앉아 견갑골을 등받이에 대고 손으로 체어 다리를 잡고 백밴딩한다. 스트랩을 체어 다리 연결부분 중앙에 걸고, 손목에 스트랩을 걸고 팔을 위로 쭉 편다.
TIP 허리를 오목하게 만들어 준다.

체어를 활용한 후굴 시리즈(Back Bending Series)

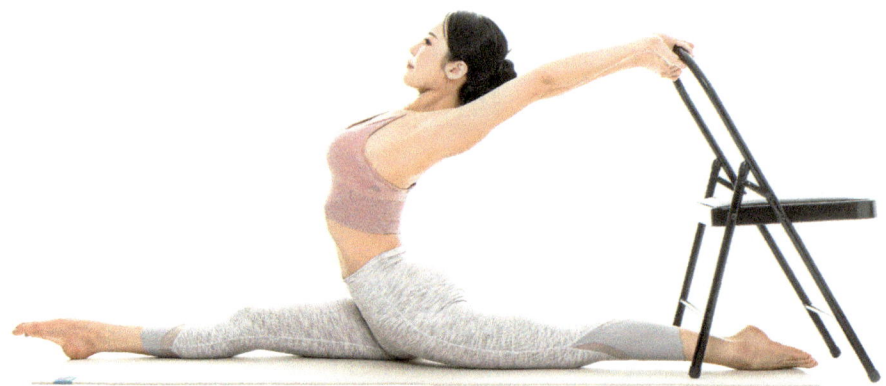

체어 등받이 앞 등을 대고 앉아 다리를 앞과 뒤로 벌린다. 상체를 들어 올리면서 양손을 위로 보내 등받이를 잡고 가슴을 앞으로 밀어 준다. 반대쪽도 같은 방법으로 반복한다.
TIP 왼쪽 골반이 들리지 않게 한다.

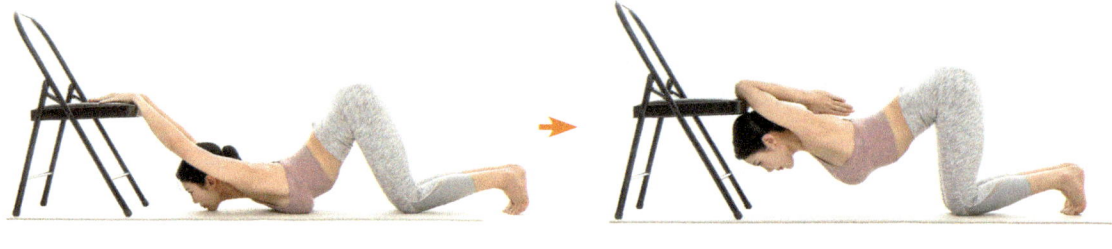

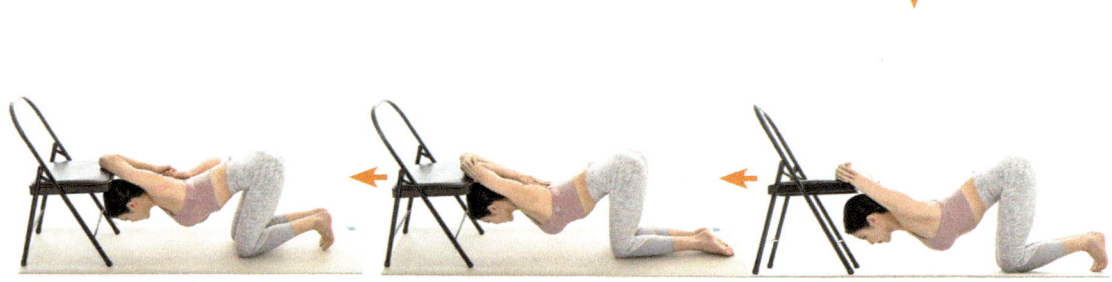

체어 앞에 골반너비로 무릎을 벌리며 앉는다. 손은 어깨너비로 벌려 체어 앉는 부분에 놓고 천천히 가슴을 바닥으로 내린다. 팔꿈치를 체어에 올리고 가슴을 바닥으로 내리며 두 손은 모아서 척추 가운데 위치한 팔꿈치를 잡아서 체어에 올리고 가슴을 내린다. 오른손으로 왼 팔꿈치를 잡고 가슴을 바닥 쪽으로 내린다.
TIP 동작이 어려우면 다리를 체어에 가깝게 가져온다.

요가 도구를 활용한 Asana

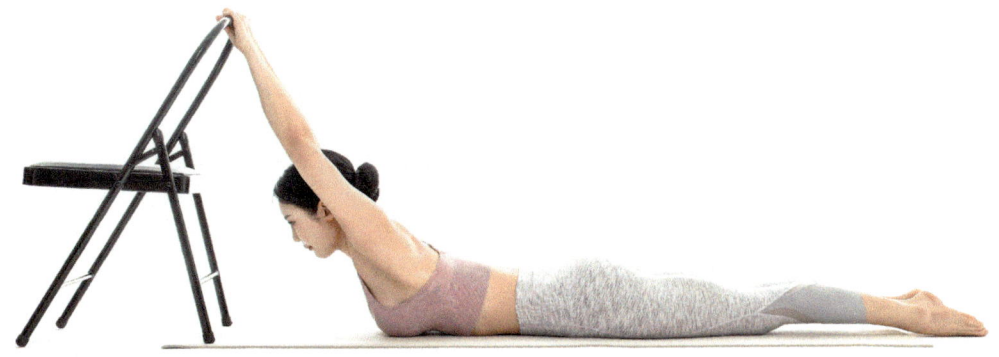

체어 뒤에 엎드린다. 손은 체어 등받이를 잡고 팔을 쭉 편다.
TIP 가슴부터 발등까지 바닥에 댄다. 동작이 어려우면 가슴 아래 블록을 댄다. 가능하면 머리를 바닥에 댄다.

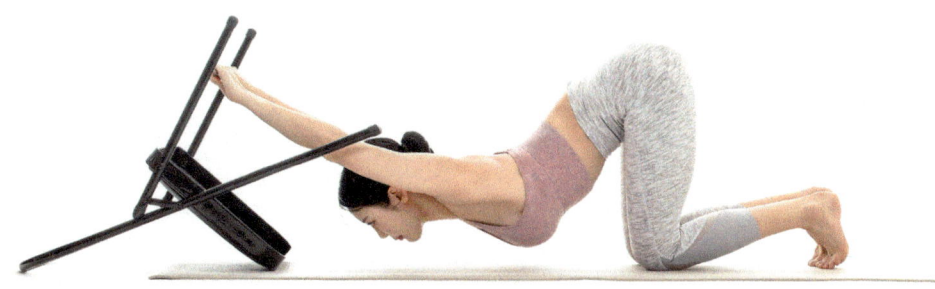

체어를 뒤집어 앞쪽에 무릎을 꿇고 앉는다. 손은 체어 뒤쪽 연결부분을 잡아주며 가슴을 바닥으로 내려준다
TIP 가급적 골반과 무릎을 수직으로 한다.

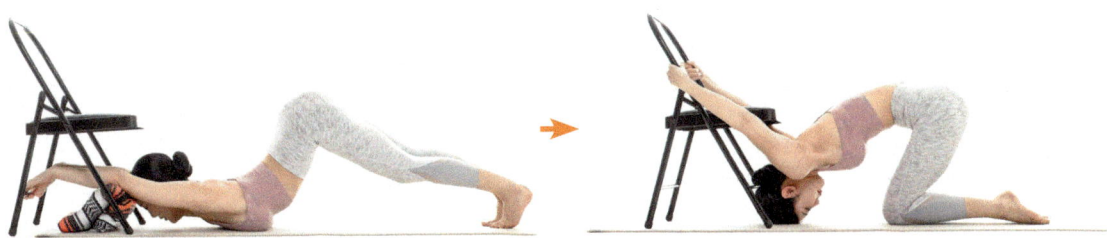

체어 앞에 무릎을 꿇고 앉는다. 손은 의자 뒤쪽 연결부분을 잡아주며 가슴을 바닥으로 내린 후 무릎을 강하게 편다.
TIP 동작이 어려우면 무릎을 들지 않는다.

체어 앞에 무릎을 꿇고 앉는다. 한손씩 등받이 옆을 잡은 후 머리를 체어 안으로 넣고 바닥에 대고 엉덩이를 들어 준다.
TIP 등받이를 잡기 어려우면 다리를 잡아도 된다.

채선비 체어를 활용한 후굴 시리즈 (Back Bending Series)

체어를 활용한 후굴 시리즈(Back Bending Series)

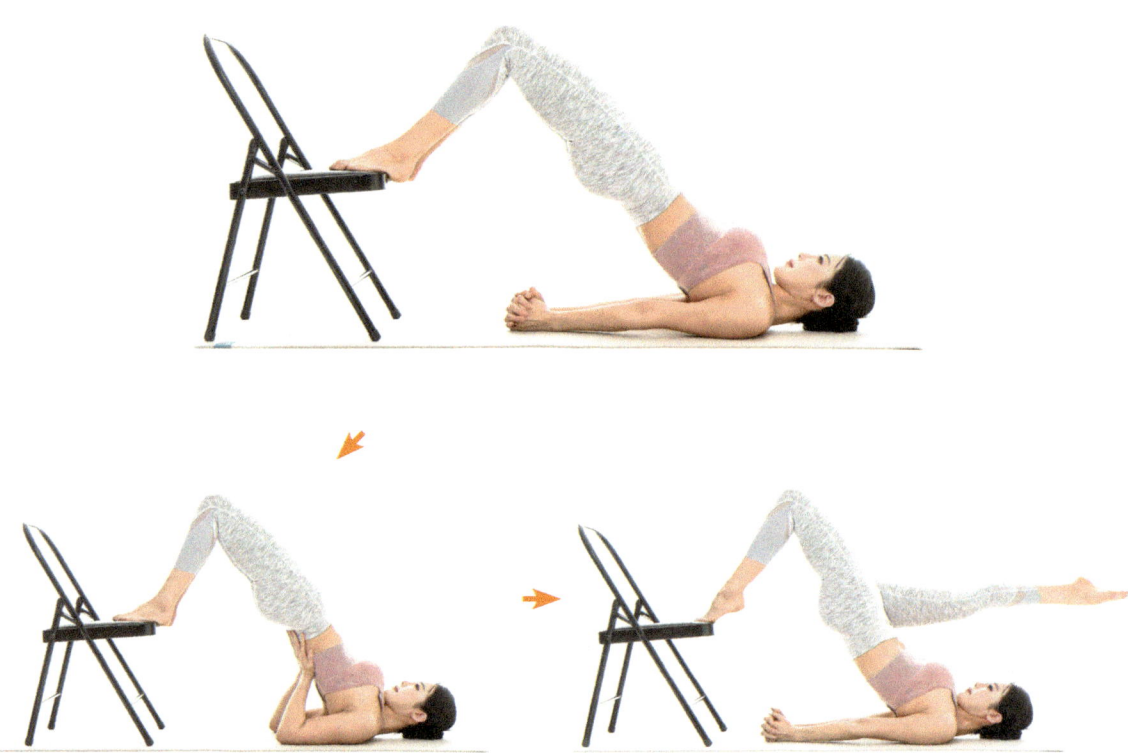

체어 앞에 누워 발을 앉는 부분에 올린다. 발로 체어를 누르며 엉덩이를 들고 손은 등 뒤에서 깍지를 껴서 바닥을 누르며 가슴을 열어준다. 손을 바닥에서 떼어 허리를 받쳐준다. 다시 손은 깍지 껴서 바닥에 내려주며 오른다리를 들어 앞으로 쭉 편다. 반대쪽도 같은 방법으로 반복한다.
TIP 가슴을 턱 쪽으로 밀어 턱과 쇄골이 가까워지도록 한다.

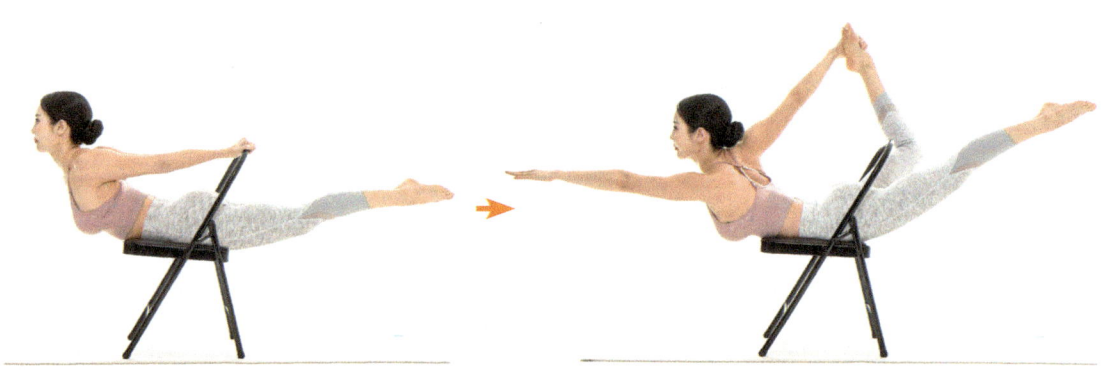

체어 등받이 안으로 다리를 넣고 앉는 부분에 배를 대고 엎드린다. 손을 뒤로 보내 등받이를 잡고 견갑골을 모으면서 다리를 강하게 뒤로 뻗어준다. 오른 무릎을 굽혀 오른손으로 발을 잡고 위로 올려주며 왼손과 왼발은 앞뒤로 뻗는다.
TIP 뒷면에 근육의 힘을 계속 사용한다.

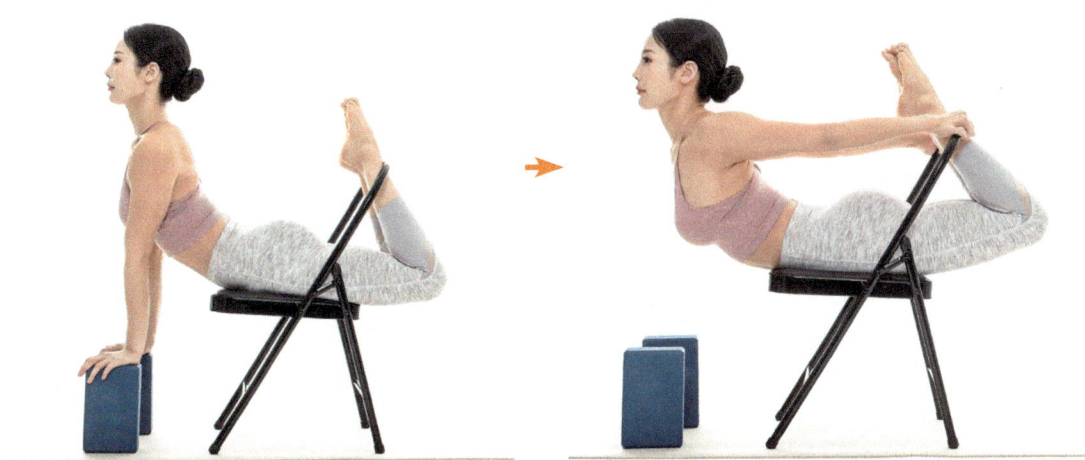

체어 등받이 안으로 다리를 넣고 앉는 부분에 골반을 대고 엎드리며 블록 2개를 3단계로 어깨와 수직이 되게 놓는다. 손으로 블록을 짚고 무릎을 굽혀 발을 등받이 안으로 넣어 발목을 건다. 손으로 블록을 밀면서 가슴을 들어 올려준다. 손을 뒤로 보내 등받이를 잡고 발을 계속 등받이를 밀어준다.

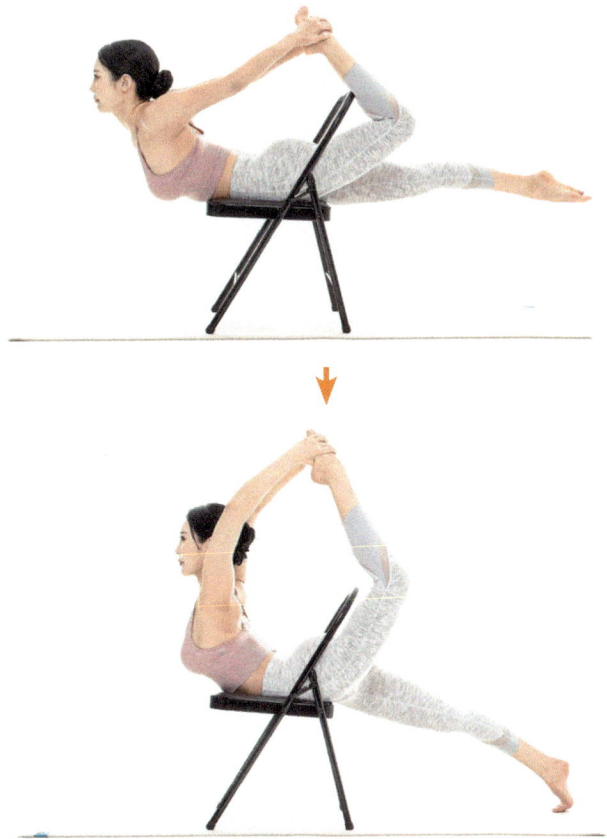

체어 등받이 안으로 다리를 넣고 앉는 부분에 배를 대고 엎드린다. 왼손으로 왼 발등을 잡고 오른손을 뒤로 보내 함께 잡는다. 손을 위로 넘겨 발등을 잡고 뻗는다.
양손으로 왼발을 잡은 후 팔을 펴준다. 반대쪽도 같은 방법으로 반복한다.

체어를 활용한 후굴 시리즈(Back Bending Series)

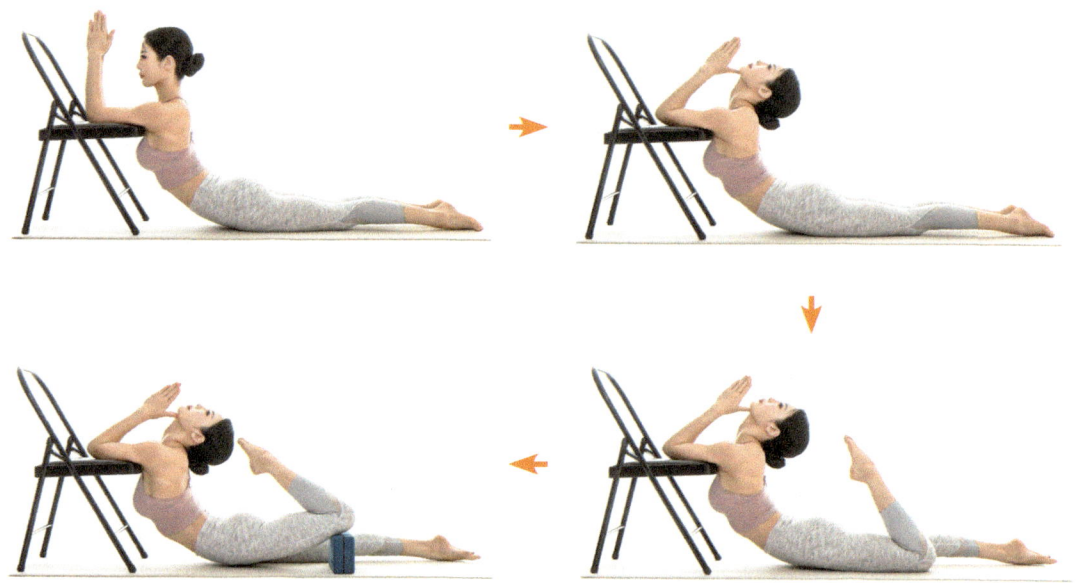

체어 앉는 부분에 팔을 올리고 엎드린다. 겨드랑이를 체어 앉는 부분 모서리에 걸치고 손을 합장하며 골반을 바닥 쪽으로 내려준다. 고개를 젖혀 엄지손가락을 턱 아래 넣어준다. 왼 무릎을 굽혀 발을 몸 쪽으로 가져오며 머리를 최대한 넘겨준다. 왼 무릎 위쪽으로 블록을 2단계로 받쳐서 머리와 발끝이 서로 닿도록 한다. 반대쪽도 같은 방법으로 반복한다.

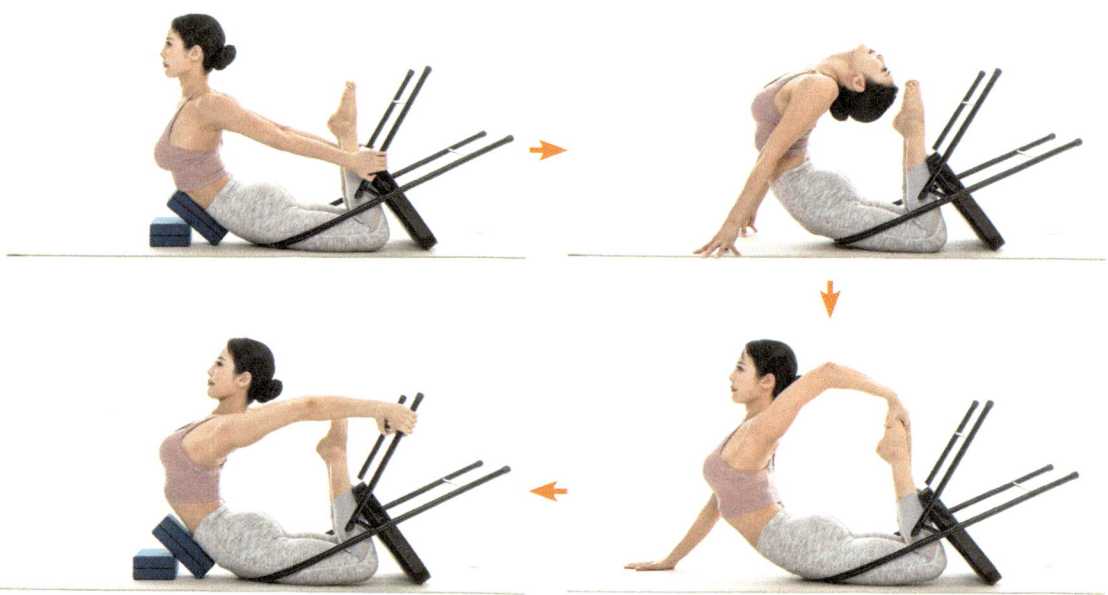

체어를 뒤집어 놓고 무릎을 접어 등받이에 허벅지를 대고 엎드린다. 블록 1개는 1단계로 바닥에 놓고 다른 하나는 비스듬히 기대 놓고 배꼽을 놓는다. 손으로 뒤에 있는 체어 모서리를 잡고 가슴을 열어준다. 블록을 빼고, 손으로 바닥을 밀며 백밴딩 하여 머리를 발에 닿게 한다.
왼손으로 왼발을 잡아 어깨를 돌리고 오른손으로 바닥을 밀어 준다. 반대쪽도 같은 방법으로 반복한다. 다시 블록을 같은 방법으로 위치하고 손으로 체어 다리를 잡아 팔을 펴주고 가슴을 열어준다.

요가 도구를 활용한 Asana

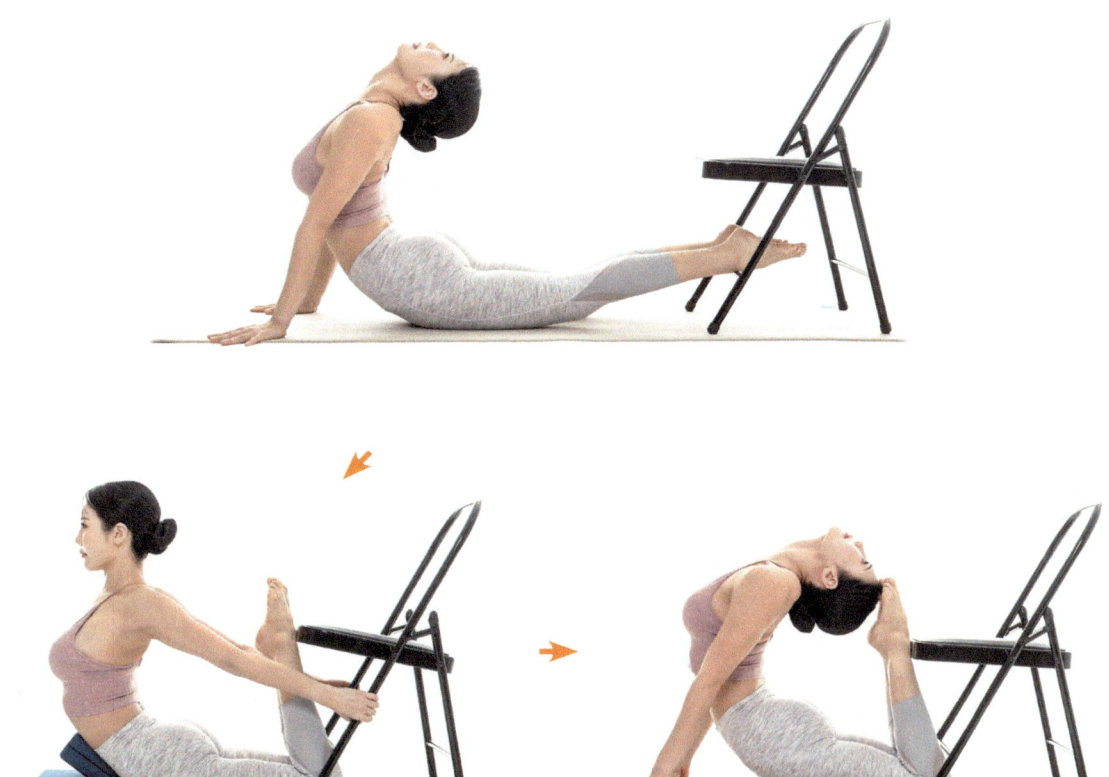

체어 앞에 배를 대로 엎드리며 손은 가슴 옆에 두고 발등을 체어 연결다리에 올려준다. 팔을 펴고 다리에 힘을 주며 가슴을 천천히 들어 올려준다. 블록 1개를 1단계로 가로로 놓고 다른 하나는 위로 비스듬히 세워서 배꼽을 댄다. 무릎을 굽혀 발등을 앉는 부분 앞 모서리에 대고 손을 뒤로 보내 체어 다리를 잡으며 상체를 들어 올린다. 블록을 빼고 손으로 바닥을 짚고 팔을 쭉 펴며 머리를 뒤로 보내 발에 닿는다.

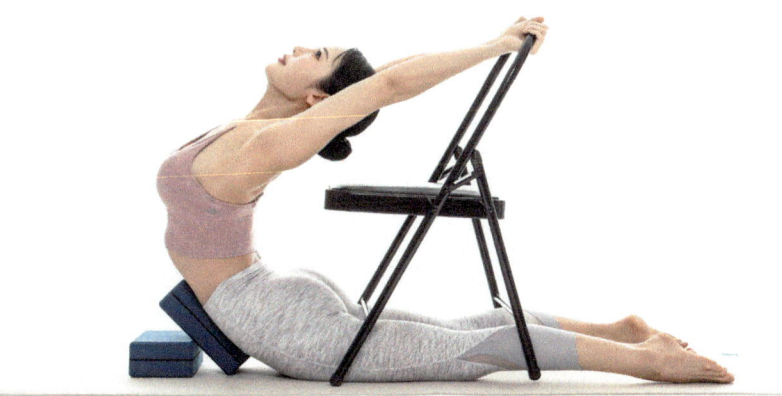

체어 아래 다리를 넣어 엎드리고 엉덩이를 앞쪽 다리연결 부분에 놓는다. 블록 1개는 1단계로 바닥에 놓고 다른 하나는 비스듬히 기대 놓고 배꼽 위쪽을 놓는다. 상체를 세워 손을 위 뻗어 등받이를 잡고 팔을 쭉 편다.
TIP 힘들면 스트랩을 사용하여 팔을 편다.

체어를 활용한 후굴 시리즈(Back Bending Series)

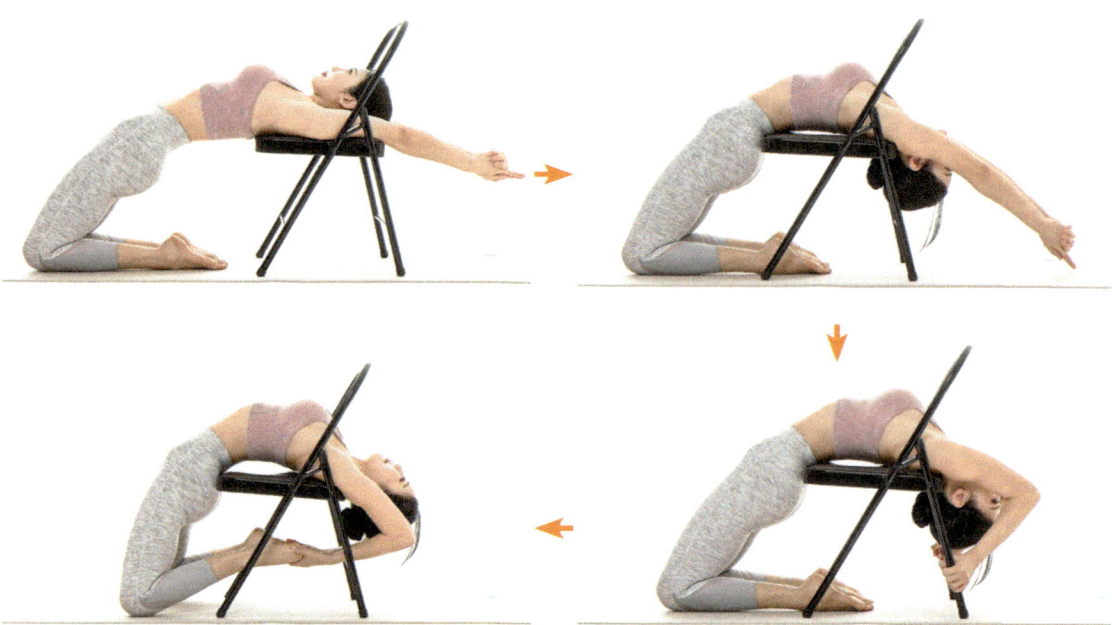

체어 앞에 무릎을 꿇고 앉아, 체어에 등을 기대어 누워 팔을 뒤로 뻗으면서 골반을 앞으로 밀어준다. 체어에 가깝게 와서 앉는 부분에 등을 대고 누워 팔을 등받이 안으로 넣어 바닥으로 쭉 뻗는다. 손이 바닥에 닿으면 체어 다리를 잡고 팔꿈치를 모은다. 가능하면, 발등을 다리연결부분 위쪽으로 넣어서 손으로 발등이나 발목을 잡는다.

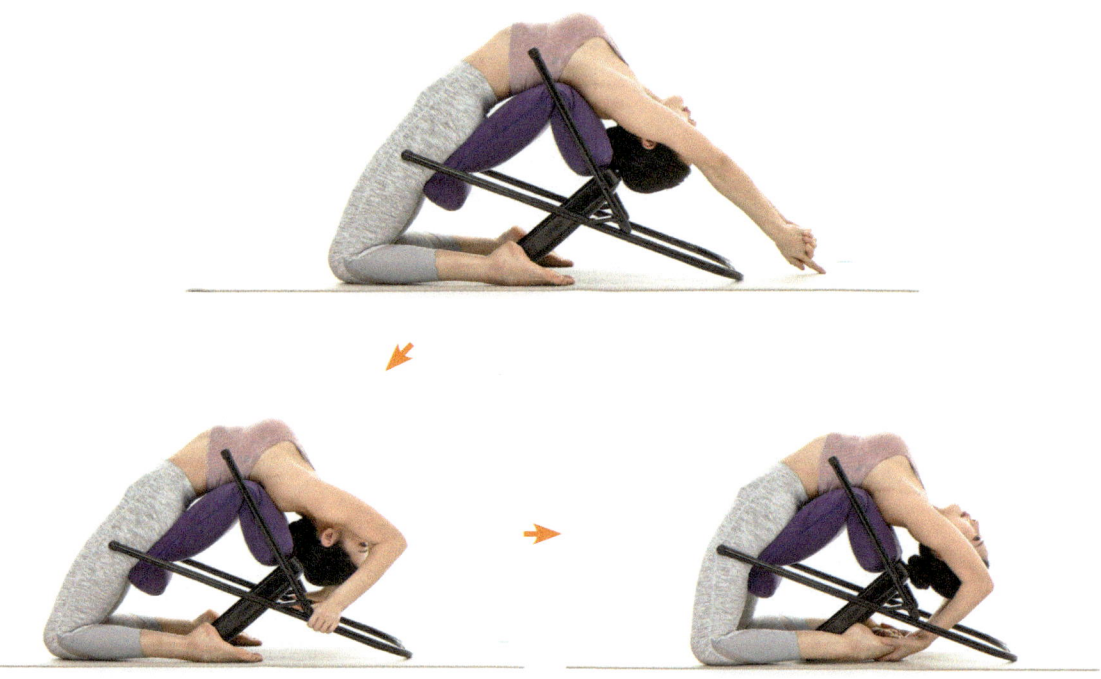

체어를 뒤집어서 바닥에 놓고 볼스터를 다리 연결부분에 올려놓는다.
체어 앞에 무릎을 꿇고 뒤쪽 연결부분에 견갑골 아래부분이 오도록 눕는다.
머리 위로 손을 올리며 깍지를 껴서 두번째 손가락을 바닥에 댄다. 손을 풀어 등받이 양쪽을 잡는다. 가능하면 발을 잡아 본다.

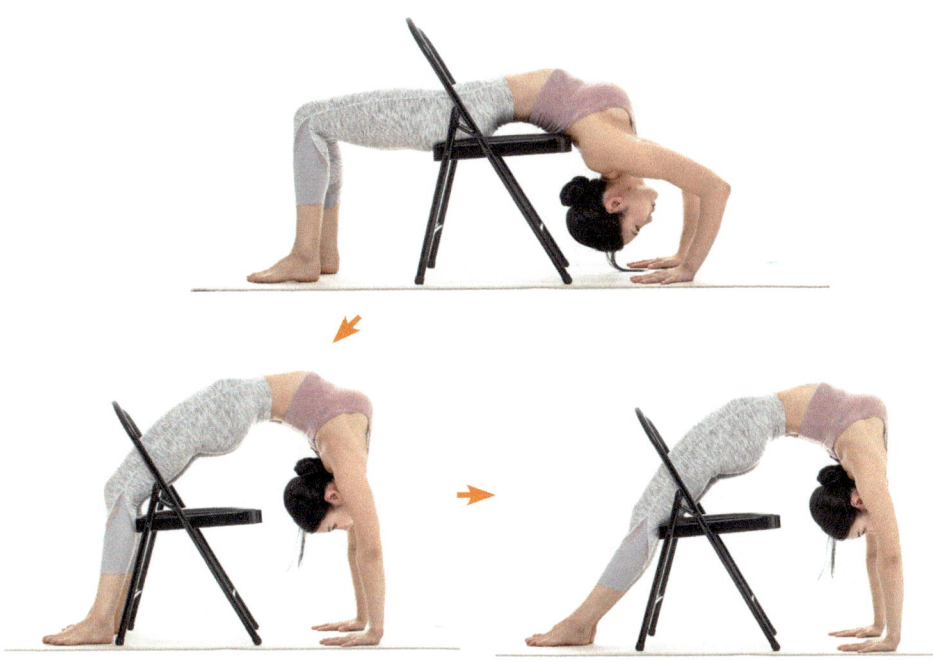

등받이 안으로 다리를 놓고 체어 앉아 발을 골반너비로 벌린다. 앉는 부분에 견갑골을 대고 누우면서 머리를 아래로 내린 후 손가락이 어깨를 향하게 손을 귀 옆 바닥에 놓는다. 손과 발로 바닥을 밀어내며 골반을 들어올린다. 가능하면 다리를 쭉 펴고 가슴을 앞으로 밀어준다.
TIP 올라갔을 때 어깨와 손목은 수직이다. 동작이 어려우면 손과 발아래 블록을 댄다.

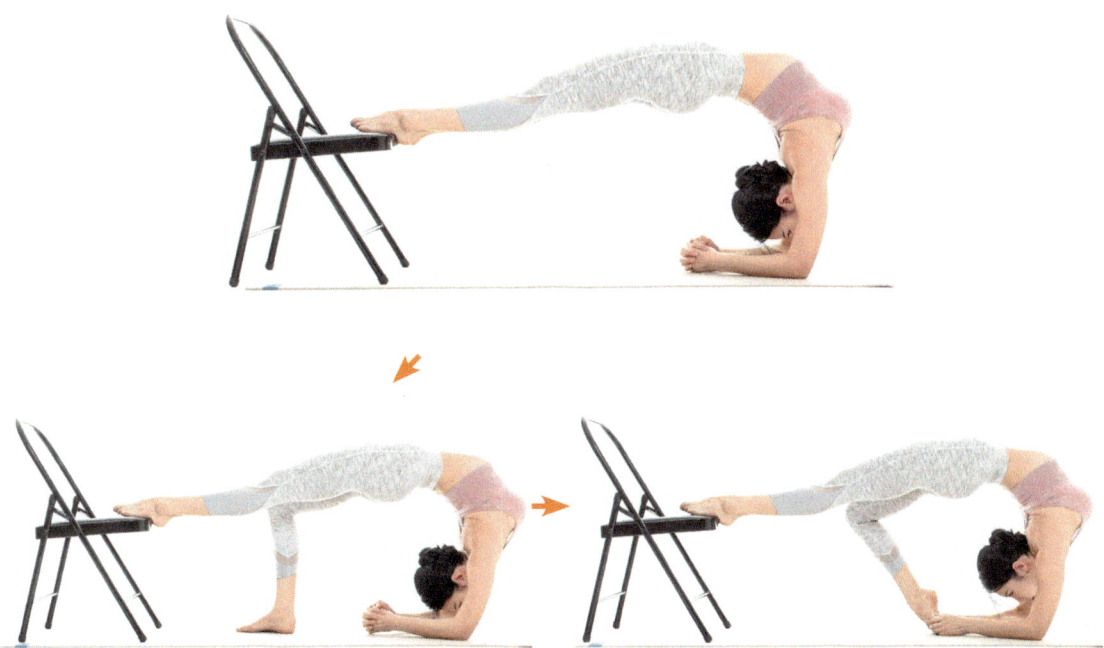

체어 앞에 누워 발을 앉는 부분에 올린다. 손가락이 어깨를 향하게 손을 귀 옆 바닥에 놓는다. 엉덩이를 들면서 정수리를 바닥에 놓은 후 손을 깍지 껴서 뒤통수를 감싼다. 고개를 들고 다리를 펴며 가슴을 앞으로 밀어 준다. 왼발로 지지하며 오른발을 바닥으로 내리고 손 가까이 걸어가며 손으로 발을 잡는다. 반대쪽도 같은 방법으로 반복한다.

체어를 활용한 후굴 시리즈(Back Bending Series)

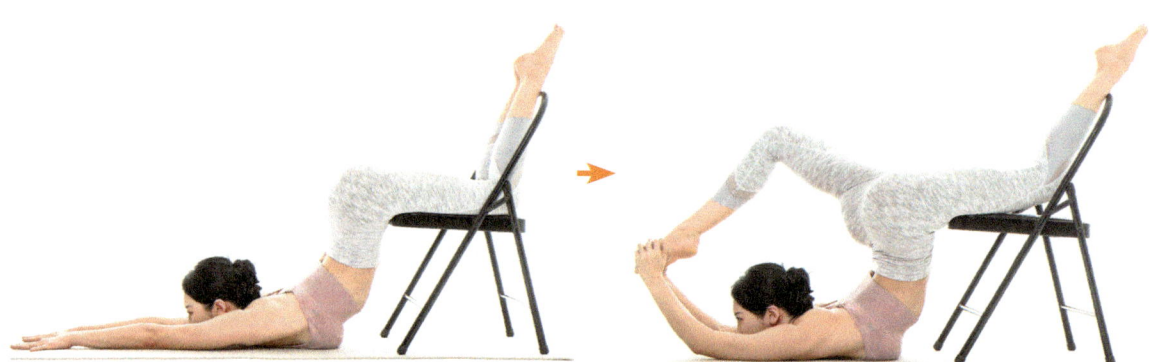

체어 앞에 무릎을 꿇고 앉아 허벅지를 체어 위에 올리고 무릎을 접어 발등을 등받이에 댄다. 고관절을 앞 모서리 끝 쪽에 걸치고 손을 멀리 뻗으며 가슴과 턱을 바닥으로 내린다. 오른발을 머리 방향으로 가져오며 두 손으로 발을 잡는다. 반대쪽도 같은 방법으로 반복한다.
TIP 동작이 어려우면 가슴 앞에 블록을 댄다.

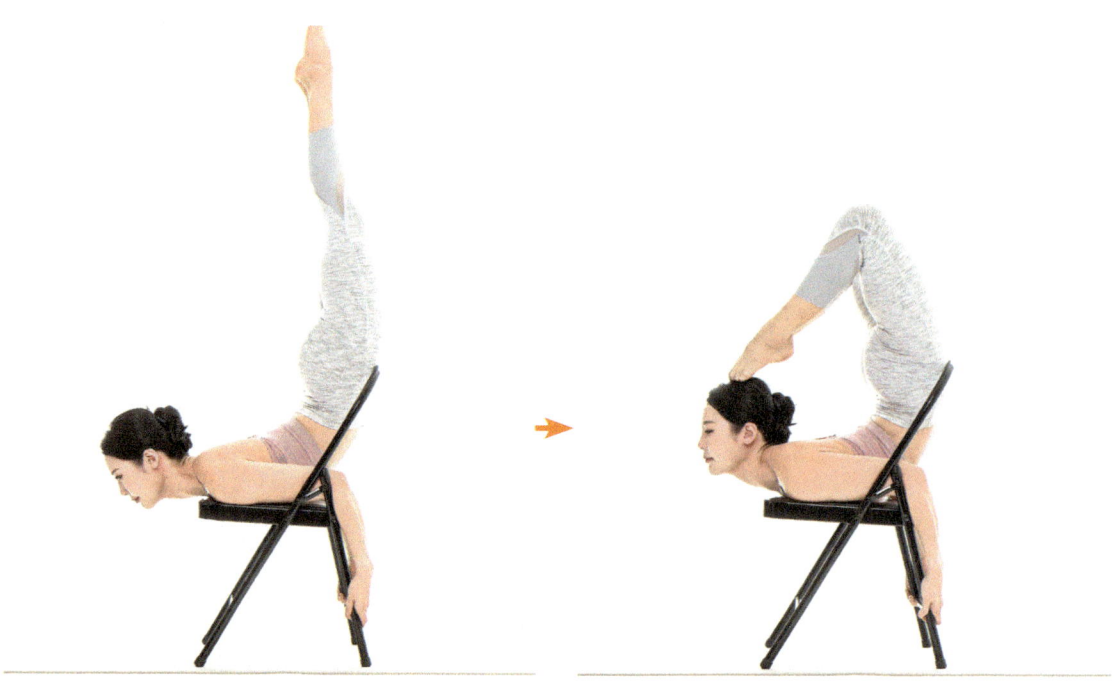

체어 뒤에 서서, 손으로 체어를 짚으며 등받이 위로 상체를 넘겨 앉는 부분에 놓는다. 손으로 체어 다리연결 부분 바깥쪽을 잡고 다리를 하늘 위로 뻗어준다. 고개를 들고 다리를 접어 골반을 밀면서 발을 머리 방향으로 가져오며 발끝과 머리가 닿는다.

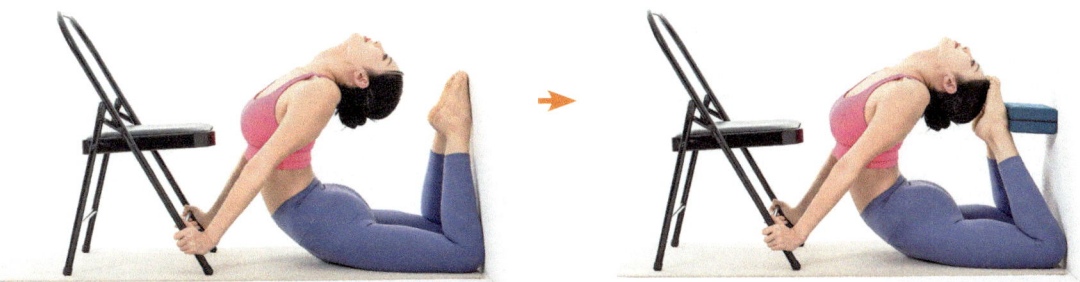

체어와 벽사이에 무릎을 꿇고 앉는다. 무릎과 발등을 벽에 댄다.
체어 다리를 잡고 팔을 쭉 편다. 상체를 뒤로 젖히며 백밴딩하여 머리를 발로 가져간다.
발등과 벽사이에 블록을 대서 터치한다.

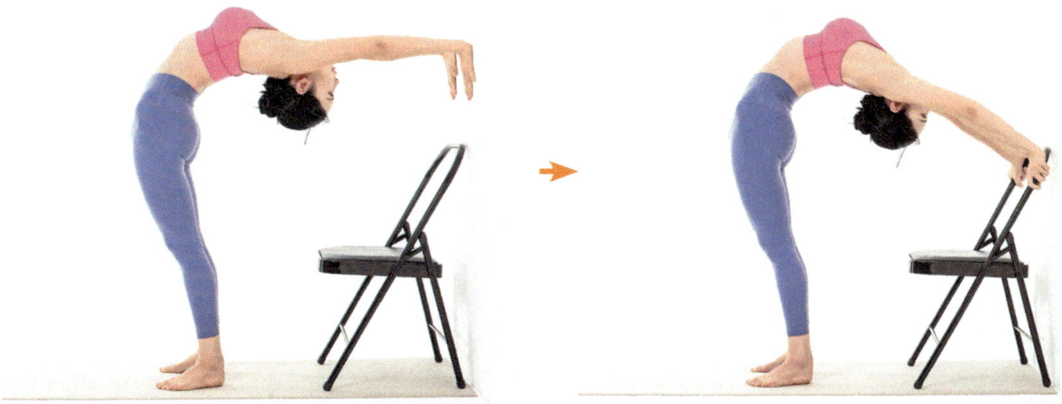

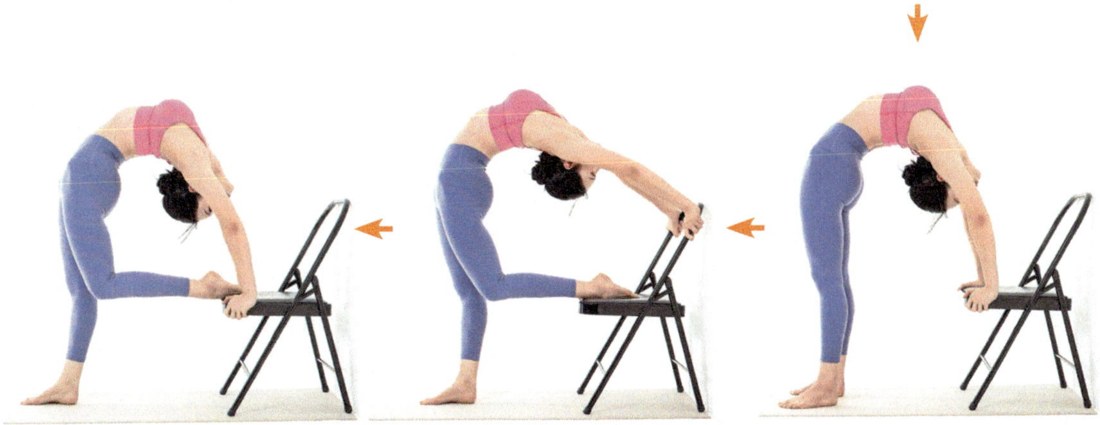

체어 등받이를 벽에 붙이고 체어 앞에 등을 지고 서서 다리를 골반너비로 벌린다. 백밴딩 하며 머리와 손을 위로 보내 벽을 짚고 밀어 준다. 벽을 타고 내려가 등받이 양쪽을 잡는다. 가능하면 체어를 타고 내려가 앉는 부분 앞 모서리 짚고 팔을 편다. 왼 무릎을 접어 발등을 앉는 부분에 놓는다. 반대쪽도 같은 방법으로 반복한다.

체어를 활용한 후굴 시리즈(Back Bending Series)

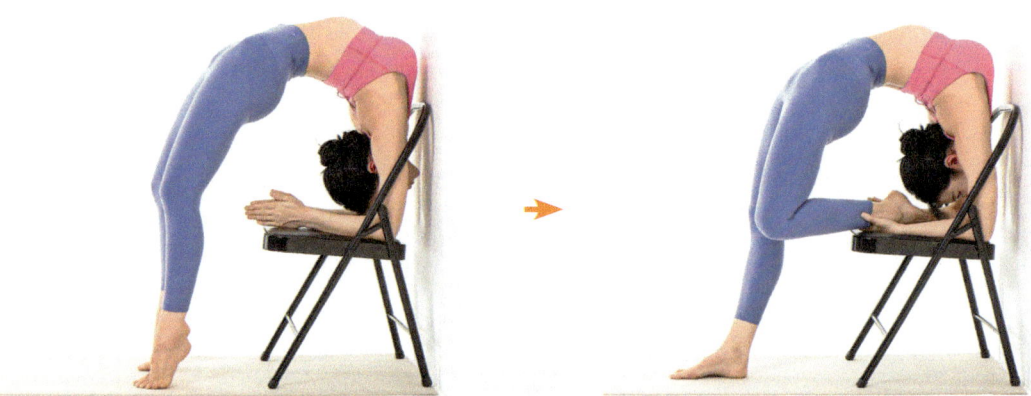

체어 등받이를 벽에 붙이고 체어 앞에 등을 지고 서서 다리를 골반너비로 벌린다. 백밴딩 하며 머리와 손을 위로 보내 벽을 타고 내려가 등받이 양쪽을 잡는다. 한손씩 차례로 팔꿈치를 앉는 부분에 놓고 합장 한다. 뒤꿈치를 들어 체어 쪽으로 걸어오고 가슴을 벽 가까이 가져 간다. 가능하면 뒤꿈치를 바닥에 댄 후, 왼 무릎을 접어 발등을 체어에 올리며 손으로 발을 잡는다. 반대쪽도 같은 방법으로 반복한다.
TIP 팔꿈치와 어깨는 수직이며, 가슴을 벽 가까이 밀어준다.

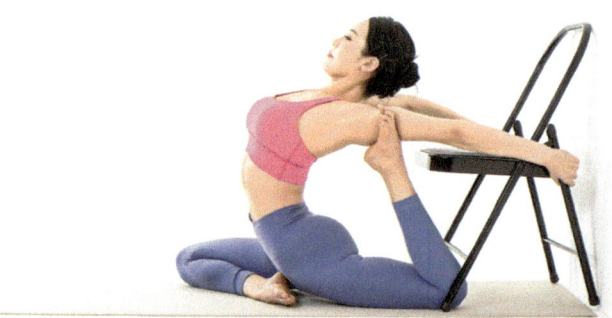

체어 등받이를 벽에 대고, 체어 앞에 등을 지고 앉아 오른 무릎을 접어 정강이를 바닥에 놓는다. 왼 무릎을 굽혀 발등을 겨드랑이에 껴주며 두 팔을 위로 보내 체어를 잡고 가슴을 앞으로 밀어 준다. 반대쪽도 같은 방법으로 반복한다.
TIP 동작이 어려우면 두 손은 위로 쭉 뻗는다. 왼 골반이 열리지 않도록 한다.

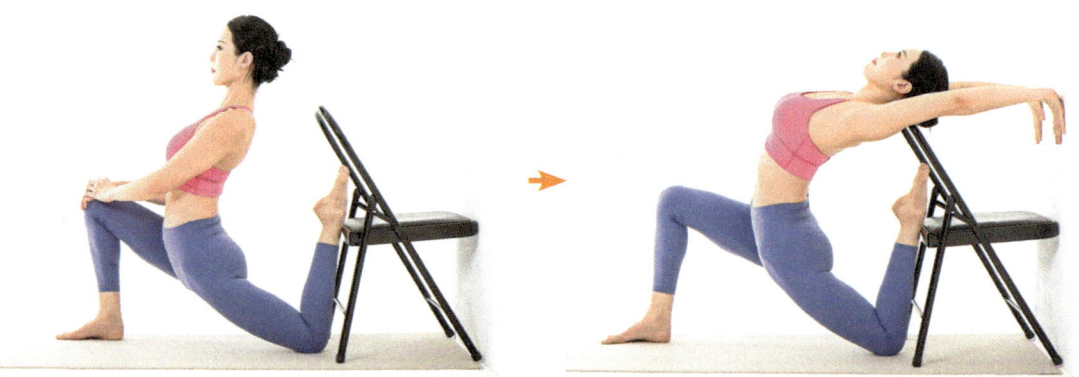

체어를 뒤로 돌려 벽에 붙인다. 왼 무릎을 바닥에 놓고 발등을 체어에 댄 후 골반을 아래로 내린다. 두 손을 오른 무릎 위에 대고 팔을 펴 준다. 손을 위로 보내 벽을 밀고 머리는 체어 등받이에 올린다. 이때 팔은 쭉 펴준다. 반대쪽도 같은 방법으로 반복한다.
TIP 골반은 계속 아래로 내린다. 오른 무릎과 발목은 수직으로 유지한다.

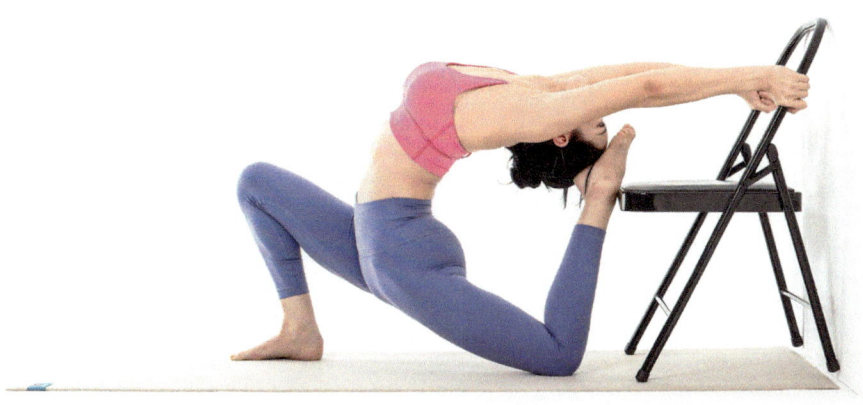

체어 등받이를 벽에 붙인다. 왼 무릎을 바닥에 놓고 발등을 앉는 부분에 댄다. 팔을 위로 보내 백밴딩 하며 등받이 옆을 잡고 머리를 발에 댄다. 반대쪽도 같은 방법으로 반복한다.

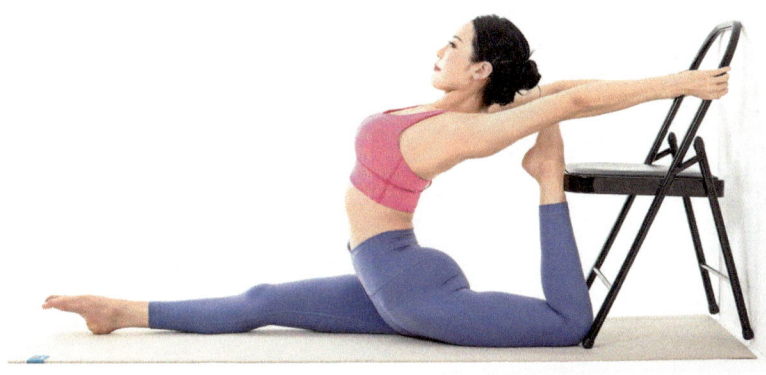

체어 등받이를 벽에 붙이고 앉는다. 오른다리를 앞으로 쭉 펴고 왼다리는 뒤로 보내 무릎을 접어 발등을 체어 앉는 부분에 댄다. 왼 골반을 닫고 손을 위로 뻗어 등반이 옆면을 잡고 가슴과 어깨를 열어준다. 반대쪽도 같은 방법으로 반복한다.
TIP 왼쪽 골반이 열리지 않도록 한다.

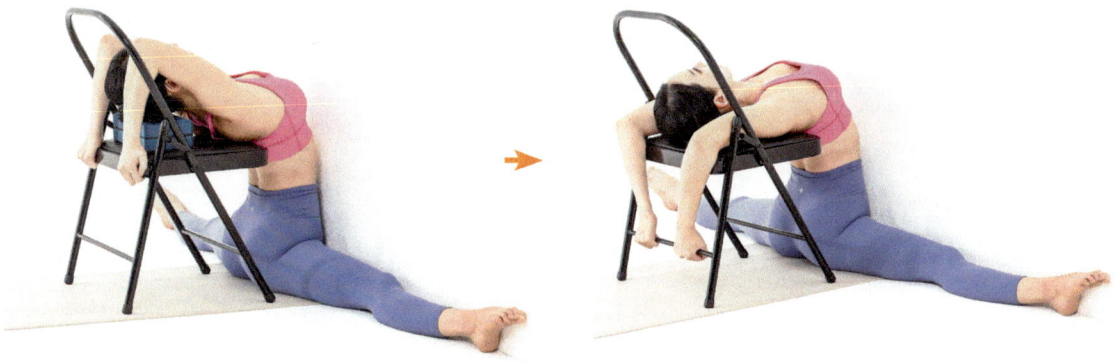

벽을 보고 앉고 등 뒤에 체어를 세운다. 다리를 양 옆으로 벌리고 체어 앉는 부분이 견갑골에 오도록 한 후 등을 기대며 머리를 체어에 올리고 손으로 체어 뒤를 잡는다. 머리를 체어 위에 대고 다리 연결 부분을 잡는다.
TIP 가능하면 몸 앞부분이 벽에 닿도록 한다.

체어를 활용한 후굴 시리즈(Back Bending Series)

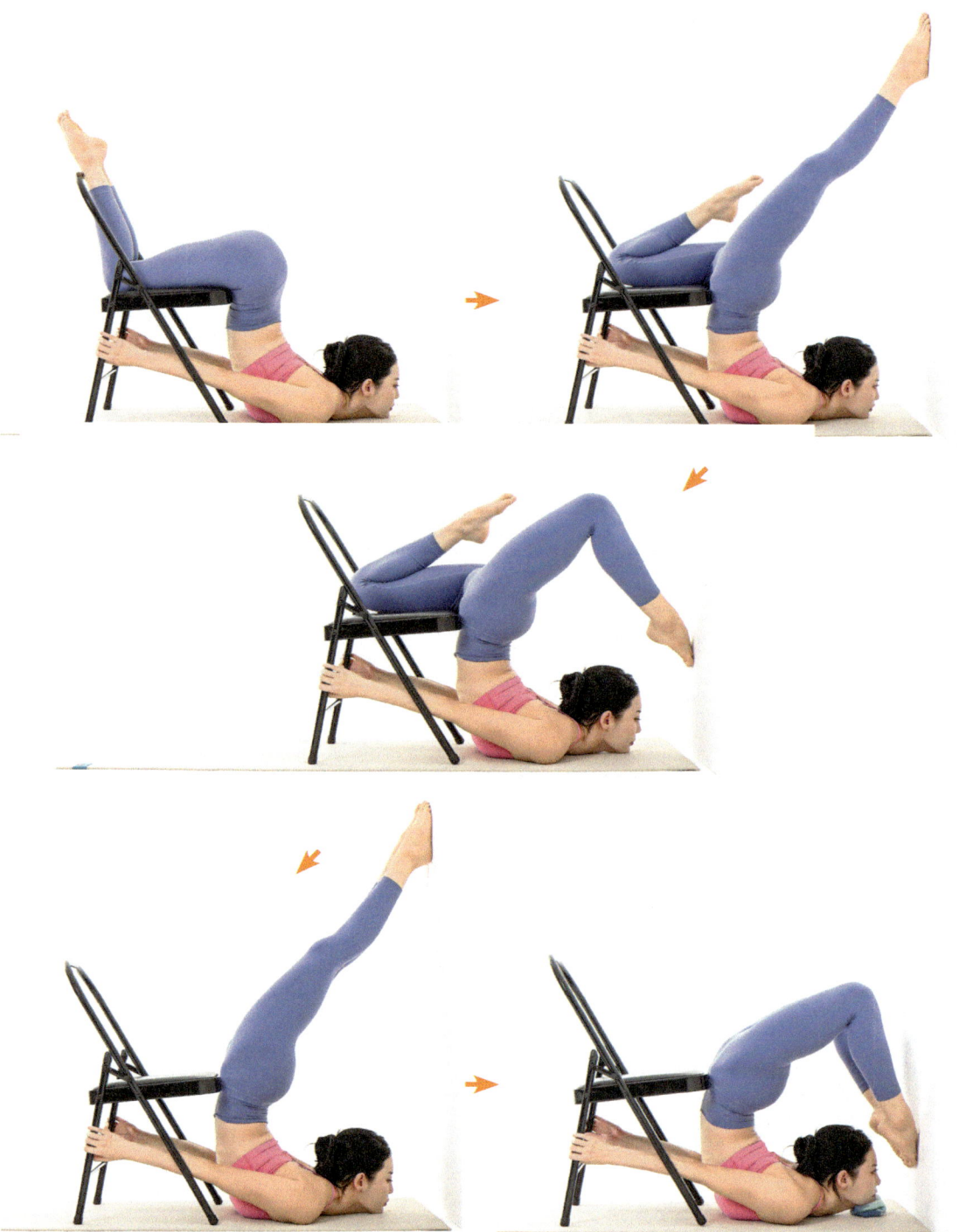

체어 앞이 벽을 향하게 놓고 벽과 체어 사이에 선다. 체어 앉는 부분에 허벅지를 올려 고관절이 앉는 부분 앞 모서리에 오게 하며 등받이에 발을 댄다. 가슴과 턱을 바닥에 대고 손은 체어 다리사이로 넣어 체어 뒤쪽 다리를 잡는다. 오른 다리를 위로 뻗어 발을 벽을 대고 왼 무릎은 접어 뒤꿈치가 엉덩이 가까이 오게 한다. 오른발을 얼굴 가까이 내린다. 다리를 위로 뻗어 발을 벽에 댄다. 무릎을 굽혀 발등을 벽에 대고 얼굴가까이 내려준다.
TIP 동작이 어려우면 블록 1단계로 어깨 아래에 세로로 놓고 접근한다.

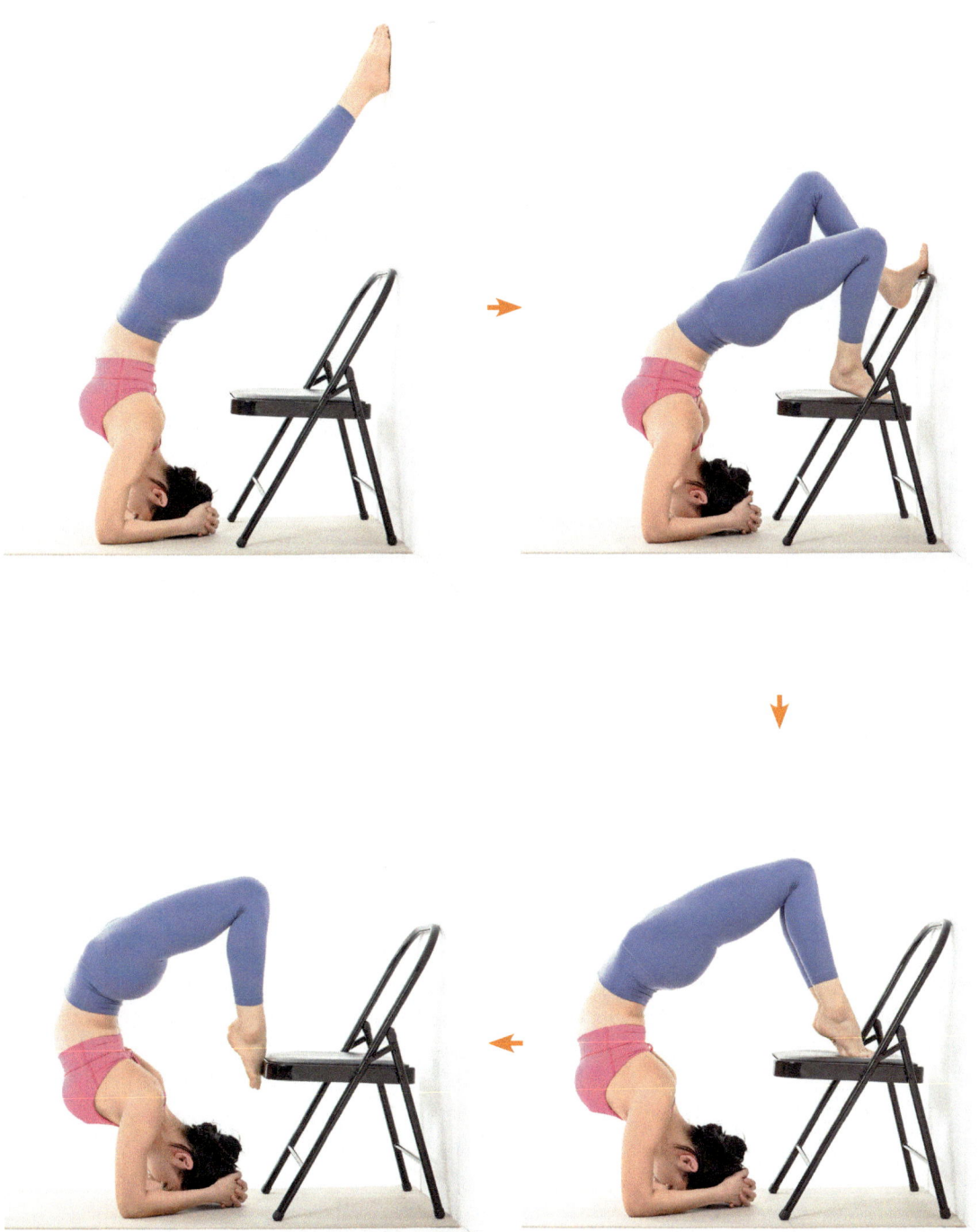

체어 등받이를 벽에 대고 체어를 마주보고 무릎을 꿇고 앉는다. 어깨 간격으로 팔을 벌리고 손은 깍지를 껴서 바닥에 내려 놓은 후 손 안에 뒤통수를 넣고 엉덩이를 들고 다리를 벽 쪽으로 보낸다. 한 발씩 벽을 타고 내려와 체어에 놓아 준다. 발을 체어 앉는 부분에 놓고 가슴과 골반을 앞으로 밀어 준다. 가능하면 발등을 앞 모서리에 댄다.

체어를 활용한 후굴 시리즈(Back Bending Series)

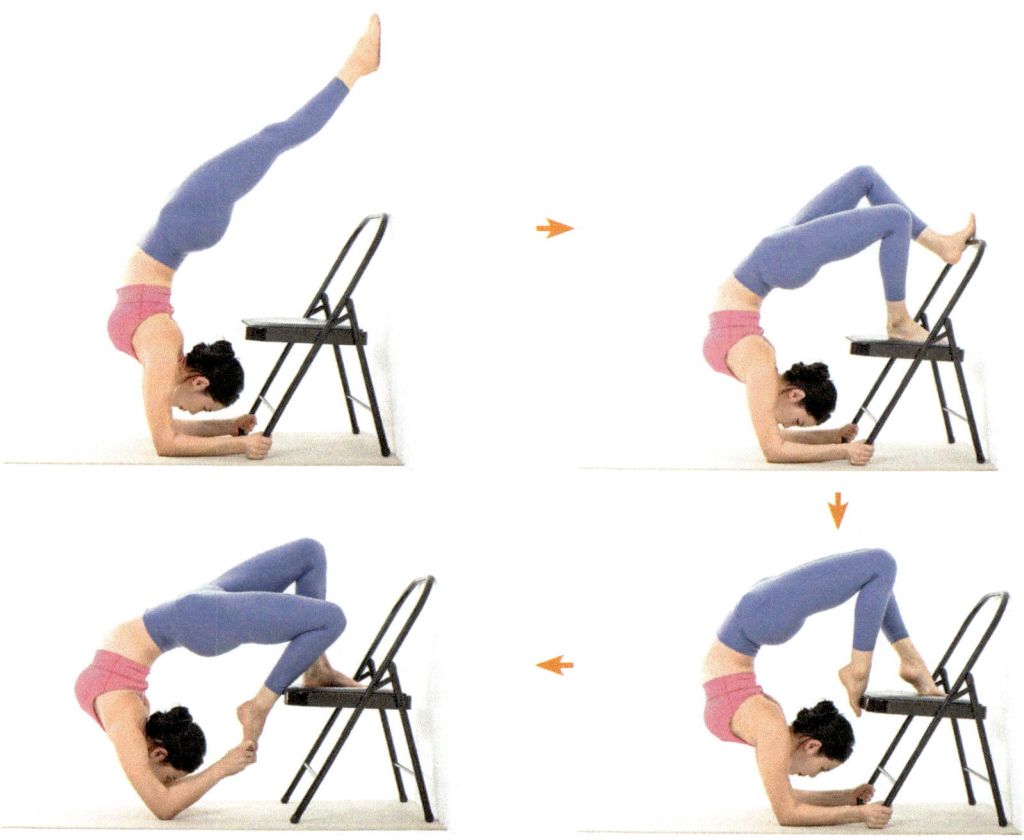

체어 등받이를 벽에 대고 체어를 마주보고 무릎을 꿇고 앉는다. 체어 다리를 손으로 잡고 다리를 벽으로 보낸다. 한발씩 벽을 타고 내려와 체어에 놓는다. 오른 발등을 앞 모서리에 댄다. 팔꿈치로 바닥을 밀며 손으로 발등을 잡는다. 반대쪽도 같은 방법으로 반복한다.
TIP 팔꿈치가 어깨보다 벌어지지 않도록 한다.

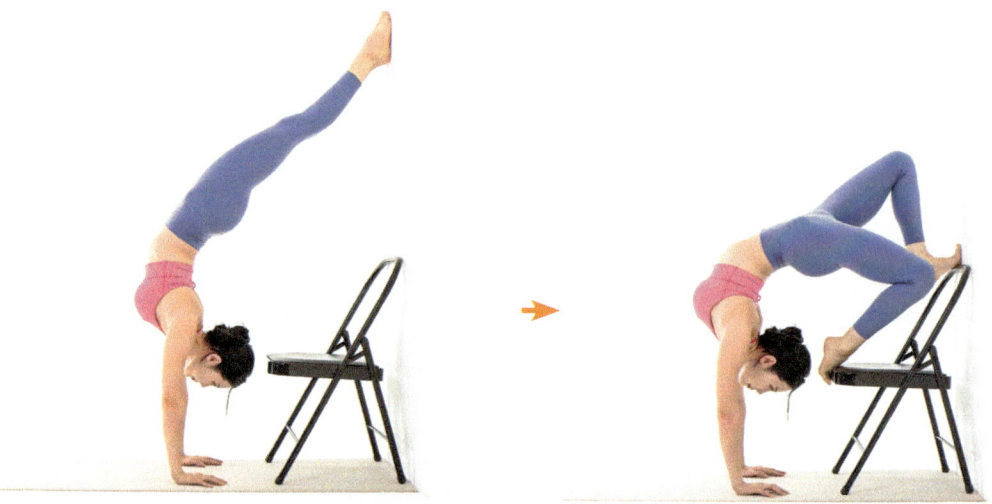

체어 등받이를 벽에 대고 체어 앞에 선다. 손은 어깨너비로 바닥을 짚고 다리를 올려 벽에 발바닥을 댄다. 한 발씩 벽을 타고 내려와 체어에 놓고 발등을 앞 모서리에 댄다. 반대쪽도 같은 방법으로 반복한다.
TIP 어깨와 손목이 수직을 유지한다. 팔이 굽혀지지 않으며 바닥을 계속 밀어준다.

채선비, 전소희

커플요가 (Couple Yoga)

커플요가 (Couple Yoga)

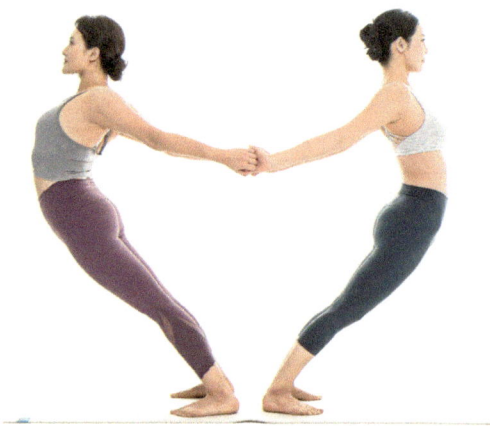

서로 뒤 돌아 서서 발을 골반너비로 벌린다. 손을 뒤로 보내 서로의 손을 잡아당기며 가슴과 골반을 앞으로 밀어준다.
TIP 두 사람 사이 힘의 균형을 맞추어 딸려가지 않도록 하며, 팔은 굽히지 않는다. 등을 조이며 가슴을 열어준다.

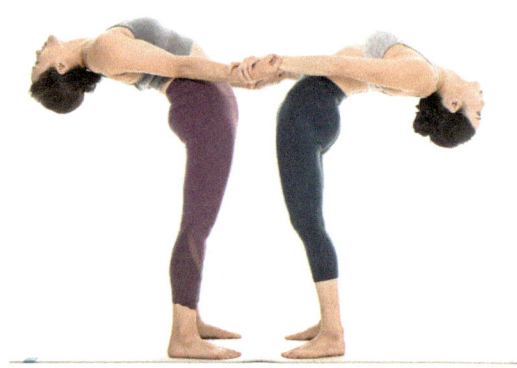

마주보고 서서 발을 골반 너비로 벌린 후 서로의 손목을 잡는다. 팔을 쭉 펴며 백밴딩 한다.
TIP 팽팽한 느낌이 들 때까지 동작을 만든다.

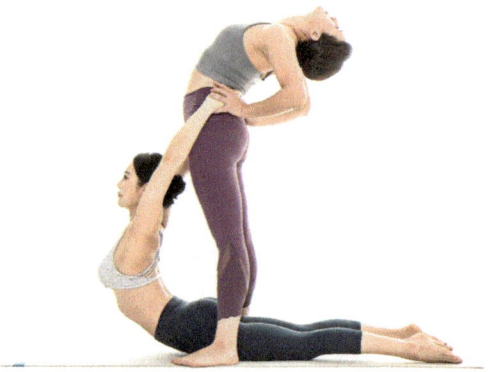

앞을 보며 앞뒤에 서서, 앞 사람이 바닥에 엎드리고 뒤에 있는 사람은 엎드린 사람 양쪽 엉덩이 옆에 발을 놓고 선다. 앞 사람이 한 손씩 위로 뻗으면 서있는 사람은 손을 잡아서 당기며 골반으로 가져간다. 서 있는 사람은 팔꿈치를 굽혀 모으며 가슴을 들어 머리를 뒤로 젖힌다.
TIP 엎드린 사람은 등과 척추에 힘을 사용하고 골반은 바닥으로 내려준다.

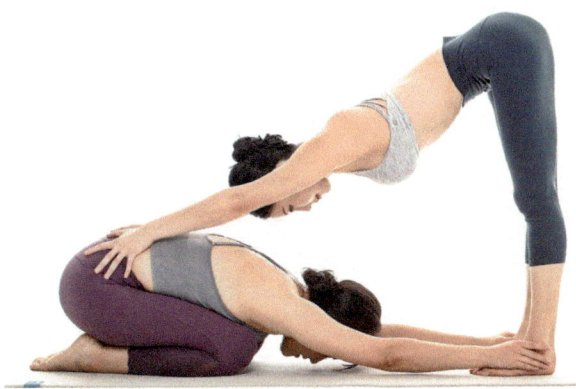

한 사람은 발라아사나 동작을 하며 서 있는 사람 발목을 잡고 팔을 펴준다. 서 있는 사람은 뒤로 조금씩 걸어가며 팔을 쭉 펼 수 있게 하며, 엎드린 사람 천골 위에 손을 대고 뒤와 아래로 눌러 준다.

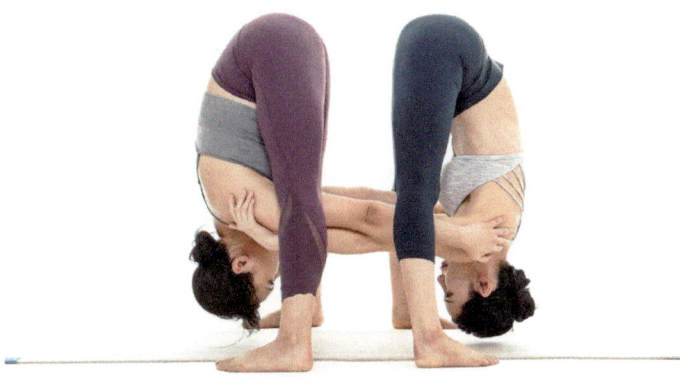

서로 뒤 돌아 서며 발을 매트 너비로 벌리고 앞으로 숙여 손을 다리 사이로 보내 서로의 어깨를 잡는다.
TIP 다리를 쭉 펴서 유지한다.

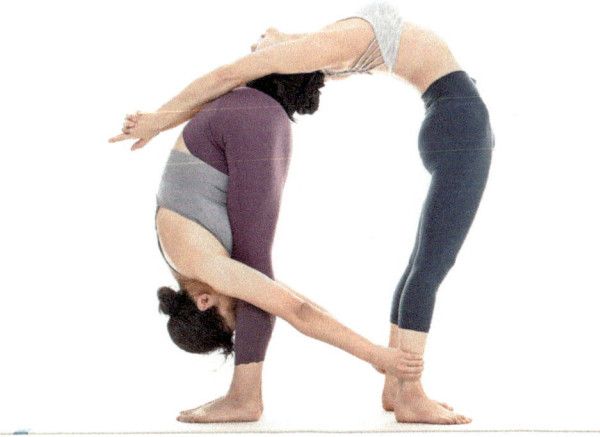

서로 뒤 돌아 골반너비로 선다. 한 사람은 전굴을 하여 상대의 발목을 잡고 다른 사람은 앞으로 걸어가 팔을 쭉 펴게 한 후, 천천히 백밴딩 하여 머리를 상대의 엉덩이 위쪽에 대고 팔을 위로 쭉 펴준다.

커플요가 (Couple Yoga)

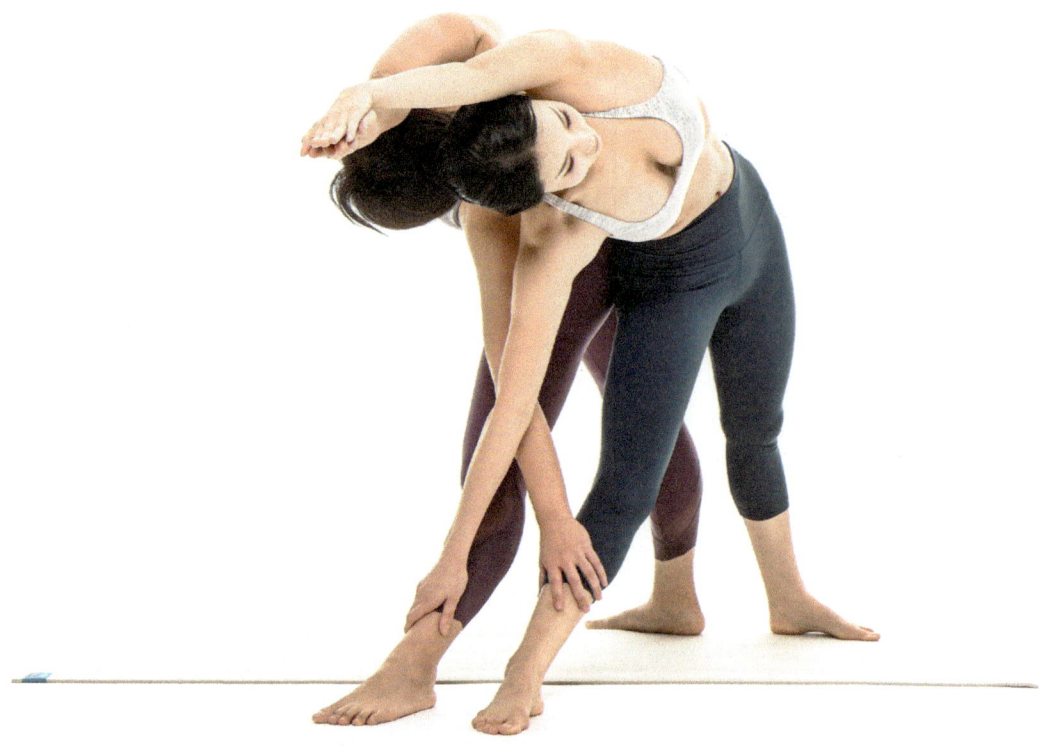

매트너비보다 넓게 서서 등을 댄다. 한발은 발가락이 앞을 향하고 한발은 밖으로 90도 돌린다. 외회전 되어 있는 발 방향으로 내려가며 서로의 발목을 잡고 팔을 귀 옆으로 뻗으며 서로 손을 포갠다. 반대쪽도 같은 방법으로 반복한다.
TIP 등이 떨어지지 않도록 하며, 귀 옆으로 뻗은 팔의 어깨와 엉덩이를 붙여준다.

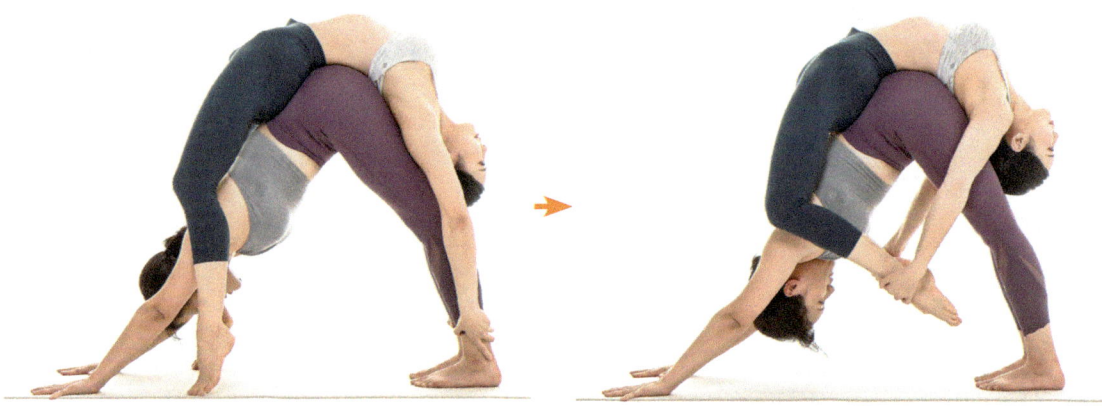

앞을 보고 앞뒤로 서서, 뒤에 있는 사람이 아도 무카 스바나 아사나를 하면 앞에 있는 사람이 상체를 등 위에 놓고 누워준다. 팔을 위로 펴서 아래 있는 사람의 발목을 잡아준다. 가능하면 다리를 접어 자신의 발목을 잡아 가슴을 더 열어준다.

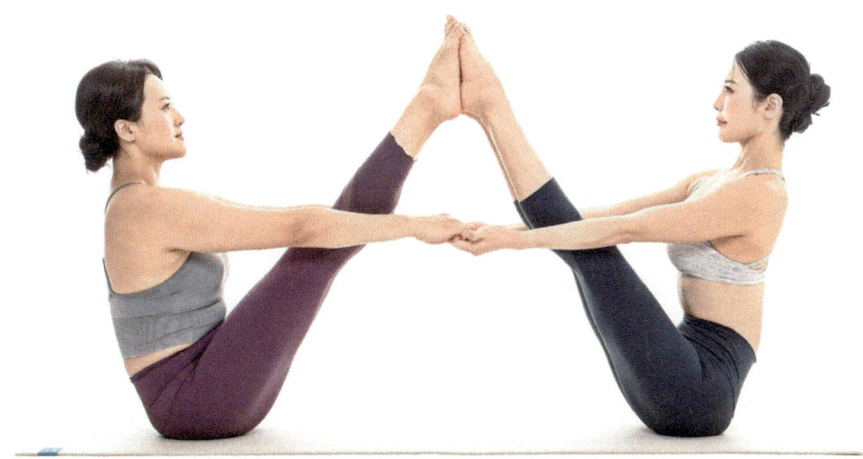

마주보고 앉아 무릎을 구부린다. 서로 발바닥을 대고 손을 잡아 무릎을 천천히 펴준다.
TIP 복부에 힘을 주고 허리를 펴준다

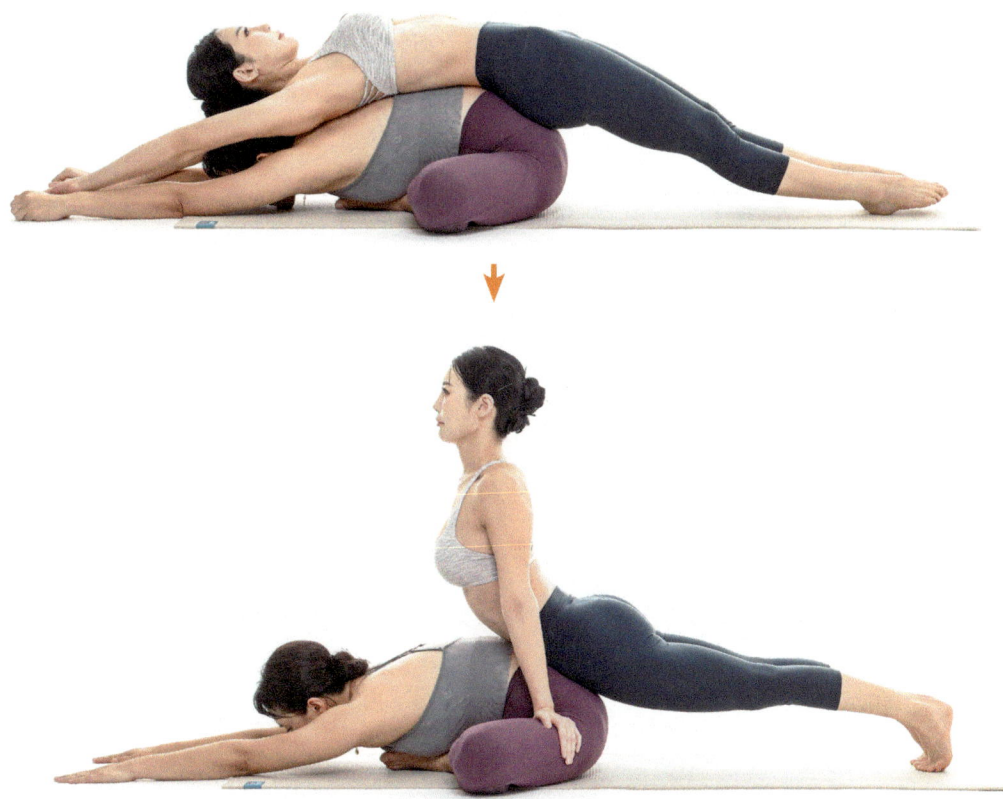

서로 뒤돌아 앉아, 한사람은 발바닥을 맞대고 깊게 숙여 팔을 앞으로 쭉 뻗는다. 다른 사람은 등을 마주대고 누워 손과 다리를 기지개 펴듯이 뻗어 준다. 위에 있는 사람은 일어나 골반을 상대의 천골에 놓는다. 손으로 허벅지 안쪽을 눌러주며 다리를 뒤로 뻗으며 상체를 세워준다.

커플요가 (Couple Yoga)

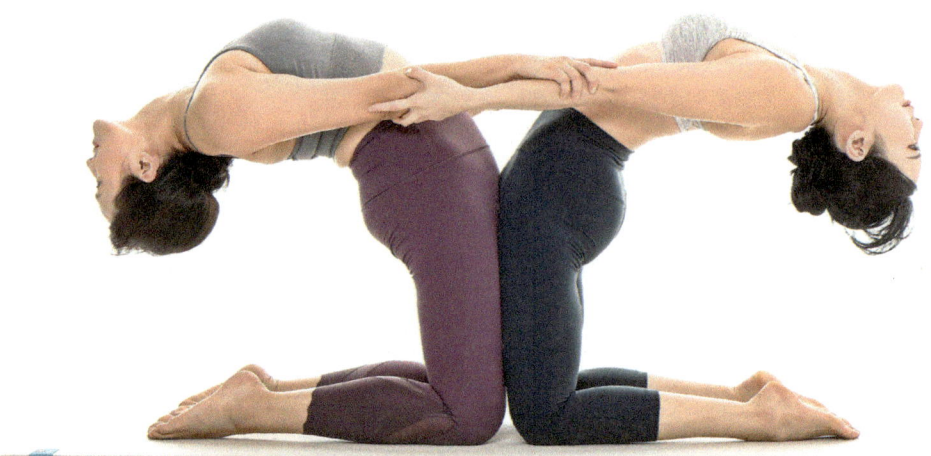

무릎을 바닥에 대고 골반너비로 벌리며 마주보고 선다. 허벅지를 서로 맞대고 상대 팔꿈치를 잡고 골반을 밀어주면서 가슴을 열면서 백밴딩 한다.
TIP 팔을 쭉 편다.

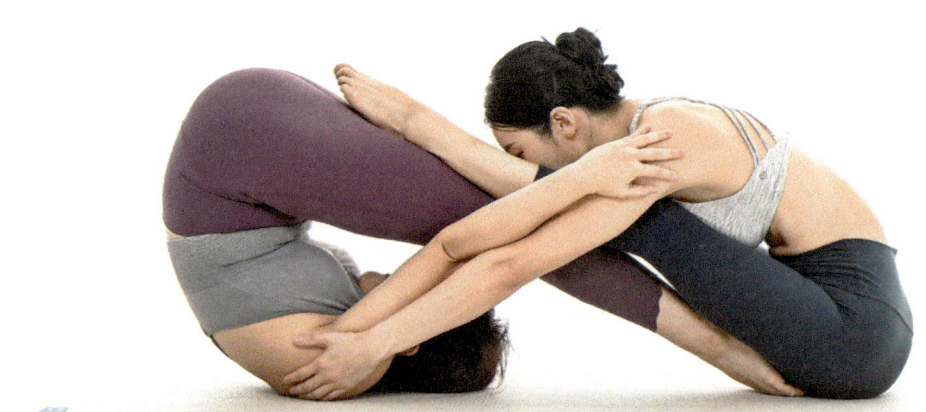

앞을 바라보며 앞뒤로 앉는다. 앞에 있는 사람이 바닥에 등을 대고 누워 다리를 머리 위로 넘겨 다리를 쭉 뻗고 발끝을 바닥에 댄다. 뒤에 있는 사람은 앞사람 발바닥 위에 엉덩이를 대고 누운 사람 다리 위로 다리를 쭉 뻗으며 앞으로 숙여 서로의 등을 잡아준다

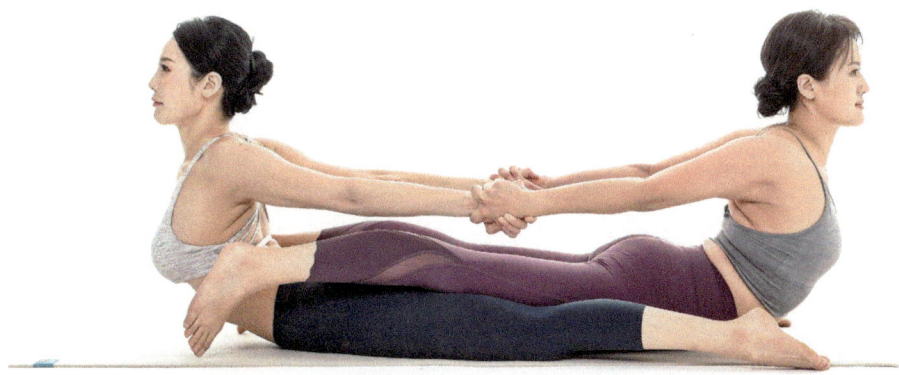

서로 뒤돌아 앉아, 한 사람이 먼저 다리를 벌려 바닥에 엎드리고, 다른 사람은 다리사이로 들어가 다리를 상대 허벅지 위에 올리며 바닥에 엎드린다. 한 손으로 바닥을 짚고 다른 손은 뒤로 뻗어 상대의 손을 잡고 상체를 세운 후 다른 손도 잡아 가슴을 열어준다. 위치를 바꾸어 반복한다.
TIP 아래 있는 다리를 강하게 눌려준다.

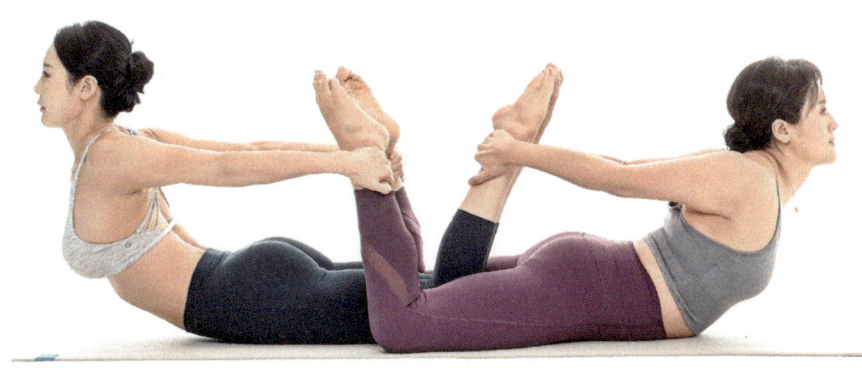

서로 반대방향을 보며 다리를 나란히 놓고 엎드려 다리를 접는다. 상체를 들어 상대의 발목을 잡고 발등을 몸 쪽으로 당겨주며 상체를 더 올린다. 위치를 바꾸어 반복한다.
TIP 손으로 상대의 발을 당기고, 발은 끌려가지 않도록 다리힘으로 당긴다.

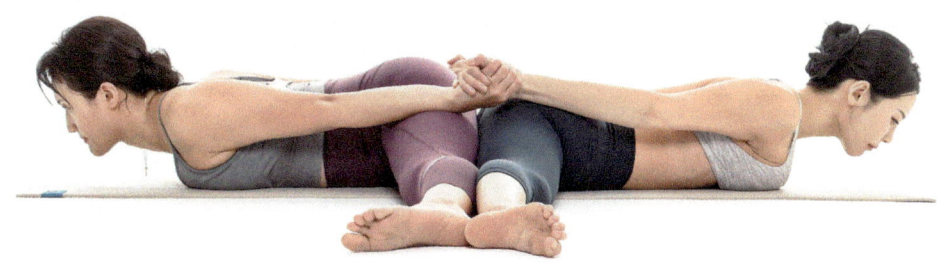

등을 맞대고 앉아 다리를 옆으로 벌린다. 상체를 숙이며 바닥으로 내려가고, 서로 손을 잡아 당기며 다리를 더 펴서 유지한다.

커플요가 (Couple Yoga)

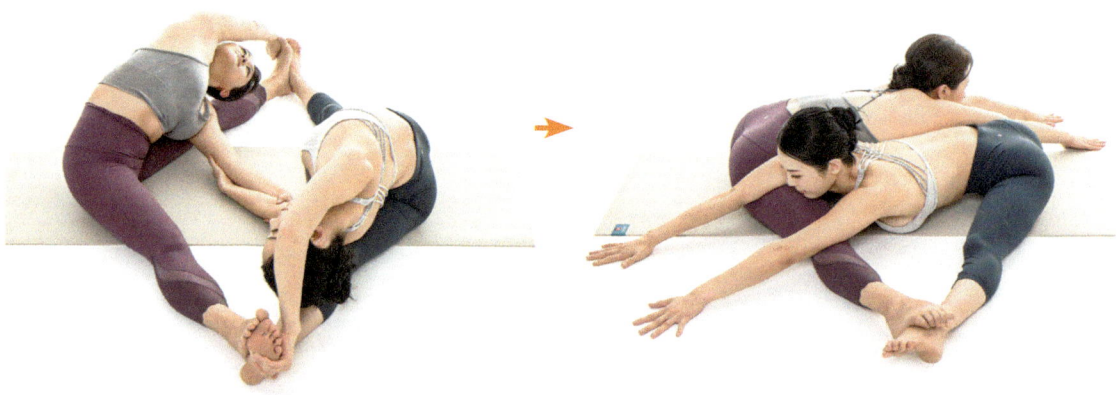

서로 마주보고 앉아 다리를 옆으로 벌린 후, 한 사람이 발바닥을 상대 발 안쪽에 댄다. 왼손을 서로에게 뻗어 상대의 팔꿈치를 잡고 상체를 왼쪽으로 기울이며 오른손으로 발 날을 잡고 가슴을 회전한다. 상체를 세운 후, 오른쪽으로 숙이며 내려가며 팔을 쭉 뻗어 상대방 고관절과 허벅지에 놓고 깊게 숙이며 다리를 눌러 고관절이 뜨지 않도록 한다. 방향을 바꾸어 반복한다.
TIP 무릎을 약간 굽혀서 동작을 해도 된다. 체중을 이용하여 눌러준다.

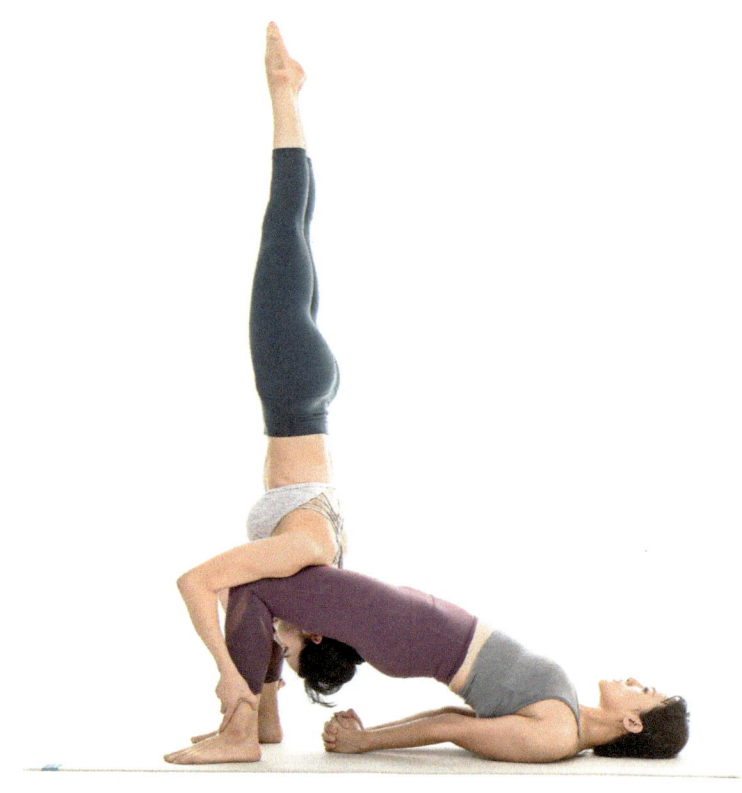

마주보고 서서, 한 사람은 등을 대고 누워 발을 골반너비로 벌리며 바닥 대고 골반을 들어 올려 유지한다. 서 있는 사람은 다리사이로 머리를 넣고 허벅지에 어깨를 놓는다. 손으로 발목을 잡은 후 다리를 위로 뻗어 준다.
TIP 엉덩이와 복부의 힘으로 골반을 들어올린다.

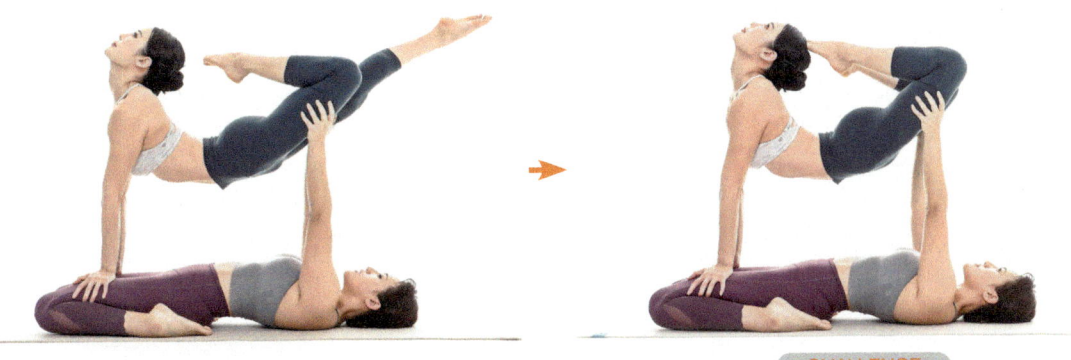

한 사람은 다리를 뒤로 접어 엉덩이 옆에 발을 놓고 등을 대고 눕는다. 다른 한사람은 머리 옆쪽으로 서서, 손을 상대의 무릎 위쪽에 놓고 누운 사람은 손을 뻗어 위에 있는 사람 허벅지에 댄다. 위에 있는 사람은 팔을 펴면서 무릎 위쪽을 누르고, 아래 있는 사람은 팔을 펴면서 허벅지를 밀어 주며 몸을 들어 올린다.

TIP 가능하면, 가슴을 위로 들어 올리면서 왼 무릎을 접어 발끝과 머리가 가까워지도록 한다. 두 무릎을 접어 발끝 머리 터치한다. 손에 위치를 각자에 맞게 조절한다.

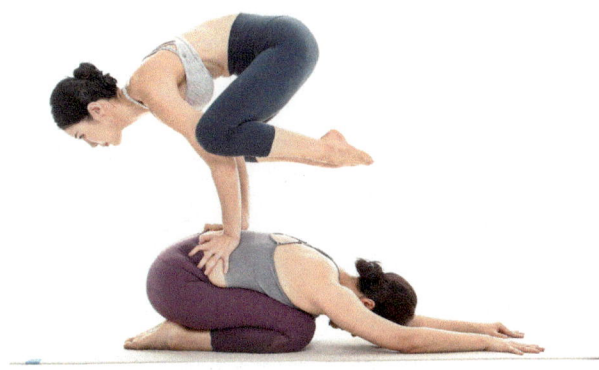

서로 마주보고 서서, 한사람은 무릎을 꿇고 엎드려 팔을 앞으로 뻗는다. 등에 힘을 단단하게 유지하면, 다른 사람은 손바닥을 엎드린 사람의 등 약간 바깥쪽으로 잡고, 팔 위쪽에 무릎을 올리고 고개를 들면서 유지한다.

TIP 어깨 무너지지 않도록 한다.

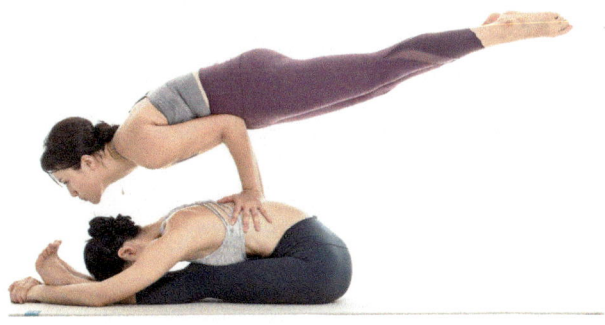

앞을 보며 앞뒤로 앉는다. 앞 사람은 다리를 뻗고 앞으로 숙이고, 뒤에 있는 사람은 손을 상대의 등 중앙을 짚는다. 손을 바깥쪽 약간 돌리고 팔꿈치를 안으로 모아 명치가까이에 놓고 무게중심을 앞으로 이동하며 다리를 올려 강하게 펴준다.

안쪼연

체어 2개를 활용한 아사나

@anyoga_official
@anne_yogini
송도 에이앤요가 대표원장
국제요가명상협회 정회원
두산 건설 임직원 강의
삼성전자 R&D 피트니스 임직원 강의
'신한 카드 콜 센터' 본사 임직원 요가강의
2022 Ai 요가데이터 구축사업 시연
2019 밀양국제요가대회 "단체전 3위"
강릉 "위크엔더스" 리트릿 오롯이 나
제주 "하얏트호텔" 웨이크업 리트릿
(주) Reebok 우먼스 캠페인 2016 F/W 모델
(주) Reebok korea 주최 2015 Fit Fest- Yoga Training 진행
(주) 남양유업 주최 남양TV 태교요가 촬영
송파케이블 촬영 '잠실 파크리오 아파트' 요가강의진행
롯데 백화점 창립38주년 MAKE ME 캠페인 모델
성북운동처방운동센터 어플리케이션 운동영상 (성북구도시관리공단)
300kcal 어플리케이션 운동영상
삼성헬스 어플리케이션 운동영상
WYoga TTC 전문가과정 수료
WYoga adidas Workshop 수료
WYoga Vinyasa Workshop 수료
Ashtanga Vinyasa Yoga Workshop with 양중석
JAIYoga 산전산후임산부 요가 Workshop 수료
JAIYoga PRO+기능해부학 Workshop 수료
생활스포츠지도자 '보디빌딩'
플로우요가 지도자 자격
마하하타요가 지도자 자격

몸도 마음도 더 건강하고, 보다 더 행복해지기 위해 요가를 합니다.
요가는 진실 되게,
꾸준하게 몸을 움직일 수 있는 그 순간까지 영원히
끝없이 배우고 알아가는 삶의 과정입니다.

체어 2개를 활용한 아사나

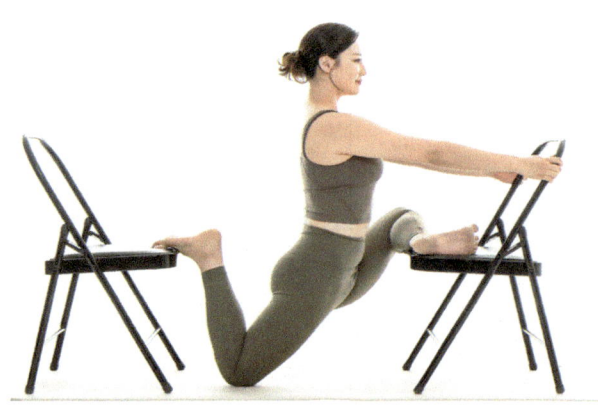

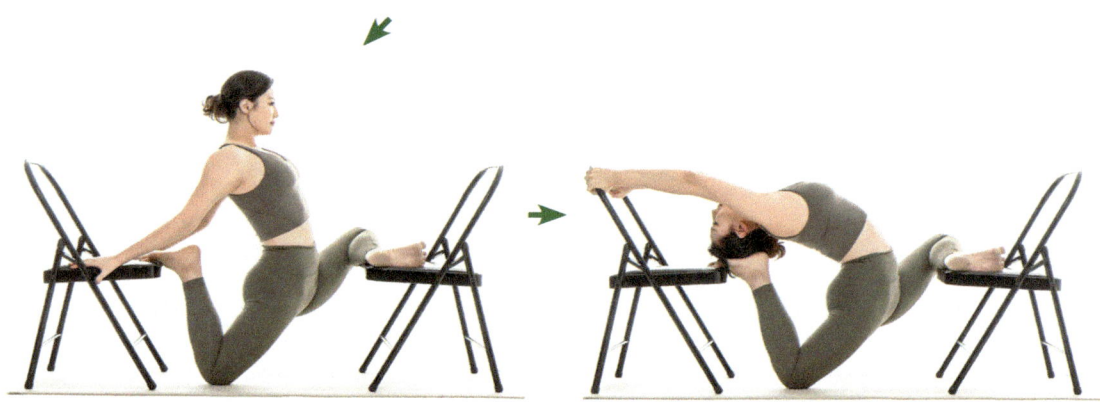

왼 정강이를 앞에 있는 체어 앉는 부분에 놓고 오른 다리는 굽혀 무릎을 바닥에 대며 발목을 뒤에 있는 체어 앉는 부분 앞에 얹는다. 손은 앞에 있는 체어 등받이 옆을 잡는다. 손을 돌려 뒤에 있는 체어 양쪽 모서리를 잡고 가슴을 들고 골반을 낮춰준다. 가능하면 머리를 젖혀 뒤쪽을 바라보고 손을 뻗어 등받이를 잡는다. 만약 등받이를 잡았으면 팔을 최대한 뻗어준다. 반대쪽도 같은 방법으로 반복한다.
TIP 왼 발목과 무릎이 수평을 유지한다. 머리는 발에 닿지 않아도 된다. 가슴은 최대한 들어준다. 동작이 어려우면 전 단계에 머무르거나 또는 합장하여 백밴딩을 해도 된다.

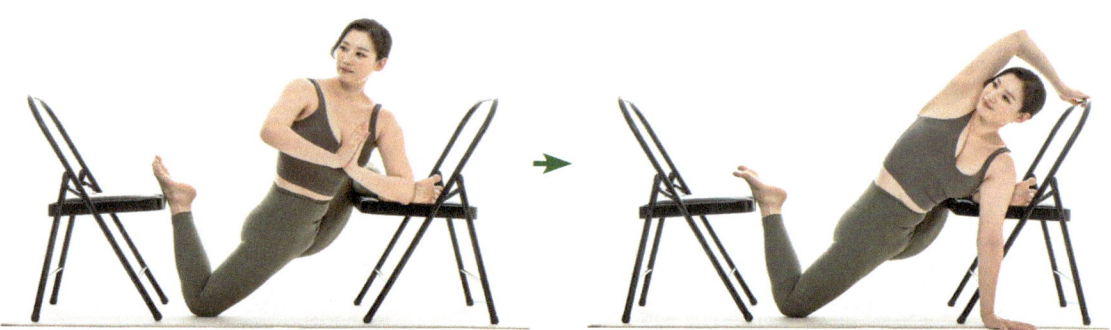

왼 정강이를 앞에 있는 체어 앉는 부분에 놓고 오른 다리는 굽혀 무릎을 바닥에 대고 발목을 뒤에 있는 체어 앉는 부분 모서리에 댄다. 왼 발바닥에 왼 팔꿈치를 깊게 넣어 합장하며 트위스트 한다. 가능하면, 발바닥을 왼 겨드랑이에 걸며 손으로 바닥을 짚고, 오른손으로 체어 등받이 위를 잡으며 깊은 트위스트를 한다. 반대쪽도 같은 방법으로 반복한다.
TIP 가슴 앞에서 합장하면 트위스트를 깊게 할 수 있다. 손이 바닥에 닿지 않으면 블록을 아래에 둔다.

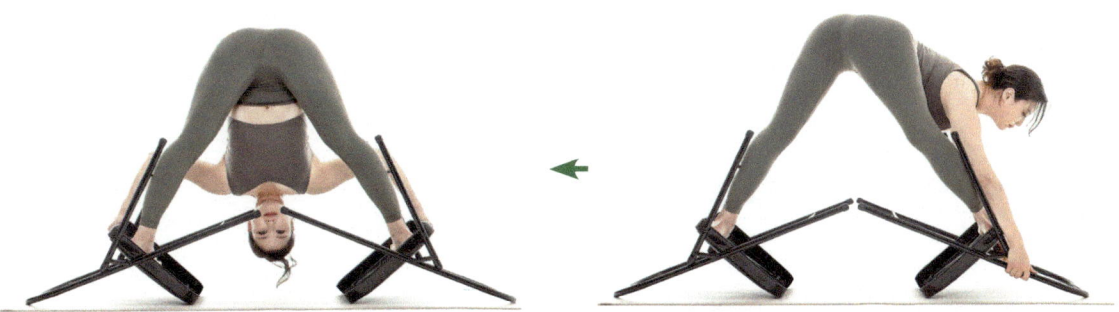

체어 두개를 뒤집어서, 발을 각각 체어 바닥 윗부분에 발 날이 닿을 수 있게 놓고 천천히 상체를 숙여 손으로 체어 뒤쪽 모서리를 잡는다. 발은 고정한 상태로 몸을 오른쪽 체어를 향해 돌려주며 손으로 체어 등받이 옆을 잡고 최대한 허리를 펴서 측면을 늘려준다. 반대쪽도 같은 방법으로 반복한다.
TIP 체어 등받이가 매트에서 나가지 않아야 안전하다. 가능하면 깊게 숙여 머리가 체어 사이로 들어올 수 있도록 하며 회전할 때도 발은 11자를 유지한다

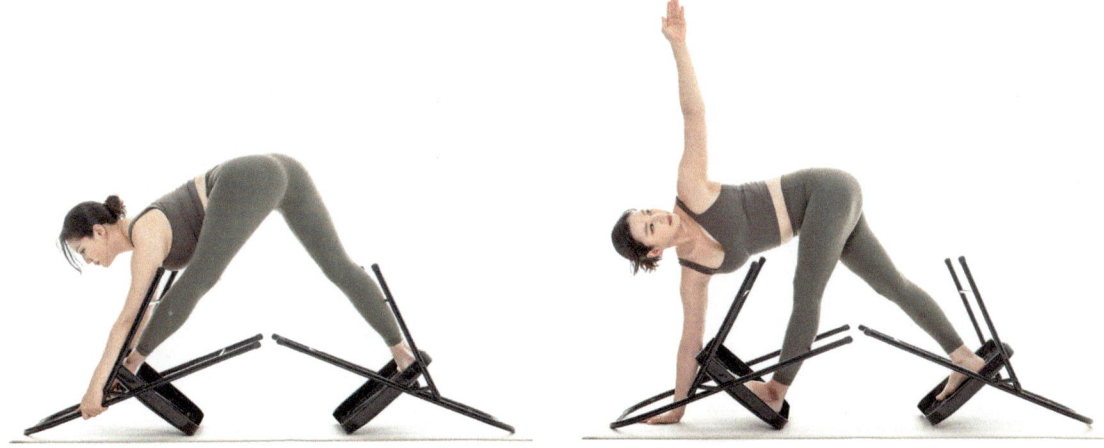

체어 두 개를 뒤집어서 놓는다. 왼발은 앞쪽 체어 바닥 중앙에 놓고 오른발은 뒤쪽 체어 바닥에 놓고 15도 돌린다. 두 손은 앞쪽 등받이 옆을 잡고 최대한 허리를 펴준다. 왼손은 바닥을 짚고 오른손은 위를 뻗어 트위스트 한다. 반대쪽도 같은 방법으로 반복한다.
TIP 손이 바닥에 닿기 어려우면 블록을 아래에 둘 수 있다.

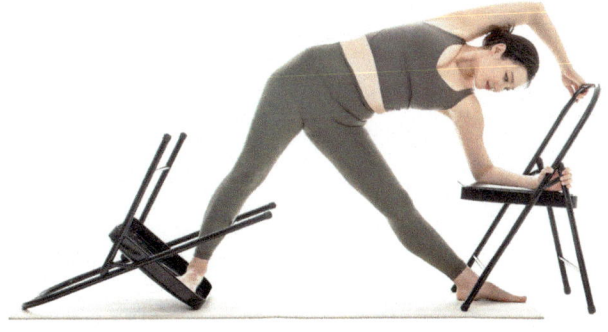

왼쪽 체어는 앞으로 놓고 오른쪽 체어는 뒤집어 놓는다. 왼발을 체어 아래로 놓으며 90도 열고 오른발은 체어 바닥 아래 놓고 골반을 정렬한다. 왼 팔꿈치를 체어 앉는 부분에 놓고 다리 이음부분을 잡으며 오른팔은 귀 옆으로 뻗어 등받이 위를 잡는다. 반대쪽도 같은 방법으로 반복한다.

체어 2개를 활용한 아사나

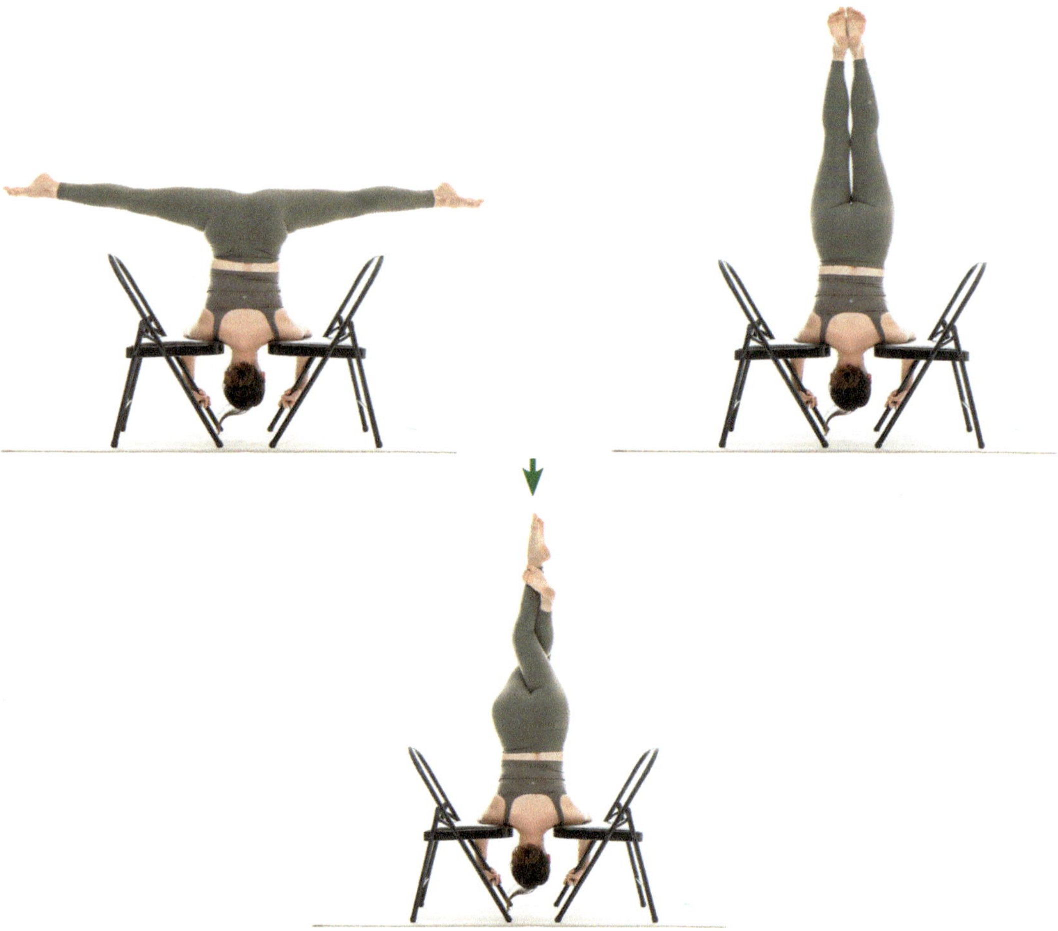

오른쪽과 왼쪽에 체어를 한 뼘 정도 간격을 두고 마주보게 둔다. 체어 사이로 목을 넣고 어깨를 넣고 체어 앉는 부분에 놓는다. 두 손은 의자 다리를 앞에서 잡아준다. 가볍게 양옆으로 다리를 벌려 점프하여 올려 뻗어주고 유지한다.
TIP 가능하면 가볍게 다리를 올려주고, 다리를 위에서 모아주거나 고무카아사나를 한다. 어려우면 체어를 벽에 붙여놓고 진행한다.

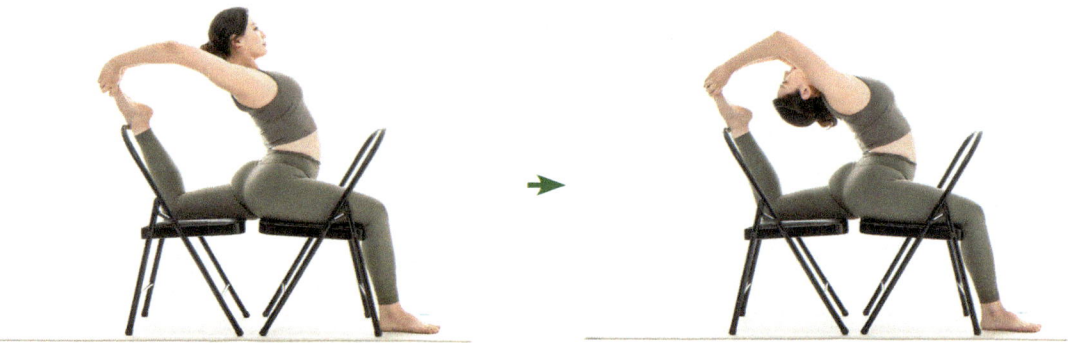

옆으로 서서 오른쪽에 체어를 마주보게 붙여 놓는다. 오른쪽 햄스트링을 앞에 있는 체어 앉는 부분에 올리고 발을 바닥에 놓는다. 왼 허벅지는 뒤쪽 체어 앉는 부분에 올리고 왼손으로 왼발을 잡고 어깨를 돌려준다. 오른손도 같이 잡고 뒤로 뻗어준다. 반대쪽도 같은 방법으로 반복한다.
TIP 오른발이 바닥에 닿지 않으면 블록을 두어도 좋다. 발을 잡기 힘들면 스트랩을 이용해 잡아준다. 목이 불편하면 시선은 정면을 바라본다.

요가 도구를 활용한 Asana

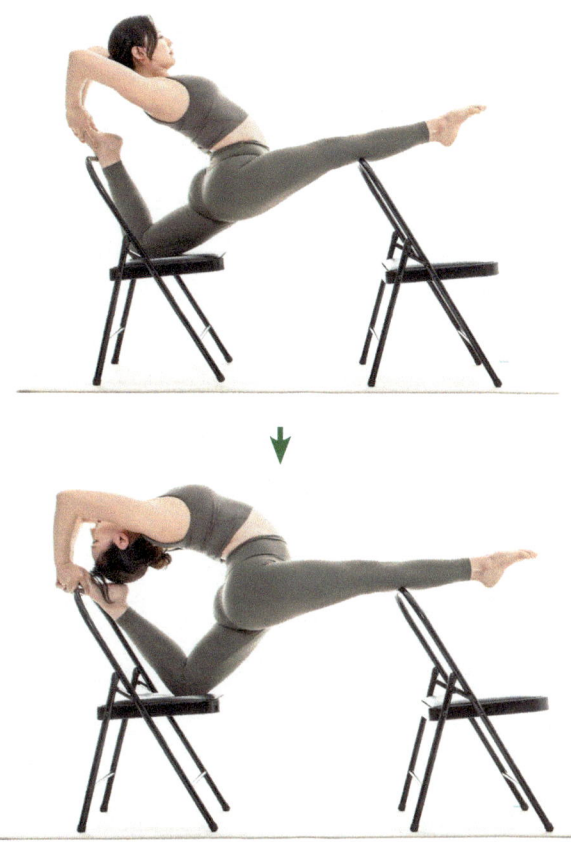

옆으로 서서 왼쪽에 체어를 나란히 놓는다. 뒤쪽 체어 앉는 부분에 왼 무릎을 올려놓고, 앞쪽 체어 등받이에 오른 종아리를 올려 무릎을 구부리고 준비한다. 왼손으로 왼발을 잡고 어깨를 돌려주고 오른손으로 함께 발을 잡고 오른다리를 힘 있게 뻗어 무릎을 강하게 펴준다. 반대쪽도 같은 방법으로 반복한다.
TIP 가능하면 백밴딩하여 머리로 발을 터치한다. 어깨를 돌려 발을 잡기 어려우면, 발목을 잡아도 된다.

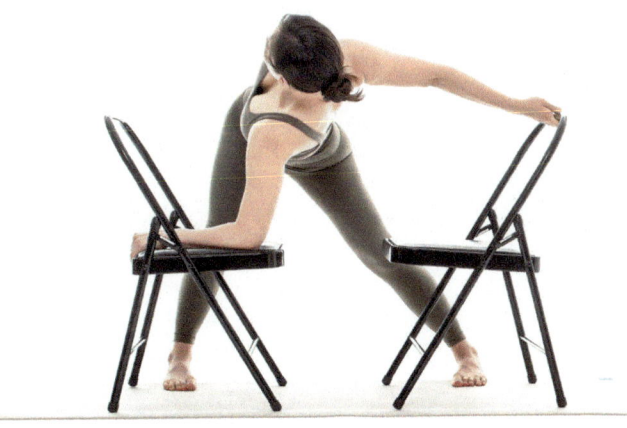

몸 앞에 체어를 마주보게 두고 다리는 100cm정도 벌린다. 오른쪽 체어 앉는 부분에 왼손을 가로로 얹어 앉는 부분 뒤쪽 모서리를 잡는다. 가슴을 최대한 열며 오른손으로 왼쪽 체어 등받이 가운데를 잡는다. 반대쪽도 같은 방법으로 반복한다.
TIP 체어를 잡기 어려우면 손등을 얹거나 뻗어준다

안소연 체어 2개를 활용한 아사나

체어 2개를 활용한 아사나

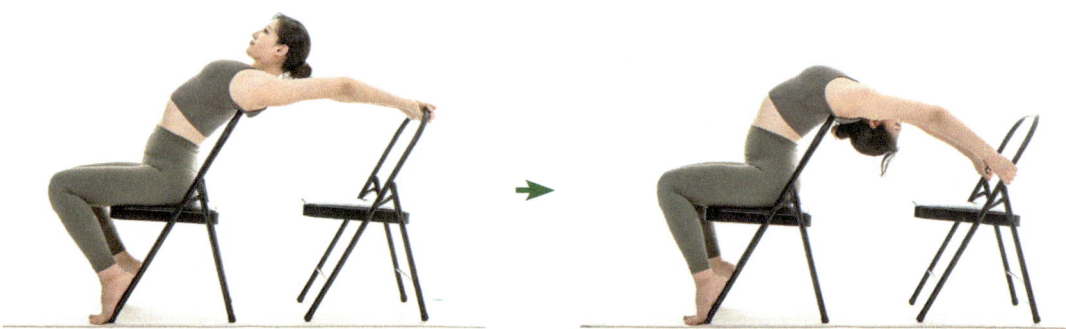

체어를 한 방향으로 나란히 두고 앞에 있는 체어에 앉아 체어 다리에 발을 댄다. 엉덩이를 살짝 들고 손을 뒤로 뻗어 뒤에 있는 체어 등받이를 잡은 후에 엉덩이를 내려놓고 팔을 힘있게 뻗는다.
TIP 체어에 깊숙이 앉아 날개뼈 아랫부분이 체어 등받이에 닿은 상태에서 가슴과 어깨를 열어낸다. 가능하면, 다시 엉덩이를 들어 손을 등받이 옆을 잡고 엉덩이를 내려준다.
발을 대기 어려우면 발바닥 아래에 블록을 둔다. 손이 등받이에 닿지 않으면 스트랩을 이용하여 잡아준다.

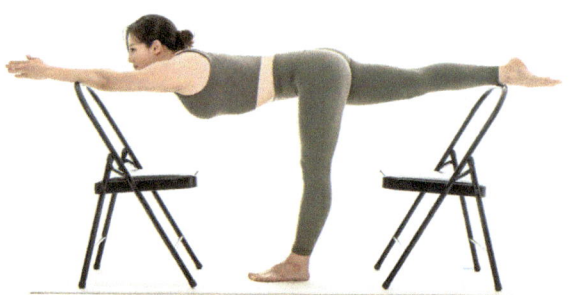

체어를 서로 바라보게 놓고 사이에 선다. 앞쪽 체어를 잡고 오른 발목을 뒤쪽 체어 등받이에 올린다. 합장하여 체어 등받이에 손목을 올리고 앞뒤로 뻗는다. 반대쪽도 같은 방법으로 반복한다.
TIP 골반은 수평을 유지한다. 손과 발은 앞뒤로 쭉 뻗는다. 왼 다리는 쭉 뻗는다.

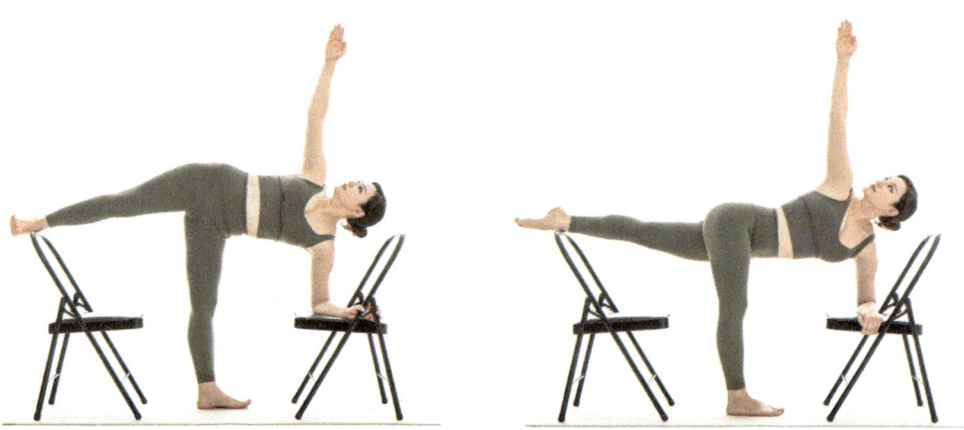

매트 양쪽 끝에 체어를 마주보게 놓고 사이에 선다. 왼 팔꿈치를 체어 앉는 부분에 놓아 다리이음부분을 잡는다. 오른다리는 뒤로 뻗고 발을 플렉스하여 등받이 위에 올린다. 오른팔을 위로 뻗고 손끝을 바라본다. 오른 다리를 내리고 왼 팔꿈치를 체어 앉는 부분에 두고 옆모서리를 잡는다. 왼 발등을 뒤에 있는 체어 등받이에 놓는다. 오른손을 위로 뻗어 몸통을 트위스트 한다. 반대쪽도 같은 방법으로 반복한다.

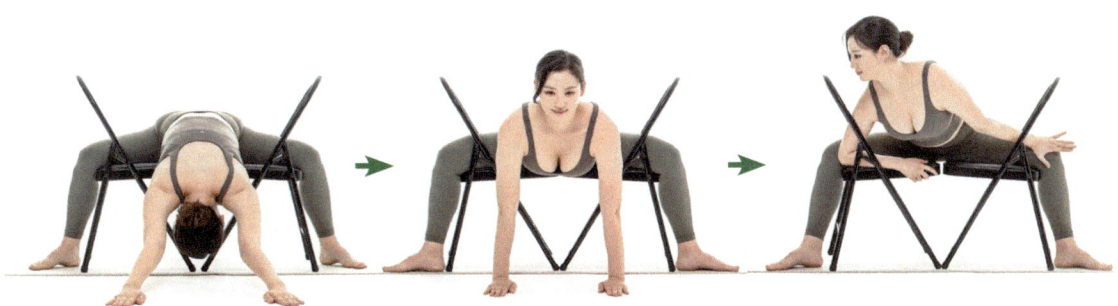

몸 앞에 체어를 서로 마주보게 놓고 다리를 체어 앉는 부분으로 넘겨 발을 바닥에 놓는다. 발은 90도 가까이 열며 상체를 앞으로 숙여 손을 멀리 뻗는다. 손을 어깨와 수직으로 놓으며 등을 펴준다. 왼손은 왼다리 안쪽을 밀어주고 오른 팔꿈치는 오른 허벅지 안쪽을 밀며 고관절을 열어준다. 반대쪽도 같은 방법으로 반복한다.
TIP 발이 땅에 닿지 않으면 발바닥 아래 블록을 둔다.

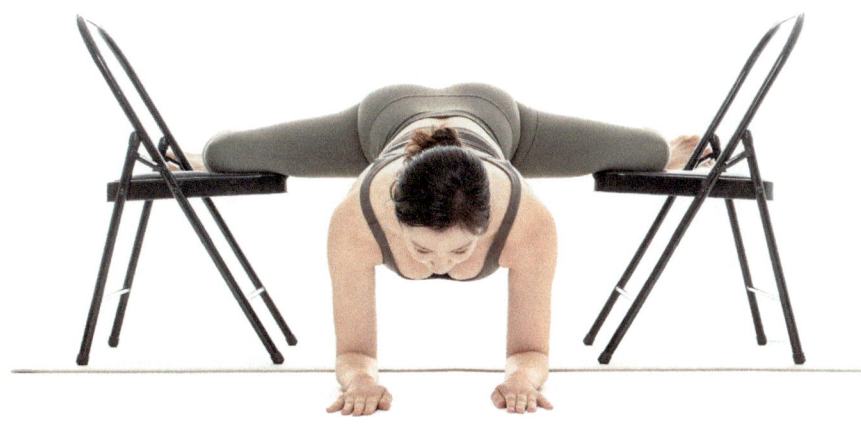

등 뒤에 체어를 서로 마주 보게 둔다. 손은 바닥을 짚고 한 다리씩 체어 앉는 부분에 올려 직각을 만들어준다. 한 팔씩 팔꿈치를 바닥으로 내리며 고관절을 열어준다.
TIP 갈비뼈를 닫아준다. 가능하면, 골반과 무릎이 수평을 이루도록 한다.

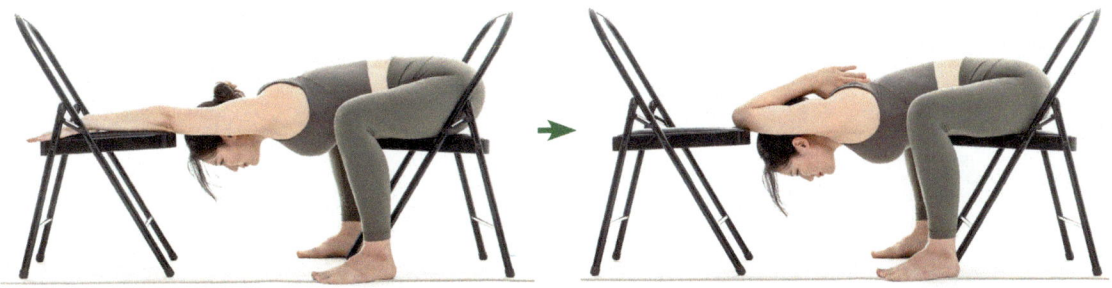

체어를 마주 보게 놓고 오른쪽 체어에 깊이 앉아 다리를 매트너비로 벌린다. 상체를 숙이며 두 팔을 앞쪽 체어 앉는 부분으로 뻗으며 놓는다. 가능하면, 팔꿈치를 접고 손을 모아 날개뼈 사이를 눌러준다.
TIP 두 팔사이로 얼굴을 넣으면 어깨를 깊이 열어 줄 수 있다.

체어 2개를 활용한 아사나

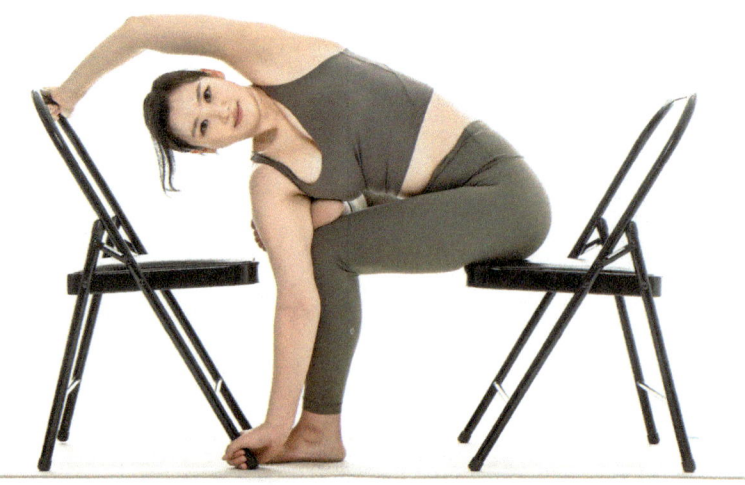

체어를 서로 마주보게 놓고, 오른 체어에 엉덩이를 걸쳐 앉는다. 오른발을 왼 허벅지 위에 올려 플렉스하고 왼 무릎과 발목은 수직을 만든다. 오른 발바닥 중앙을 오른 겨드랑이에 깊숙이 넣으며 체어 다리를 잡고, 왼손은 귀 옆으로 뻗어 등받이 모서리부분을 잡아 트위스트를 한다. 반대쪽도 같은 방법으로 반복한다.

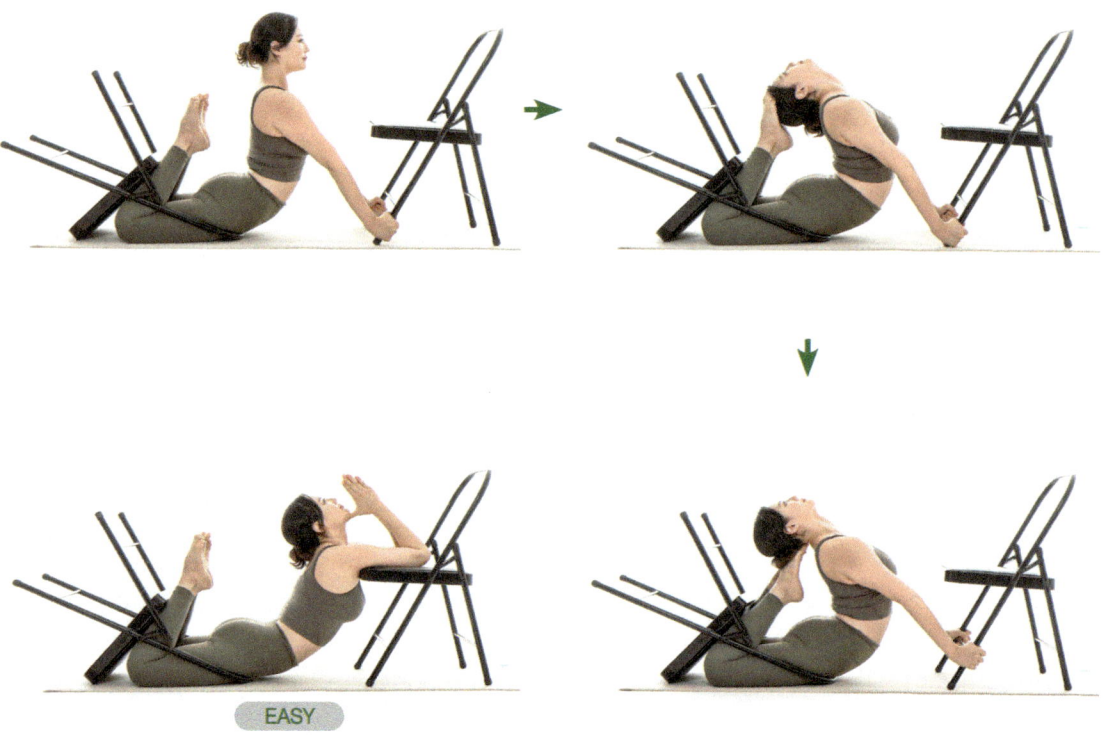

EASY

서서, 체어를 앞과 뒤에 놓는다. 등받이가 등을 향하게 뒤쪽 체어를 뒤집어 놓아 준다. 두 무릎이 뒤쪽 체어 등받이 안으로 깊게 넣고 무릎을 굽히며, 앞쪽 체어를 몸 가까이 당겨 두 손으로 다리 아래 부분을 잡아 팔을 펴준다. 백밴딩하여 머리를 발 끝에 닿게 하고 가능하면, 발등을 뒤통수 뒤쪽으로 넣어 시선 위를 바라본다.
TIP EASY: 동작이 어려우면 앞 체어 앉는 부분에 팔꿈치를 대고 두 손을 모아 엄지손가락으로 턱을 받쳐 들어올린다.

요가 도구를 활용한 Asana

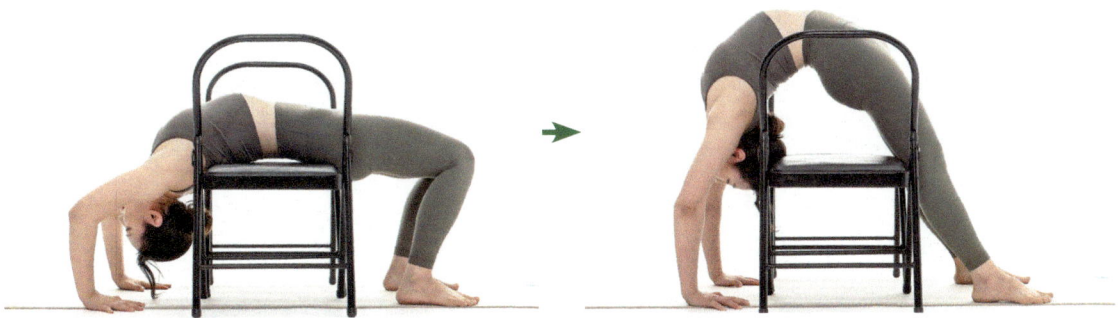

체어 두 개를 붙여 놓고 체어 사이에 등과 엉덩이를 살짝 걸치며 눕는다. 다리는 골반너비로 벌리고 손은 어깨 너비로 바닥을 짚는다. 발과 손으로 바닥을 밀어내며 몸을 들어 올리며 시선은 손 사이 바닥을 바라본다.
TIP 손이 바닥에 닿지 않으면 블록을 두어도 좋다

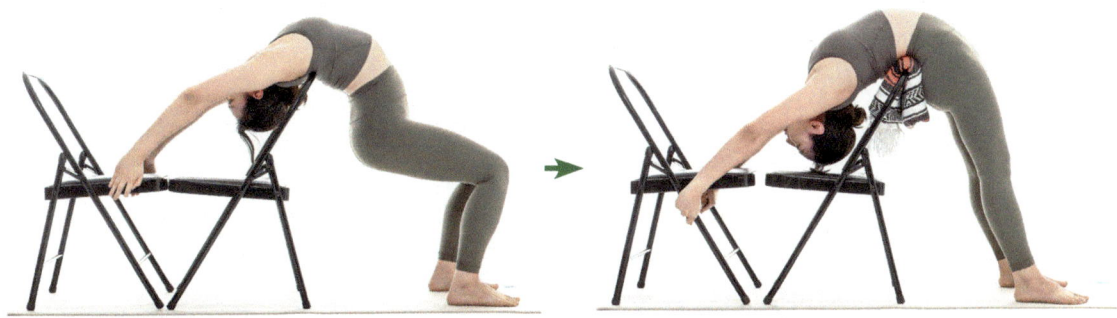

등 뒤에 체어 두 개를 붙여 놓는다. 몸 쪽 체어 등받이에 날개뼈를 대고 손은 뒤쪽 체어를 잡는다. 천천히 무릎을 구부리며 자세를 낮추어 가슴을 열어 준다. 가능하면, 블랭킷을 몸쪽 체어 등받이에 올려 허리를 댄다. 손을 머리위로 뻗어 뒤쪽 체어 다리를 잡고 무릎을 강하게 펴준다.

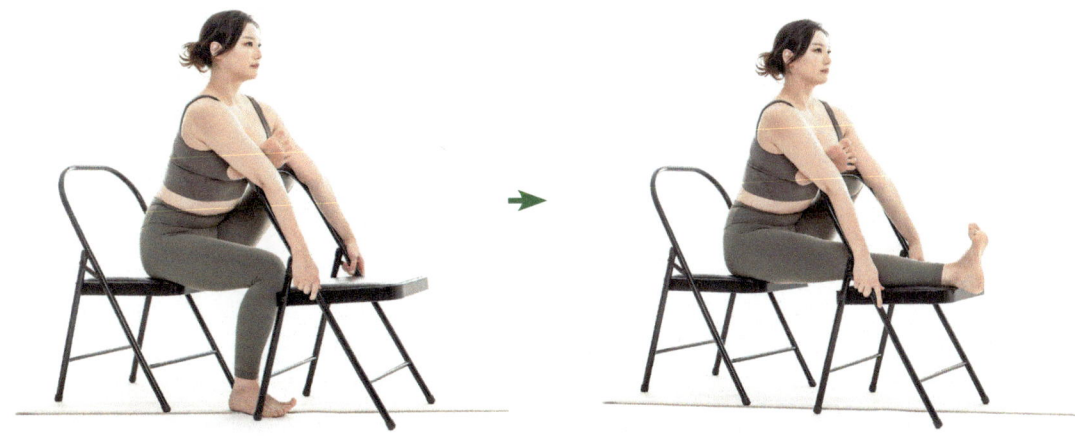

체어를 같은 방향으로 나란히 두고 뒤쪽 의자에 앉는다. 오른발은 바닥에 두고 왼 정강이를 앞쪽 체어 등받이에 놓고 오른 상완에 발바닥을 둔다. 손은 앞쪽 체어 다리 위를 잡고 팔을 펴주며 가슴을 밀어 허리를 펴준다. 오른다리를 펴서 앞쪽 체어 앉는 부분에 올려준다. 반대쪽도 같은 방법으로 반복한다.
TIP 손으로 체어 다리를 최대한 깊게 잡으며 허리를 펴준다

체어 2개를 활용한 아사나

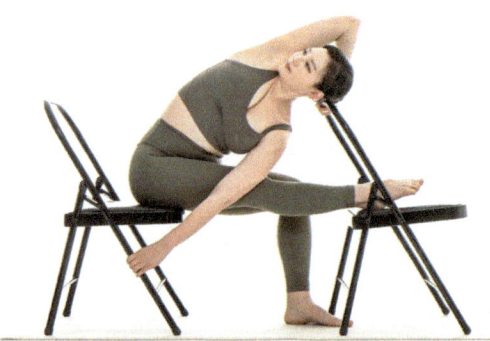 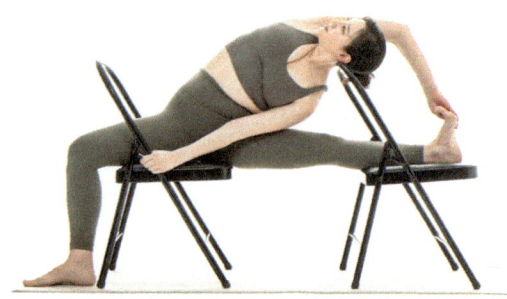

체어를 같은 방향으로 나란히 두고, 뒤쪽 체어에 앉아 왼발은 바닥에 놓고 오른다리는 펴서 앞쪽 체어 위에 놓아준다. 왼쪽 팔을 오른 허벅지 옆으로 넘겨 뒤쪽 체어 다리를 잡아주고 오른팔은 머리 뒤로 넘겨 앞쪽 체어 등받이를 잡으며 트위스트 한다. 반대쪽도 같은 방법으로 반복한다.

뒤쪽 의자에 앉아 오른다리는 체어 앉는 부분을 넘기며 발을 바닥에 놓는다. 이때 허벅지 안쪽이 체어 옆면에 대고 다리를 세운다. 왼 다리는 앞쪽 체어 앉는 부분에 펴서 놓는다. 왼손으로 뒤쪽 체어 다리 위를 잡아주고 오른팔은 머리 뒤로 넘겨 왼 발 날을 잡으며 트위스트한다. 반대쪽도 같은 방법으로 반복한다.
TIP 허벅지 안쪽이 체어 안쪽에 대고 다리를 열어 세워야 골반이 더 열린다.

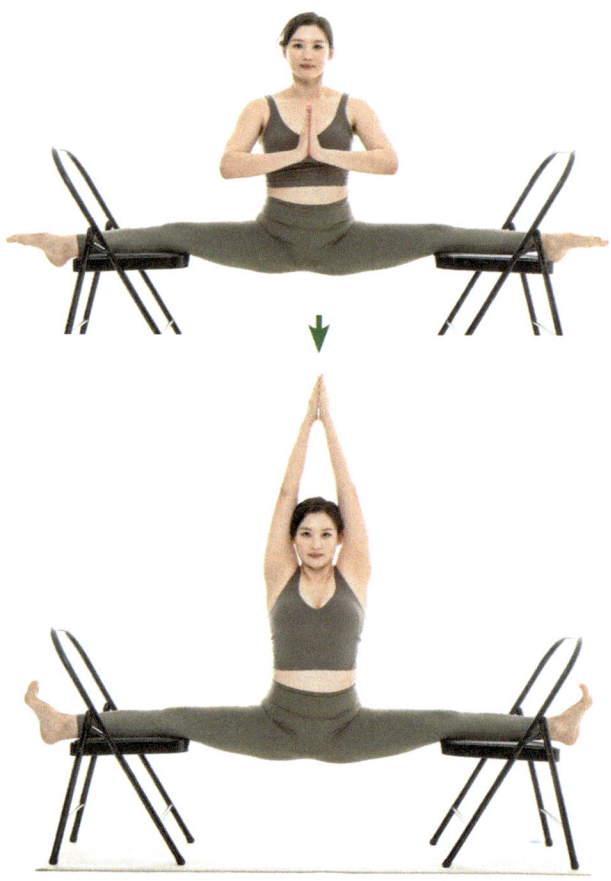

체어를 매트 양 끝에 마주보게 놓고 체어 사이에 선다. 손은 바닥을 짚고 한 다리씩 체어 앉는 부분에 올려준다. 준비되면 상체를 들어 올려 가슴 앞에서 합장하며, 가능하면 손을 머리위로 뻗어준다.

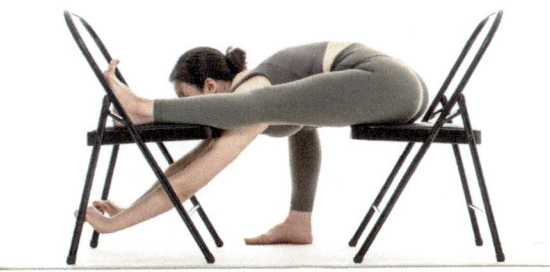

체어를 마주보게 두고, 오른쪽 체어에 앉는다. 왼발을 뻗어 체어 앉는 부분 가장자리에 두고 오른발은 살짝 매트 바깥쪽에 놓아 준다. 상체를 숙여 손으로 앞쪽 다리사이로 넣어 뒤쪽 다리연결부분을 잡는다. 턱이 체어에 닿는다. 반대쪽도 같은 방법으로 반복한다.

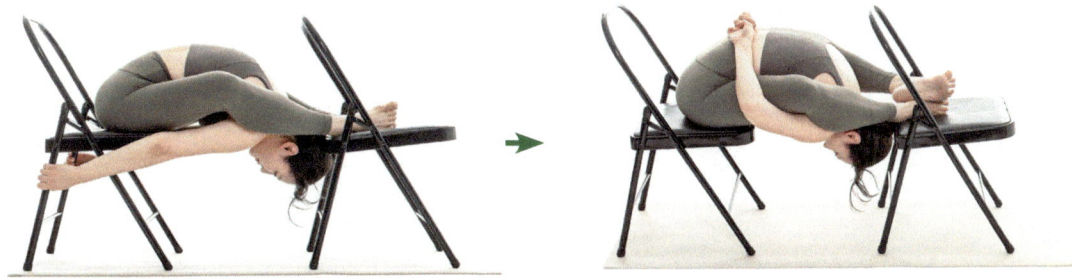

체어를 같은 방향으로 나란히 두고 뒤쪽 체어에 앉는다. 발을 앞쪽 체어 앉는 부분에 올려 발바닥을 붙인다. 다리 사이로 머리와 어깨를 집어넣으며 손으로 뒤쪽 체어 다리를 잡아준다. 가능하면, 발은 엑스자로 만들고 손은 등 뒤에서 깍지 껴서 잡아준다

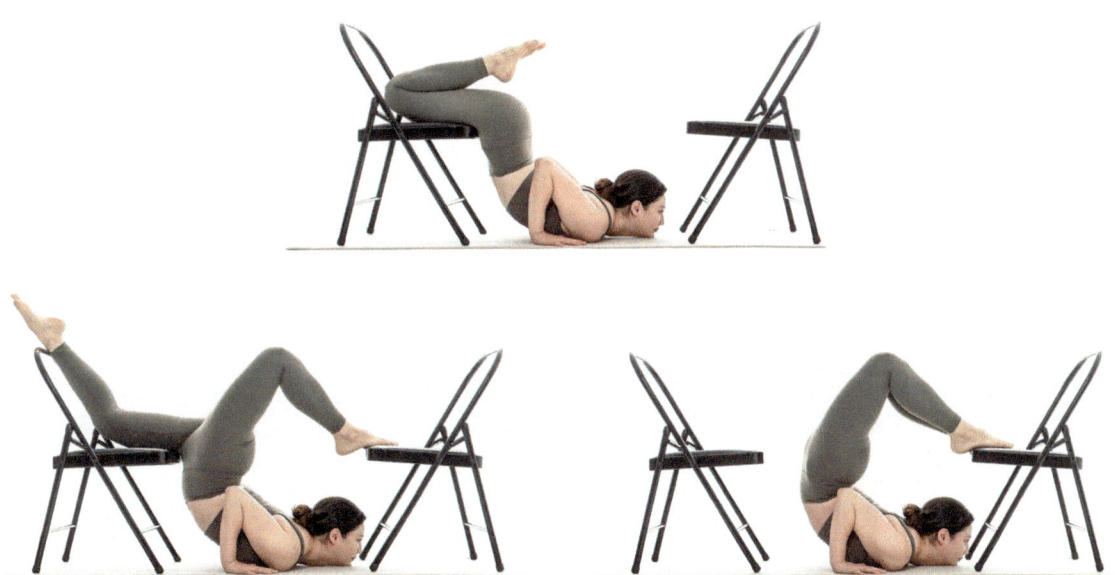

체어를 마주보게 두고 가운데 선다. 뒤쪽 체어 앉는 부분에 허벅지를 올리고 골반까지 깊게 넣어준다. 가슴과 턱을 바닥에 대고 손은 가슴 옆 바닥을 짚는다. 가능하면, 오른다리를 넘겨 발바닥을 앞쪽 체어 앉는 부분에 대고, 오른발로 체어를 누르며 왼다리도 넘겨 체어 앉는 부분에 댄다.

체어 2개를 활용한 아사나

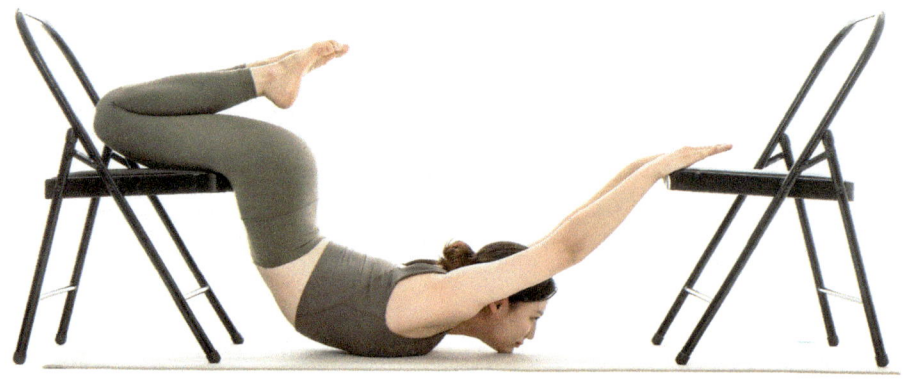

체어를 마주보게 놓고 가운데 선다. 뒤쪽 체어 앉는 부분에 허벅지를 올리고 골반까지 깊게 넣어준다. 손을 앞쪽 체어 앉는 부분에 올려 놓고 가슴과 턱을 천천히 내려 바닥에 닿게 한다.

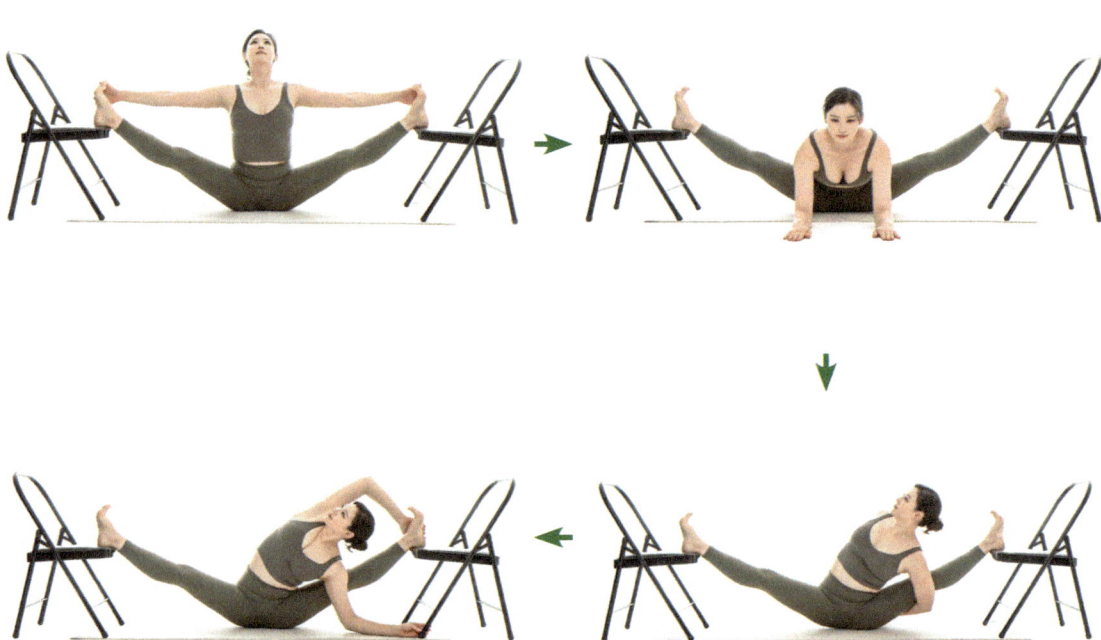

체어를 매트 끝 멀리 마주보게 두고 가운데 선다. 양쪽 체어 앉는 부분 앞 모서리에 발목을 올리고 양손으로 발 날을 잡고 가슴과 시선 을 위쪽을 바라본다. 손은 바닥을 짚고 두 팔을 앞으로 뻗어 상체를 숙여준다. 왼 팔꿈치를 바닥에 대고 손으로 체어 다리 아래를 잡고 오른팔은 귀 옆으로 뻗어 왼발 날을 잡으며 트위스트 하여 몸통을 열어준다. 반대쪽도 같은 방법으로 반복한다.
TIP 변형동작으로 왼팔을 왼다리 밑으로 넣고 오른팔은 허리뒤쪽으로 가져가 왼손으로 오른손목을 잡아준다.

요가 도구를 활용한 Asana

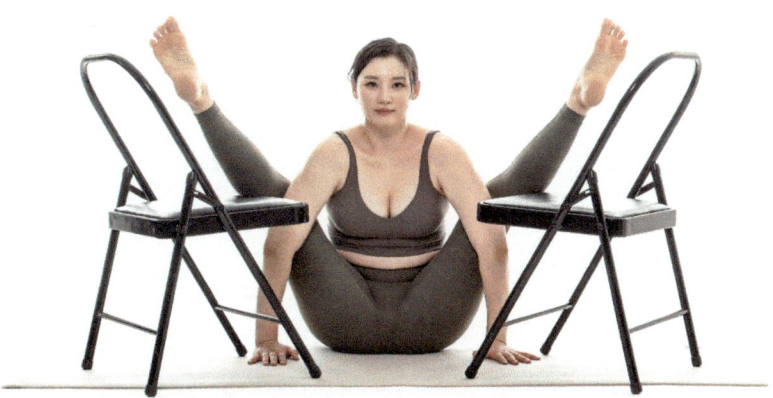

체어를 살짝 대각선 놓고, 체어 앞에 마주보고 앉는다. 체어 앉는 부분 앞 모서리 중앙에 오금을 대고 두 다리를 위를 향해 펴준다. 어깨와 팔을 다리 사이로 넣고 바닥을 짚으며 최대한 허리를 펴준다.
TIP 팔로 허벅지를 밀면서 상체를 펴준다.

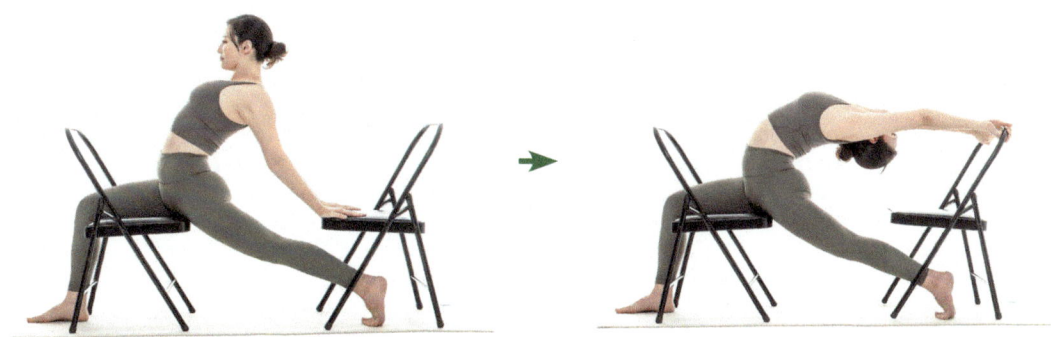

체어를 서로 마주보게 놓고 오른쪽 체어 앞에 선다. 오른다리를 체어 안쪽으로 넣어 발을 바닥에 놓고 무릎은 세워주며 왼다리는 뒤쪽 체어 다리 아래로 뺀다. 손은 뒤쪽 체어 앉는 부분을 잡고 가슴을 열어준다. 반대쪽도 같은 방법으로 반복한다.
TIP 가능하면, 팔을 머리 위로 넘겨 뒤쪽 체어 등받이 모서리를 잡고 백밴딩 한다.

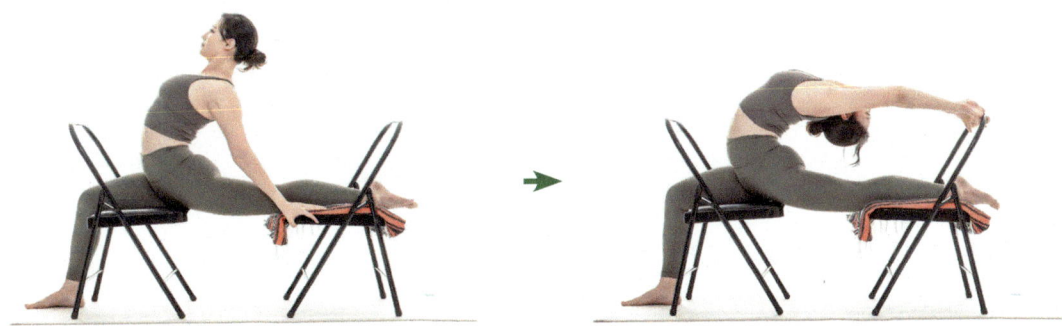

체어를 서로 마주보게 놓고 오른쪽 체어 앞에 선다. 오른다리를 체어 안쪽으로 넣어 발을 바닥에 놓고 무릎은 세워주며 왼다리는 뒤쪽 체어 앉는 부분에 놓는다. 손은 뒤쪽 체어 앉는 부분 모서리를 잡고 가슴을 열어준다. 반대쪽도 같은 방법으로 반복한다.
TIP 가능하면, 팔을 머리 위로 넘겨 뒤쪽 체어 등받이 모서리를 잡고 백밴딩 한다.
발이 바닥에 닿지 않으면 블록을 발아래에 놓아준다.

안소연

벽을 활용한 아사나

요가 도구를 활용한 Asana

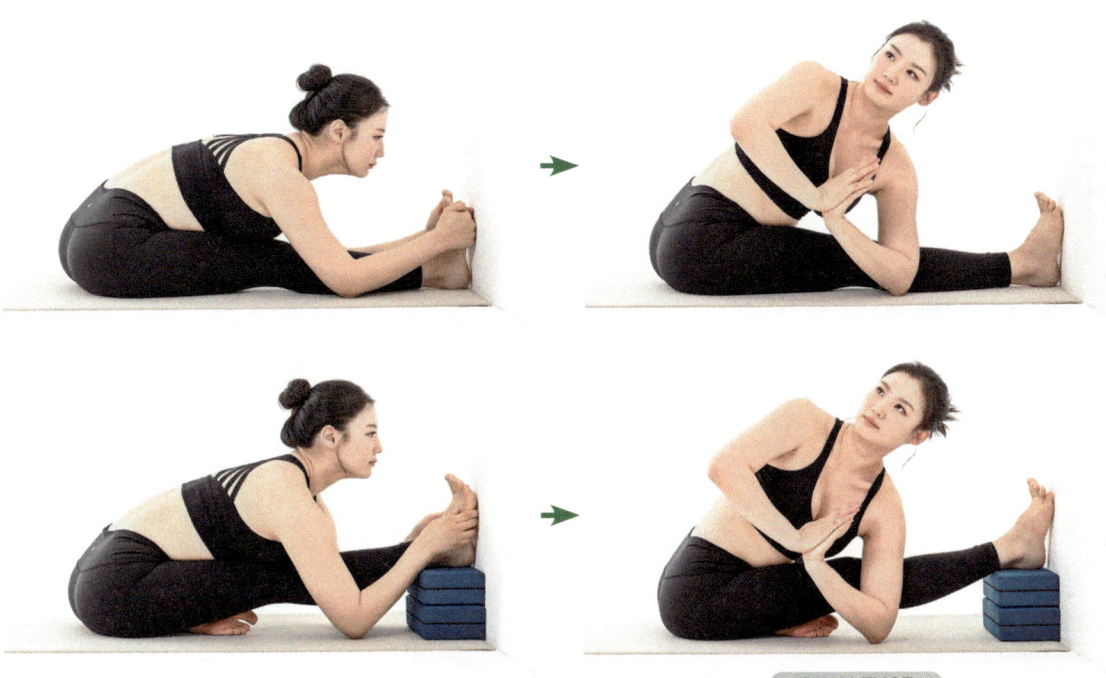

CHALLENGE

발바닥을 벽에 대고 다리를 펴서 앉아 왼발은 오른 허벅지 안쪽에 붙여준다. 손으로 오른 발날을 잡고 가슴을 최대한 밀어 허리를 펴준다. 왼 팔꿈치를 오른다리 바깥쪽에 바닥에 놓고 손을 합장 하며 트위스트 한다. 반대쪽도 같은 방법으로 반복한다.
TIP 블록을 오른 뒤꿈치 아래 두며 더 깊게 동작을 할 수 있다.

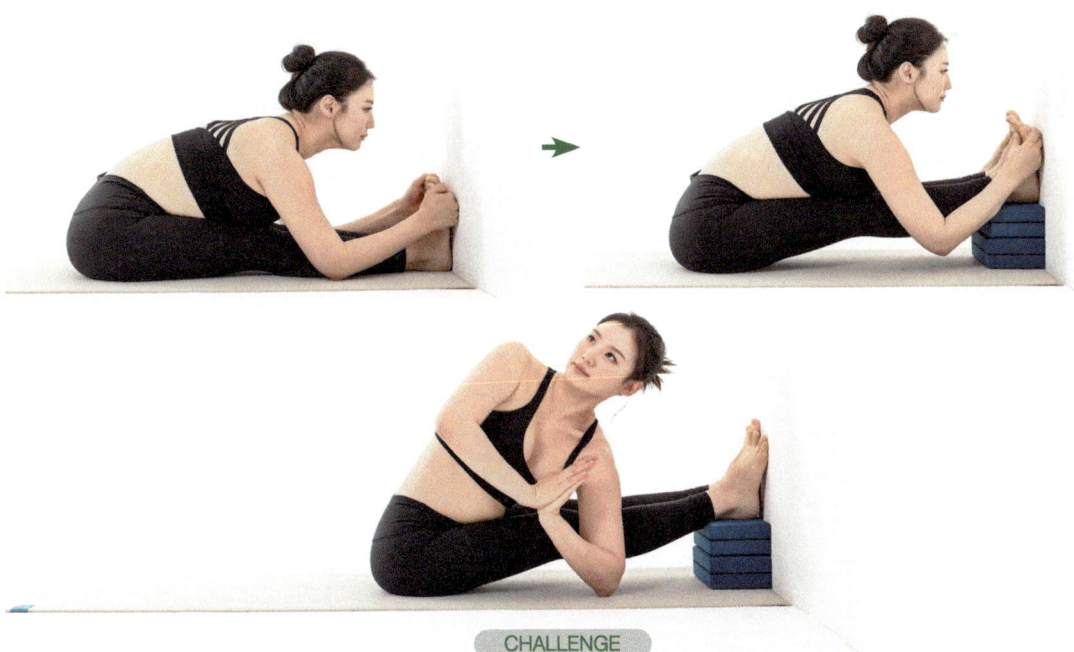

CHALLENGE

두 발바닥을 벽에 대고 다리를 펴서 앉는다. 손은 새끼발가락 옆을 잡고 팔꿈치를 바닥에 대며 상체를 숙여준다. 왼 팔꿈치를 오른다리 바깥쪽에 놓고 오른손을 귀 옆으로 뻗어 발날을 잡고 걸어 트위스트로 연결한다. 반대쪽도 같은 방법으로 반복한다.
TIP 발바닥을 바닥에 붙이고 발꿈치 아래 블록을 두면 트위스트를 깊이 할 수 있다.

벽을 활용한 아사나

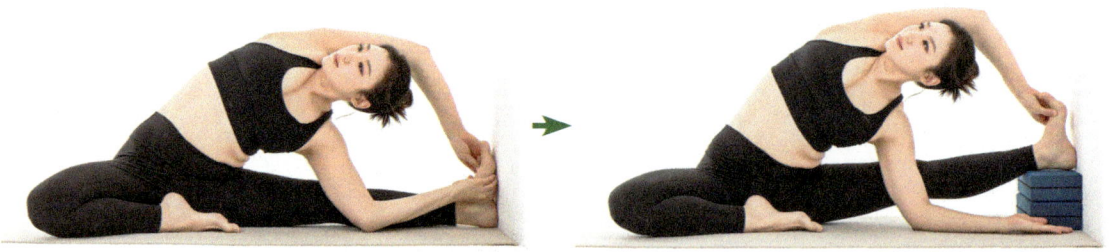

다리를 옆으로 벌리고 앉아 왼발바닥은 벽에 대고 오른 무릎을 접어 발등을 바닥에 놓는다. 왼 팔꿈치를 왼다리 안쪽에 걸어 발 안쪽을 잡고 오른팔을 귀 옆으로 뻗어 발 날을 잡아준다. 반대쪽도 같은 방법으로 반복한다.
TIP 블록을 왼발 아래 놓고 더 강하게 접근한다.

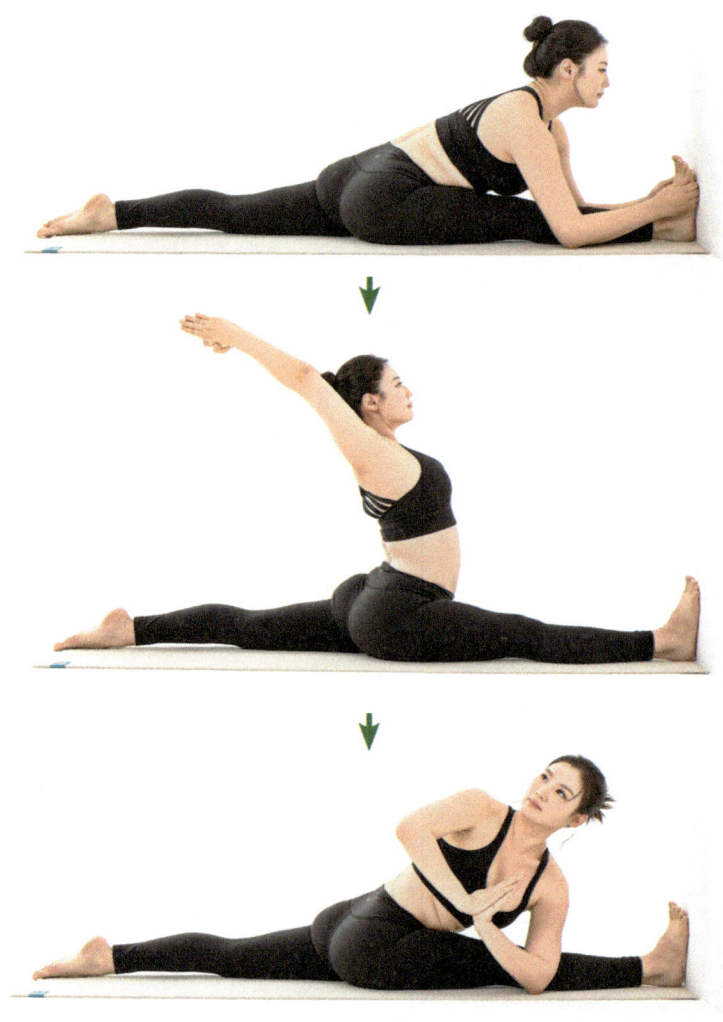

오른 발바닥을 벽에 대고 왼다리는 뒤로 쭉 뻗는다. 팔꿈치를 먼저 바닥에 대고 깊게 숙인 후 손을 위로 뻗어 합장한다. 왼 팔꿈치를 오른다리 바깥쪽으로 넘겨 합장하며 트위스트 한다. 반대쪽도 같은 방법으로 반복한다.
TIP 오른 발아래 블록을 놓고 더 강하게 접근한다.

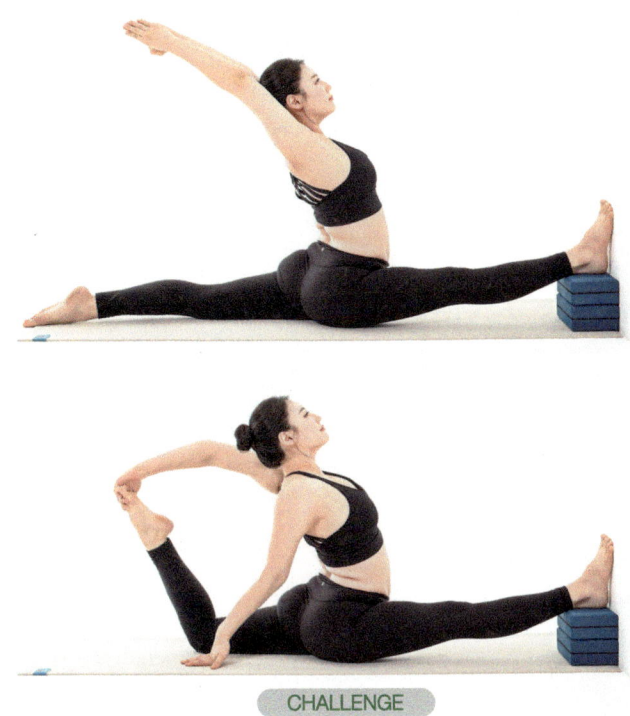

CHALLENGE

오른 발바닥을 벽에 대고 왼다리는 뒤로 쭉 뻗는다. 오른 뒤꿈치를 블록에 올려서 머리 위에서 합장한다. 가능하면 왼손으로 왼발을 잡는다. 반대쪽도 같은 방법으로 반복한다.

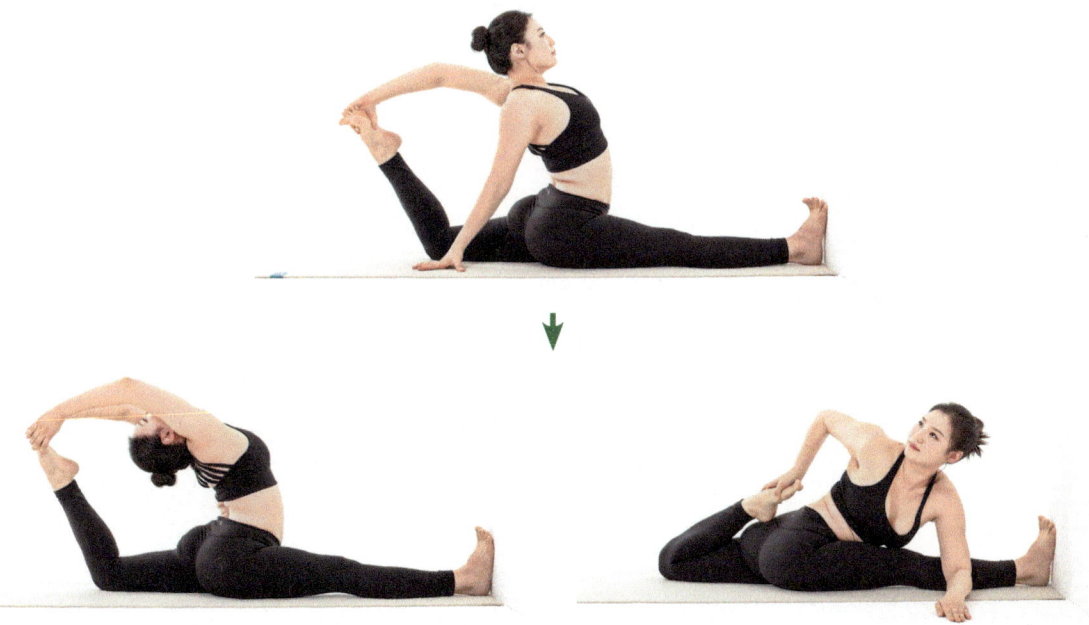

오른 발바닥을 벽에 대고 왼다리는 뒤로 뻗은 후 접어 왼손으로 발날을 잡아 어깨를 돌려준다. 오른손은 바닥을 짚어 중심을 잡은 후 머리 뒤로 넘겨 왼 발등을 함께 잡는다. 왼발로 손을 밀어 팔을 편다. 왼손을 풀어 팔꿈치를 오른다리 바깥쪽으로 넘겨 바닥을 짚고, 오른손으로 왼 발등을 눌러 뒤꿈치를 엉덩이 바깥쪽에 댄다. 몸통을 돌리며 트위스트 한다. 반대쪽도 같은 방법으로 반복한다.
TIP 오른발 아래 블록을 두어 강하게 접근한다.

벽을 활용한 아사나

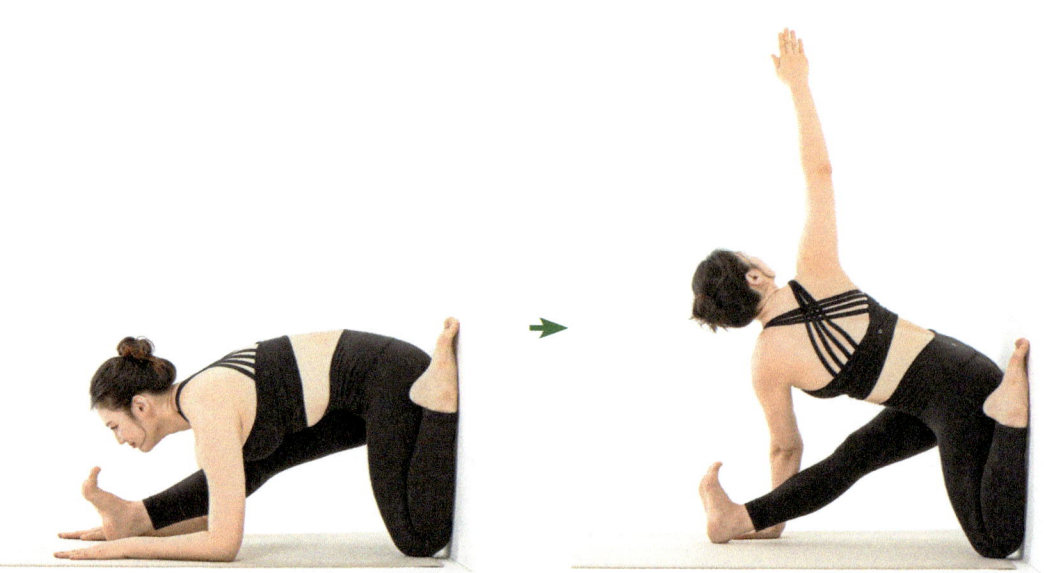

왼 다리를 접어 발등과 정강이, 무릎을 벽에 대고 엉덩이를 발 옆에 댄다. 오른다리를 앞으로 뻗으며 뒤꿈치를 바닥에 댄다. 팔꿈치와 손을 바닥에 대고 숙이며 배와 가슴을 오른다리에 밀착한다. 왼손으로 오른다리 바깥쪽 바닥을 짚고 오른손은 위로 뻗어 트위스트 한다. 반대쪽도 같은 방법으로 반복한다.

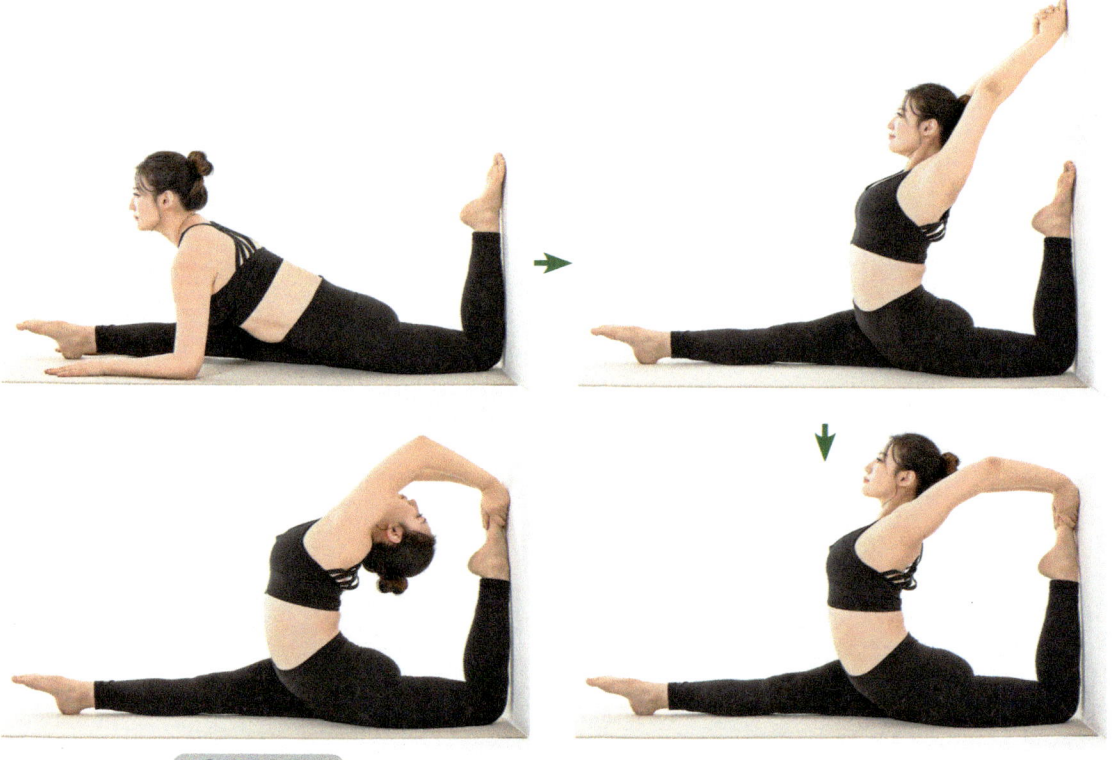

CHALLENGE

오른다리는 앞으로 뻗고 왼다리는 접어 발등과 무릎을 벽에 댄다. 팔꿈치와 손을 바닥에 놓으며 등을 펴고 앞으로 숙인다. 가능하면, 손은 합장하여 위로 뻗거나 왼발을 잡아준다.
TIP 벽과 발등 사이에 블록을 끼워서 강하게 접근한다. 반대쪽도 같은 방법으로 반복한다.

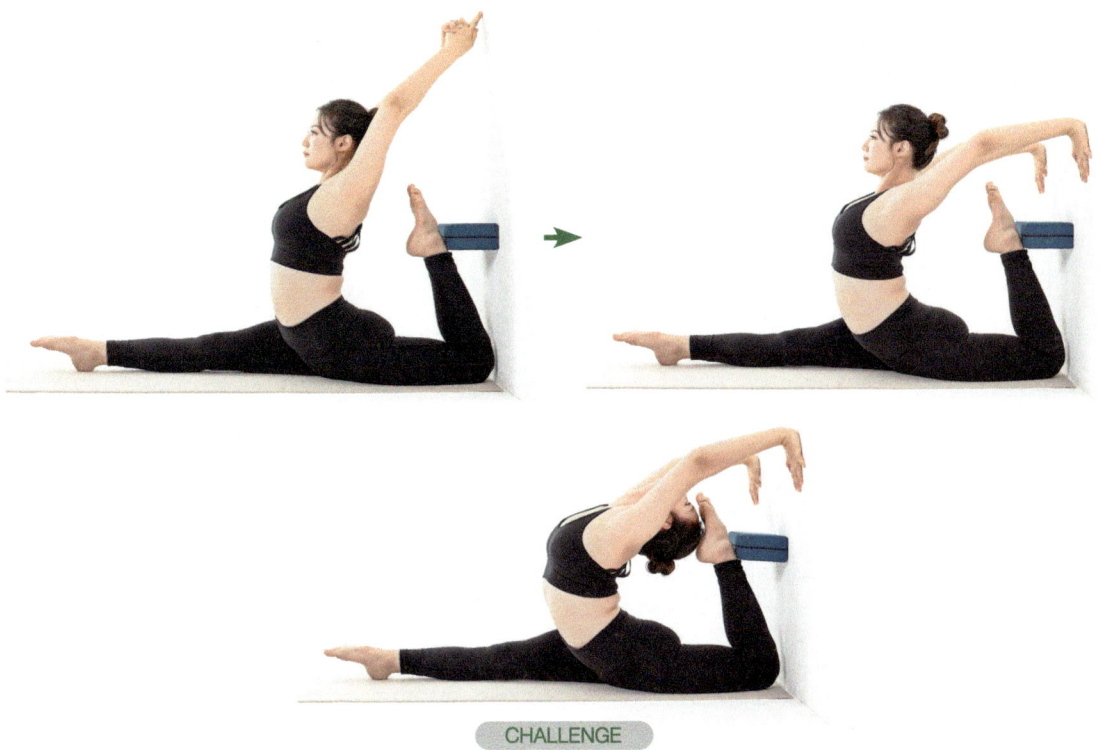

오른다리는 앞으로 뻗고 왼다리는 접어 발등과 무릎을 벽에 댄다. 벽과 발등사이에 블록을 끼운다. 손은 합장하여 위로 뻗거나 손바닥으로 벽을 밀어 준다. 가능하면 백밴딩하여 머리를 발에 댄다. 반대쪽도 같은 방법으로 반복한다.

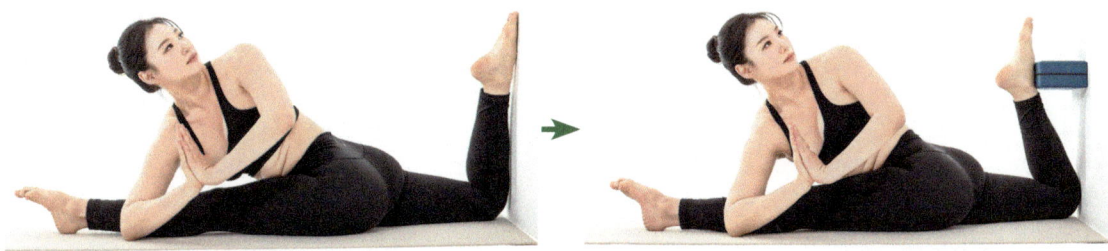

왼다리는 앞으로 뻗고 오른 무릎은 접어 발등과 무릎을 벽에 댄다. 오른 팔꿈치를 왼 다리 넘어 바닥에 놓고 손은 합장하며 트위스트 한다. 반대쪽도 같은 방법으로 반복한다.
TIP 오른 발등에 블록을 대어 강하게 접근한다.

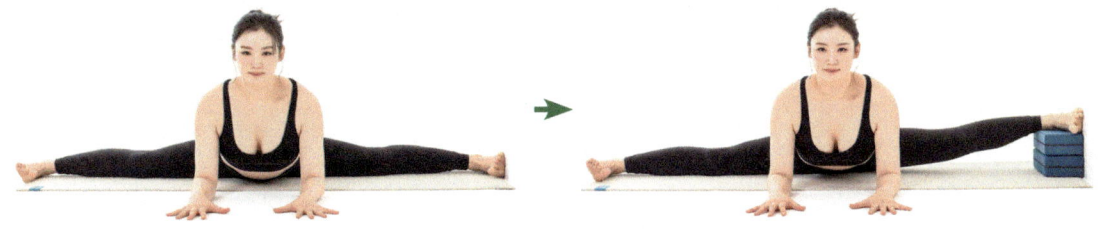

다리를 옆으로 벌려 왼발바닥을 벽에 댄다. 상체를 내리며 팔꿈치와 손을 바닥에 대고 상체를 세워준다. 반대쪽도 같은 방법으로 반복한다.
TIP 왼 발목 아래 블록을 두어 더 강하게 접근한다.

벽을 활용한 아사나

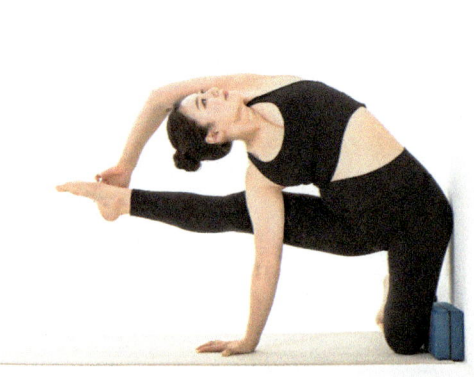

블록을 2단계로 벽에 대고 왼 무릎은 바닥에 골반 측면을 벽에 붙여놓는다. 오른팔을 오른 다리 안쪽에 두고 왼손으로 오른 발 날을 잡고 옆으로 쭉 펴준다. 반대쪽도 같은 방법으로 반복한다.

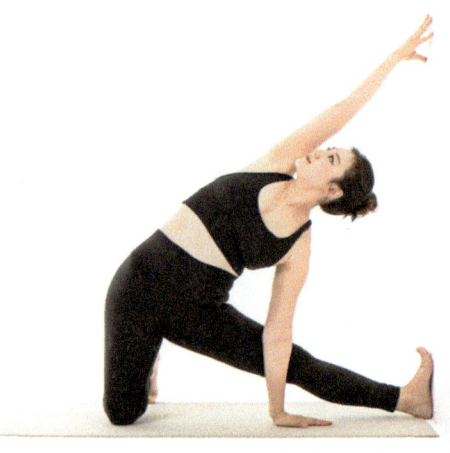

무릎을 꿇고 앉아 오른 발끝을 세워 바닥에 놓고 왼다리를 옆으로 뻗어 발바닥을 벽에 댄다. 오른 무릎은 골반과 수직이 되게 하고 왼손은 왼 다리 안쪽 바닥을 짚고 오른손은 귀 옆으로 뻗어 벽을 짚어 밀어낸다. 반대쪽도 같은 방법으로 반복한다.

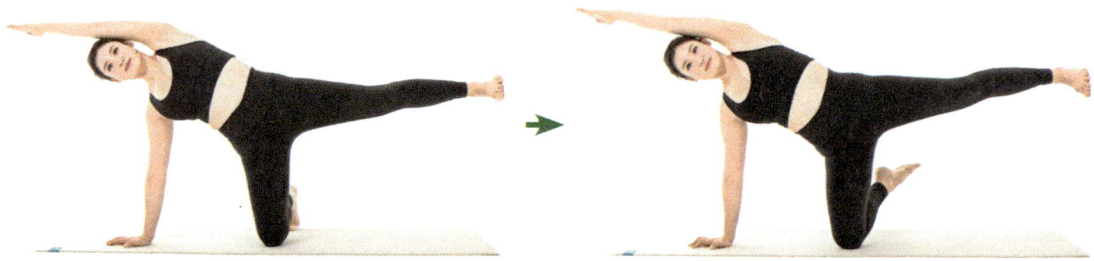

무릎을 꿇고 앉아 엉덩이를 든다. 오른 발끝을 세워 바닥에 놓고 왼 다리를 옆으로 뻗어 발바닥을 벽에 댄다. 오른손은 어깨와 수직이 되게 바닥을 짚고 왼손을 귀 옆으로 뻗어 준다. 오른발을 바닥에서 들어 올리며 발끝에 힘을 주고 유지한다. 반대쪽도 같은 방법으로 반복한다.
TIP 오른발을 바닥에서 들어 중심을 잡는다.

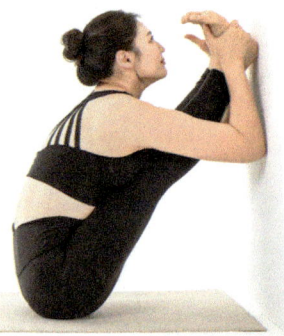

무릎을 굽히고 벽을 바라보고 앉는다. 다리를 펴서 위로 올려 뒤꿈치를 벽에 댄다. 손은 발 날을 잡고 팔꿈치가 벽에 대고 배와 가슴이 다리에 닿도록 전굴 한다.

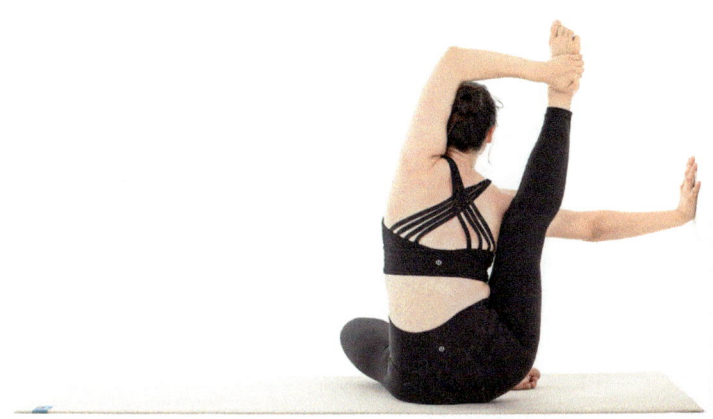

왼쪽으로 돌아 앉아 오른다리를 오른 어깨에 걸어준다. 왼손으로 오른 발날을 잡아 위로 뻗으며 다리를 편다. 오른손은 벽을 밀어내며 상체를 펴준다. 반대쪽도 같은 방법으로 반복한다.

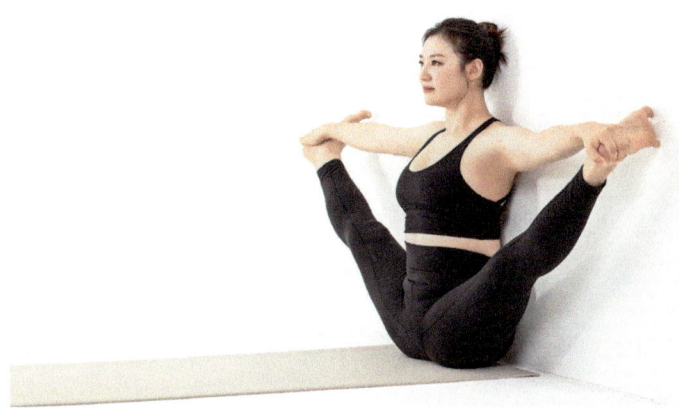

벽에 등을 대고 앉는다. 손으로 발바닥을 감싸 잡고 다리를 양옆으로 벌리며 팔과 다리를 뻗어 발가락을 벽에 댄다.

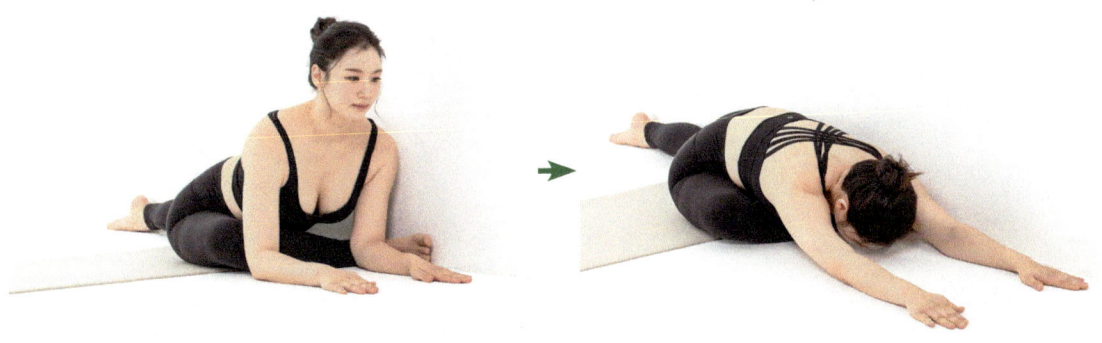

몸의 왼쪽 측면을 벽에 대고 앉는다. 오른 다리를 접어 발바닥을 무릎과 수평으로 벽에 대며, 왼 다리는 뒤로 쭉 뻗어 발등을 바닥에 둔다. 팔꿈치를 오른 정강이 앞에 내려놓고 상체를 세워준다. 가능하면 손을 앞으로 쭉 펴서 상체를 숙여준다. 반대쪽도 같은 방법으로 반복한다.
TIP 오른 엉덩이가 바닥에 닿고 왼 골반 앞면이 바닥에 닿는다.

벽을 활용한 아사나

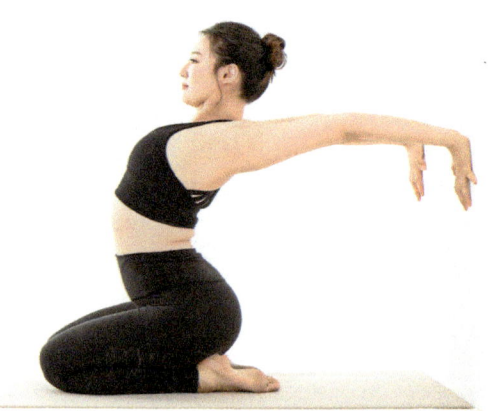

벽을 등지고 무릎을 꿇고 앉는다. 팔을 머리위로 뻗어 손으로 벽을 짚고 강하게 밀어준다.
가슴을 들어 등의 후굴을 만들며 시선은 정면을 향한다.
TIP 벽을 짚은 손과 어깨 높이를 같게 한다.

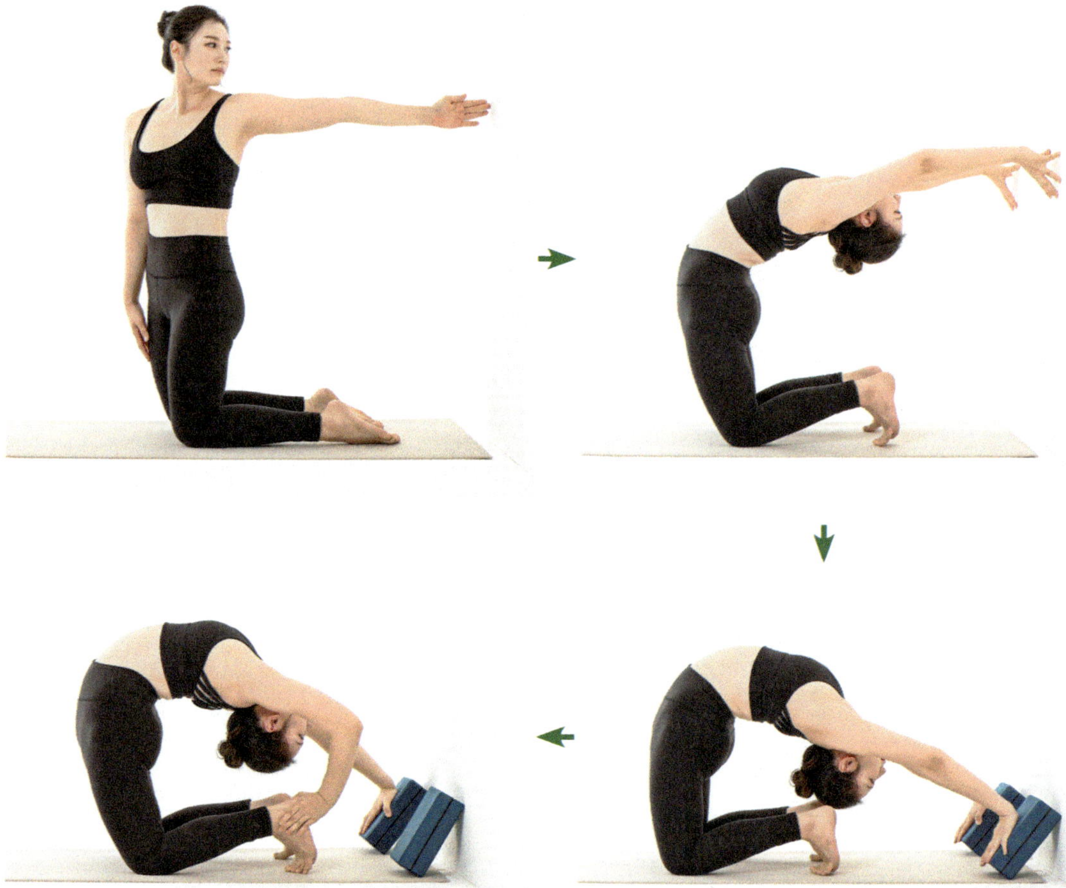

벽을 등지고 무릎을 꿇고 엉덩이를 든다. 팔을 뒤로 뻗어 간격을 확인 한 후 상체를 뒤로 젖혀 두 손으로 벽을 짚는다. 가능하면, 벽에 블록 2개를 벽에 비스듬하게 놓고 천천히 내려가 손으로 블록을 짚어 밀어낸다.
TIP 오른손은 블록을 밀어내고 왼손은 왼 발목을 잡아본다. 블록은 대각선으로 세워 벽에 기대어 놓는다.

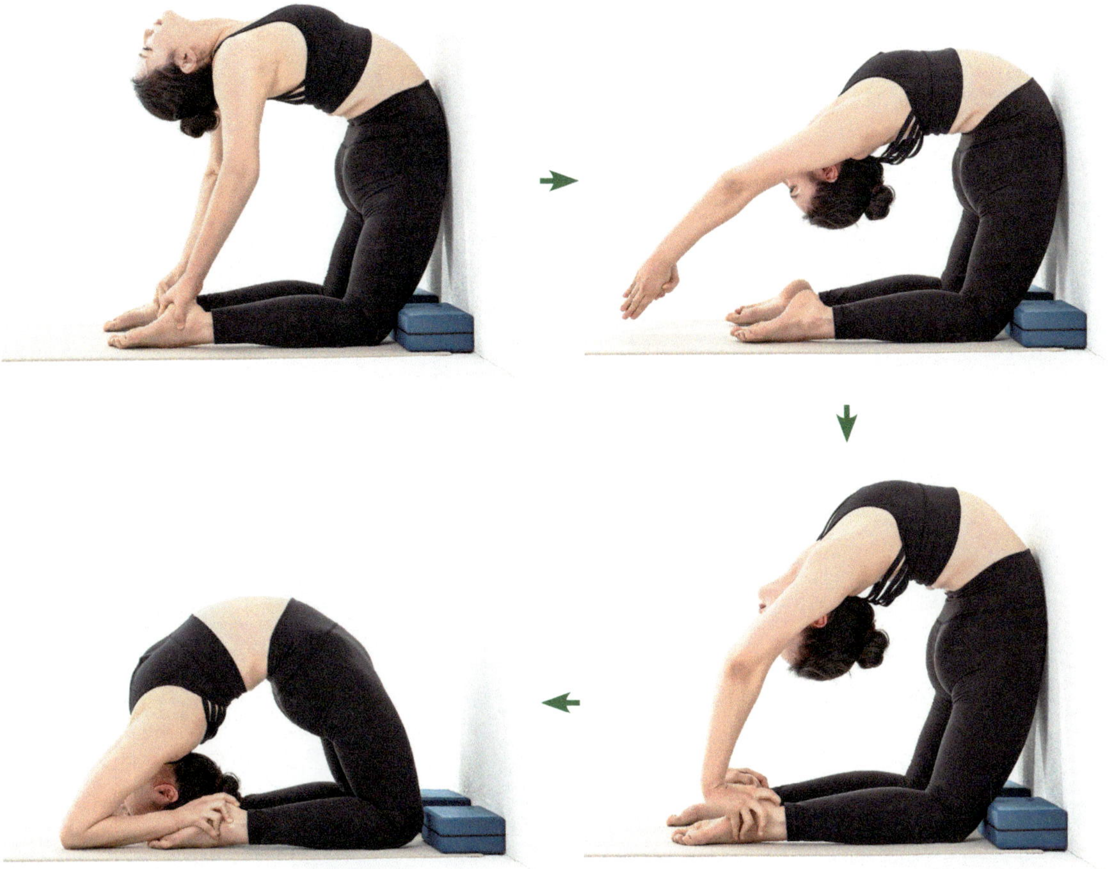

벽을 향해 무릎을 꿇고 앉아 엉덩이를 든다. 블록을 2단계로 무릎과 벽 사이에 놓는다. 손은 허리를 받치고 골반을 밀어 벽에 닿게 하며 상체를 뒤로 젖혀준다. 손을 허리에서 떼어 뒤꿈치를 잡고 백밴딩 한다. 가능하면, 손은 합장하여 머리위로 넘겨 뒤꿈치를 잡고, 팔꿈치를 구부려 바닥에 내려놓고 머리를 들어준다.
TIP 골반이 벽에서 떨어지지 않도록 한다. 마지막 팔꿈치가 바닥에 닿으면 골반이 벽에서 떨어진다.

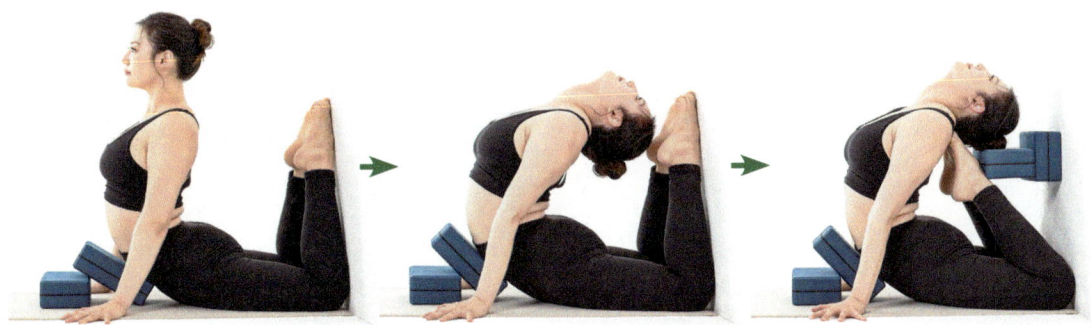

다리를 벽 쪽으로 두고 엎드려 벽에 발등과 무릎을 붙인다. 블록 1개는 1단계로 하고 그 위에 다른 하나를 비스듬하게 세워 복부아래 끼워놓고 손으로 바닥을 밀며 상체를 들어올린다. 어깨를 최대한 뒤로 밀어주며 머리 젖혀 두 발에 닿을 수 있게 한다.
TIP 발등에 블록을 끼어주면 머리와 발이 더 가깝게 닿을 수 있다.

벽을 활용한 아사나

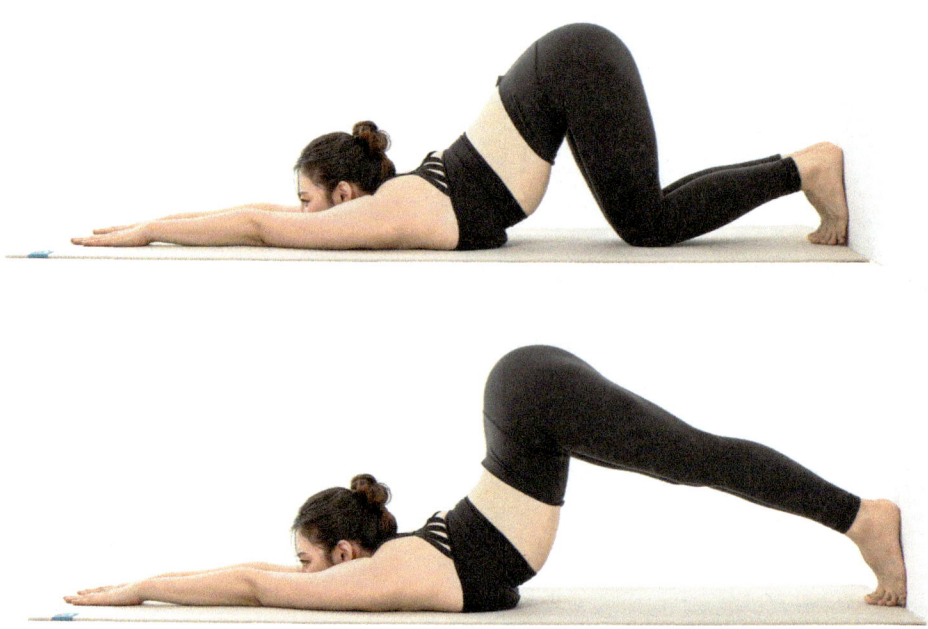

발바닥을 벽에 대고 무릎과 가슴, 턱을 바닥에 댄다. 팔을 앞으로 쭉 뻗어 귀 옆에 붙여준다. 발바닥으로 벽을 밀어내며 무릎을 들어 펴준다.

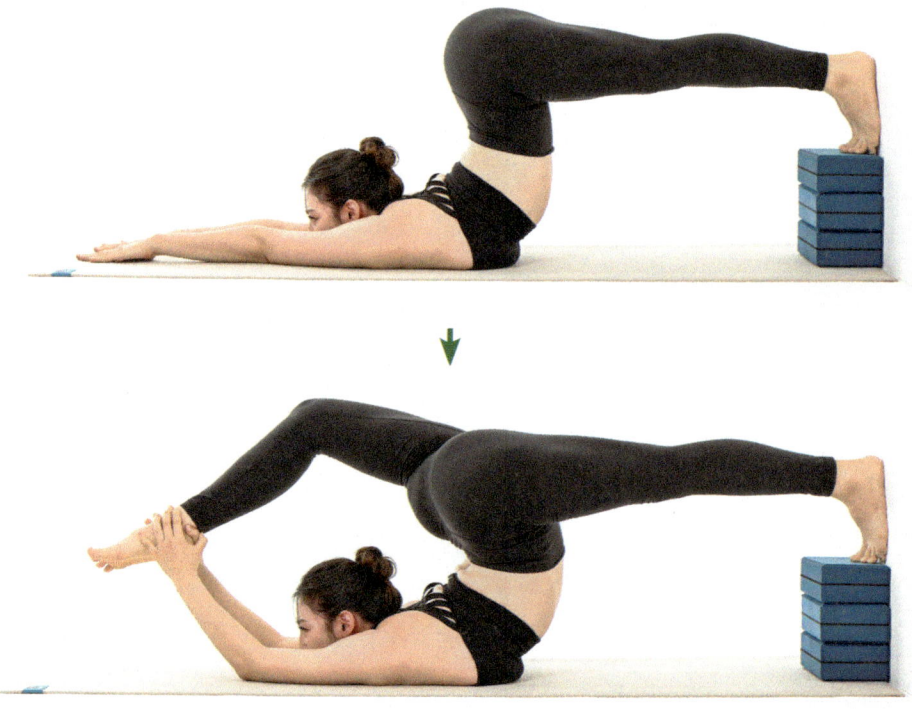

블록을 쌓아 발가락을 올리고 가슴과 턱을 바닥에 댄다. 발바닥을 벽에 밀어내며 무릎을 들어올린다. 오른다리를 머리 쪽으로 접어 손으로 발목을 깊게 잡아주고 팔을 펴며 다리를 쭉 피려고 노력한다. 반대쪽도 같은 방법으로 반복한다.

요가 도구를 활용한 Asana

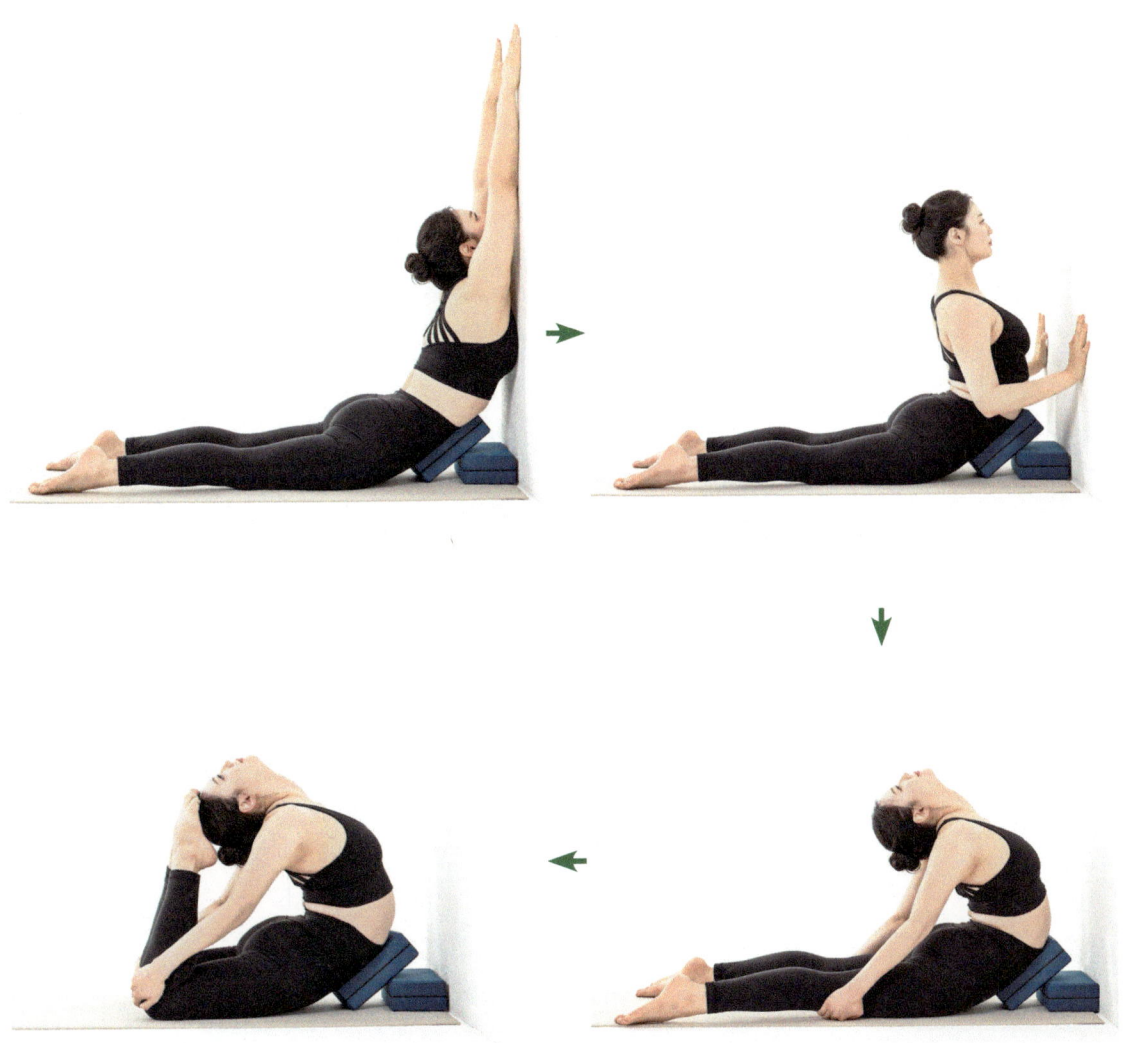

블록 1개를 1단계로 벽에 대고 다른 블록을 비스듬하게 놓고 복부를 댄다. 다리는 뒤로 뻗고 가슴과 턱을 벽에 대며 팔을 머리위로 뻗어 시선은 손끝을 바라본다. 손을 내려 가슴옆 벽을 짚고 밀어내어 가슴이 벽에서 떨어지게 한다. 무릎을 구부려 손으로 무릎 아래를 잡아 다리를 뒤로 쭉 펴주며 백밴딩 한다. 무릎을 잡은 상태에서 무릎을 구부리고 머리를 젖혀 발과 머리가 닿을 수 있게 한다.

벽을 활용한 아사나

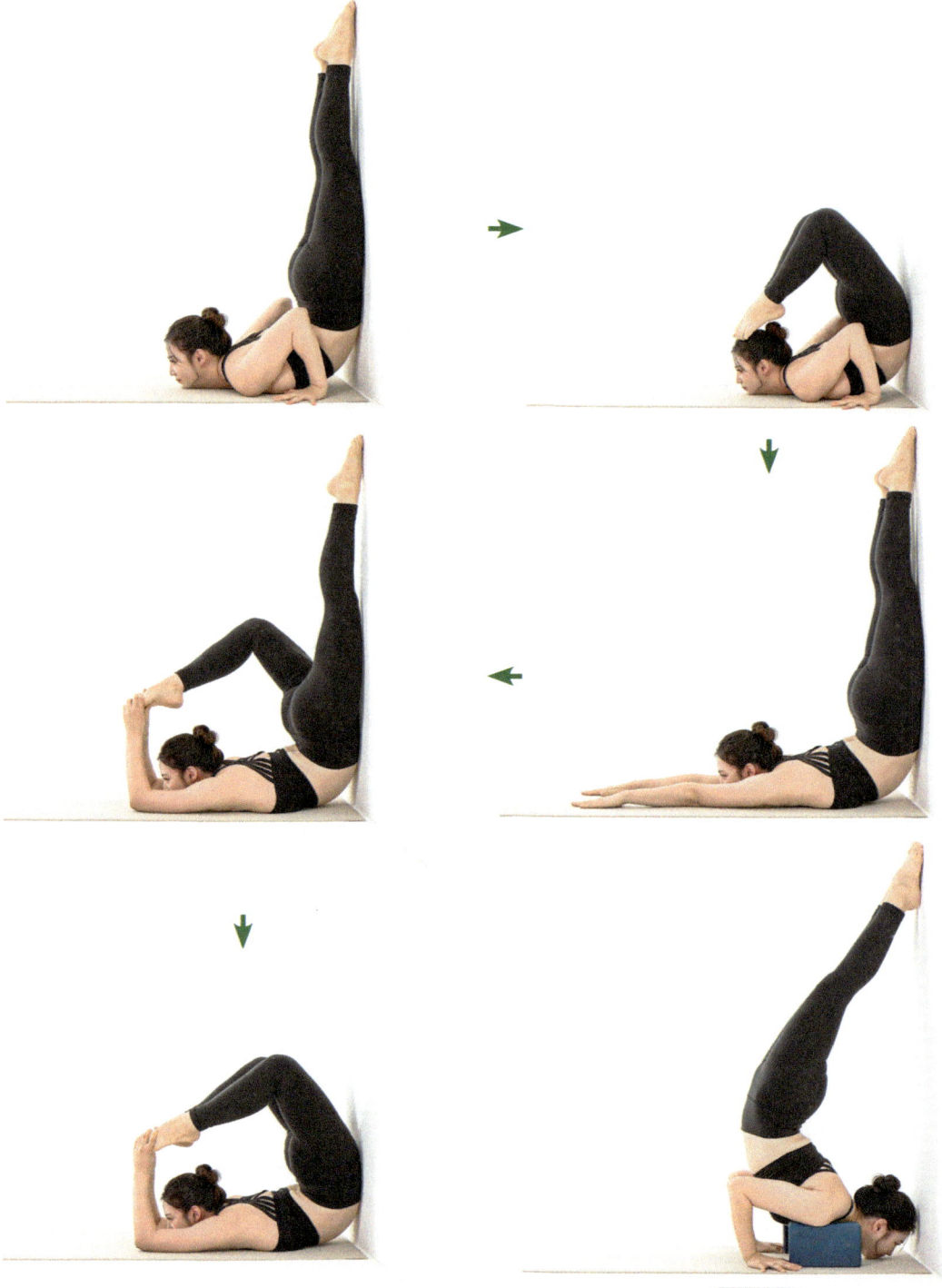

EASY

손은 바닥을 짚고 발을 벽에 대며 기어가는 테이블 자세를 한다. 발을 벽 따라 올리며 가슴과 턱을 바닥에 댄다. 계속 다리를 올려 골반과 복부까지 벽에 닿는다. 가능하면, 다리를 접어 발끝이 머리에 댄다. 다리를 벽에 대고 가슴 옆에 있던 손은 머리위로 뻗어 귀 옆에 붙여준다. 오른다리를 머리 쪽으로 접어 두 손으로 잡고 왼다리도 접어 잡아준다.
TIP 초보자는 블록을 2단계로 벽과 한 블록 공간을 어깨너비로 놓는다. 어깨를 블록 중앙에 놓고 한발씩 벽을 향해 차올라 두발이 벽에 닿게 한다.

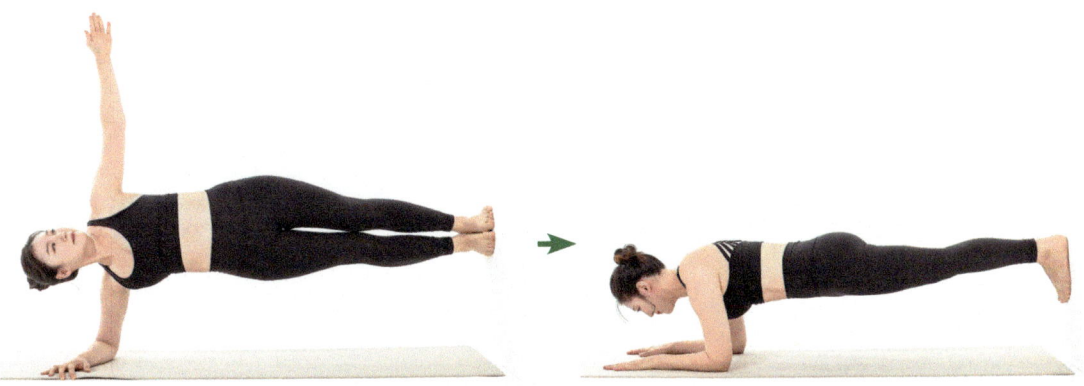

오른팔을 바닥에 가로로 놓고, 왼손은 바닥을 짚으며 발을 벽에 대고 사이드 플랭크 자세를 한다. 몸을 바닥에서 들어 올리고 발을 골반 높이까지 올려 왼팔을 위로 뻗어준다. 반대쪽도 같은 방법으로 반복한다.
TIP 머리부터 발끝까지 수평을 이루면 좋다. 어려우면 발을 올리지 않는다. 플랭크 자세에서 발을 골반 높이로 올린다.

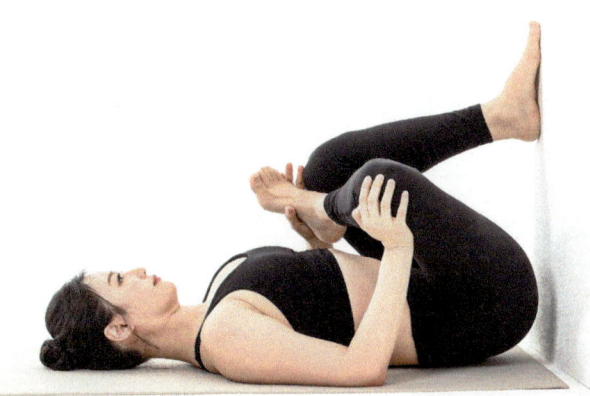

엉덩이와 발을 벽에 대고 누워 발목과 무릎을 수평으로 만든다. 오른 발목을 왼 허벅지 위에 올려 주고 오른손으로 오른 허벅지 안쪽을 밀어준다. 반대쪽도 같은 방법으로 반복한다.

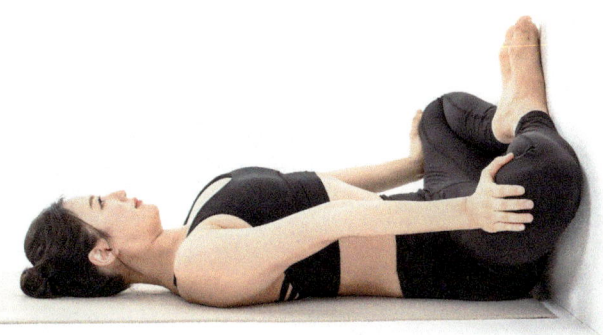

엉덩이와 다리를 벽에 대고 눕는다. 발바닥을 붙여 발 날을 벽에 대며 몸 쪽으로 가져온다. 손으로 무릎안쪽을 밀어 벽 가까이로 보내 골반을 연다.

벽을 활용한 아사나

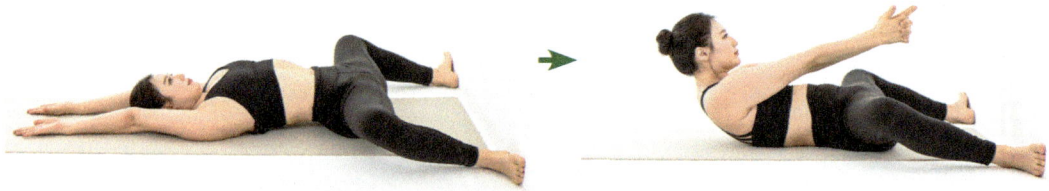

등을 대고 누워 다리를 구부린다. 발을 외회전하여 양쪽 발날을 바닥에 놓고 다리를 양 옆으로 90도로 벌린다. 가급적 발목과 무릎은 수직이며 무릎과 골반은 수평이 되게 한다. 손을 머리위로 뻗는다. 손은 깍지를 껴 상체를 들어 벽을 바라본다.
TIP 허리가 바닥에서 많이 들리지 않도록 주의한다. 같은 자세를 엎드려서 할 수 있다.

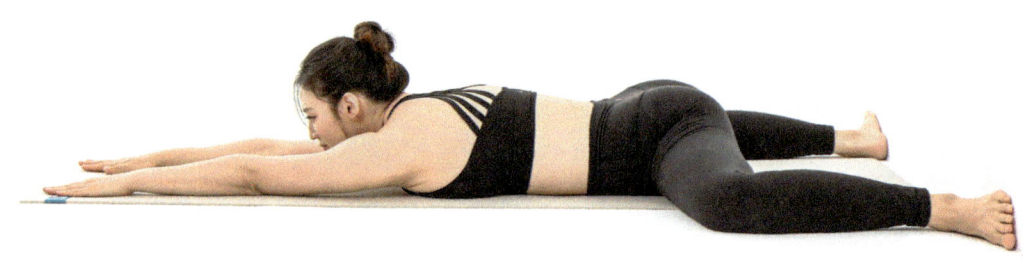

발바닥을 벽에 대고 엎드린다. 발을 외회전하여 엄지발가락 쪽이 바닥에 닿게 한다. 몸을 앞으로 이동하며 골반을 양쪽으로 열어주며 팔을 앞으로 쭉 뻗는다. 가급적 무릎은 직각을 유지한다.

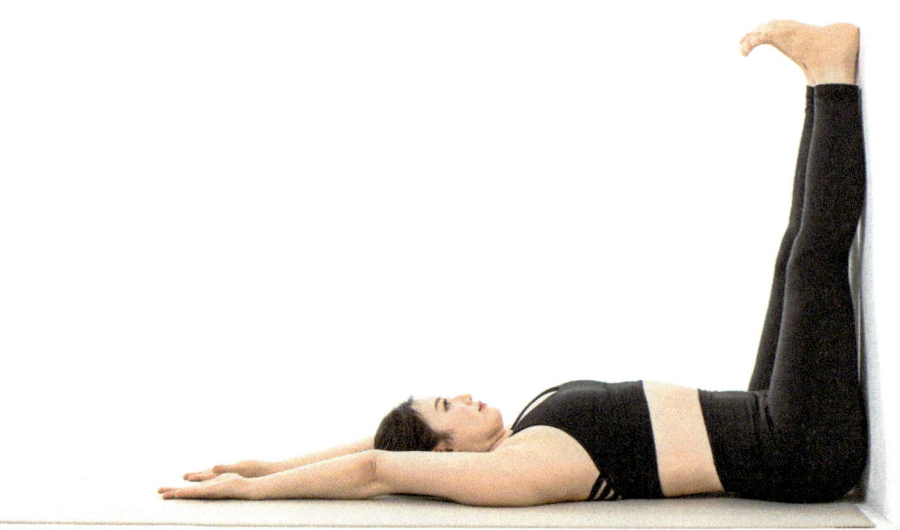

등을 대고 누워 엉덩이와 다리를 벽에 대고 발은 플렉스 한다. 팔은 머리위로 뻗어 귀 옆에 붙여준다.
다리를 직각으로 구부려 오른쪽으로 넘겨주어 트위스트 하며 오른손으로 오른 무릎을 눌러주고 왼손은 옆으로 뻗어준다. 반대쪽도 같은 방법으로 반복한다.

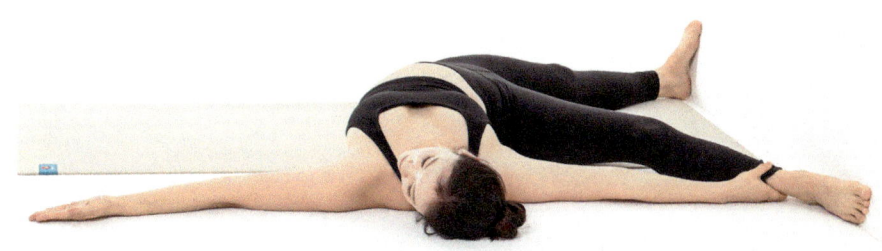

등을 대고 누워 발을 벽에 대고 다리를 1m 너비로 벌린다. 오른발은 바깥쪽으로 열어 발 날을 바닥에 댄다. 상체를 오른쪽으로 굽혀 오른손으로 발목을 잡아주고 왼손은 옆으로 뻗어 손등을 바닥에 댄다. 반대쪽도 같은 방법으로 반복한다.
TIP 엉덩이와 어깨가 바닥에서 뜨지 않도록 한다.

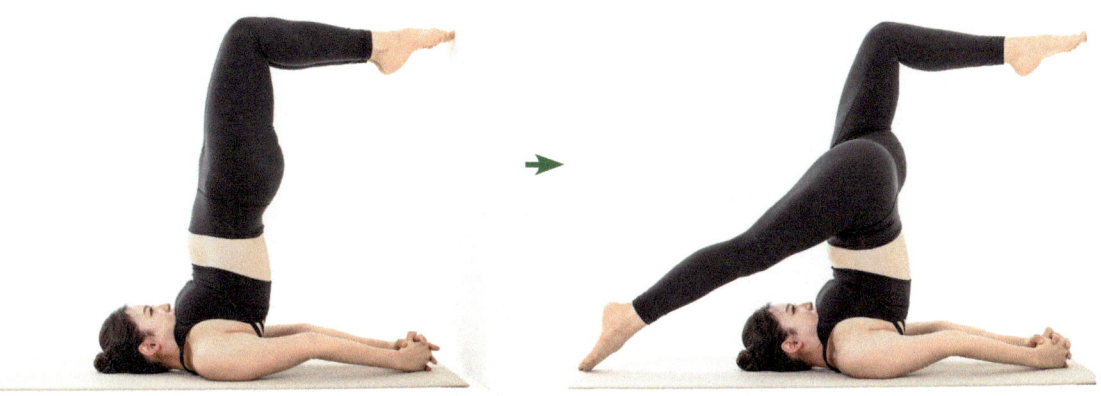

등을 대고 누워 엉덩이를 벽에 댄다. 등을 손으로 받치며 다리를 공중으로 올린 다음 두 손은 등 뒤에서 깍지를 낀다. 다리를 접어 발끝을 벽에 대고 오른다리를 머리 뒤로 뻗으며 발끝이 바닥에 닿는다. 반대쪽도 같은 방법으로 반복한다.

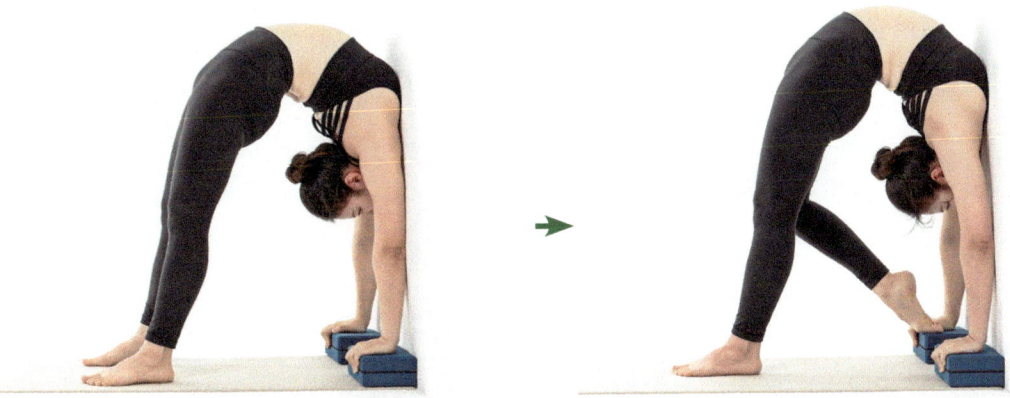

블록 2개를 1단계로 벽에 붙여 놓아준다. 등을 대고 누워 손을 뒤집어 블록을 잡아준다. 무릎과 엉덩이, 상체를 들어 올린다. 다리를 펴며 가슴과 턱이 벽에 닿을 수 있도록 밀어준다. 오른발 끝을 오른쪽 블록에 댄다. 반대쪽도 같은 방법으로 반복한다.
TIP 블록 단계를 높이며 강도를 조절한다. 초보자는 체어를 밟고 몸을 들어 올린다.

벽을 활용한 아사나

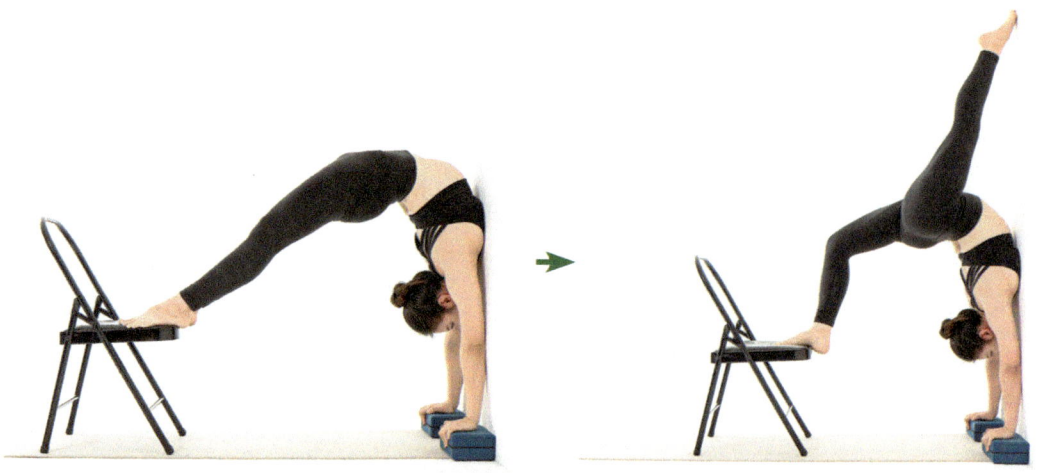

벽에 블록 2개를 어깨너비로 놓고 등을 대고 누워 발바닥을 체어에 올려놓는다. 우르드바 다누라아사나로 올라간다. 다리와 팔을 쭉 뻗으며 가슴을 바닥으로 붙인다. 오른다리를 올려 발등을 벽에 댄다. 반대쪽도 같은 방법으로 반복한다.

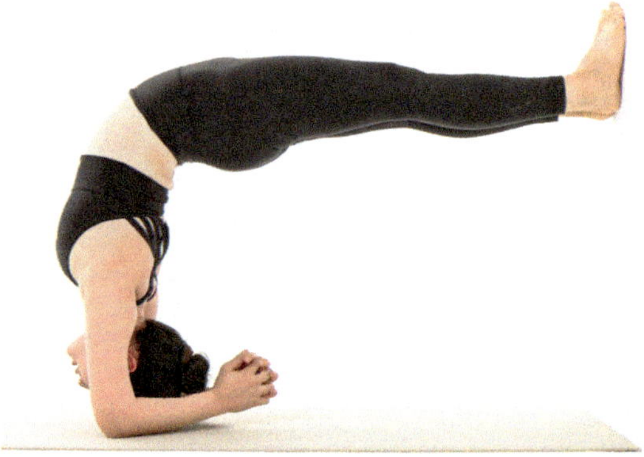

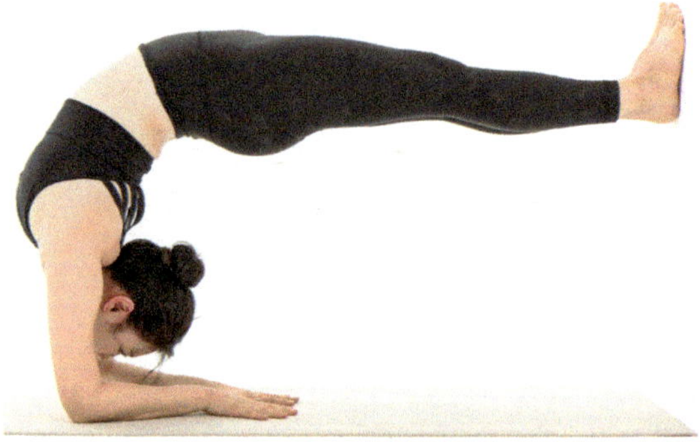

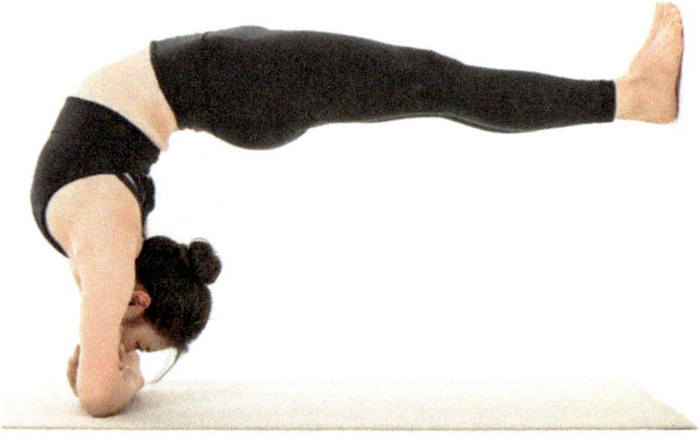

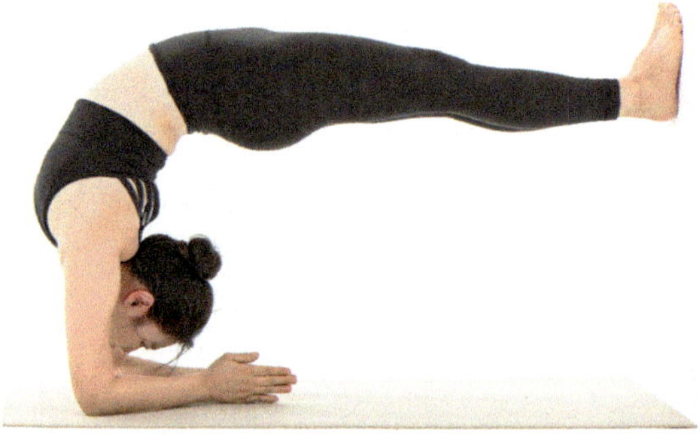

발을 벽에 대고 등을 대고 눕는다. 손가락을 어깨 방향으로 손을 머리 옆 바닥을 놓는다. 상체를 들어 올려 손을 머리뒤쪽에서 깍지를 껴준다. 다리를 골반 높이로 올려 벽을 강하게 밀어준다.
TIP 손바닥으로 바닥을 짚거나 또는 손을 합장하거나 양 팔꿈치를 잡아도 된다.

요가 도구를 활용한 Asana

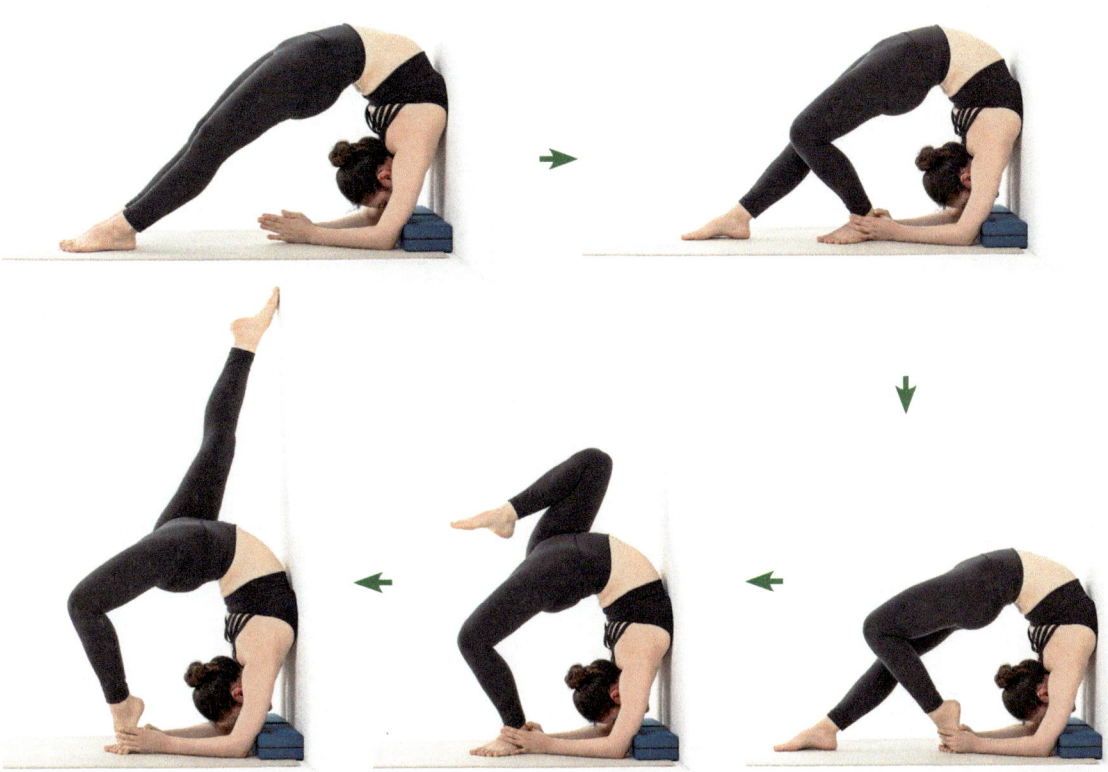

블록 2개 1단계로 벽에 붙여 놓아준다. 머리를 벽 방향으로 두고 등을 대고 누워준다. 손을 블록 앞에 손가락이 어깨를 향하여 손목안 쪽이 블록에 닿게 놓는다. 몸을 들어 올려 머리 뒤에서 손을 모은다. 다리는 모아서 쭉 펴주며 상체를 벽 쪽으로 밀어내어 가슴을 벽에 닿도록 한다. 머리를 바닥에서 들어 젖혀준다. 왼발을 몸 쪽으로 가져와 손으로 발목을 잡고 가능하면 발등을 잡아준다. 오른다리를 접어 가슴 쪽으로 당겨주고 벽을 향해 펴준다. 반대쪽도 같은 방법으로 반복한다.

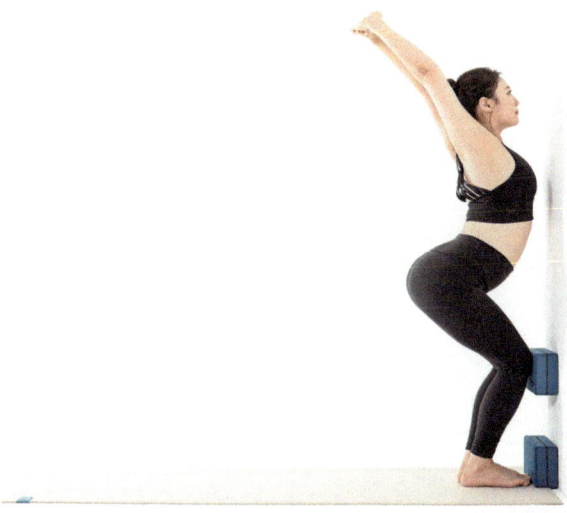

블록 1개를 2단계로 벽에 세우고 블록에 발끝을 대며 두발을 모아 선다. 무릎을 구부리며 무릎 앞에 블록을 2단계로 받쳐준다.
TIP 엉덩이를 뒤로 보내며 자세를 최대한 낮춘다. 손을 깍지를 껴서 기지개를 펴듯 머리 뒤로 뻗어 준다. 가슴이 벽에서 최대한 떨어질 수 있도록 한다.

벽을 활용한 아사나

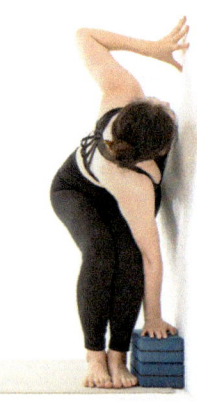

블록을 1단계로 벽에 대고 쌓아준다. 왼발을 블록에 대고 발을 모아 서준다. 무릎을 구부려 자세를 낮추고 오른팔을 왼쪽 허벅지에 걸어 블록 위에 손은 얹어주고 왼손은 손끝을 세워 벽을 밀어내며 트위스트 한다. 이때 가슴은 벽을 떨어진다. 반대쪽도 같은 방법으로 반복한다.

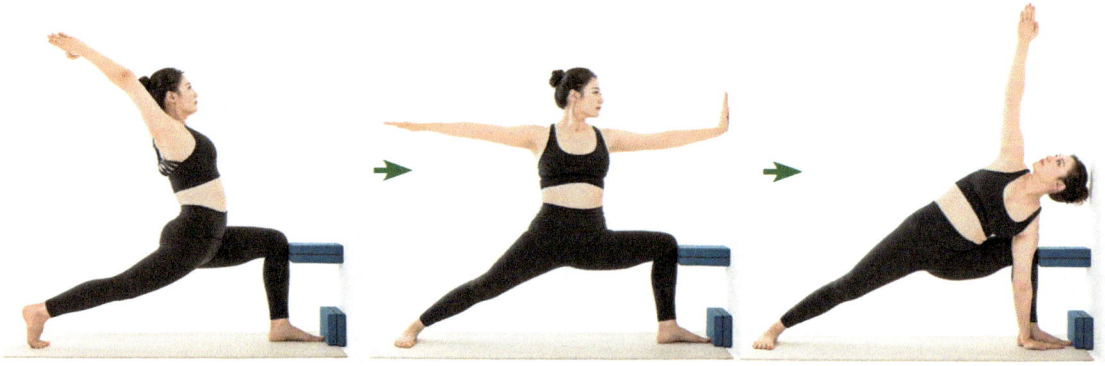

왼발 앞에 블록을 1단계로 놓고 선다. 오른 다리를 뒤로 보내 뻗고 왼 무릎을 굽혀 무릎에 블록을 3단계로 대며 발목과 직각을 만든다. 손을 머리위로 뻗어 자세를 유지한다. 왼 다리는 그대로 유지하며 오른발을 90도 밖으로 회전하여 손을 양옆으로 뻗고 시선은 왼손을 바라본다. 왼손을 내려 왼발 옆 바닥을 짚고 오른손은 위로 향해 뻗는다. 반대쪽도 같은 방법으로 반복한다.

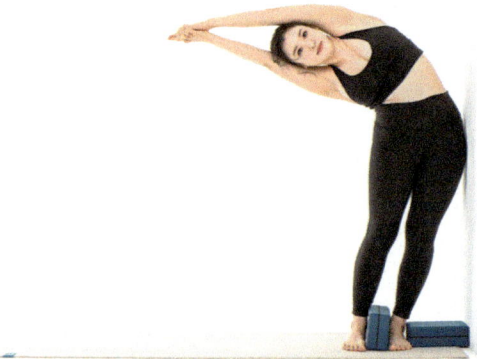

왼쪽 측면으로 벽에 선다. 왼발 옆에 블록 1개를 3단계로 길게 눕혀 바닥에 놓고, 발 사이에 블록을 2단계로 끼운다. 손은 머리위에서 깍지를 끼고 상체를 오른쪽으로 기울이며 왼 골반을 밀어 벽에 댄다. 반대쪽도 같은 방법으로 반복한다.

요가 도구를 활용한 Asana

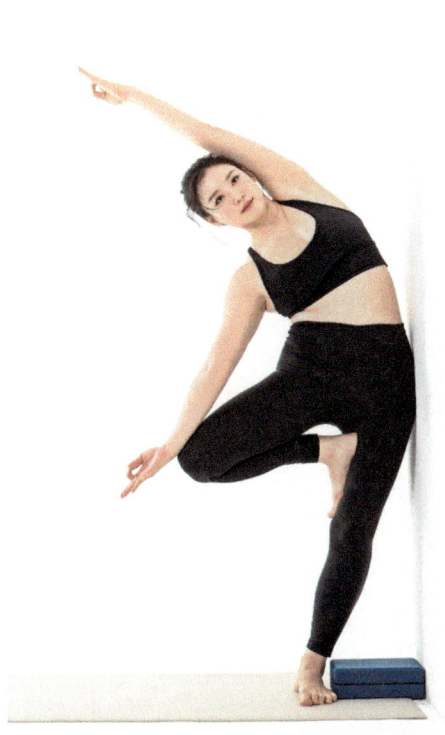

왼발 옆에 블록 1개를 3단계로 길게 눕혀 바닥에 놓고 오른 발바닥을 왼 허벅지 안쪽에 깊이 걸어주고, 오른 손목을 오른 허벅지 위에 대고 왼팔은 귀 옆으로 뻗어 오른쪽으로 내려간다. 반대쪽도 같은 방법으로 반복한다.

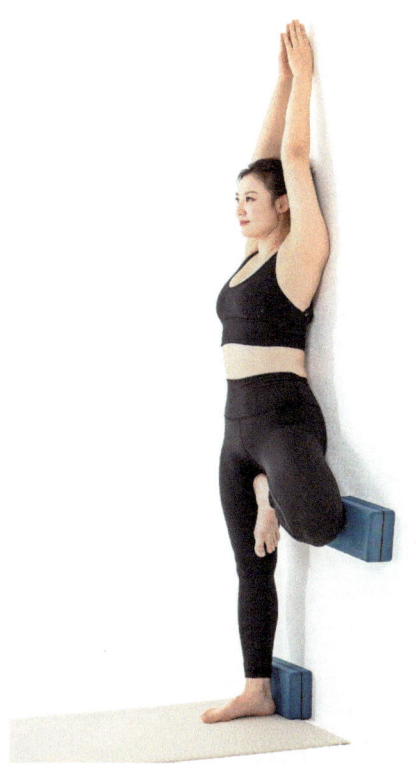

벽을 등지고 서서 블록을 2단계를 벽과 오른발 사이에 놓는다. 왼 발바닥을 오른 허벅지 안쪽에 깊이 넣어주고 무릎과 벽 사이에 블록을 2단계를 받쳐준다. 엉덩이와 어깨를 벽에 붙여주고 손을 머리위로 뻗어 모아준다. 반대쪽도 같은 방법으로 반복한다.

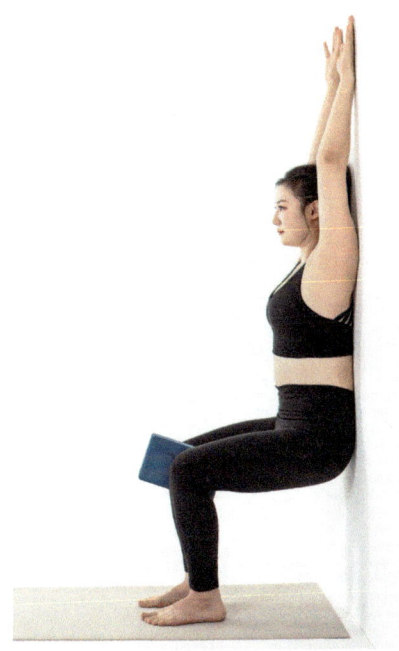

등을 벽에 대고 서서 무릎 사이에 블록을 끼운다. 무릎과 엉덩이가 수평이 될 때까지 자세를 낮춘다. 손을 머리위로 뻗어 등과 어깨가 벽에서 떨어지지 않도록 한다.

벽을 활용한 아사나

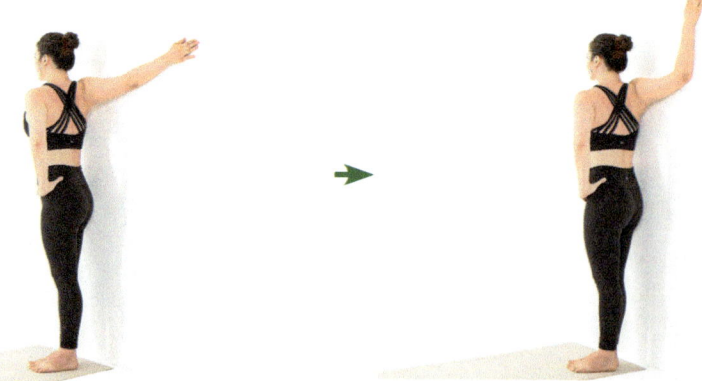

벽을 마주 보고 서서 오른손을 뻗어 어깨보다 15도 높게 벽에 댄다. 왼손은 골반을 잡고 발과 상체를 왼쪽으로 회전한다. 오른팔을 직각으로 접어 손과 팔꿈치를 벽에 대며 같은 방법으로 어깨를 열어준다. 반대쪽도 같은 방법으로 반복한다.
TIP 팔을 벽에 대고 회전할 때 오른팔이 떨어지지 않게 하며 두발을 천천히 움직인다.

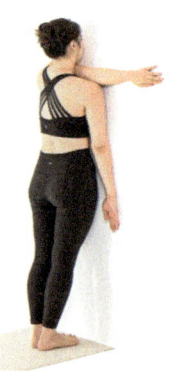

벽을 마주 보고 서서, 왼팔을 목 밑으로 빼내며 팔과 손바닥을 벽에 댄다. 오른손을 골반 옆으로 두고, 두 어깨와 가슴을 벽에 닿도록 한다. 반대쪽도 같은 방법으로 반복한다.
TIP 팔을 목 밑에서 빼낼 때, 팔을 턱으로 누르지 않도록 턱 밑에 둔다. 왼쪽 어깨를 벽으로 민다.

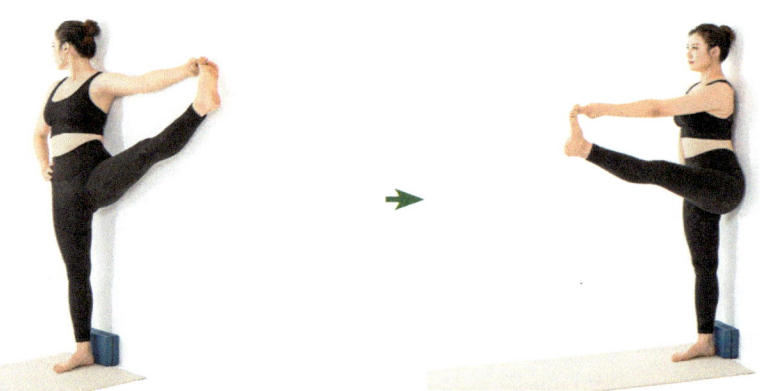

벽에 등을 대고 서서 오른발과 벽 사이에 블록을 2단계로 세워 놓는다. 왼손 검지와 중지를 고리로 만들어 왼 엄지발가락을 잡아 다리를 앞으로 펴서 오른손은 골반을 잡는다. 왼다리를 옆으로 보내 골반을 열고 시선은 오른쪽을 바라본다. 반대쪽도 같은 방법으로 반복한다.
TIP 동작을 하는 동안 등이 벽에서 떨어지지 않게 한다.

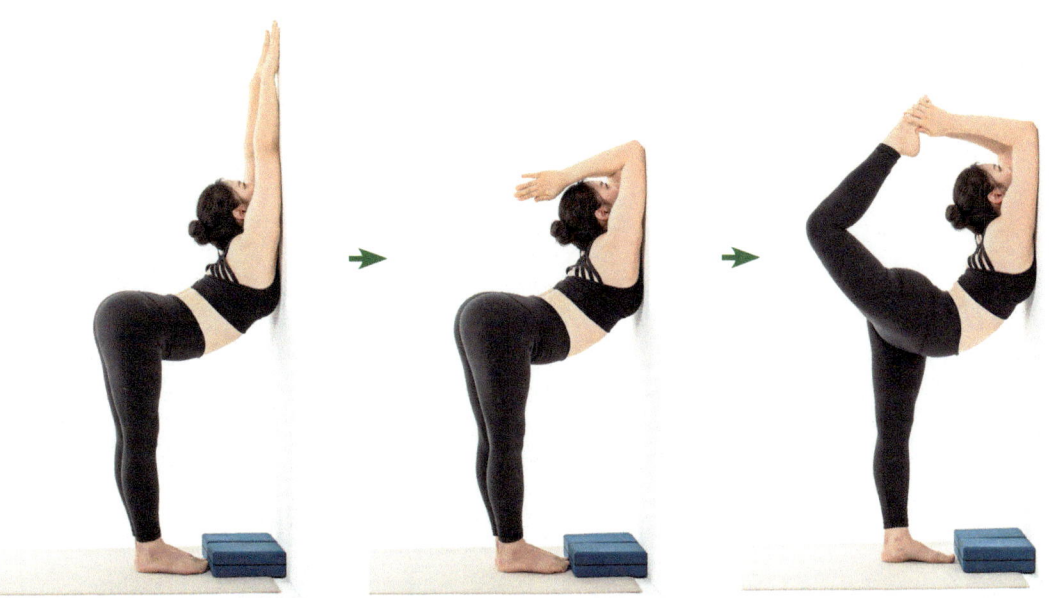

벽을 마주 보고 발을 모아서 서고 블록 2개를 3단계로 눕혀서 발끝과 벽 사이 바닥에 내려놓는다. 무릎을 살짝 굽히고 팔을 귀 옆으로 뻗어 가슴과 턱을 벽에 댄다. 가슴과 턱이 벽에서 떨어지지 않게 하며 무릎을 강하게 편다. 동작을 유지할 수 있으면, 손을 모으며 팔꿈치를 접는다. 가능하면, 두 다리를 구부려 준비하고 오른다리를 뒤로 접어 두 손으로 오른발 날을 잡는다. 잡았다면 이제 왼 무릎은 펴주고 오른다리를 위로 뻗어준다. 반대쪽도 같은 방법으로 반복한다.
TIP 손으로 발을 잡기 힘들면 스트랩을 이용하여 잡는다.

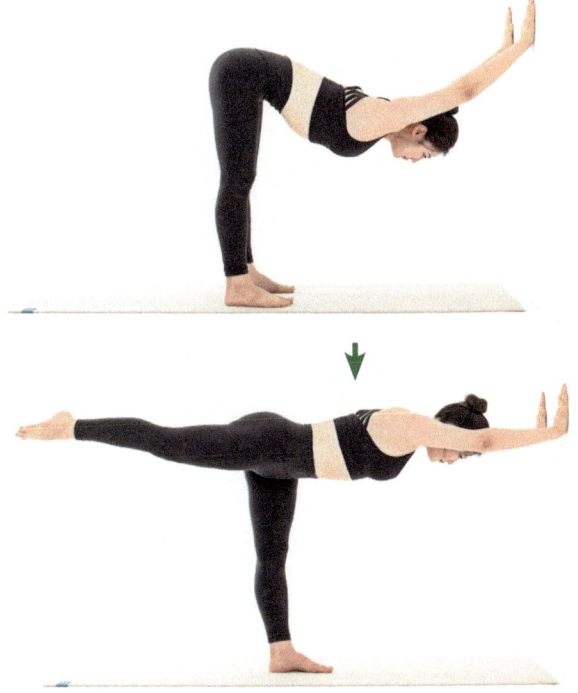

벽을 마주 보고 골반너비로 선다. 팔을 쭉 뻗어 벽을 짚고 상체를 펴며 숙인다. 오른 다리를 뒤로 쭉 뻗어 골반높이로 올린다.
TIP 양쪽 골반은 수평이 된다.

벽을 활용한 아사나

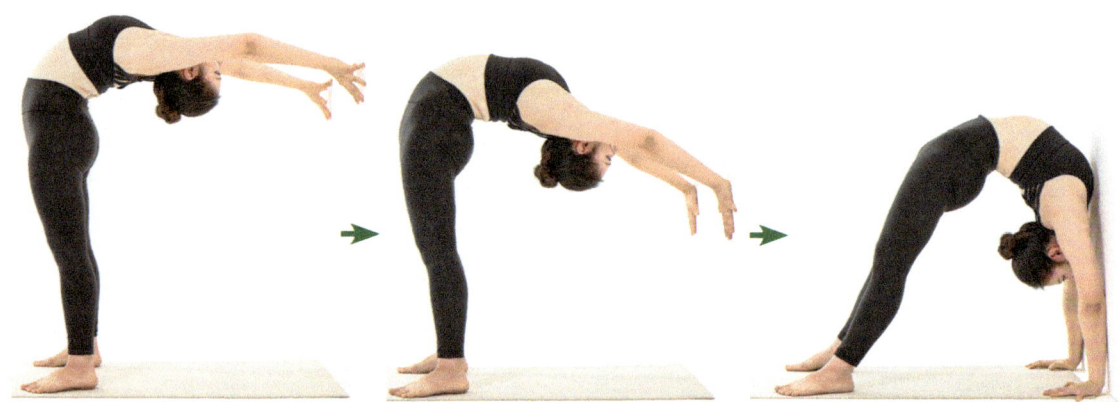

벽을 등지고 발은 골반너비로 서서 손을 머리 뒤로 뻗어 손끝으로 벽을 짚는다. 벽을 밀면서 한손씩 천천히 아래로 내려가 두 손 모두 바닥을 짚고 가슴을 벽에 댄다.
TIP: 내려간 방법과 반대로 올라온다. 다리는 쭉 편다.

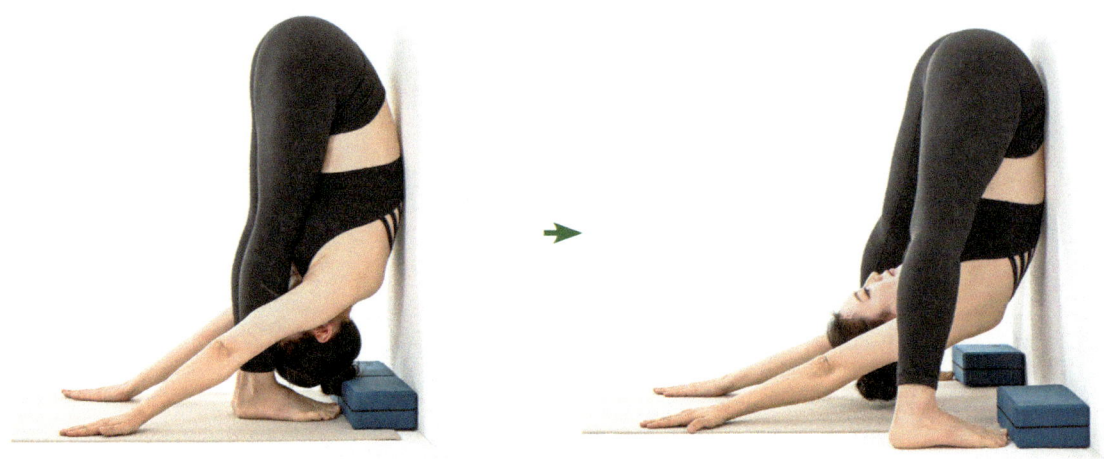

벽을 마주보고 발을 모아서 서고 블록 2개를 1단계로 벽과 발 사이에 나란히 놓는다. 상체를 숙여 허리와 엉덩이를 벽에 닿도록 한다. 손은 다리 뒤쪽으로 뻗어준다. 다리를 1m 너비로 벌리고 같은 방법으로 내려가 숙이며 상체를 다리 사이로 넣고 시선을 위를 바라본다.

요가 도구를 활용한 Asana

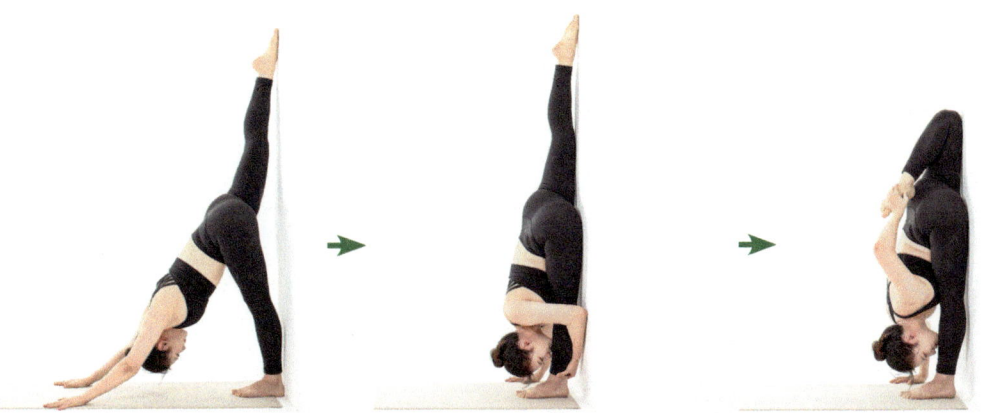

벽에 뒤꿈치를 대고 아도 무카 스바나아사나를 한다. 오른 발등을 벽을 따라 뻗어 올린다. 손이 발쪽으로 걸어와 발 옆에 둔다. 왼손으로 왼 발목을 잡고 상체를 숙여 이마를 정강이에 닿게 한다. 오른다리를 접어 왼손으로 발등을 잡아 뒤꿈치를 엉덩이에 댄다. 반대쪽도 같은 방법으로 반복한다.

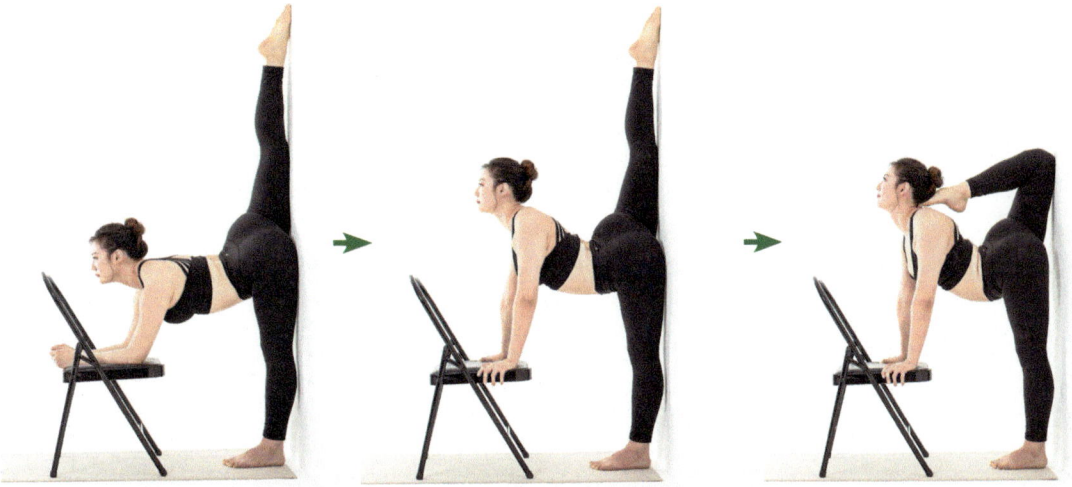

체어를 이용할 경우, 다리가 벽에 위아래로 벌어진 상태로 체어에 팔꿈치를 올려준다. 손바닥으로 체어를 밀면서 팔을 펴서 상체를 든다. 오른다리를 접어 발등이 머리 뒤로 들어가 밀어낸다. 반대쪽도 같은 방법으로 반복한다.

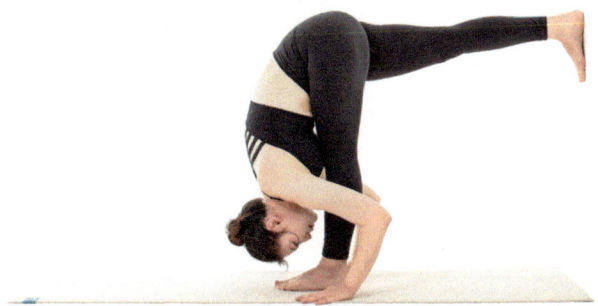

벽과 다리길이 간격을 두고 서서 오른발을 벽에 올린다. 발가락이 바닥을 향하게 하며 엉덩이 높이까지 올려 벽을 짚어주고, 왼다리는 엉덩이와 발목이 수직이 되게 한다. 상체를 왼발 쪽으로 숙이며 두 손은 발 옆을 짚어준다. 반대쪽도 같은 방법으로 반복한다.

벽을 활용한 아사나

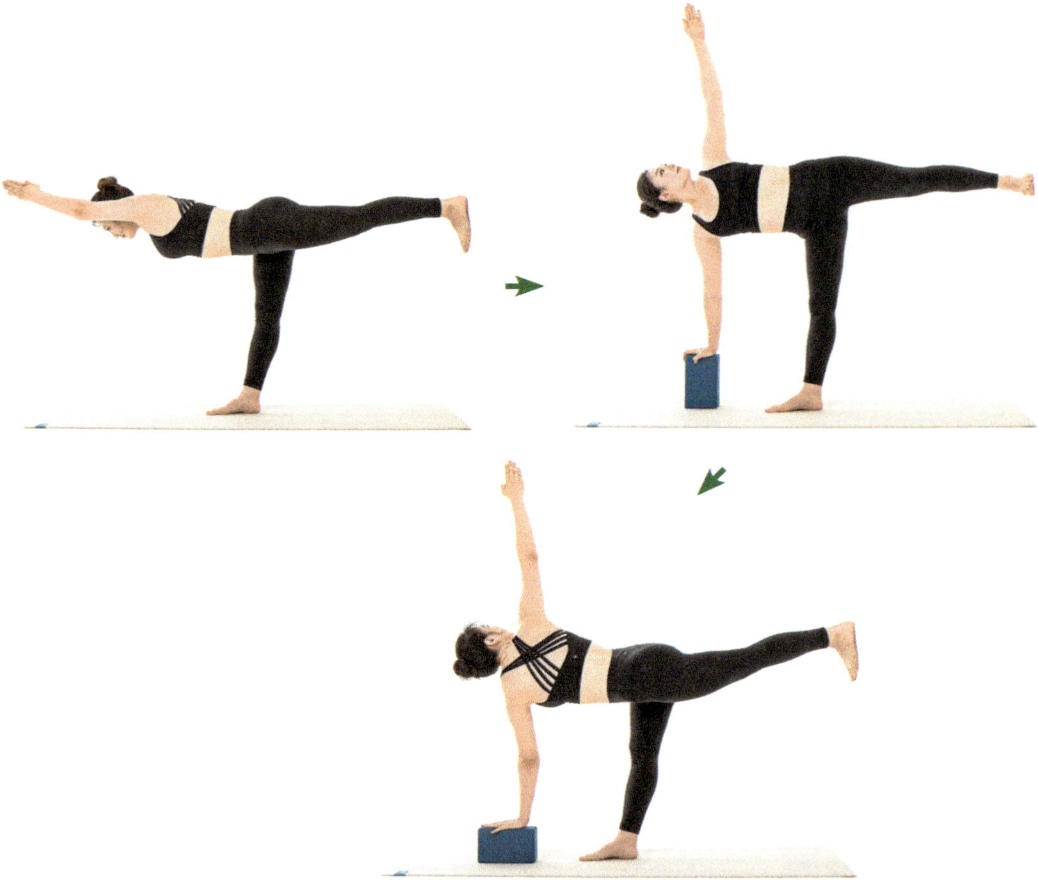

벽과 다리길이 간격을 두고 서서 왼발을 벽에 올린다. 상체를 들어 왼다리와 수평이 되게 하며 손은 귀 옆에서 모아준다. 블록을 오른 어깨 아래 두고, 왼발을 바깥쪽으로 돌려 골반과 상체를 같은 방향으로 열어준다. 오른손으로 블록을 짚고 왼손은 위로 뻗어 수직을 만들어 준다. 왼 발끝을 다시 바닥을 바라보게 돌려 골반을 닫고, 왼손을 블록에 놓고 오른손을 위로 뻗어 트위스트 한다. 반대쪽도 같은 방법으로 반복한다.

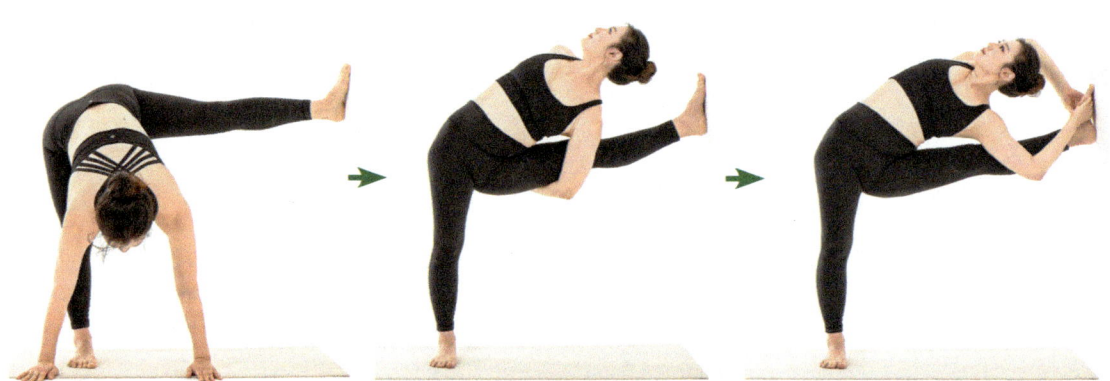

왼쪽에 벽을 두고 선다. 왼 발바닥을 벽에 대고 골반 높이까지 올리며 발끝은 위를 향한다. 오른다리와 왼다리가 직각이 되게 한다. 상체를 오른다리 쪽으로 숙이고 손으로 바닥을 짚으며 허리를 최대한 펴준다. 왼 어깨를 왼다리 아래로 집어넣어 등 뒤에서 오른 손목을 잡아 준다. 왼손은 왼발 안쪽을 잡고 오른팔은 귀 옆으로 뻗어 발 날을 잡아 몸을 열어준다. 반대쪽도 같은 방법으로 반복한다.

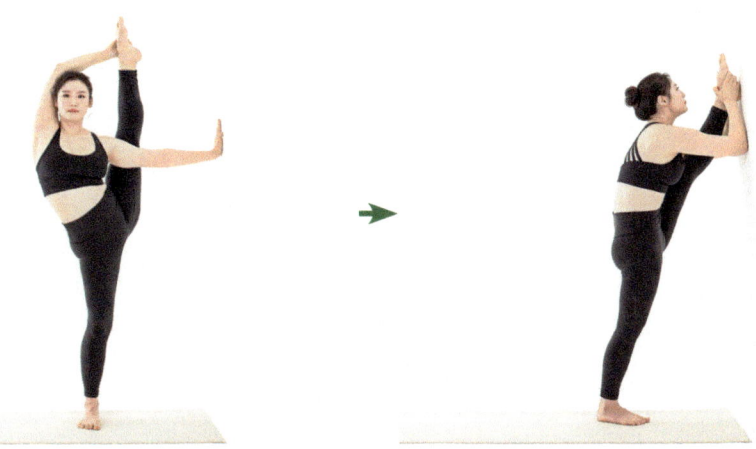

왼쪽에 벽을 두고 서서 팔 길이만큼 간격을 둔다. 왼 어깨에 왼다리를 걸어주고 오른손은 머리 뒤로 넘겨 왼발 날을 잡아준다. 왼다리를 위를 향해 쭉 펴주며 왼 손바닥으로 벽을 강하게 밀어준다. 왼발을 벽에 대고 벽을 바라보고 돌아선다. 왼 뒤꿈치를 벽에 대고 최대한 위쪽으로 끌어올려준다. 두 손으로 발을 잡아 배와 가슴을 허벅지에 댄다. 반대쪽도 같은 방법으로 반복한다.

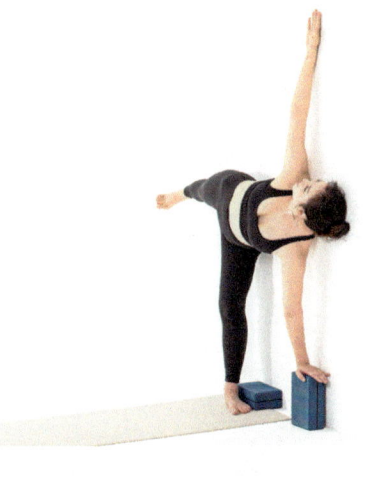

벽을 등지고 서서 블록 1개는 1단계로 벽과 왼발날 사이에 두고 선다. 블록 1개는 3단계 높이로 왼 어깨 아래 놓고 왼손으로 블록을 짚으며 골반을 열어 몸통의 뒷면이 벽에 닿는다. 오른다리는 뒤로 뻗어 골반높이를 유지하고 오른손을 위로 뻗는다. 반대쪽도 같은 방법으로 반복한다.

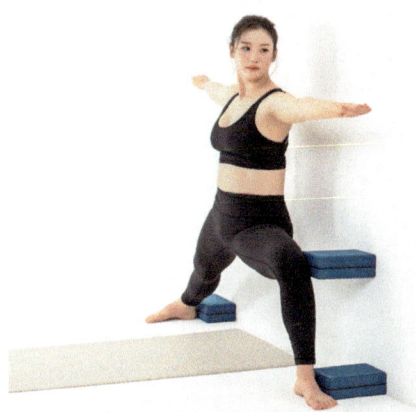
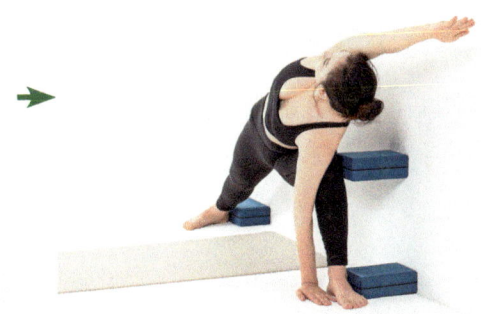

벽을 등지고 서서, 블록을 1단계로 벽과 오른 뒤꿈치 사이에 두고, 왼발 옆에 블록을 1단계로 길게 놓는다. 왼발을 90도 밖으로 열어 발날이 블록에 닿게 하며, 왼 무릎을 구부려 발목과 수직으로 만들어 무릎과 벽 사이에 블록을 1단계로 길게 놓는다. 골반위에 상체를 바로 세우며 팔을 양옆으로 쭉 뻗고 시선은 왼손을 바라본다. 다리를 유지하며, 왼손이 내려가 왼발 앞 바닥을 짚고 오른손은 귀 옆으로 뻗어준다. 반대쪽도 같은 방법으로 반복한다.

벽을 활용한 아사나

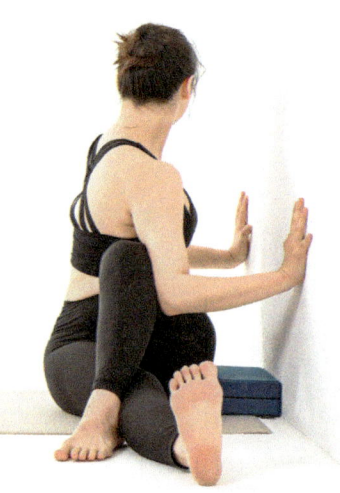

왼쪽에 벽을 두고 바닥에 앉아 왼 엉덩이와 벽 사이에 블록을 1단계로 놓는다. 오른다리는 앞으로 쭉 펴주고 왼다리는 오른 무릎 바깥쪽에 세워준다. 오른팔을 왼 허벅지 바깥쪽에 걸어 벽을 짚고 왼손도 벽을 짚어 두 손으로 밀어내며 몸통을 트위스트 한다. 반대쪽도 같은 방법으로 반복한다.

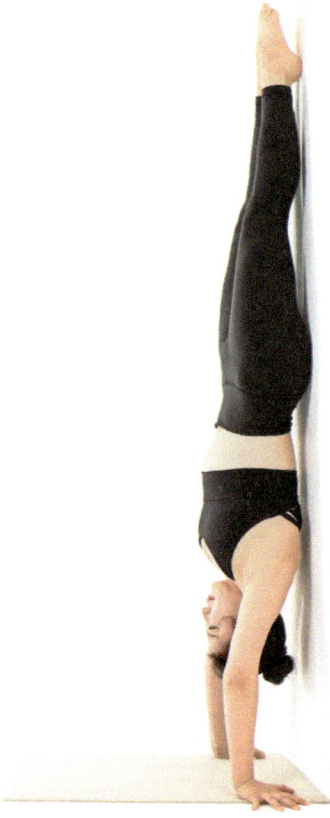 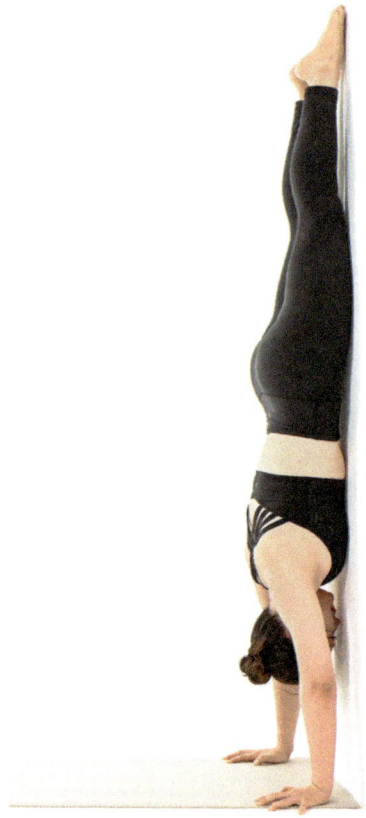

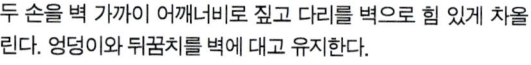

두 손을 벽 가까이 어깨너비로 짚고 다리를 벽으로 힘 있게 차올린다. 엉덩이와 뒤꿈치를 벽에 대고 유지한다.

벽을 등지고 손을 벽과 떨어져서 짚고 다리를 벽에 올린다. 벽이 벽쪽으로 걸어가며 다리를 쭉 뻗어주며 몸 앞면이 벽에 붙는다.

요가 도구를 활용한 Asana

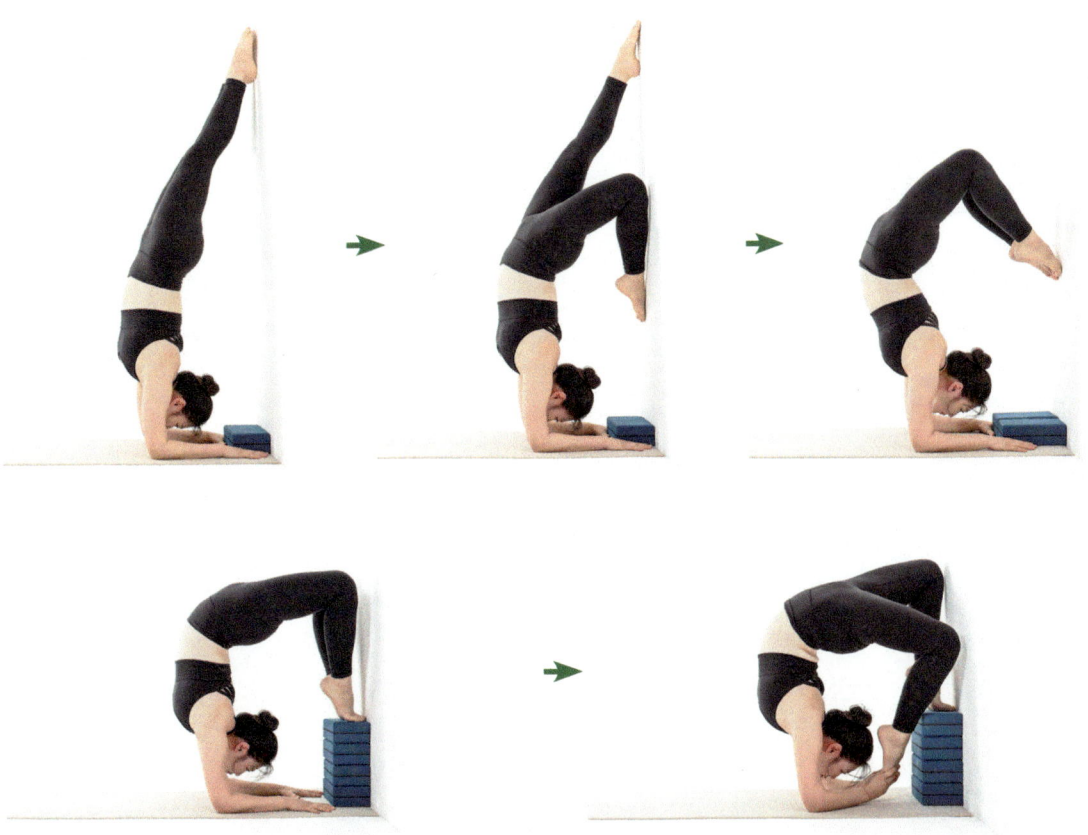

벽에 블록을 1단계로 놓고 엄지와 검지 사이로 블록을 잡아 팔꿈치를 바닥에 내려놓는다. 두 다리를 힘 있게 차올라 발을 벽에 댄다. 한 다리씩 번갈아 머리를 향해 접고, 가능하면 두 다리를 접는다.
TIP 벽 쪽에 블록 4개를 쌓아 다리를 올려놓고 한발씩 두 손으로 잡아본다.

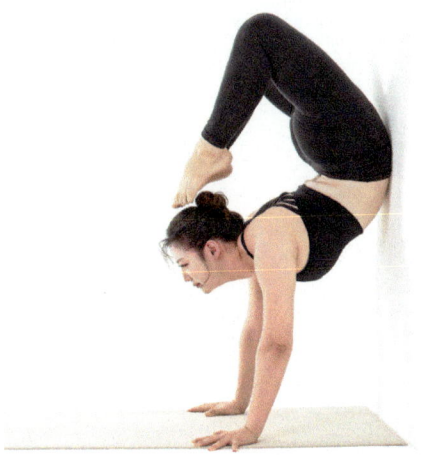

벽에서 두 뼘 정도 간격을 두고 손을 짚고 발을 벽으로 올려준다. 배와 골반이 벽에 대고 머리를 최대한 들어 올리며 다리를 머리 쪽으로 접어 발끝으로 머리를 터치한다.

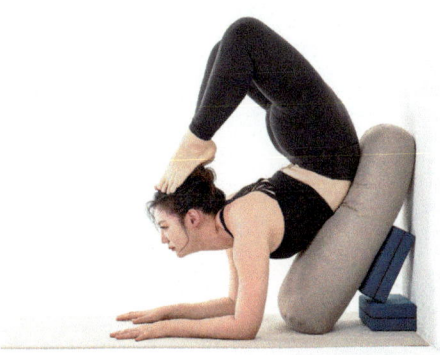

벽에 블록 1개를 1단계로 놓고 그 위에 블록 1개를 3단계로 세워 볼스터를 받쳐준다. 볼스터 앞쪽에 팔꿈치를 바닥에 대고 다리를 벽으로 올려준다. 천천히 복부를 볼스터에 대며 가슴을 들어 다리를 머리 쪽으로 접어준다. 시선은 정면을 응시하며 최대한 머리를 들어 올리며 후굴을 만들어준다.

안소연 벽을 활용한 아사나 **237**

전소희

블록을 활용한 아사나

@so_hee____
현) 울루루요가 본점 강사
전) 타우요가 청담본점, 부천 신중동 강사
2021 전국여성요가대회 프리 플로우 우승

RYTK300 자격증
MEDI Flying yoga 자격증
Maha Hatha yoga Lv.1,2 수료
Flow yoga Lv.1,2 수료
Himalaya Vinyasa yoga Lv.1,2 수료

변화하는 환경 속에서도, 나의 모습을 있는 그대로 바라보고 사랑하기 위해
온전히 매트 위에 서 봅니다.
화려하지 않아도, 당신의 옆자리를 진실하고 견고하게 지켜가는
그런 강사이고 싶습니다.

블록을 활용한 아사나

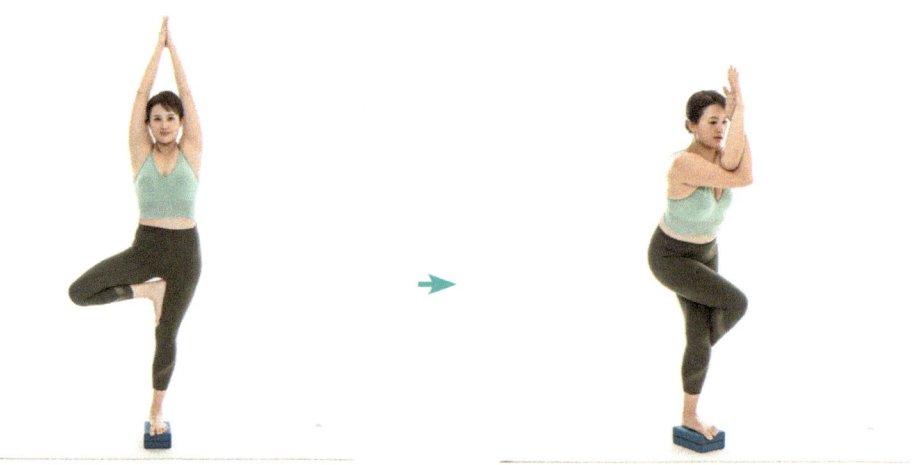

타다아사나로 서서 블록을 1단계 바닥에 놓고 왼발로 밟고 올라선다. 오른 무릎을 접어 발바닥을 왼 허벅지 안쪽 깊게 놓고 손을 가슴 앞에 합장하거나 머리 위로 뻗는다. 무릎을 살짝 굽혀 오른다리를 왼 허벅지 위를 넘겨 발등을 왼 종아리 뒤에 걸어준다. 가능하면 왼팔을 오른팔 위로 올려 손바닥을 맞대고 팔꿈치를 어깨 높이로 올린다. 반대쪽도 같은 방법으로 반복한다.
TIP 왼 엄지발가락과 뒤꿈치에 힘을 주어 발바닥 안쪽이 뜨지 않도록 주의한다.

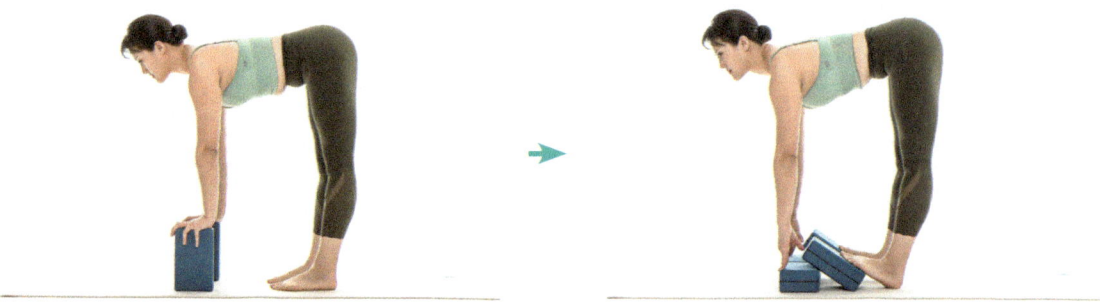

타다아사나로 서서 블록 2개를 3단계로 세워 놓고 등을 펴며 내려가 손으로 블록을 짚는다. 이때 어깨와 블록은 수직이다. 등과 허리를 펴고 턱을 살짝 당겨 정면을 응시한다. 손으로 짚고 있던 블록은 1단계로 놓고, 블록 2개를 아래 있는 블록에 비스듬히 놓고 발 앞쪽을 올린다. 등을 펴면서 손끝을 블록에 댄다.
TIP 종아리와 발목까지 스트레칭 된다. 내려가며 등과 허리를 쭉 편다.

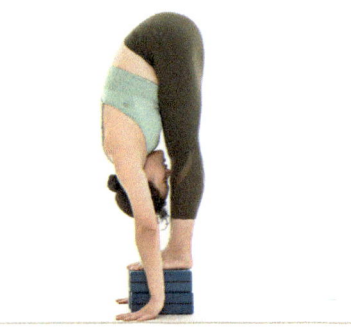

타다아사나로 서서 블록 4개를 2개씩 쌓아 올라간다. 천천히 상체 앞으로 숙이며 내려가 손으로 바닥을 짚는다.
TIP 가능하면 이마를 정강이에 댄다.

요가 도구를 활용한 Asana

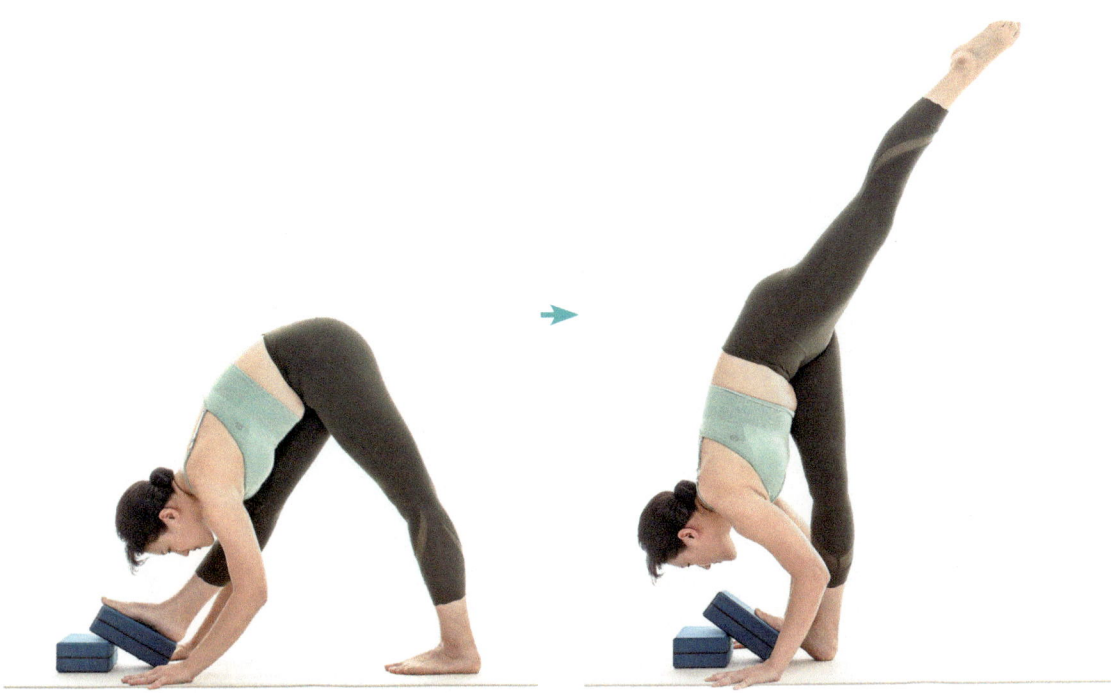

블록 1개는 1단계 놓고 1개는 비스듬하게 놓는다. 아도 무카 스바나아사나 동작에서 오른발을 블록에 놓고 왼발을 앞으로 10cm 이동한다. 상체를 오른 다리 위로 숙이며 내려가 손으로 바닥을 짚는다. 왼발을 위로 높게 올리며 상체를 앞으로 숙인다. 반대쪽도 같은 방법으로 반복한다.
TIP 오른 다리는 쭉 펴고 복부와 가슴을 다리에 놓고 가능하면 이마나 턱을 정강이에 댄다. 왼 골반이 열리지 않도록 한다.

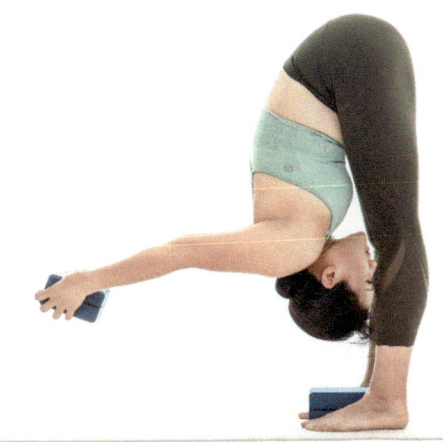 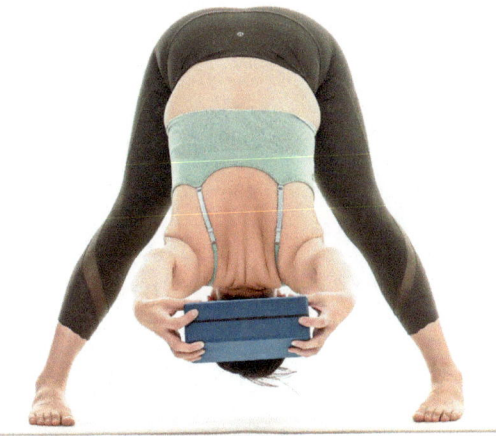

타다아사나로 서서 블록을 1단계로 발 사이에 놓고 다른 1개는 등 뒤에서 손으로 잡는다. 상체를 숙이며 내려가 이마를 정강이에 대고 가능한 어깨에 힘을 풀고 뻗은 팔을 바닥가까이 내린다.
TIP 발 사이에 있는 블록을 강하게 밀어준다.

다리를 골반너비 2배로 벌리고 서며, 등 뒤에서 손으로 블록을 마주 잡는다. 상체를 앞으로 숙이며 내려가 어깨에 힘을 풀고 팔을 최대한 머리 뒤로 넘어가게 한다.

블록을 활용한 아사나

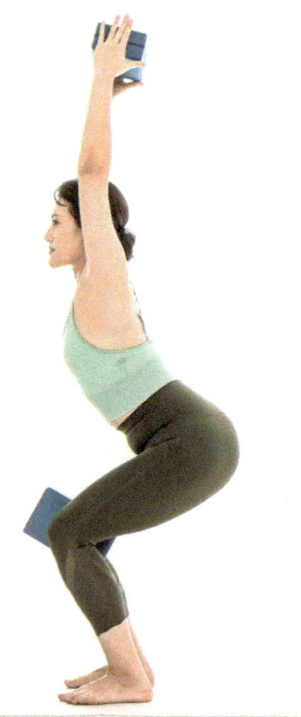
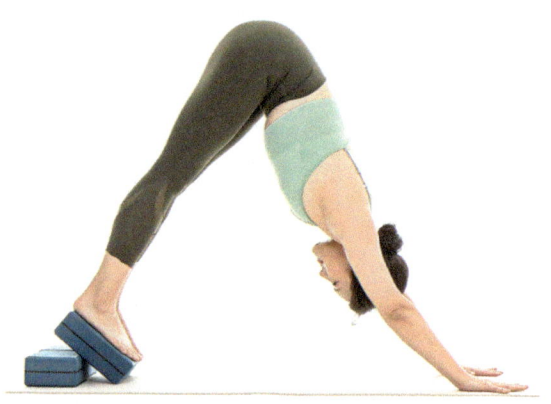

블록 2개를 1개는 1단계로 무릎 사이에 놓고 손으로 블록을 마주 잡는다. 무릎을 구부리며 엉덩이를 뒤로 내리며 손을 머리 위로 뻗어 귀 뒤로 넘긴다.
TIP 무릎으로 블록을 누르고 발끝을 넘기지 않는다. 등을 펴고 가슴을 위로 올리며 팔을 귀 뒤로 넘긴다.

블록 4개를, 2개는 1단계로 바닥에 놓고 2개는 위에 비스듬하게 세운다. 손으로 바닥을 짚고 발을 블록 위에 올려 아도 무카 스바나아사나 동작을 한다.
TIP 동작이 어려우면, 무릎을 접어 등과 허리를 먼저 펴준다.

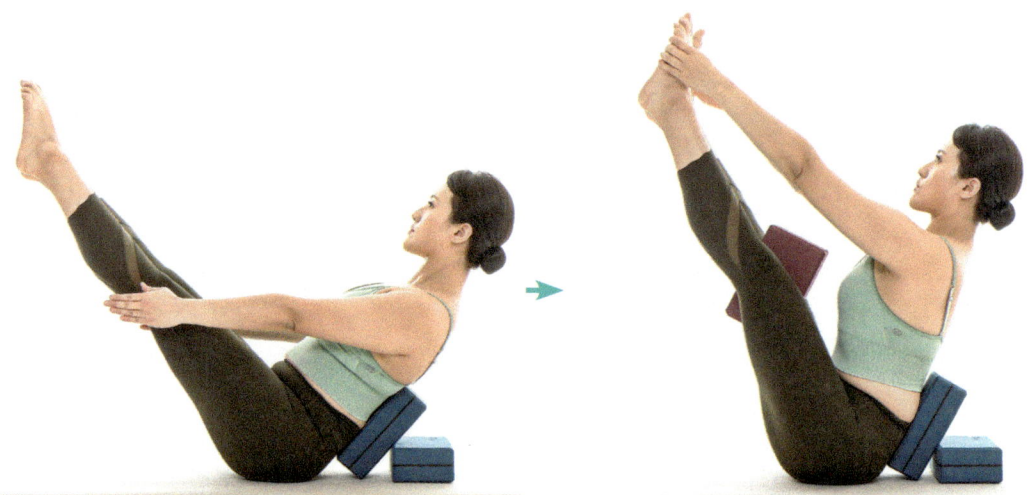

다리를 뻗고 앉아, 등 뒤에 블록 1개를 1단계로 놓고 다른 1개는 몸 쪽으로 비스듬히 세운다. 블록에 등을 대며 누우며 다리를 45도 위쪽으로 올려주고 손을 앞으로 나란히 뻗어준다. 다리를 바닥으로 내리고 무릎을 접어 블록을 끼우고 조여 준다. 손으로 발 날을 잡고 무릎을 펴며 위로 뻗어준다.

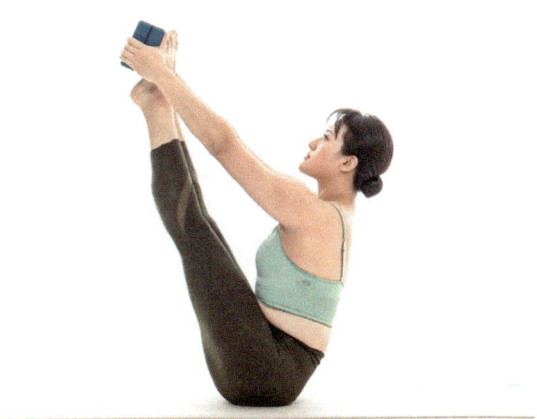

바닥에 앉아 무릎을 구부린다. 블록을 발바닥 앞에 대고 손으로 잡는다. 무릎을 위로 뻗어준다.
TIP 등을 쭉 펴고 시선은 발가락을 향한다.

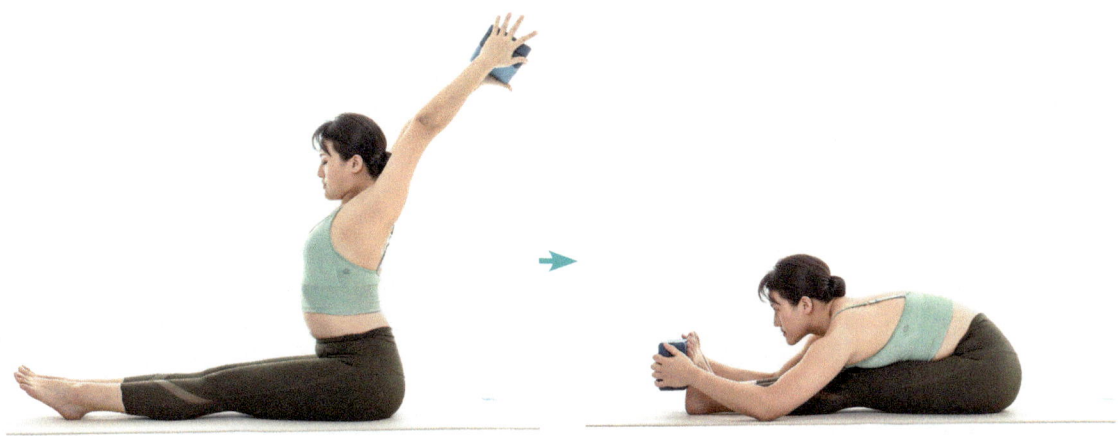

바닥에 앉아 다리를 앞으로 뻗고 손으로 블록을 마주잡는다. 손을 머리위로 뻗어 머리 뒤로 넘긴다.
TIP 상체를 쭉 펴주며 가능하면 손을 귀 뒤로 넘긴다. 손을 내려 블록을 발바닥에 대고 상체를 펴서 내려간다.

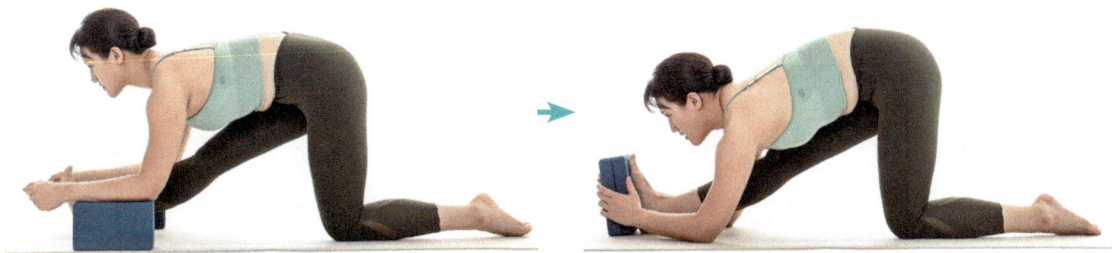

오른다리를 앞에 뻗어 뒤꿈치를 바닥에 놓고 블록을 종아리 옆에 2단계로 세워 놓는다. 블록을 손으로 짚고 상체가 내려가며 팔꿈치를 올려놓는다. 블록 1개를 3단계로 세워 손으로 마주잡고 오른 발바닥에 대며 상체를 숙이고 팔꿈치를 바닥에 댄다. 반대쪽도 같은 방법으로 반복한다.
TIP 왼 골반과 무릎은 수직이며 골반은 수평을 맞춘다. 동작이 어려우면 블록을 3단계로 세워 손으로 잡고 허리를 먼저 펴본다.

블록을 활용한 아사나

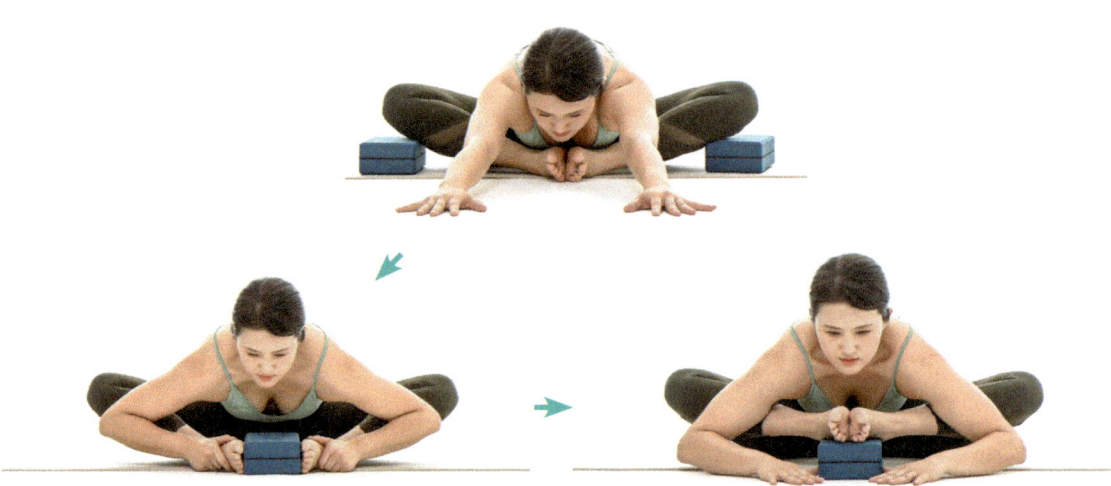

바닥에 앉아 발바닥을 마주 댄다. 블록 2개를 1단계로 하여 양쪽 무릎 아래 놓는다. 상체를 숙이며 내려가 손을 최대한 멀리 뻗어 바닥을 짚는다. 발바닥 사이에 블록을 1단계로 끼우고 뒤꿈치를 몸 가까이 가져온다. 손으로 발등을 감싸며 상체를 아래로 숙인다. 발날 아래 블록을 놓고 손을 바닥을 짚으로 상체를 발 가까이 숙인다.
TIP 받다 코나아사나에서 무릎이 많이 뜨는 경우에 좋다.

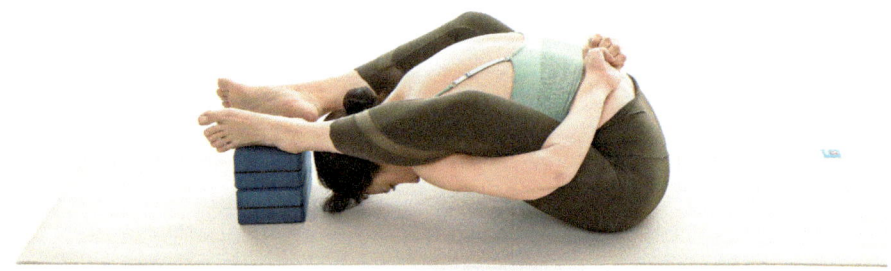

다리를 뻗고 자리에 앉아 블록 2개를 1단계로 쌓아 발날을 올려놓는다. 어깨를 무릎 안으로 깊게 넣고 팔을 양 옆으로 뻗어 손을 바닥에 놓는다. 가능하면 손은 등 뒤에서 깍지를 끼며 잡아준다.
TIP 최대한 몸을 동그랗게 만들어 어깨를 길게 끼고 턱을 쇄골에 가깝게 만든다.

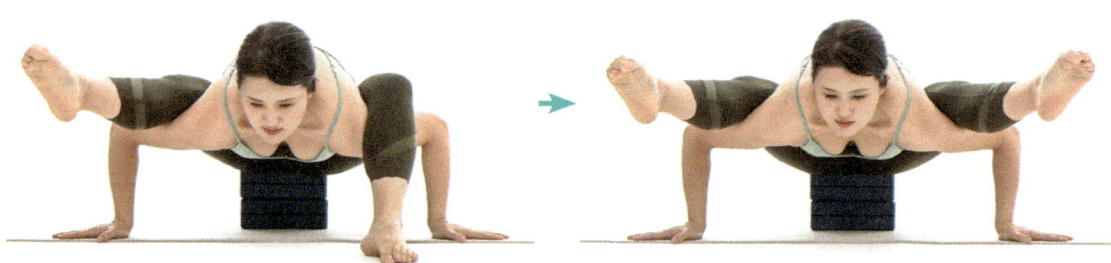

블록 2개를 1단계로 쌓아 엉덩이를 대고 앉아 무릎을 세운다. 어깨를 무릎 아래 깊게 끼우고 손으로 바닥을 짚으며 팔꿈치를 굽혀 오른다리를 앞으로 뻗어주고 왼다리를 뻗어준다. 반대쪽도 같은 방법으로 반복한다.
TIP 어깨가 무릎 아래 깊게 들어가 다리가 팔꿈치 위로 올라가야한다.

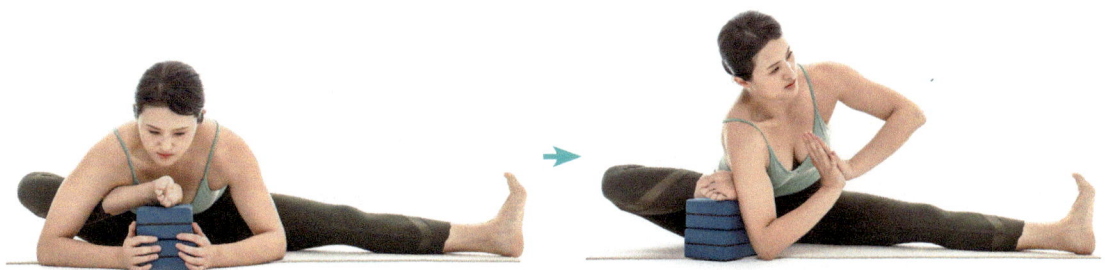

바닥에 앉아 다리를 옆으로 벌린다. 블록 2개를 1단계로 쌓아 앞쪽 바닥에 놓고 오른 무릎을 접어 발날을 올린다. 손은 블록을 감싸고 상체가 내려간다. 오른 발바닥에 오른 어깨를 대고 팔꿈치는 바닥에 놓으며 손은 가슴 앞에 합장한다. 반대쪽도 같은 방법으로 반복한다.
TIP 트위스트를 할 때, 가능한 발바닥 중간부분을 어깨 뒤로 깊게 대준다. 왼발은 플렉스를 유지하며 상체를 편다.

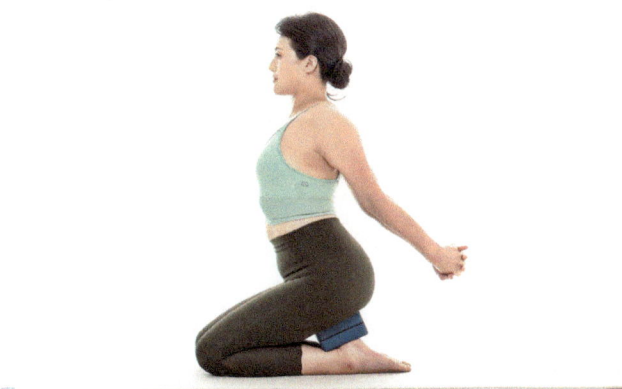

무릎을 꿇고 앉아 블록을 1단계로 뒤꿈치 위에 놓는다. 블록 위에 엉덩이를 대고 앉으며 손은 등 뒤에서 깍지를 껴서 잡고 팔을 펴준다. 최대한 손을 높게 들어준다.
TIP 발목과 등이 스트레칭 된다.

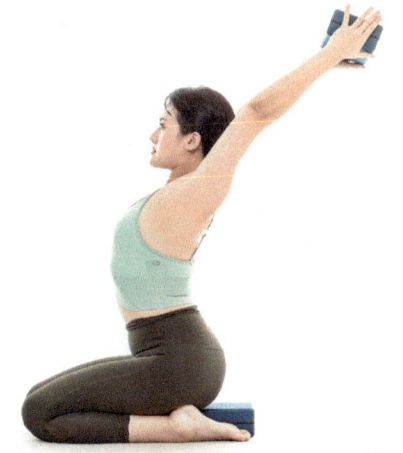

무릎을 꿇고 앉아 블록 1개는 엉덩이 밑에 1단계로 놓고 종아리를 엉덩이 옆에 둔다. 손으로 블록을 마주 잡고 머리 위로 뻗어 귀 뒤로 넘겨준다.

블록을 활용한 아사나

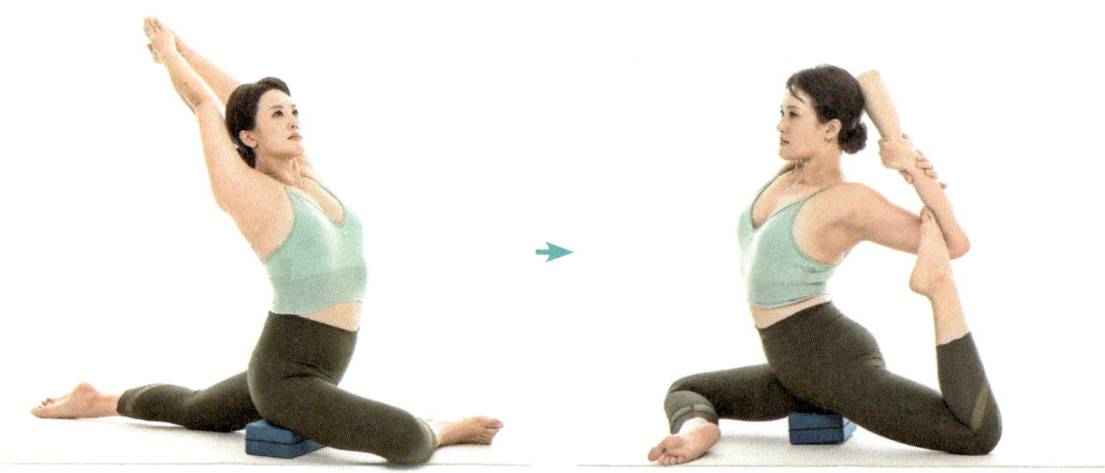

아도 무카 스바나아사나에서 오른 무릎을 접어 앞으로 가져오며 정강이를 바닥에 대고, 왼 무릎은 뒤로 뻗는다. 블록을 1단계로 오른 엉덩이 아래 놓고 손을 위로 뻗어 주며 합장한다. 왼 무릎을 접어 발등을 왼 팔꿈치 안쪽에 놓고 오른손을 머리 뒤로 보내 깍지를 끼며, 왼 어깨는 정면을 향한다. 반대쪽도 같은 방법으로 반복한다.
TIP 동작이 어려우면 손을 정강이 앞쪽 바닥을 짚고 상체를 편다. 왼 골반을 바닥으로 눌러준다.

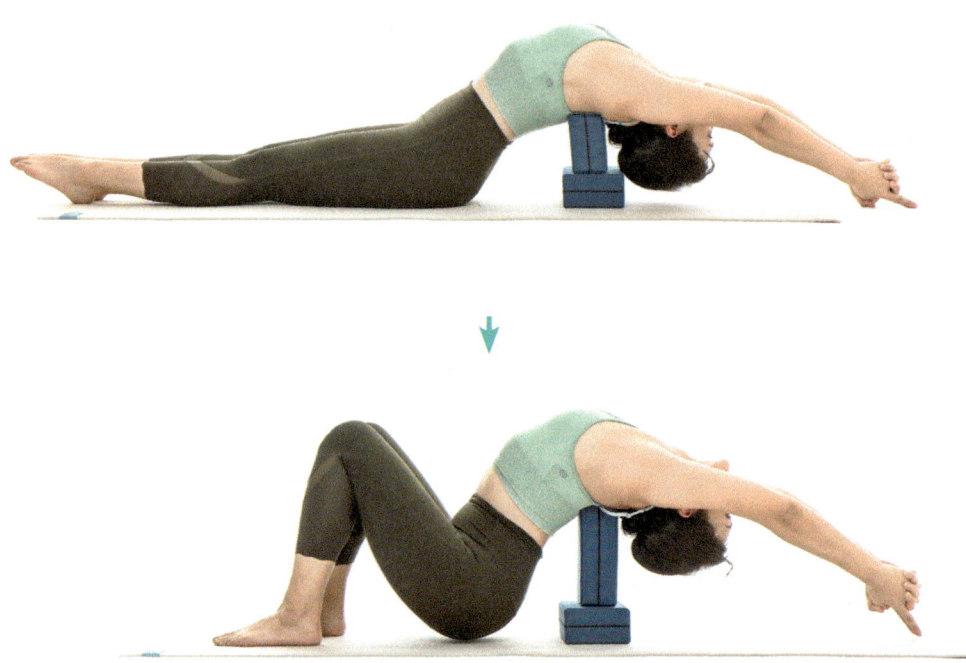

블록 2개를 1개는 1단계 가로로 놓고 위에 다른 하나를 2단계로 세운다. 위에 있는 블록을 손으로 잡아 견갑골 아래 놓으며 천천히 눕는다. 손을 머리 위로 보내 깍지를 끼고 두 번째 손가락은 뻗어 바닥에 닿게 한다. 다리를 쭉 뻗고 엉덩이는 바닥에 내려놓는다. 가능하면, 위에 있는 블록을 3단계로 놓고, 무릎을 접고 엉덩이를 살짝 들어 등을 먼저 블록에 댄다. 손은 머리 위에서 깍지를 껴서 두 번째 손가락을 뻗고 엉덩이를 바닥으로 내려준다.
TIP 팔은 위로 쭉 뻗고, 목이 불편하면 머리를 블록 위에 놓는다. 동작이 어려우면 블록 단계를 바꾼다.

요가 도구를 활용한 Asana

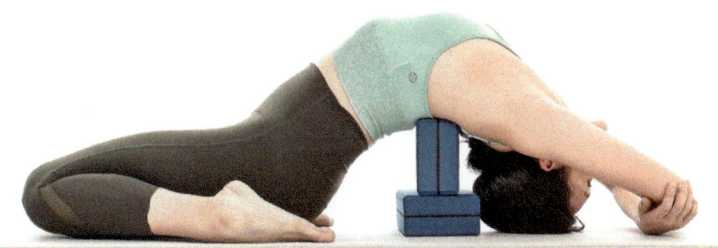

다리를 뻗고 바닥에 앉아, 등 뒤에 블록 2개를 1개는 1단계로 놓고 위에 2단계로 세워둔다. 무릎을 접어 종아리를 허벅지 옆으로 나오게 하고 발을 엉덩이 옆에 놓는다. 블록에 견갑골 하각에 대며 천천히 누워 머리를 바닥에 댄다. 가능하면 손으로 팔꿈치를 잡아 바닥에 닿도록 한다.
TIP 손을 머리 위로 뻗어도 된다. 블록으로 난이도를 조절한다. 동작이 어려우면 무릎을 살짝 벌린다. 엉덩이로 바닥을 눌러준다.

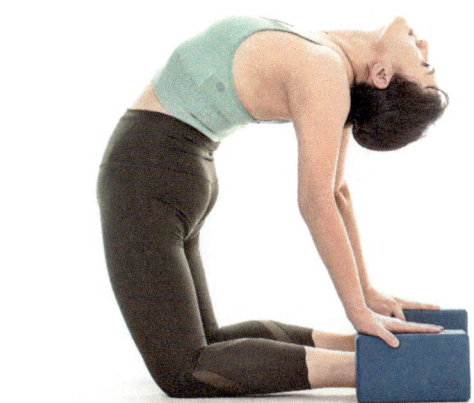

무릎을 꿇고 서서 발목 옆에 블록을 2단계로 놓는다. 손은 허리를 받치고 가슴을 들며 골반을 밀며 백밴딩 한다. 천천히 손을 아래로 내려 블록을 짚는다.
TIP 동작이 어려우면, 블록 단계를 바꾼다. 목 디스크가 있으면 머리를 젖히지 않고 정면을 본다.

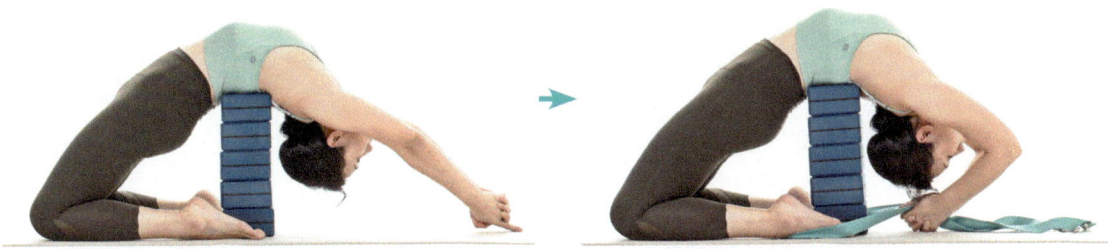

블록을 1단계로 4-5개를 쌓아 올리고 천천히 등을 대고 누워준다. 손을 깍지를 껴, 두 번째 손가락을 펴며 바닥으로 내려준다. 스트랩을 발등 아래 넣고 블록 옆으로 빼낸다. 백밴딩하며 내려가서 손으로 스트랩을 잡고 팔꿈치를 굽히며 블록가까이로 손을 이동한다.
TIP 블록이 허리에 닿지 않도록 한다.

블록을 활용한 아사나

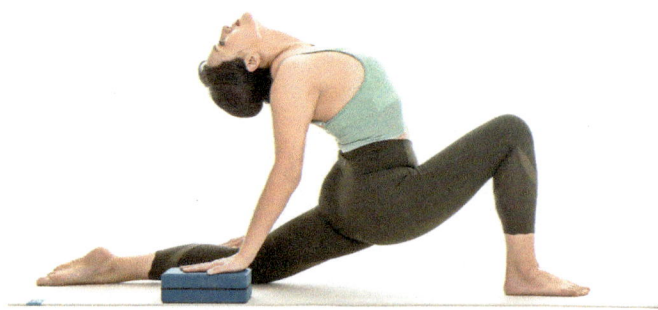

아도 무카 스바나아사나에서 오른발을 손 사이로 가져와 무릎을 굽힌다. 왼 무릎과 발등을 바닥에 대며 다리를 뻗고 블록 2개를 1단계로 무릎 옆에 놓는다. 상체를 세워, 손을 머리 위로 뻗어 합장하고 견갑골 사이를 조이며 팔꿈치를 접어 아래로 내리고 가능하면 손끝이나 손바닥을 블록에 놓는다. 반대쪽도 같은 방법으로 반복한다.

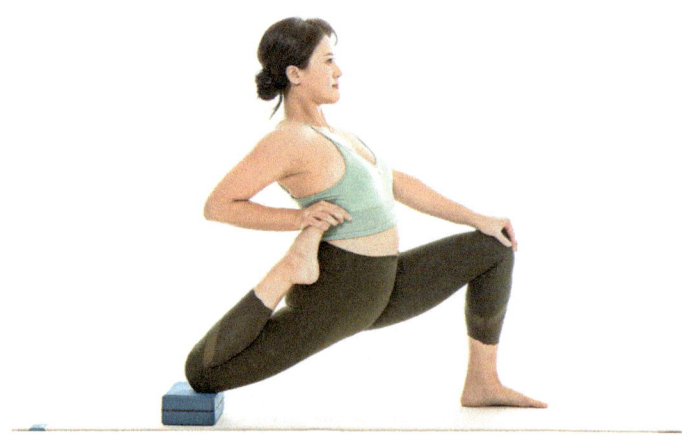

아도 무카 스바나아사나에서 왼발을 손 사이로 가져와 무릎을 굽히고 오른 무릎과 발등을 바닥에 대며 다리를 뻗는다. 오른 무릎 아래 블록을 1단계로 놓고 무릎을 굽혀 손으로 발등을 잡고 누르며 엄지발가락을 옆구리에 대준다. 왼손은 무릎 위에 올리고 팔을 펴며 밀어낸다. 반대쪽도 같은 방법으로 반복한다.

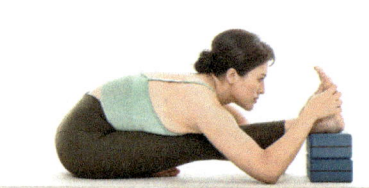 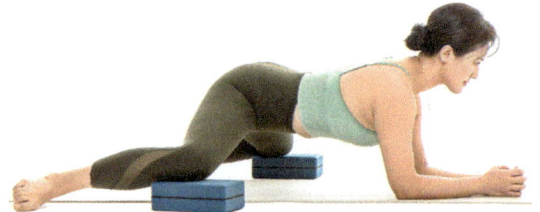

다리를 앞으로 뻗고 앉아서 왼 발바닥을 오른 허벅지에 대고 오른 뒤꿈치에 블록을 1단계로 2개를 쌓아 올린다. 손으로 오른발을 감싸고 상체가 다리 위로 내려간다. 반대쪽도 같은 방법으로 반복한다.

무릎을 접어 옆으로 벌리고 무릎 아래 블록을 1단계로 놓는다. 허벅지와 정강이는 90도를 만들고 발은 플렉스 하여 발등이 정면을 향하게 한다. 팔꿈치를 바닥에 대고 상체를 펴며 치골을 바닥으로 내린다.
TIP 허리가 꺾이지 않게 한다.

요가 도구를 활용한 Asana

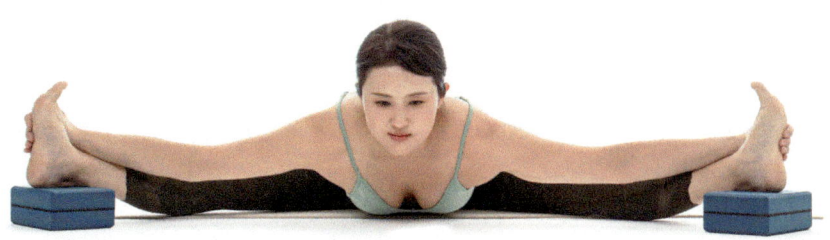

다리를 양 옆으로 넓게 벌리고 앉아, 블록을 1단계로 뒤꿈치 아래 놓는다. 손으로 발날을 잡고 상체를 펴며 바닥으로 내려간다.
TIP 가능하면, 이마를 바닥에 더 가능하면 턱과 배, 가슴이 바닥에 닿는다.

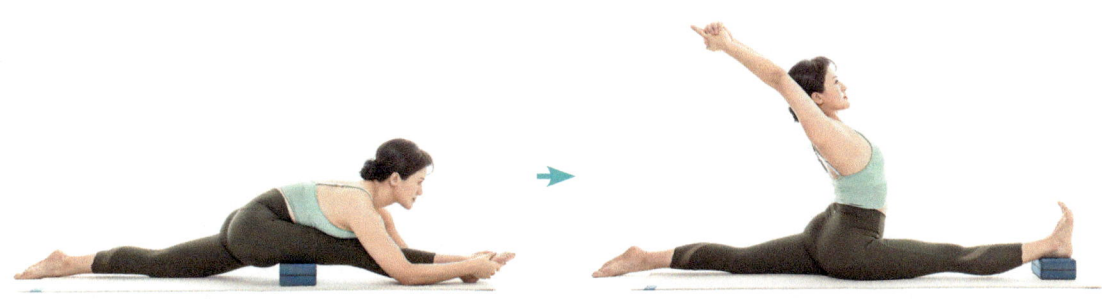

오른 다리를 앞으로 왼 다리는 뒤로 벌려 뻗어주고, 블록을 1단계로 오른 허벅지 아래 놓는다. 팔꿈치를 무릎 옆 바닥에 놓으며 오른발을 잡는다. 블록을 뒤꿈치로 옮기고, 손을 바닥에 놓으며 상체를 숙이거나 깍지를 껴서 머리 위로 뻗는다. 반대쪽도 같은 방법으로 반복한다.
TIP 골반이 바닥에서 많이 뜨는 경우 블록을 허벅지 아래 두면 쉬워진다. 블록을 쌓아 난이도를 조절한다.

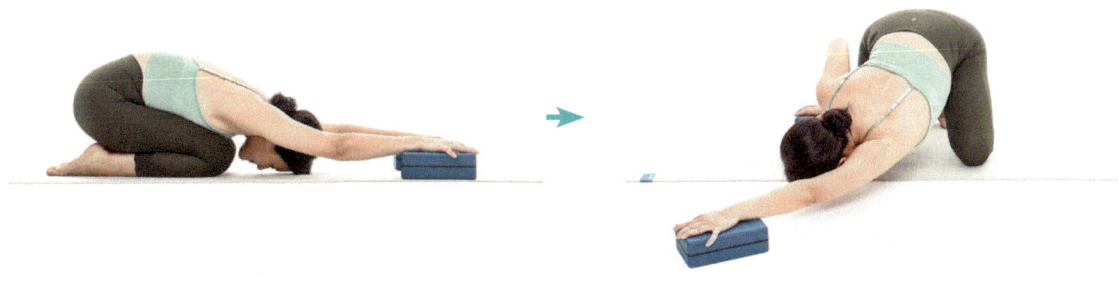

무릎을 꿇고 앉아 허벅지에 배와 가슴을 대며 엎드린다. 블록 위에 손을 얹고 앞으로 쭉 뻗어 이마를 바닥에 댄다. 팔은 앞으로 뻗고 엉덩이는 뒤꿈치에 붙인다. 왼손은 오른쪽 대각선으로 뻗고, 오른손은 가슴 옆에 놓아 바닥을 누르며 왼팔을 멀리 뻗는다. 반대쪽도 같은 방법으로 반복한다.
TIP 손을 블록 위에 놓을 때 손가락 한마디 정도 블록을 넘어가게 하며 고정한다.

블록을 활용한 아사나

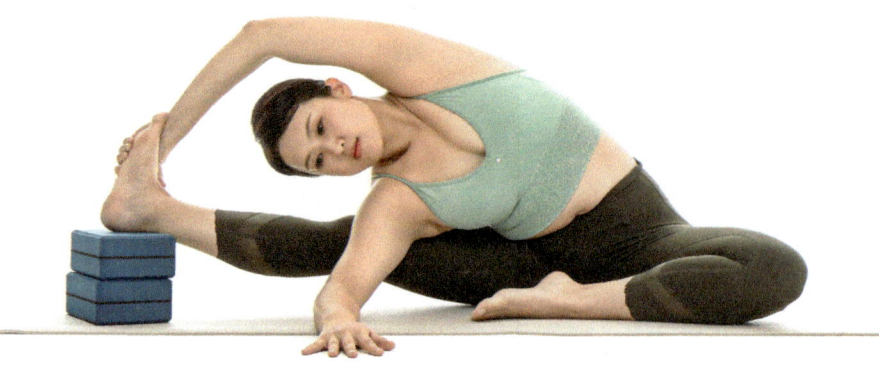

다리를 옆으로 벌리고 앉아, 왼 발은 회음부 가까이 댄다. 블록 2개를 1단계로 쌓아 올리고 오른 뒤꿈치 아래 둔다. 오른쪽 팔꿈치를 무릎 앞쪽 바닥에 놓고 왼손을 귀 옆으로 뻗어 오른 발날을 잡는다. 반대쪽도 같은 방법으로 반복한다.
TIP 오른 팔로 허벅지를 밀어내며 가슴을 열어준다. 왼손으로 발날을 잡을 때 팔꿈치를 굽힌다.

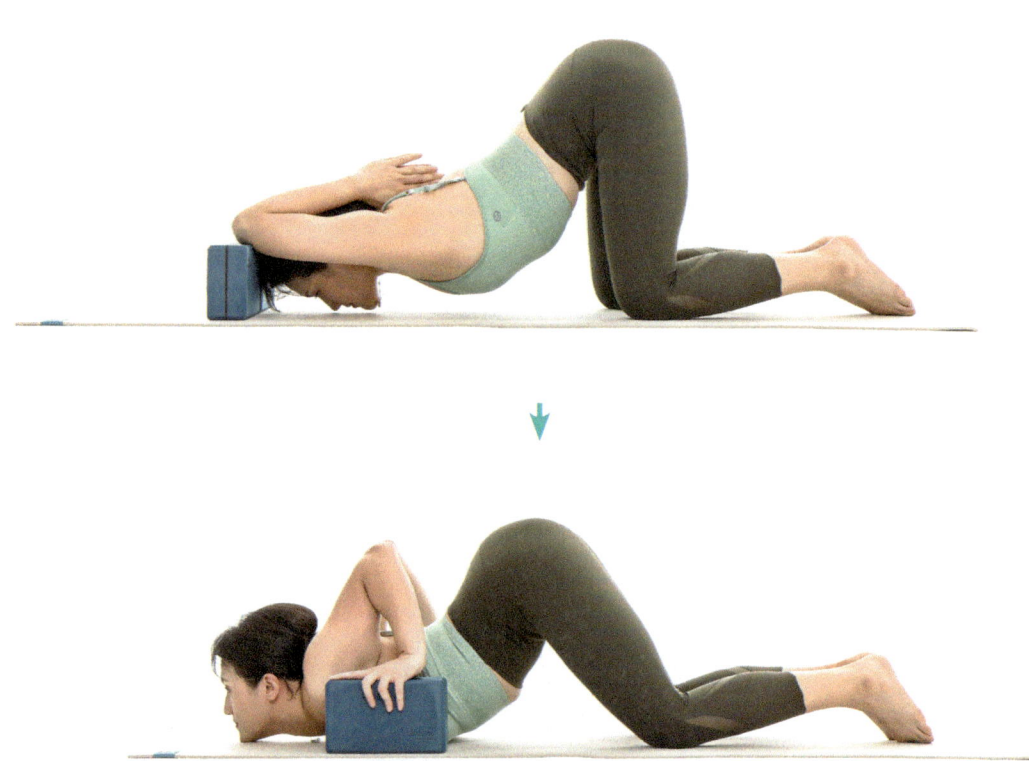

무릎을 꿇고 앉아, 블록 2개를 2단계로 나란히 놓는다. 엉덩이를 들며 팔꿈치를 블록 위에 놓고 이마를 바닥 쪽으로 내려준다. 손을 등 뒤에서 합장하고 등을 눌러준다. 테이블 자세로 돌아와 블록 2개를 2단계로 세워 어깨너비로 놓는다. 손으로 블록을 잡고 가슴을 블록 사이 바닥에 두고 턱을 멀리 내려놓는다.
TIP 팔꿈치는 어깨너비로 벌린다. 블록사이에 가슴을 두고 내려갈 때 팔꿈치는 벌어지지 않는다. 동작이 어려우면 블록 단계를 조정한다.

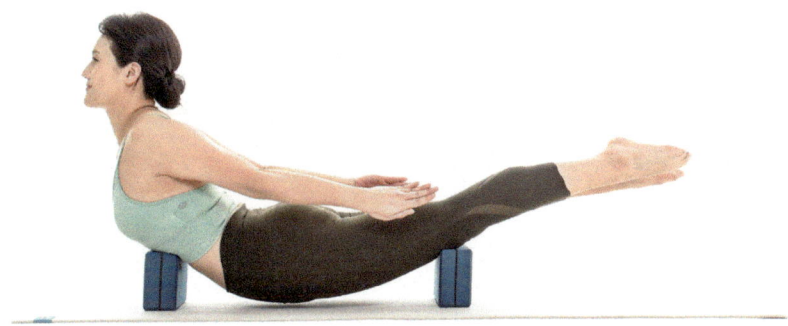

블록 2개를 명치와 허벅지 아래에 1개씩 놓고 엎드린다. 상체와 하체를 들고 팔을 등 뒤로 강하게 뻗어준다.

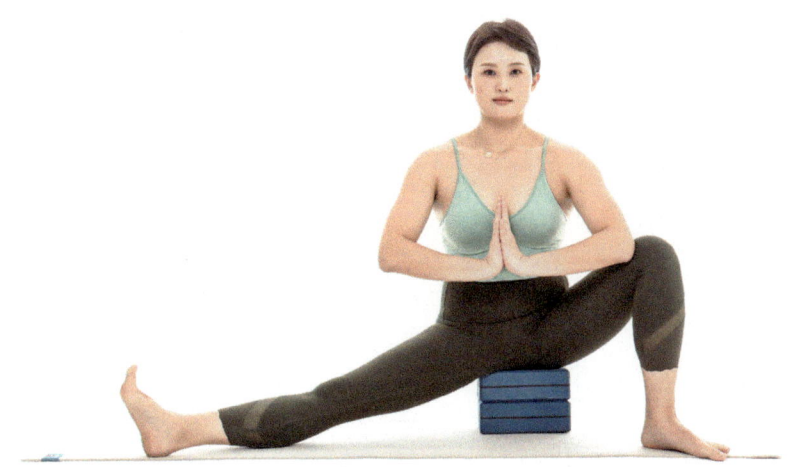

블록 2개를 쌓아 올리고 위에 앉는다. 오른다리는 옆으로 뻗고 왼다리는 무릎을 세워 옆으로 벌려준다. 손을 가슴 앞에서 합장하며 왼 팔꿈치로 무릎을 바깥쪽으로 밀어낸다. 반대쪽도 같은 방법으로 반복한다.
TIP 오른 발은 플렉스 하여 뒤꿈치를 밀어낸다.

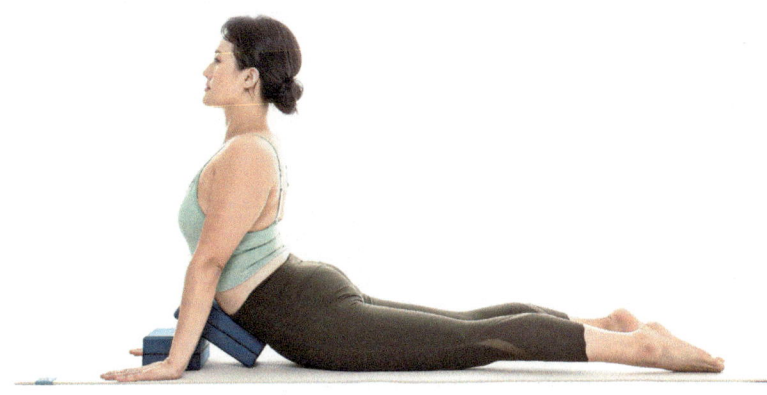

블록 1개는 1단계로 바닥에 놓고 다른 하나를 비스듬하게 세워 배꼽을 블록 위에 대고 엎드려 준다. 손은 가슴 옆 바닥을 짚고 상체 세워 준다.

김하한수

요가 도구를 활용한 암발란스 (Arm Balance)

다이나믹짐 대표
It's MANUKA 광고 요가자문

자격증 관련
Flow yoga LV1, 2 수료
Himalaya Vinyasa Yoga LV1,2 수료
생활체육지도자 2급
Animal flow LV1
SNPE (바른자세운동지도자) 2급
Pilates (mat, ccb, ref)

인스타
@yogi_ninano

일상의 움직임은 입체적인 3D입니다.
그러나 헬스장에서 많이 하는 운동들은 2D의 움직임입니다.
기구에 앉아 기대서 운동을 함으로써 스스로 중심을 잡는 발과 코어의 역할을
기구가 대신합니다. 그래서 편하고 안전하게 운동을 하게한 많은 운동기구들이
오히려 우리 신체의 기능들을 후퇴시켰습니다.

요가는 모든 움직임을 인지해야 하며
나의 모든 신체 부분을 이용해 중심을 잡고 움직여야 합니다.
요가의 다양한 3D의 움직임은 현 시대 사람들의 부족한 움직임에 많은 도움이 될 것입니다.

몸의 균형은 마음의 균형으로 가는 좋은 출발점이 됩니다.

조절된 힘, 자유로운 움직임, 견고한 균형

나마스떼

요가 도구를 활용한 암발란스(Arm Balance)

Bakasana

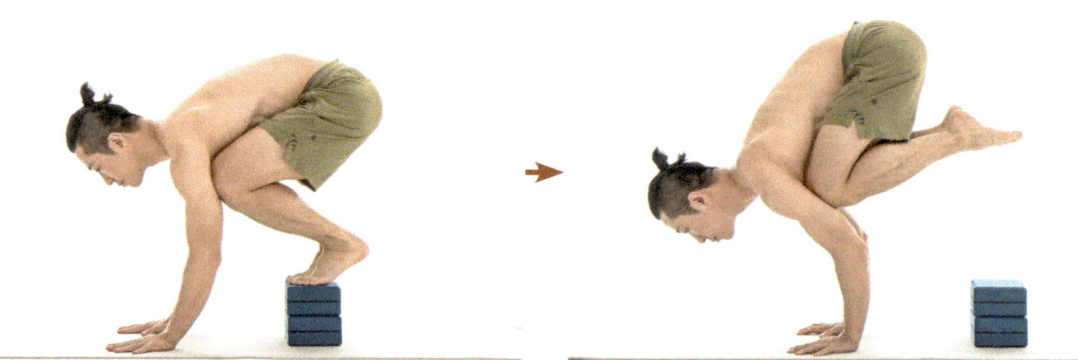

블록 2개를 1단계로 쌓아 발아래 두고 앉는다. 블록에 발을 올리고 손은 머리 아래 바닥을 짚고 팔꿈치를 살짝 구부린다. 무릎을 겨드랑이에 깊게 끼우고 엉덩이를 높게 들어 올린다. 손목과 팔꿈치가 수직이 될 때까지 중심을 앞으로 밀어주며 두발을 들어올린다.
TIP 손가락을 넓게 펴고 고개를 들며 엉덩이는 높게 들고 발끝은 포인 해서 자세를 유지한다.

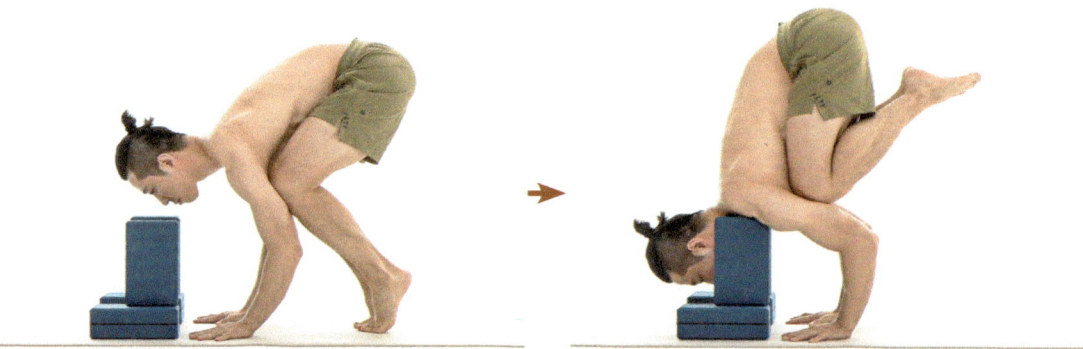

손앞에 블록 2개는 1단계로 놓고 그 위에 2개를 3단계로 세워 놓는다. 팔꿈치를 살짝 구부리고 무릎을 겨드랑이에 깊게 끼우며 뒤꿈치와 엉덩이를 높게 들어올린다. 어깨가 모두 블록에 얹어질 때까지 발끝으로 중심을 앞으로 밀어주며 두발을 들어올린다.
TIP 초보자는 어깨를 먼저 블록에 놓고 무릎을 하나씩 겨드랑이에 깊게 끼운다. 블록은 어깨너비로 놓는다.

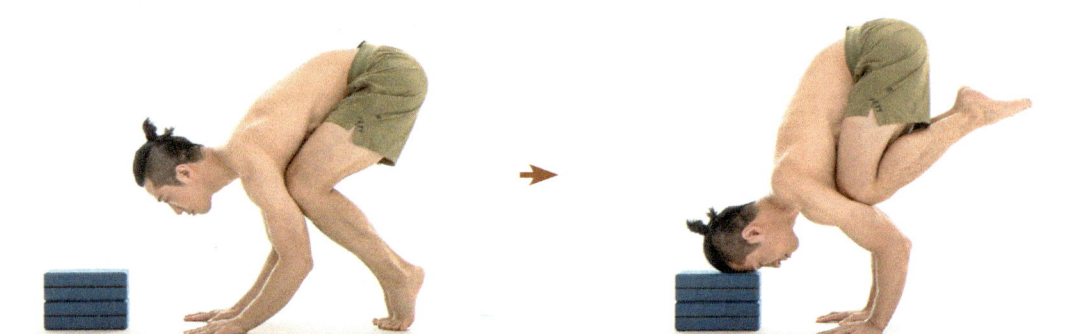

블록 2개를 1단계로 쌓아 머리 앞에 놓는다. 손은 머리 아래에 놓고 팔꿈치를 살짝 구부린다. 무릎을 겨드랑이에 깊게 끼우고 뒤꿈치와 엉덩이를 높게 들어올린다. 무게중심을 앞으로 이동하며 이마를 블록 위에 대고 발을 들어올린다.
TIP 초보자는 발밑에 블록을 2개 놓고 머리를 먼저 앞 블록에 댄 후 발을 들어올린다.

요가 도구를 활용한 Asana

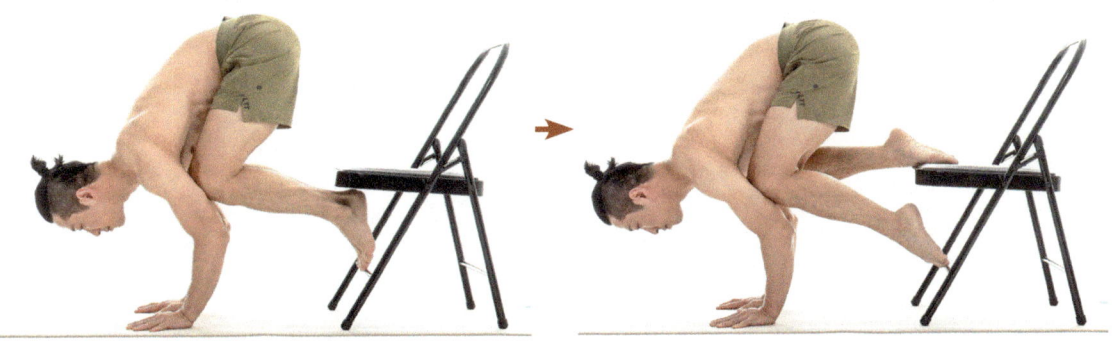

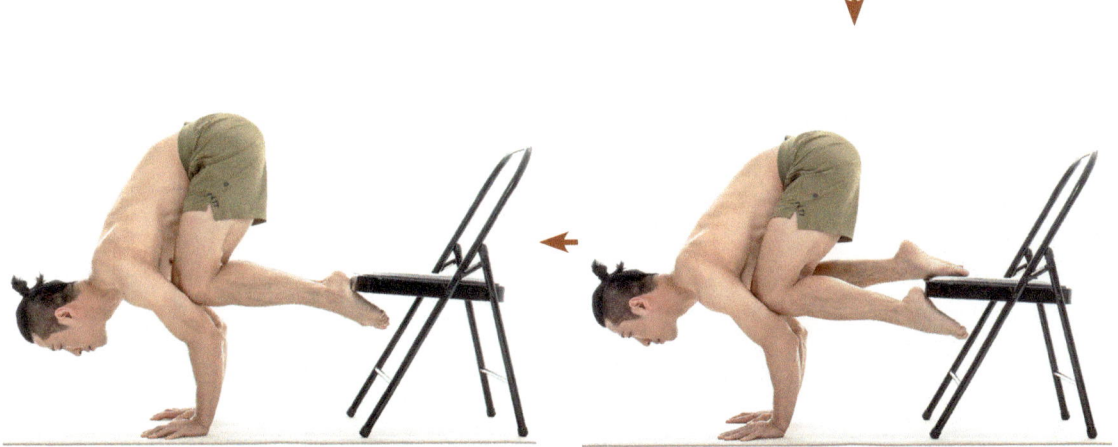

등 뒤에 체어를 두고 앉아 체어 다리 연결부분에 발을 올리고 손은 머리 아래에 놓고 팔꿈치를 살짝 구부린다. 무릎을 겨드랑이에 깊게 끼우고 뒤꿈치와 엉덩이를 높게 들어올린다. 손목과 팔꿈치가 수직이 될 때까지 발끝으로 중심을 앞으로 밀어주어 먼저 오른발을 체어 앉는 부분에 올리고, 왼발도 들어올린다. 자세를 유지한 후, 왼발을 내리고 오른발도 다리연결부분으로 내린 후 두발을 들어올린다. 반대쪽도 같은 방법으로 반복한다.

TIP 체어에서 발을 모두 떼면 발이 체어 보다 아래에 위치 할 수 있다. 숙련자는 발을 체어 앉는 부분에 올린 후 발을 들어 올려 연습한다.

요가 도구를 활용한 암발란스(Arm Balance)

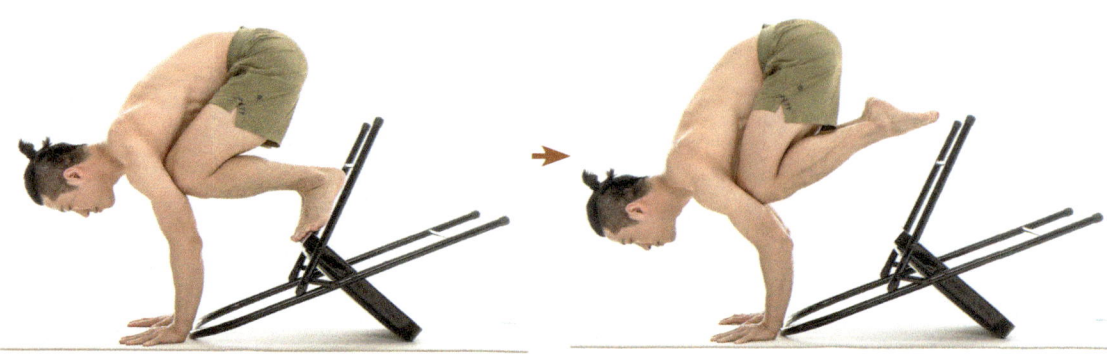

체어를 뒤집어 놓고 등받이 앞에 선다. 발을 앉는 부분 뒤쪽 모서리에 올려놓고 손은 어깨아래에 놓으며 팔꿈치를 살짝 구부린다. 무릎을 겨드랑이에 깊게 끼우고 엉덩이를 높게 들어올린다. 손목과 팔꿈치가 수직이 될 때까지 발끝으로 중심을 앞으로 밀어주며 발을 체어에서 들어올린다.
TIP 목에 긴장이 과하지 않게 고개를 들며 발끝에 힘을 주며 자세를 유지한다.

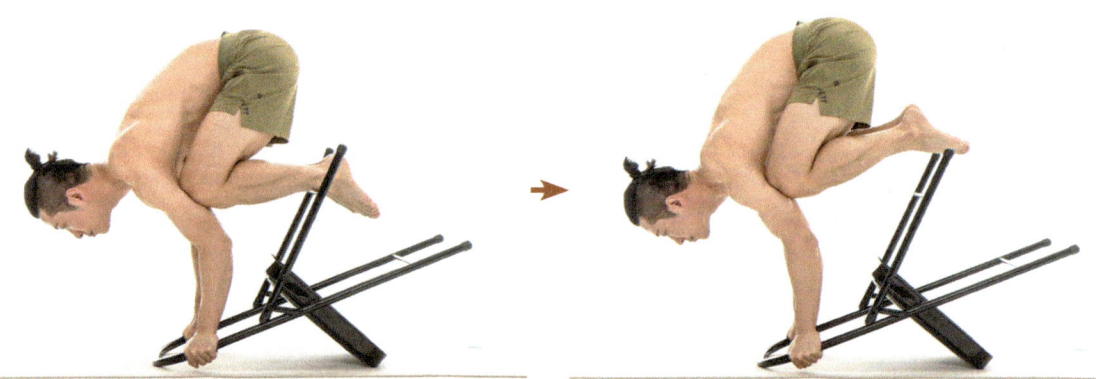

체어를 뒤집어 놓고 체어 다리 뒤에 선다. 손은 등받이 옆면 상단부분을 잡고 발은 다리연결부분에 올린다. 무릎은 겨드랑이에 깊게 끼우고 엉덩이를 높게 들어올린다. 손목과 팔꿈치가 수직이 될 때까지 중심을 앞으로 밀어주며 두발을 들어올린다.
TIP 머리 앞쪽에 블랭킷이나 볼스터를 두고 연습한다.

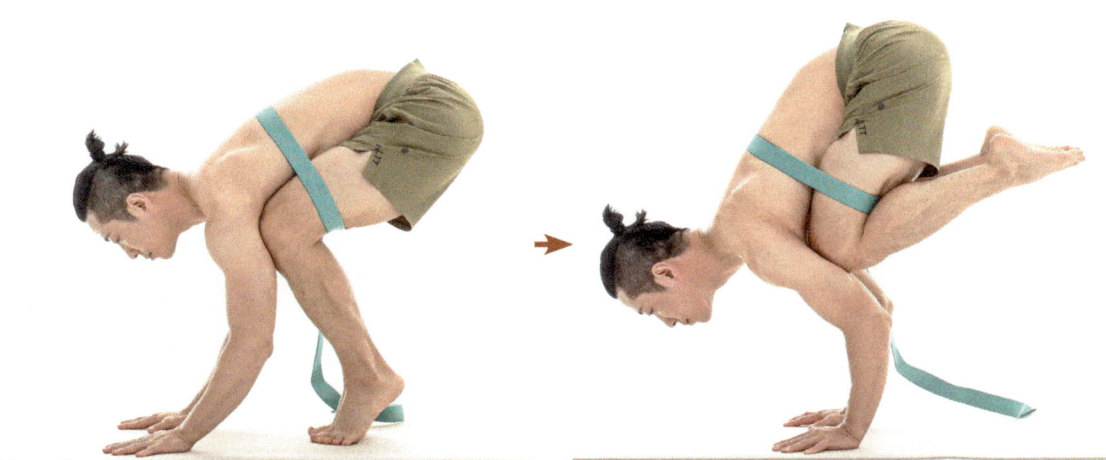

스트랩 고리를 크게 만들어 허벅지와 몸통에 넣어 무릎을 겨드랑이에 깊게 끼운 후 고리를 조여 준다. 손은 머리 아래에 팔꿈치를 살짝 구부리며 놓고 뒤꿈치와 엉덩이를 높게 든다. 손목과 팔꿈치가 수직이 될 때까지 발끝으로 중심을 앞으로 밀어주며 두발을 들어올린다.
TIP 엉덩이를 바닥에 대고 앉은 상태에서 스트랩으로 허벅지와 몸통을 함께 감아주고 시작한다. 스트랩 조절부위에 몸이 닿지 않게 한다.

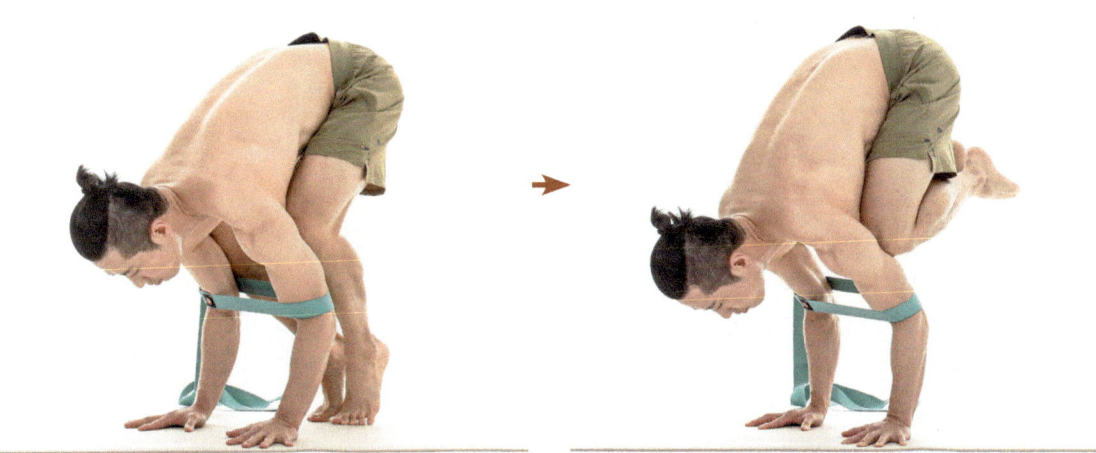

팔을 어깨너비로 벌려 팔꿈치 위쪽에 스트랩 고리를 넣고 조여 준다. 손은 어깨 아래에 놓고 팔꿈치를 살짝 구부리며 무릎을 겨드랑이에 깊게 끼우고 뒤꿈치와 엉덩이를 높게 들어올린다.
손목과 팔꿈치가 수직이 될 때까지 발끝으로 중심을 앞으로 밀어주며 두발을 들어올린다.

요가 도구를 활용한 암발란스(Arm Balance)

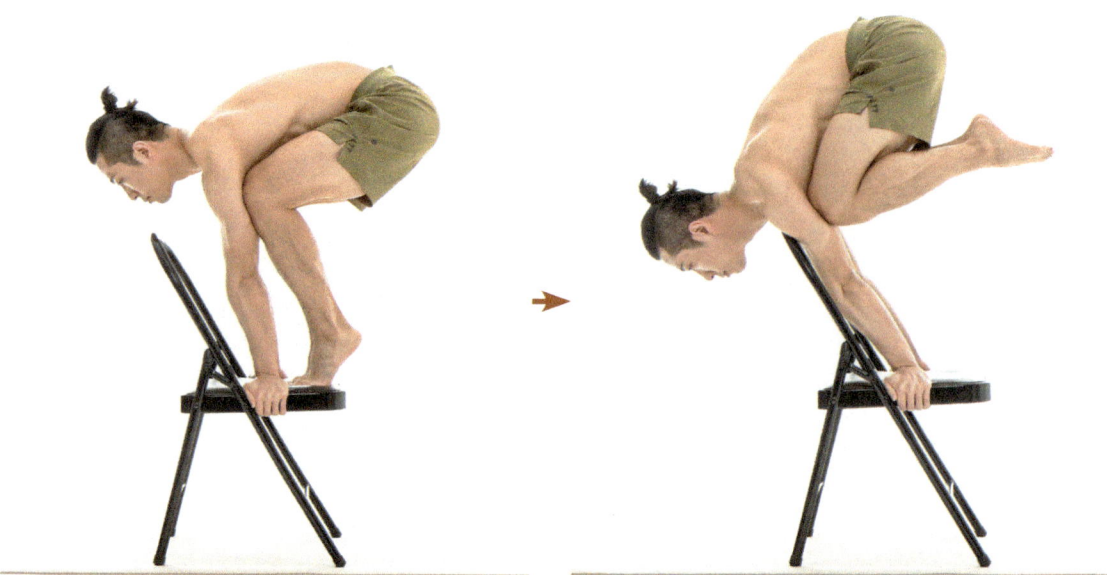

체어와 마주보고 서서, 등받이를 바라보며 체어 앉는 부분에 올라간다. 손은 앉는 부분 양모서리 중간을 잡고 팔을 편다. 무릎을 겨드랑이에 깊게 끼우고 뒤꿈치와 엉덩이를 높게 들어올린다. 발끝으로 중심을 앞으로 밀어 어깨를 체어 등받이 부분에 기대게 하며 발을 들어올린다.
TIP 초보자는 발을 손사이로 넣고 어깨를 먼저 등받이 부분에 기대고 발을 뒤로 뺀 후 들어올린다.

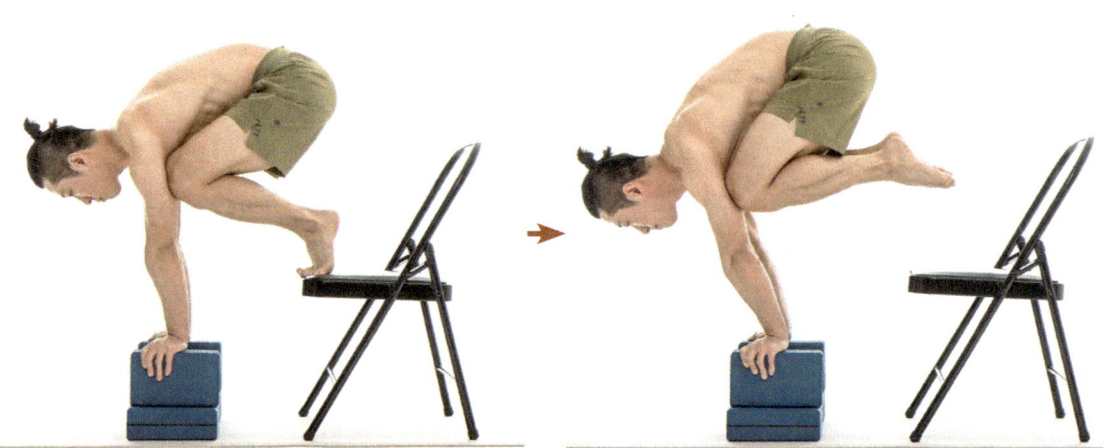

체어 앞에 등을 지고 서며, 블록을 어깨너비로 1단계로 2개 놓고 그 위에 2개를 2단계로 세워 놓는다.. 앉는 부분 앞쪽에 발을 올린다. 손등이 바깥을 향하도록 블록을 잡고 팔을 펴주며 무릎은 겨드랑이에 깊게 끼워준다. 어깨가 손목보다 앞으로 가도록 발끝으로 중심을 앞으로 밀어주며 발을 체어에서 들어올린다.

Eka Pada Bakasana

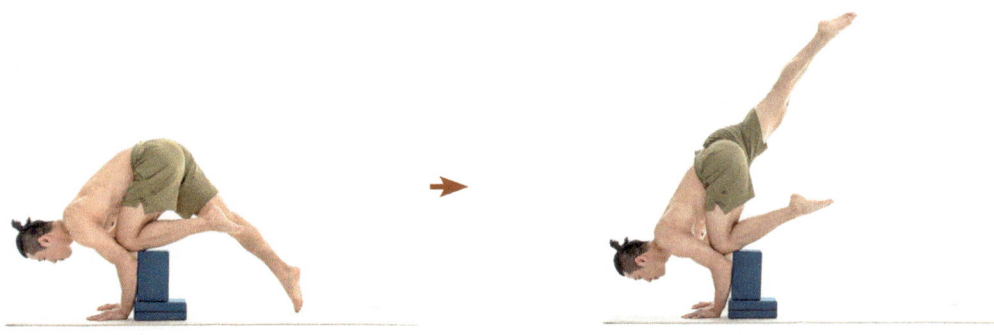

블록 하나는 1단계로 놓고 그 위에 다른 블록을 3단계로 세워놓는다. 손은 블록 앞에 바닥을 짚고 팔꿈치를 살짝 구부린다. 왼 무릎을 블록에 올리며 왼팔꿈치 위쪽에 놓는다. 오른다리는 뒤로 보내 뒤꿈치를 들어 발끝을 바닥에 댄다. 중심을 앞으로 밀어주며 오른다리를 위로 발끝에 힘을 주며 뻗는다. 반대쪽도 같은 방법으로 반복한다.
TIP 중심을 앞쪽으로 충분히 보내면 오른발이 가볍게 올라간다. 블록을 2개 쌓을 때, 위에 있는 블록은 왼팔이 닿도록 앞쪽 끝부분에 놓는다.

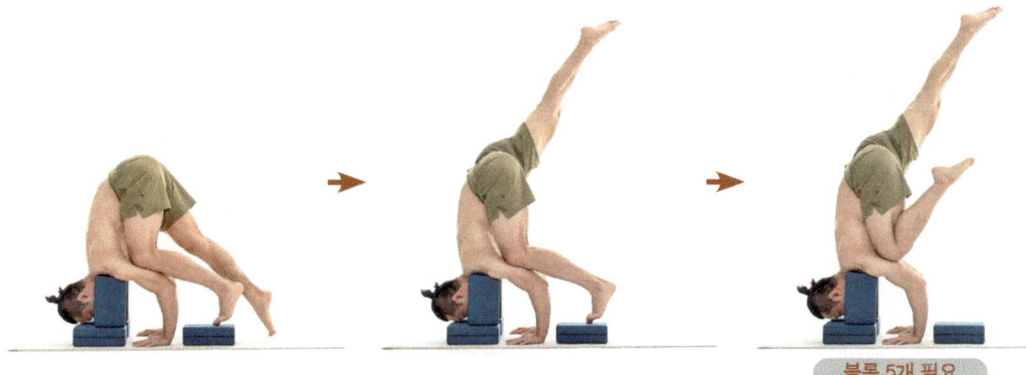

블록 5개 필요

손앞에 블록 2개를 1단계로 놓고 그 위에 블록 2개를 3단계로 세워놓는다. 왼발 밑에 블록 하나를 놓고 어깨를 블록 위에 기댄다. 왼 무릎을 겨드랑이에 깊게 끼우고 엉덩이를 들며 오른다리는 뒤로 보내 뒤꿈치를 들어 발끝을 바닥에 댄다. 자세를 유지하며 오른다리를 위로 뻗고 왼발도 블록에서 들어 올려 위로 뻗는다. 반대쪽도 같은 방법으로 반복한다.
TIP 블록을 쌓아 올릴 때, 위에 있는 블록은 몸 쪽에서 가까운 끝부분에 놓는다.

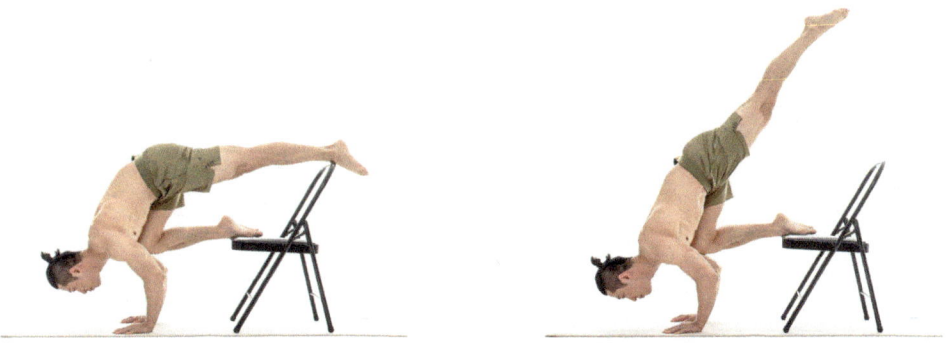

체어 앞에 등을 지고 선다. 팔꿈치를 살짝 굽히며 손은 어깨너비로 바닥에 놓으며 오른발을 체어 앉는 부분에 올려 무릎을 겨드랑이에 깊게 끼워준다. 왼발을 뻗어 등받이에 올려 준다. 자세를 유지하며 왼다리를 위로 뻗는다. 반대쪽도 같은 방법으로 반복한다.
TIP 왼 다리를 들어 올릴 때 중심을 앞쪽으로 충분히 보내서 가볍게 들어올린다.

요가 도구를 활용한 암발란스(Arm Balance)

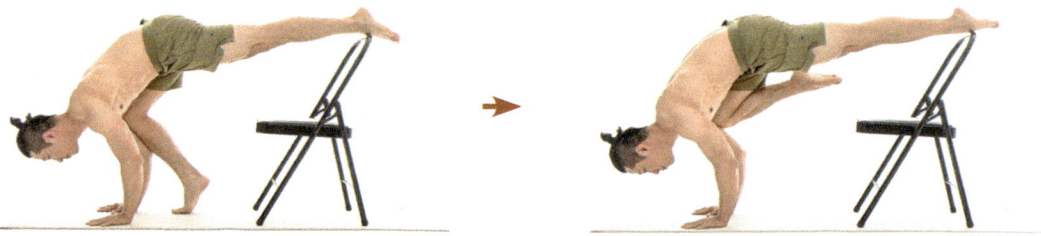

체어 앞에 등을 지고 선다. 팔꿈치를 살짝 굽히며 손은 어깨너비로 바닥에 놓으며, 오른 무릎을 구부려 겨드랑이 깊게 끼우고 뒤꿈치를 든다. 왼 다리는 쭉 펴서 발등을 등받이에 올려준다. 자세를 유지하며 오른발을 들어 올린다. 반대쪽도 같은 방법으로 반복한다.

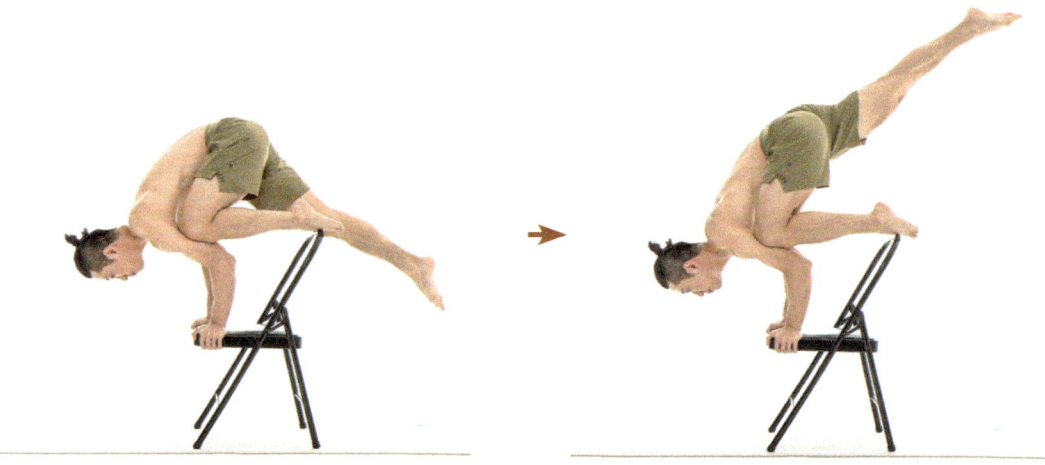

체어 위에 올라가 앉는 부분 앞쪽 모서리를 잡는다. 팔꿈치를 살짝 구부리며 왼 무릎을 겨드랑이 깊게 끼워주며 발을 체어 등받이에 올려주고 오른다리는 등받이 뒤로 보낸다. 자세를 유지하며 오른다리를 위로 뻗는다. 반대쪽도 같은 방법으로 반복한다.
TIP 체어 위에서 고개를 숙이지 않는다. 초보자는 체어 등받이 부분에 발등을 대지 않고 발가락을 구부려 대고 실시한다.

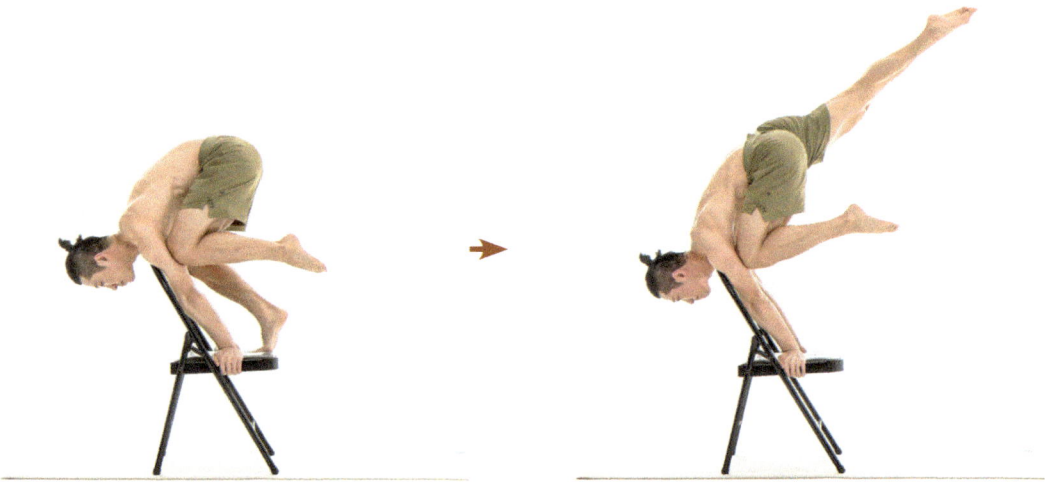

체어를 마주보고 올라간다. 손은 앉는 부분 양모서리 중간을 잡고 팔을 편다. 왼 무릎을 겨드랑이에 깊게 끼우고 뒤꿈치와 엉덩이를 높게 들어올린다. 발끝으로 밀어내며 체중을 앞으로 이동하여 어깨를 등받이 부분에 놓으며 왼발을 들어올린다. 오른다리를 위로 뻗는다. 반대쪽도 같은 방법으로 반복한다.
TIP 동작이 어려우면 왼 허벅지와 몸통을 스트랩으로 감아도 된다.

Eka Pada Koundinyasana I

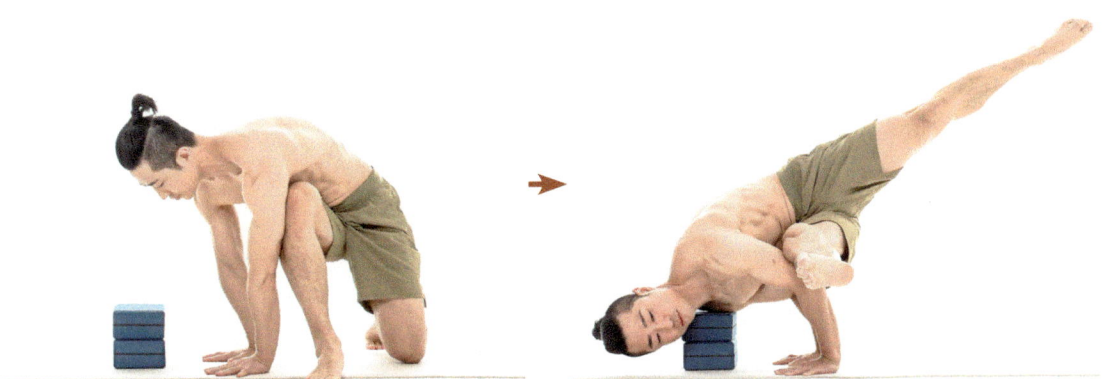

오른 무릎을 구부려 발바닥을 바닥에 놓고, 왼 무릎을 꿇어 뒤꿈치를 세운다. 몸을 오른쪽으로 깊게 비틀어 왼팔 깊게 오른 허벅지를 대며 손은 바닥에 놓는다. 오른손 앞에 블록2개를 쌓아둔다. 팔을 구부리며 왼 팔꿈치에는 오른 허벅지, 오른 팔꿈치에는 오른 골반을 기댄다. 체중을 팔 쪽으로 옮기며 오른 어깨를 블록에 기대고 두 다리가 뜨면 곧게 뻗는다. 반대쪽도 같은 방법으로 반복한다.
TIP 미리 트위스트 아사나로 몸을 풀어준 후 동작을 하면 좋다

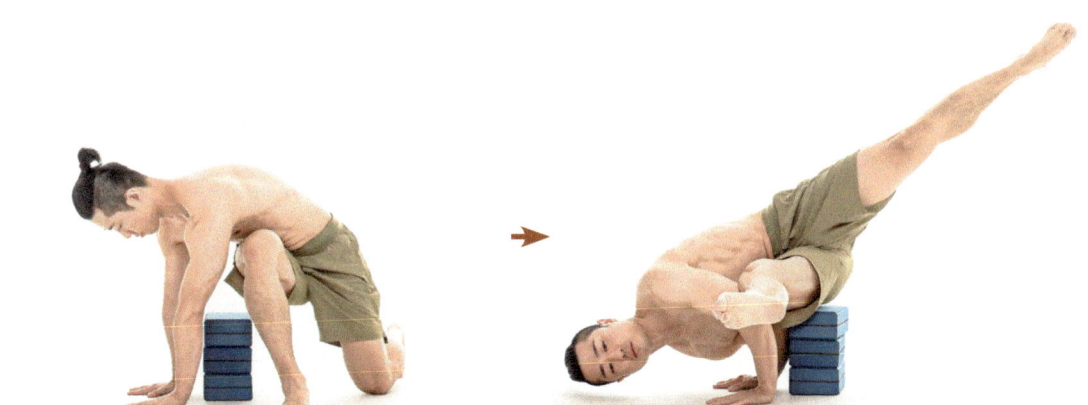

오른 무릎을 구부려 발바닥을 바닥에 놓고, 왼 무릎을 꿇어 뒤꿈치를 세운다. 몸을 오른쪽으로 깊게 비틀어 왼팔 깊게 오른 허벅지를 대며 손은 바닥에 놓는다. 오른 골반과 손 사이에 블록을 1단계로 3개를 쌓아둔다. 팔을 구부리며 왼 팔꿈치에는 오른 허벅지 대고 오른 골반을 오른 팔꿈치와 블록에 걸쳐서 기댄다. 체중을 팔 쪽으로 옮기고 두 다리가 뜨면 곧게 뻗는다. 반대쪽도 같은 방법으로 반복한다.
TIP 머리를 왼쪽으로 돌려 바닥 가까이 내려간다.

요가 도구를 활용한 암발란스(Arm Balance)

Eka Pada Koundinyasana II

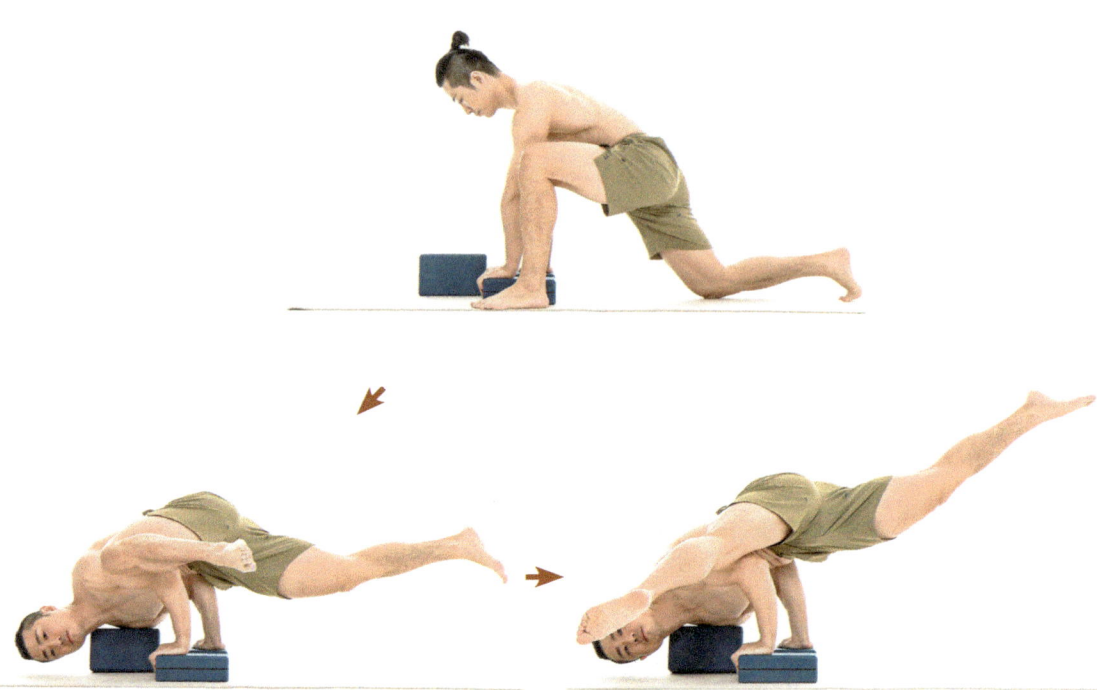

블록을 1단계로 어깨너비로 양쪽에 놓고 오른쪽 블록 앞에 블록을 하나 더 2단계로 세워놓는다. 왼발을 블록 옆에 두고 오른 다리는 뒤로 보내 무릎과 발가락을 바닥에 댄다. 왼손은 손가락이 앞을 보도록 블록 위에 올리고 오른손은 오른쪽으로 90도 회전하여 블록 뒤쪽에 둔다.
팔을 구부리며 중심을 앞으로 기울여 오른 어깨를 블록에 기대며 오른 팔꿈치에 옆구리를 대고 왼 팔꿈치에 왼 허벅지를 올려준다. 자세를 유지하며 두 다리를 곧게 뻗는다. 반대쪽도 같은 방법으로 반복한다.
TIP 손목과 팔꿈치를 수직으로 만들어야 한다. 팔꿈치 위에 올리는 다리는 어깨에 가깝게 당겨 와야 한다.

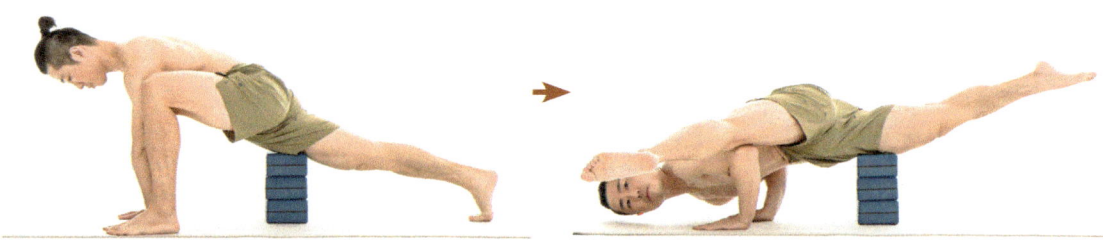

왼발을 바닥에 대고 오른 다리는 뒤로 보내 발끝을 바닥에 댄다. 손은 바닥을 짚고 오른쪽 골반 아래에 블록을 1단계로 3개 쌓아둔다. 팔꿈치가 직각이 되도록 몸을 앞으로 기울여 왼다리를 왼 팔꿈치위에 올린다. 두 다리가 뜨면 자세를 유지하며 다리를 곧게 뻗는다. 반대쪽도 같은 방법으로 반복한다.
TIP 블록 높이는 개인에게 맞게 조절 할 수 있다.

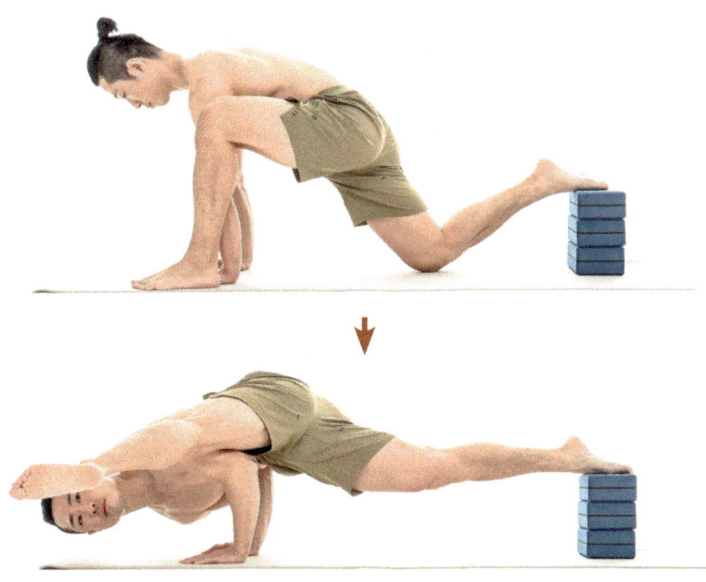

손은 바닥을 짚고 왼발을 바닥에 대고 오른다리는 뒤로 보내 무릎을 바닥에 대고 발등 아래 블록을 3개 쌓아둔다. 팔꿈치가 직각이 되도록 몸을 앞으로 기울이며 왼다리는 왼 팔꿈치 위에 올리고 오른다리는 펴준다. 자세를 유지하며 왼다리를 곧게 뻗는다. 반대쪽도 같은 방법으로 반복한다.
TIP 오른 발등으로 블록을 누른다.

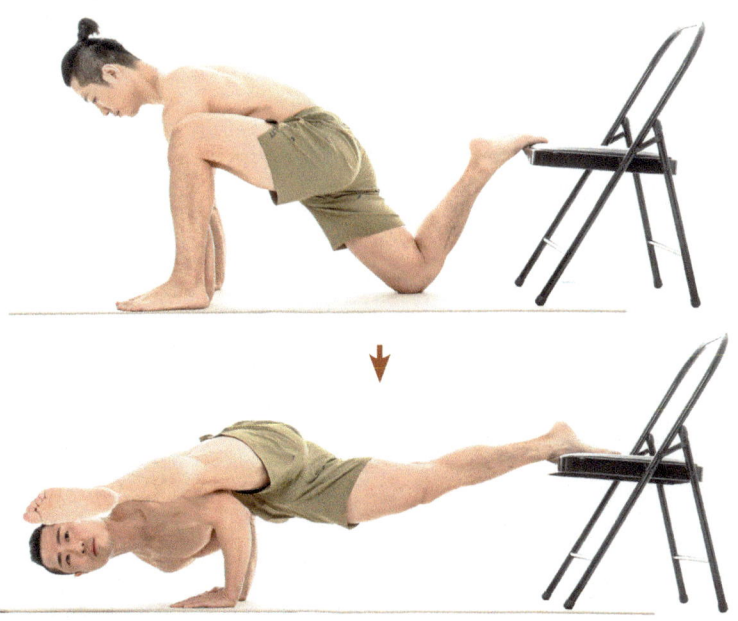

손은 바닥을 짚고 왼발을 왼손 바깥쪽 바닥에 놓고 오른다리는 뒤로 보내 무릎을 바닥에 대며 발등을 체어 앉는 부분 앞 모서리에 댄다. 팔꿈치가 직각이 되도록 몸을 앞으로 기울이며 왼다리는 왼 팔꿈치 위에 올리고 오른다리는 펴준다. 자세를 유지하며 왼다리를 곧게 뻗는다. 반대쪽도 같은 방법으로 반복한다.
TIP 손목과 팔꿈치를 수직으로 만들고 팔꿈치 위에 올리는 다리는 어깨에 가깝게 당긴다.

요가 도구를 활용한 암발란스(Arm Balance)

Utthan Pristhasana

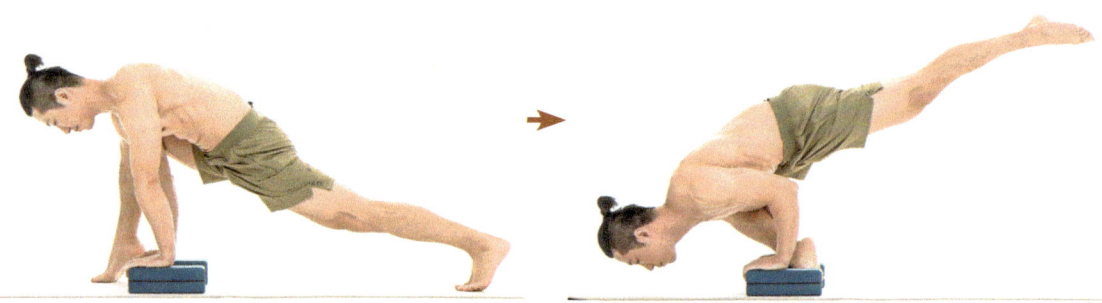

블록 2개를 1단계로 하여 어깨너비로 바닥에 두고 손을 올려준다. 오른발을 오른팔 옆에 두고 뒤꿈치를 든다. 왼다리는 뒤로 보내 다리를 펴주고 발끝을 바닥에 댄다. 오른다리는 오른팔을 감아 발이 팔 안으로 오게 하고 팔꿈치가 직각이 되도록 몸을 앞으로 기울이며 중심을 이동하여 왼다리를 뻗은 상태로 들어올린다. 반대쪽도 같은 방법으로 반복한다.
TIP 팔 힘이 부족하면 머리 아래에 블록을 대고 다리를 들어올린다.

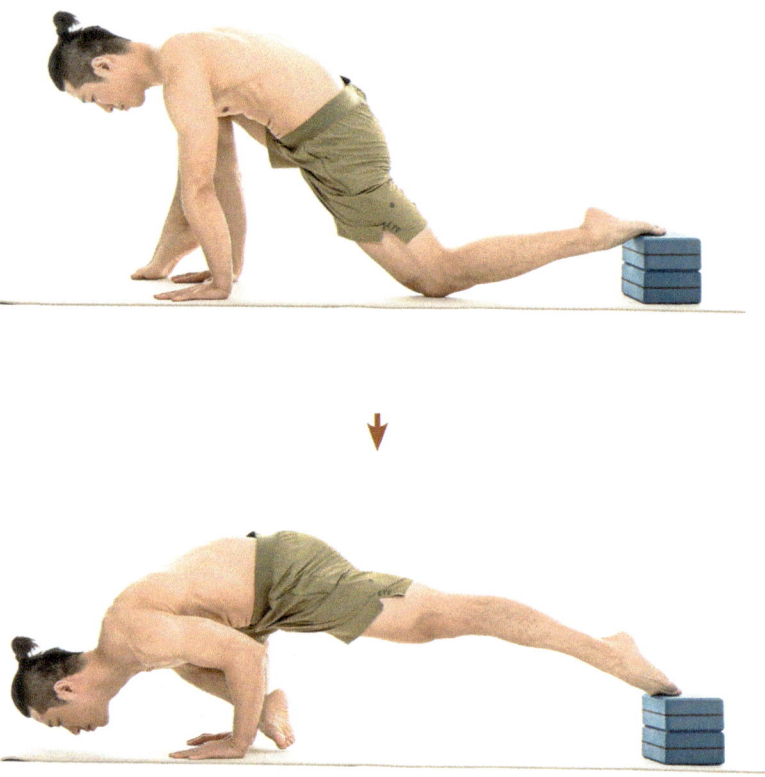

손을 바닥을 짚고 오른발을 오른팔 옆에 두고 뒤꿈치를 든다. 왼다리는 뒤로 보내 무릎을 바닥에 대고 발 등 아래 블록을 2개 쌓아둔다. 오른다리는 오른팔을 감아 발이 팔 안으로 오게 하고 팔꿈치가 직각이 되도록 몸을 앞으로 기울이며 중심을 앞으로 이동하여 왼다리를 곧게 편다. 반대쪽도 같은 방법으로 반복한다.

Mayurasana

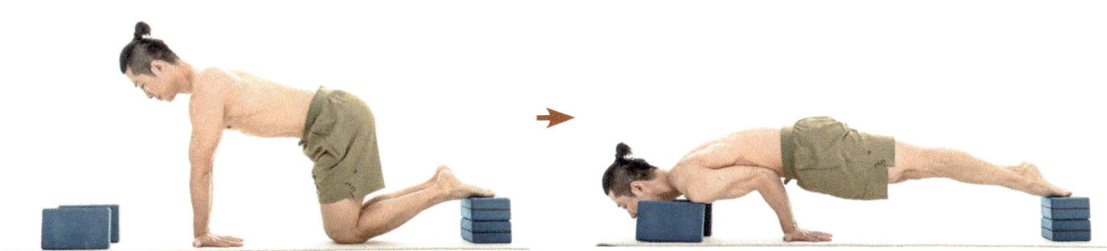

기어가는 테이블 자세에서 발쪽에 블록을 2개 쌓아두고 어깨위치에 블록 2개를 2단계로 세워둔다. 손가락이 발쪽을 향하게 팔을 돌려 어깨 아래에 좁게 내려놓고 발등을 블록에 올리고 무릎을 바닥에 댄다. 팔꿈치를 모아 복부에 대고 어깨를 앞쪽 블록 위에 올리며 몸을 펴준다.
TIP 팔꿈치가 벌어지면 스트랩으로 잡아준다.

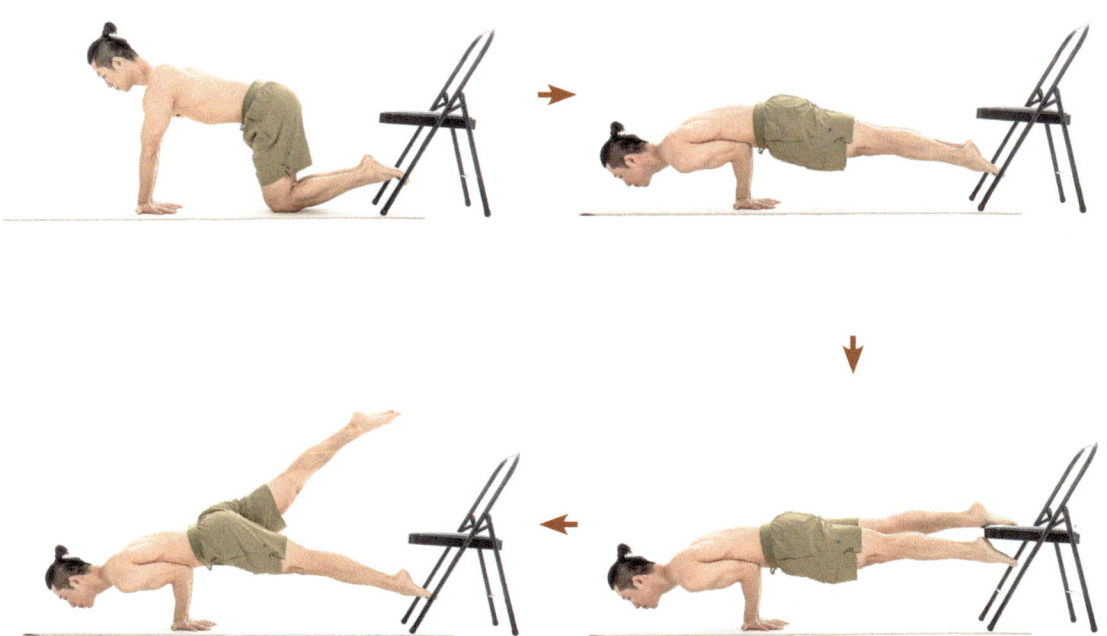

등 뒤에 체어를 두고 앉아 기어가는 테이블 자세를 한다. 손가락이 발쪽을 향하게 팔을 돌려 어깨 아래에 좁게 내려놓고 발은 체어 다리연결부분에 올린다. 팔꿈치를 모아 복부에 대며 몸을 펴준다. 오른다리를 앉는 부분에 올리고 왼다리를 다리연결부분에서 들어올린다. 왼다리를 다리 연결부분에 대고 오른다리를 들어올린다. 반대쪽도 같은 방법으로 반복한다.
TIP 팔꿈치가 벌어지면 스트랩으로 잡아준다. 자세를 유지하기 어려우면 어깨아래에 블록을 대고 한다.

요가 도구를 활용한 암발란스(Arm Balance)

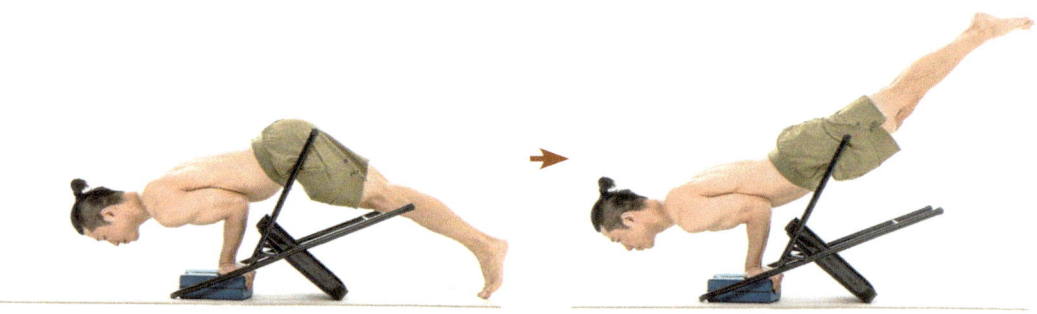

체어를 뒤집어 다리 사이에 서고 등받이 안쪽으로 블록2개를 1단계로 둔다. 체어 다리연결부분에 골반을 걸치고 손가락이 발쪽을 향하게 팔을 돌려 블록위에 올리며 팔꿈치를 모아 복부에 댄다. 다리를 모은 상태로 높게 들어올린다.

Tittibhasana

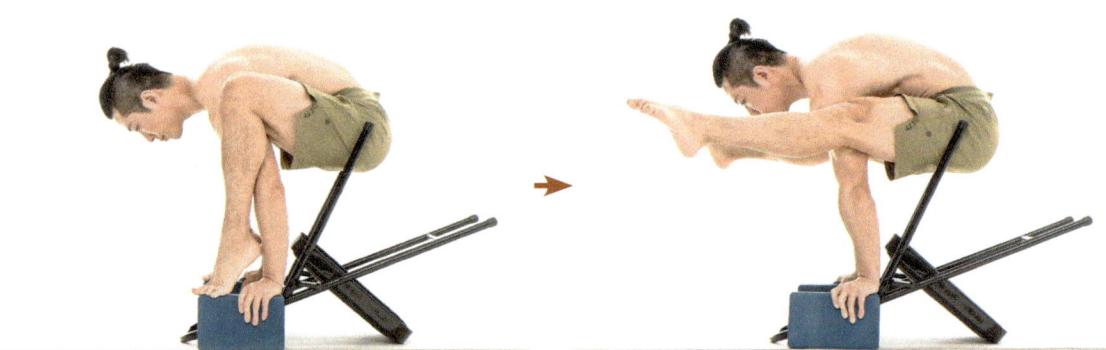

체어를 뒤집어 등받이 양옆으로 블록을 2단계로 세워둔다. 엉덩이는 앞다리 연결부분에 대고 손은 블록 위에 놓고 팔을 다리 안으로 깊이 넣어준다. 발끝에 힘을 주어 다리를 앞으로 곧게 뻗는다.

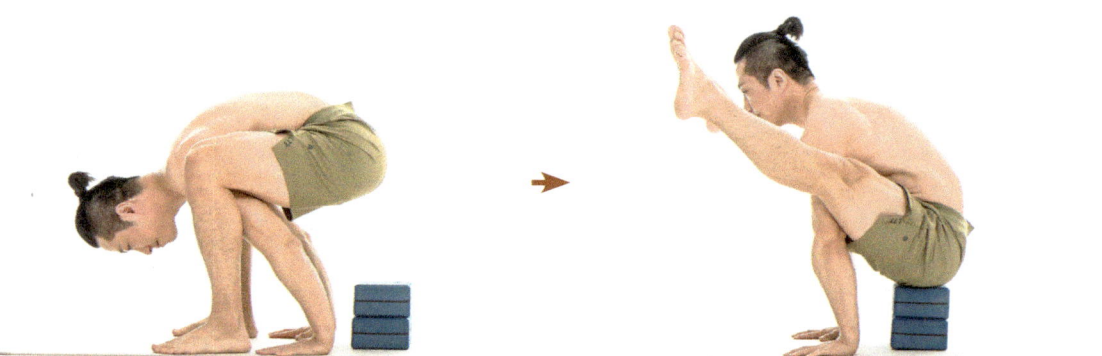

엉덩이 아래에 블록 2개를 쌓아둔다. 어깨를 다리 안으로 깊게 넣어주며 다리를 어깨에 걸고 손은 바닥을 짚는다. 블록 위에 앉아주며 발끝에 힘을 주어 다리를 위로 곧게 뻗어준다.
TIP 중심을 잡기 어려우면 벽을 대고 동작을 한다.

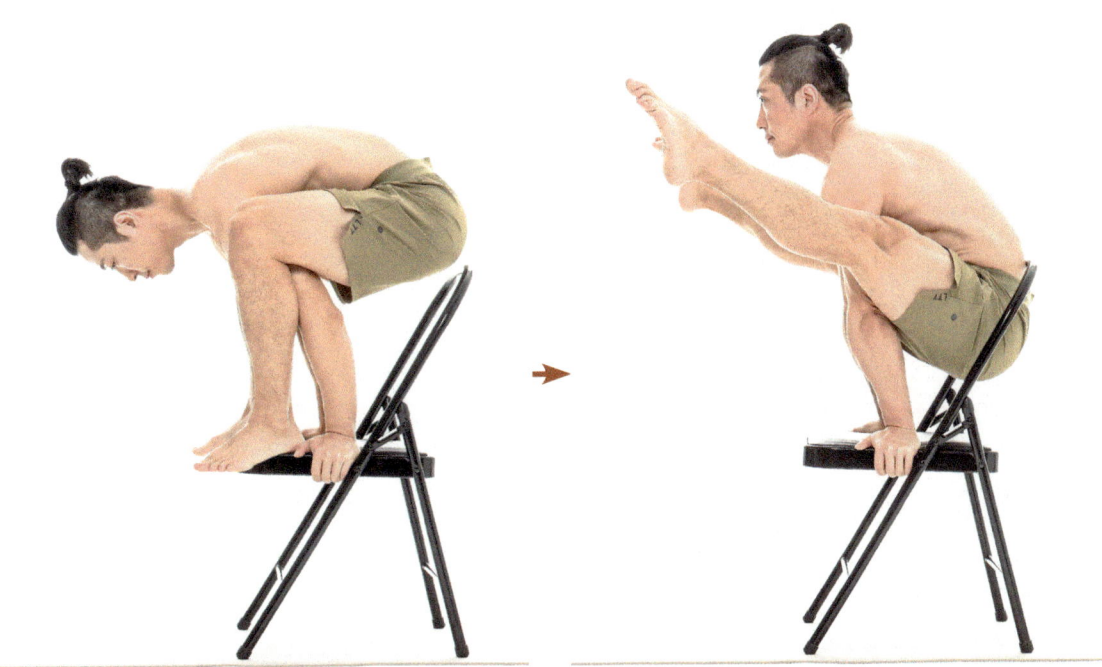

체어 앉는 부분에 올라가 손으로 옆모서리 중간부분을 잡고 팔을 다리 안으로 깊게 넣어준다.
엉덩이를 내려 등받이에 기대어 중심을 잡고 발끝에 힘을 주어 다리를 위로 곧게 뻗어준다.

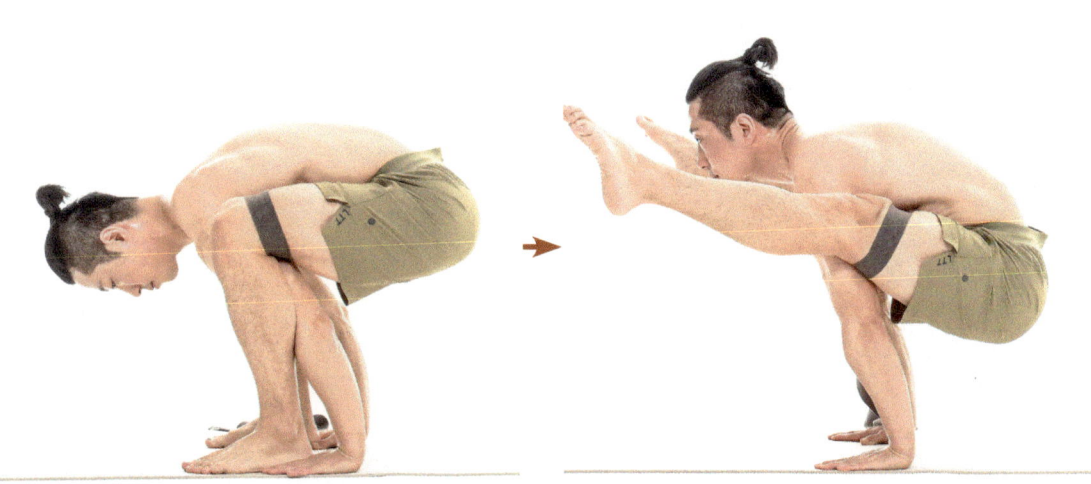

스트랩 고리를 어깨너비보다 넓게 만들어 무릎 위 허벅지에 끼우고 팔을 다리 안으로 깊이 넣어준다.
엉덩이를 내려 팔에 스트랩이 걸쳐지게 한 후 발끝에 힘을 주어 다리를 위로 곧게 뻗는다.
TIP 동작이 어려우면 한 다리씩 들어 올린다.

요가 도구를 활용한 암발란스(Arm Balance)

Ganda Bherundasana

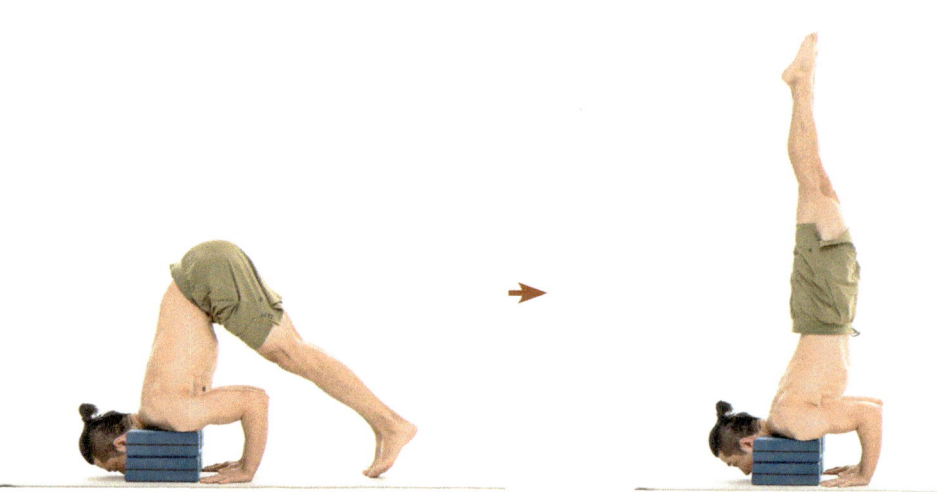

몸 앞에 블록 4개를 2개씩 쌓아 어깨너비로 둔다. 블록 뒤 바닥을 손으로 짚고 어깨를 블록 위에 놓는다. 뒤꿈치를 들고 엉덩이를 높게 올린다. 다리 하나를 천장으로 높게 뻗고 다른 다리도 올려서 모아준다.
TIP 블록 개수로 난이도를 조절한다.

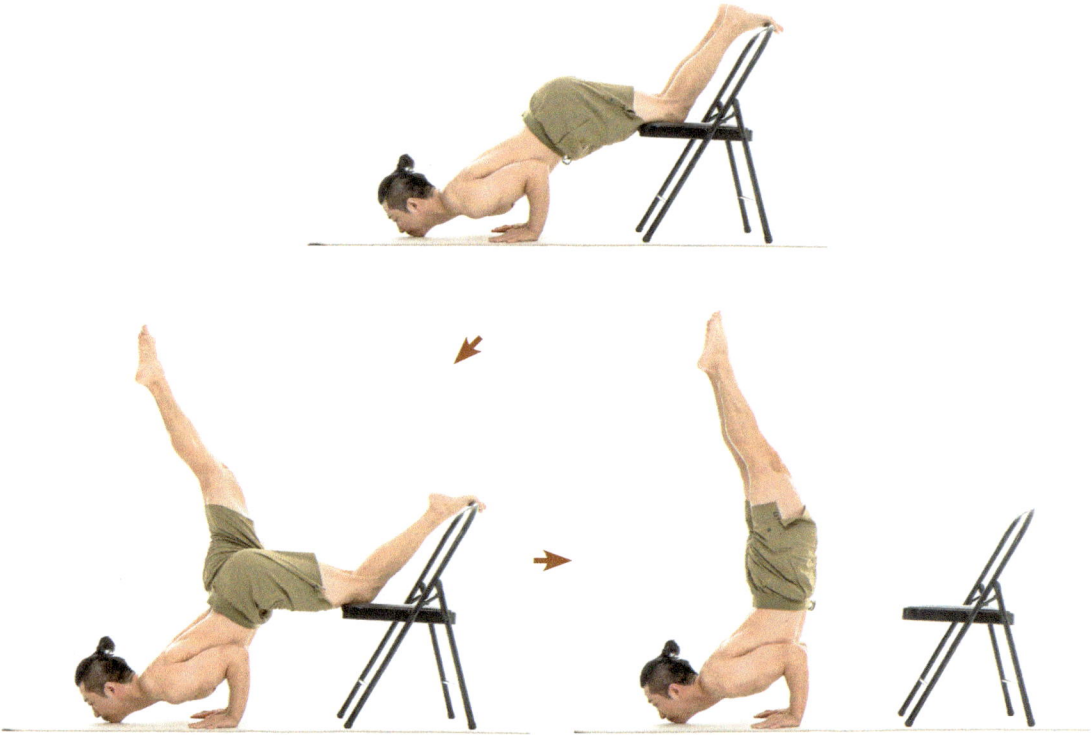

체어 앉는 부분에 무릎을 올리고 등받이에 발등을 올린다. 손은 바닥을 짚고 팔을 구부려 턱과 가슴을 바닥을 향하여 내려놓는다. 오른 다리를 머리 위쪽으로 들어 올리고 왼 다리도 들어 올려 모아준다.
TIP 초보자는 어깨 아래에 블록을 대고 한다.

Eka Pada Galavasana

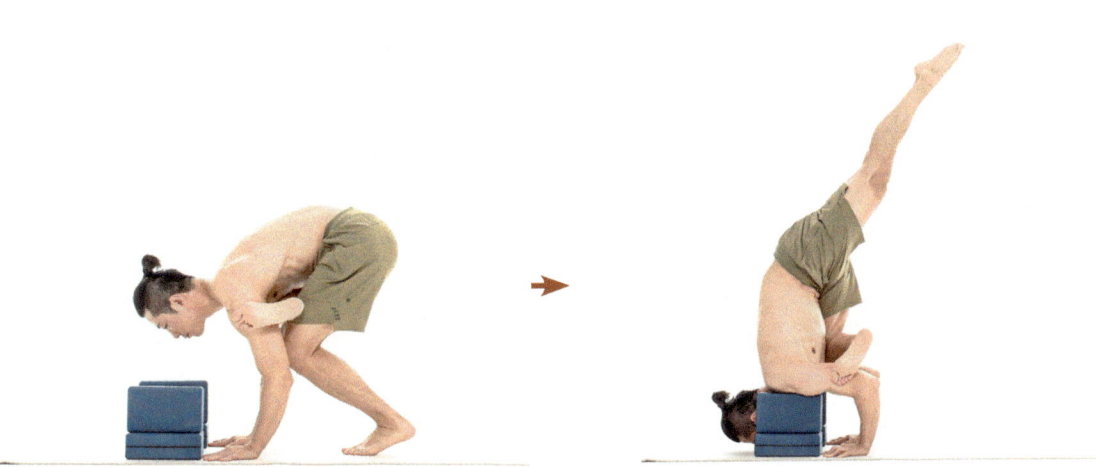

손 앞에 블록 2개를 1단계로 놓고 그 위에 블록 2개를 2단계로 어깨 너비로 세워 둔다. 오른 발목을 왼 무릎 위쪽에 올리고 살짝 구부려 앉는다. 오른 무릎은 오른 팔꿈치 위쪽에 발목은 플렉스 하여 왼 팔꿈치 위쪽에 댄다. 팔을 구부리며 중심을 앞으로 보내 어깨를 블록 위에 놓고 왼다리를 곧게 뻗어 올린다. 반대쪽도 같은 방법으로 반복한다.
TIP 팔 위에 올린 발목과 무릎으로 팔을 밀어내는 힘을 사용하여 엉덩이와 뒤에 있는 다리를 들어올린다.

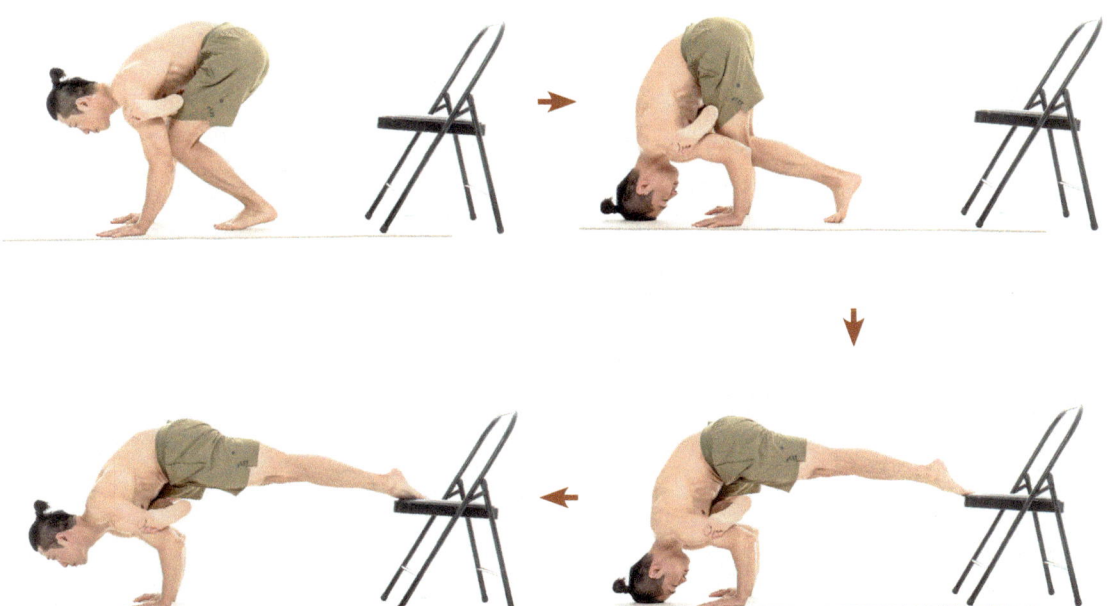

왼 다리를 뒤로 뻗었을 때 닿을 거리에 체어를 둔다. 손은 바닥을 집고 왼다리 위에 오른 발목을 놓고 무릎을 살짝 구부려 앉는다. 중심을 앞으로 기울여 머리를 바닥에 댄다. 왼다리를 뒤로 뻗어 체어 앉는 부분에 올리고 머리를 든다. 반대쪽도 같은 방법으로 반복한다.
TIP 팔과 왼다리로 중심을 잡아야 한다.

요가 도구를 활용한 암발란스(Arm Balance)

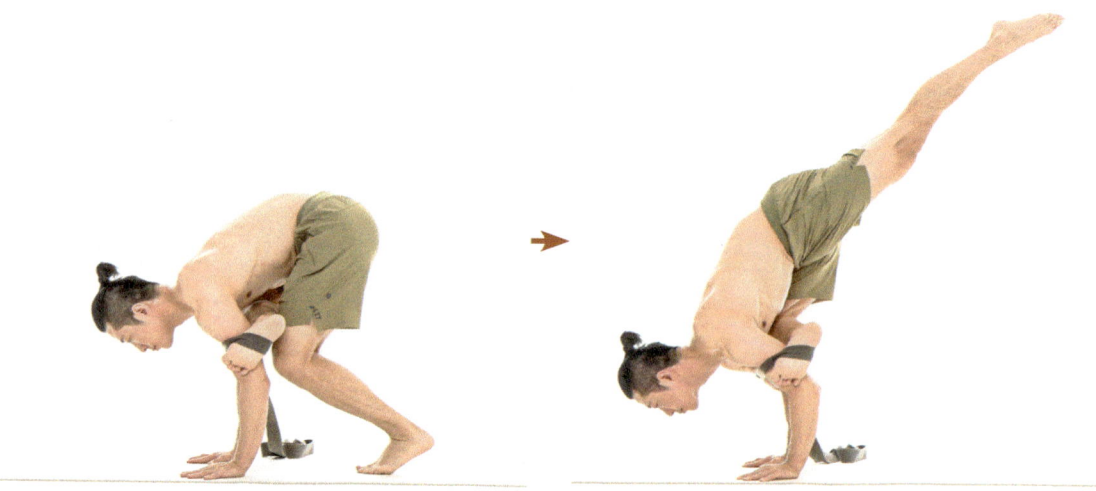

스트랩 고리를 어깨너비보다 조금 넓게 만들어 팔을 스트랩 안으로 넣는다. 오른 다리를 접어 발바닥에 스트랩을 끼운다. 몸을 앞으로 기울여 중심을 잡고 왼다리를 곧게 뻗어 올린다.
TIP 팔에 올린 발목과 무릎으로 팔을 밀어내는 힘을 사용하여 엉덩이와 뒤에 있는 다리를 들어올린다. 스트랩을 타이트하게 유지하여 팔에 올린 발이 움직이지 않게 한다.

Parsva Bakasana

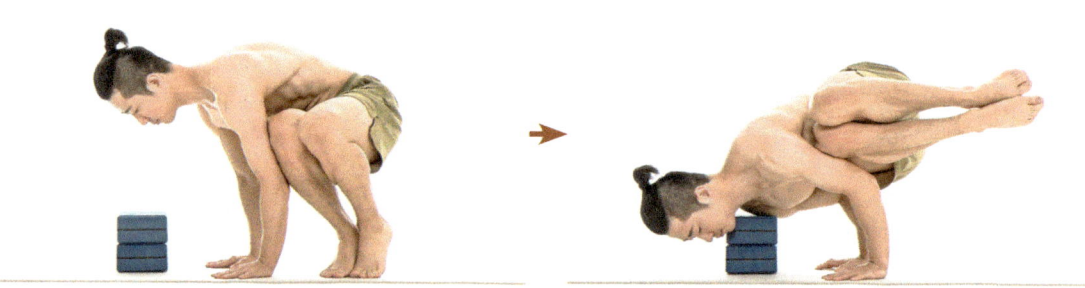

발과 무릎을 붙이고 구부려 앉는다. 뒤꿈치를 들고 몸을 오른쪽으로 비틀어 왼팔에 오른 무릎 바깥쪽을 대고 손을 바닥에 놓는다. 오른 손 앞에 블록2개를 쌓아둔다. 팔을 구부리며 몸을 기울여 오른 어깨를 블록 위에 놓으며 다리를 들어올린다. 반대쪽도 같은 방법으로 반복한다.
TIP 트위스트가 잘 되야 할 수 있는 아사나이기 때문에 미리 트위스트 아사나로 몸을 풀어준다. 숙련자는 두 다리를 곧게 펴준다(드위 파다 코운딘야아사나)

Astavakrasana

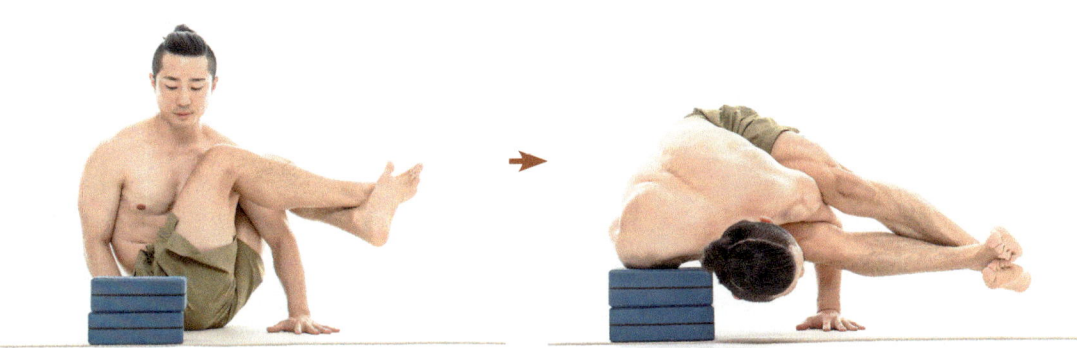

손은 바닥을 짚고 블록 2개를 쌓아 오른손 앞에 둔다. 왼다리를 구부려 왼팔 위쪽에 걸치고 오른다리를 구부려 발을 왼발 위에 걸쳐둔다. 팔을 구부리며 몸을 기울여 오른 어깨를 블록 위에 올리고 엉덩이를 바닥에서 들어올린다. 중심이 잡히면 다리를 뻗어준다. 반대쪽도 같은 방법으로 반복한다.
TIP 다리가 걸쳐지는 팔은 살짝 구부려 다리가 잘 걸쳐지게 하고 발은 플렉스한다. 팔 위에 걸치는 다리는 최대한 어깨에 가깝게 당겨준다.

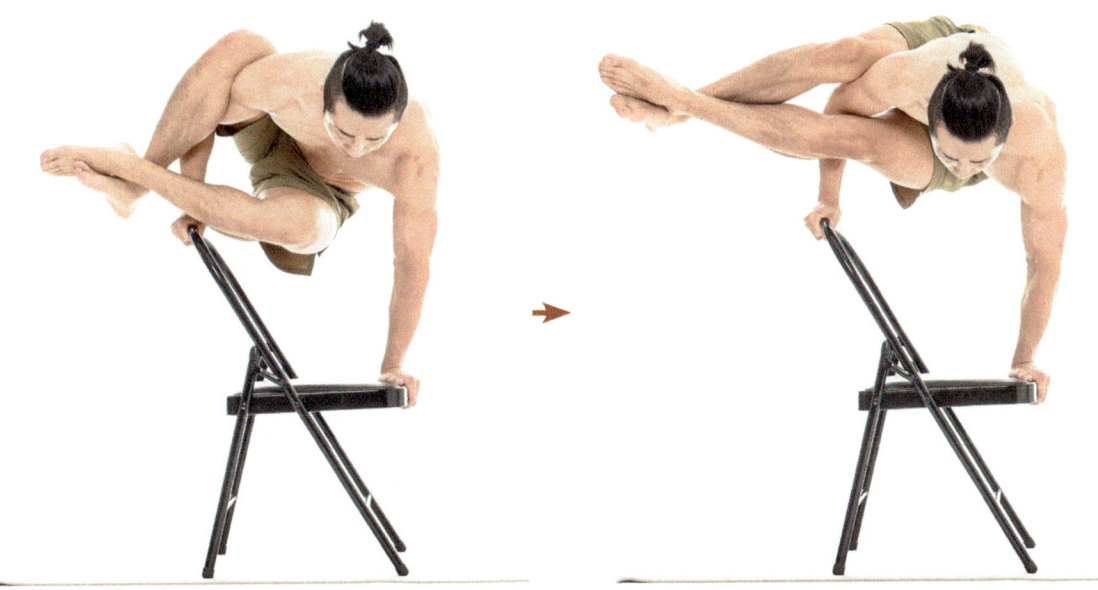

체어를 옆으로 돌려서 몸 앞에 놓는다. 오른손은 등받이를 잡고 왼손은 앞 모서리 부분을 짚는다. 오른 다리를 구부려 오른팔을 위에 걸치고 왼다리를 구부려 발을 오른발 위에 걸쳐둔다. 중심이 잡히면 다리를 뻗어준다. 반대쪽도 같은 방법으로 반복한다.

요가 도구를 활용한 암발란스(Arm Balance)

Maksikanagasana

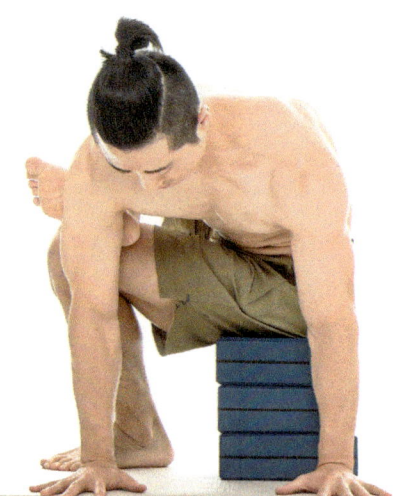

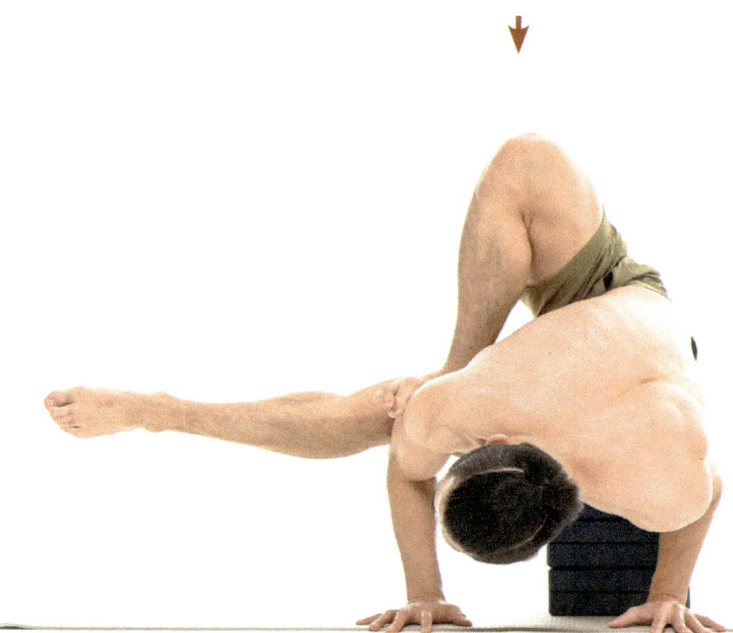

엉덩이 아래에 블록을 3개 쌓아 앉는다. 오른발을 왼 무릎 위쪽에 올리고 몸을 왼쪽으로 비틀어 오른 겨드랑이 깊게 오른 발바닥을 댄다. 왼 허벅지를 오른 팔꿈치에 대며 양손으로 바닥을 짚는다.
팔을 구부려 몸을 기울이고 왼발을 바닥에서 떼고 중심이 잡히면 왼다리를 곧게 뻗어준다.
반대쪽도 같은 방법으로 반복한다.
TIP 초보자는 뻗은 다리를 굽혀 연습한다. 미리 고관절과 트위스트 아사나로 몸을 풀어준 후 동작을 하면 좋다.

Salamba Sirsasana

무릎을 바닥에 대고 팔꿈치는 어깨너비로 벌리며 손은 깍지를 낀다. 손바닥 안쪽을 컵 모양으로 만들고 정수리를 바닥에 대며 손바닥으로 뒷머리를 감싼다. 발을 블록 위에 올려주며 무릎을 펴고 다리를 곧게 뻗어 엉덩이를 높게 들어올린다. 왼 무릎을 가슴 쪽으로 당겨 발끝을 뻗고 오른다리를 접어 등과 허리를 반듯하게 세운다. 다리를 위로 곧게 뻗어 몸 전체를 바닥과 수직으로 만든다.
TIP 팔꿈치가 어깨너비보다 벌어지지 않도록 한다. 블록을 더 높게 쌓으면 조금 더 쉬워진다.

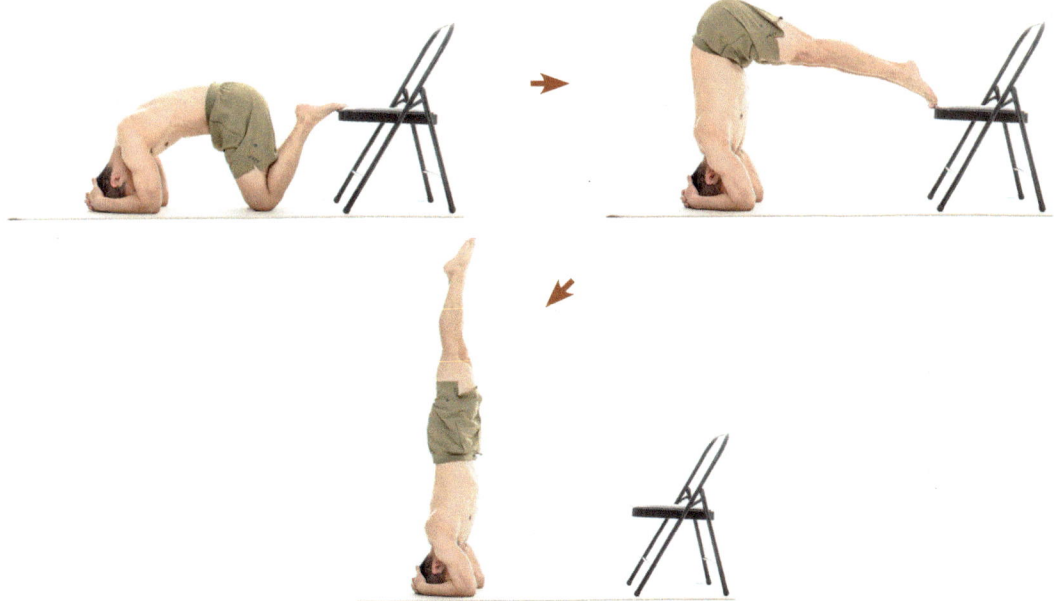

체어 앞에 무릎을 바닥에 대고 양 손은 깍지를 껴서 손바닥 안쪽을 컵 모양으로 만들고 정수리를 바닥에 대며 손바닥으로 뒷머리를 감싼다. 발을 체어 앉는 부분에 올려준다. 무릎을 펴주며 다리를 곧게 뻗어 엉덩이를 높게 들어올린다. 다리 하나를 위로 뻗고 나머지 다리를 위로 뻗어 두 다리를 모아준다.

요가 도구를 활용한 암발란스(Arm Balance)

Pincha Mayurasana

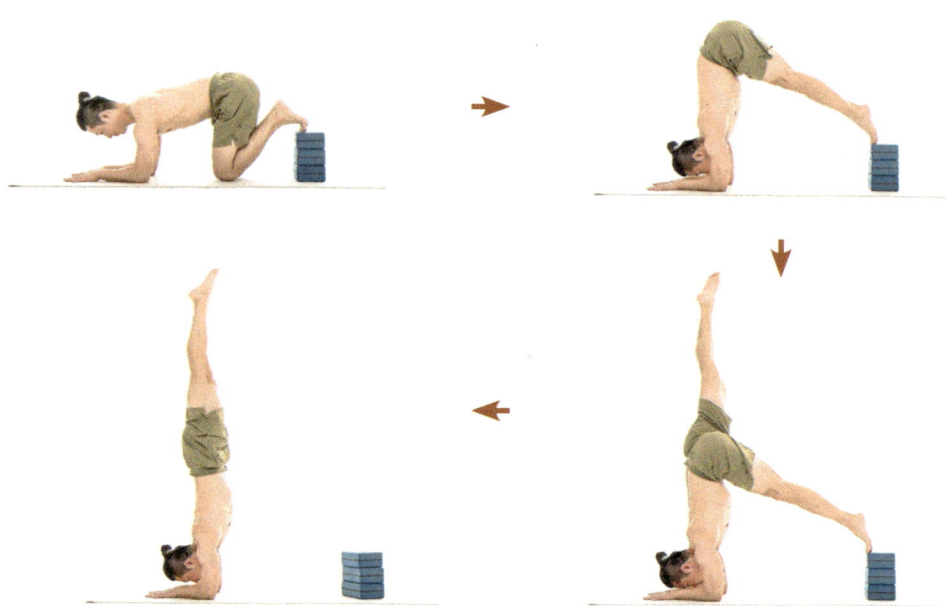

무릎을 바닥에 대고 팔꿈치는 어깨 너비로 손과 팔꿈치를 바닥에 대고 발은 블록 위에 올려준다.
무릎을 펴주며 다리를 곧게 뻗어 엉덩이를 높게 들어올린다. 오른다리를 위로 곧게 뻗고 왼다리도 뻗어 다리를 모아준다.
TIP 팔꿈치가 어깨너비보다 벌어지지 않도록 한다. 블록을 더 높게 쌓으면 조금 더 쉬워진다.

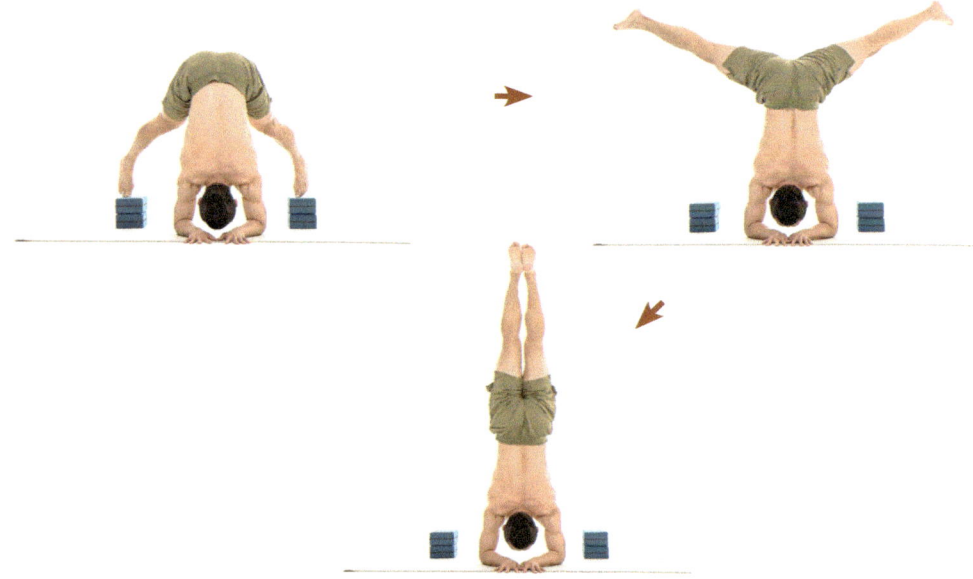

무릎을 바닥에 대고 발을 어깨너비 2배로 벌려 발 옆에 블록을 쌓아둔다. 팔꿈치는 어깨 너비로 손과 팔꿈치를 바닥에 대고 발을 블록 위에 올리며 엉덩이를 높게 들어올린다. 발끝으로 원을 그리며 옆으로 다리를 들어올린다. 발끝이 천장을 향하도록 다리를 위로 뻗어 모아준다.
TIP 초보자는 벽을 등지고 연습한다.

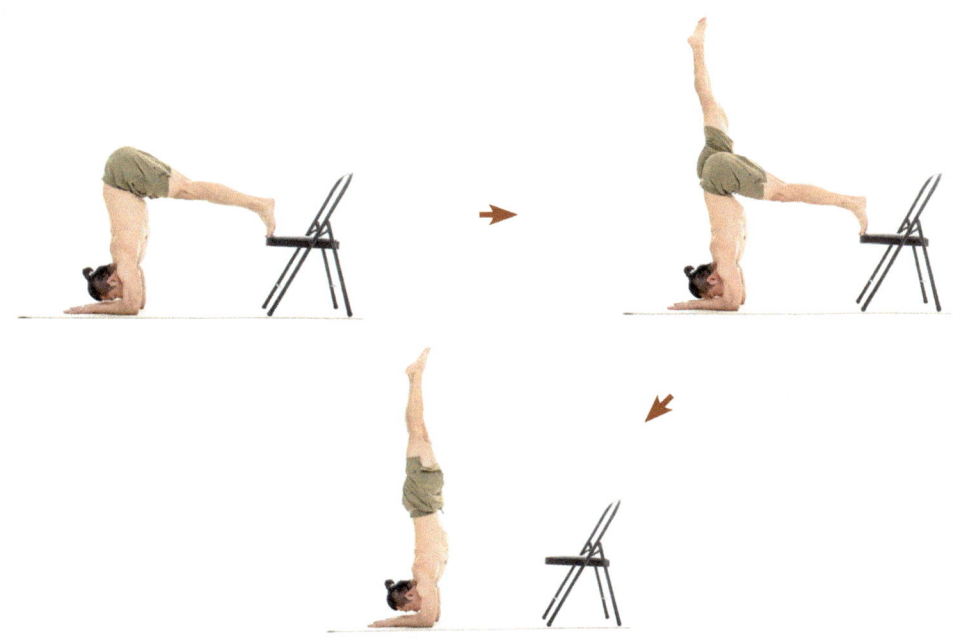

체어를 등 뒤에 놓고 무릎을 바닥에 대고 팔꿈치는 어깨 너비로 손과 팔꿈치를 바닥에 댄다. 발은 체어 위에 올려준다. 무릎을 펴주며 다리를 곧게 뻗어 엉덩이를 높게 들어올린다. 오른다리를 위로 곧게 뻗고 왼다리를 위로 뻗어 두 다리를 모아준다.

Adho Mukha Vrksasana

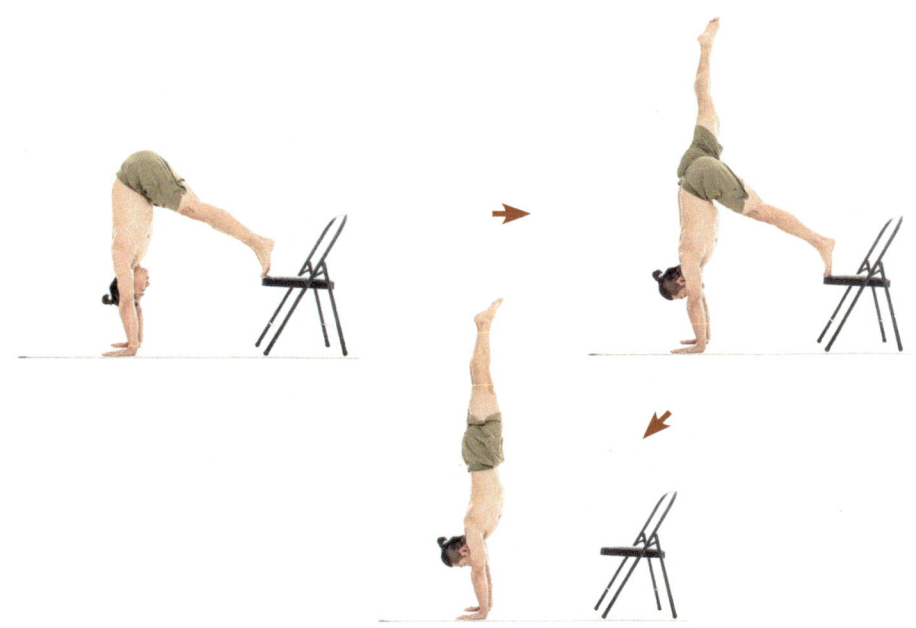

체어를 등 뒤에 놓고 무릎을 바닥에 대고 손을 어깨 너비로 바닥에 놓고 발은 체어 앉는 부분에 올려준다. 무릎을 펴주며 다리를 곧게 뻗어 엉덩이를 높게 들어올린다. 오른 다리를 위로 곧게 뻗고 왼다리도 뻗어 다리를 모아준다.
TIP 손 사이는 어깨너비보다 벌어지지 않도록 한다. 머리를 과하게 들지 않고 시선은 손 사이를 바라본다.

여동구

핸즈온 티칭 (Hands on Teaching)

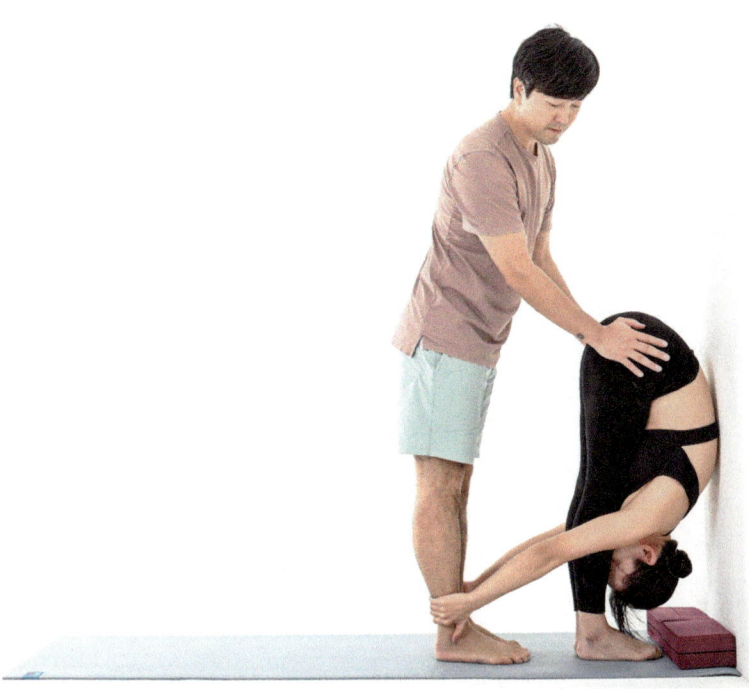

벽에 블록 2개를 2단계로 나란히 붙여 놓고 발을 모아 블록에 발끝을 대고 선다. 상체를 옆으로 숙여 벽에 등을 대고 내려가 손을 뒤로 뻗어 선생님 발목을 잡는다. 선생님은 손을 엉덩이 위에 놓고 밀면서 뒤로 걸어가 아래 허리가 벽 가까이 갈 수 있도록 한다.
TIP 선생님이 뒤로 걸어가며 학생이 팔을 쭉 펴게 한다.

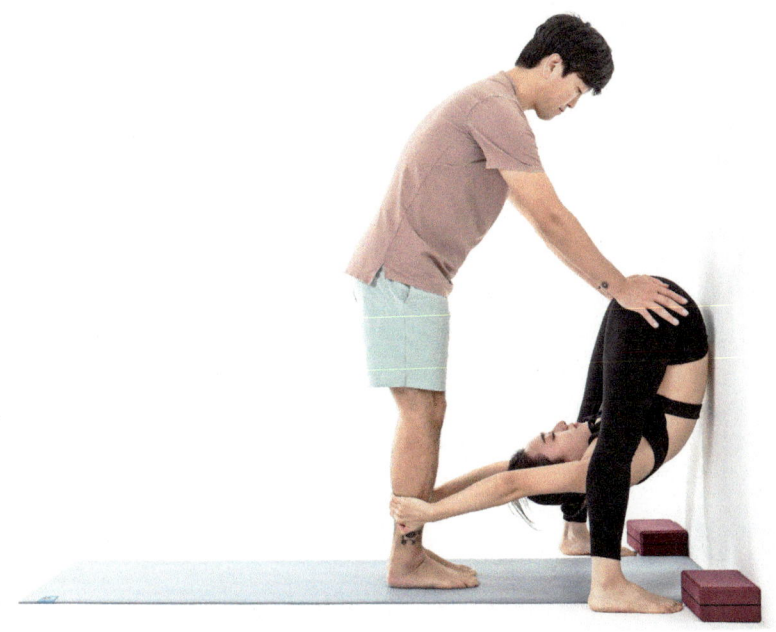

벽에 블록 2개를 2단계로 매트너비로 놓고 발끝을 블록에 발끝을 대고 선다. 상체를 옆으로 숙여 손을 다리 사이로 뻗어 선생님 발목을 잡는다. 선생님은 손을 골반측면에 놓고 밀면서 뒤로 걸어가 아래 허리가 벽 가까이 갈 수 있도록 한다. 이때 학생은 팔을 쭉 펴고 머리와 어깨까지 다리 사이로 나오며, 머리를 길게 들고 깊게 들어 온다.

핸즈온 티칭 (Hands on Teaching)

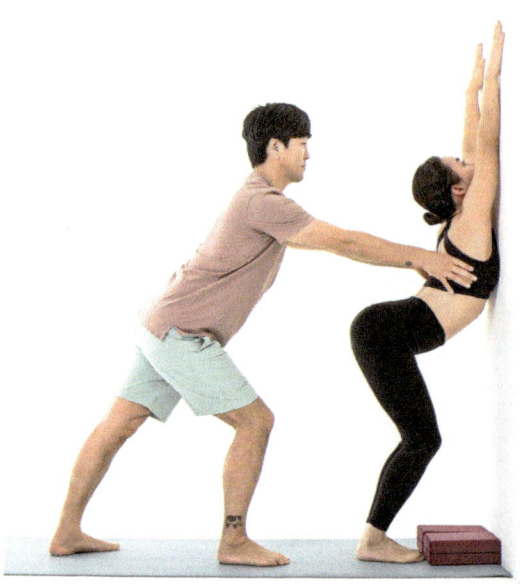 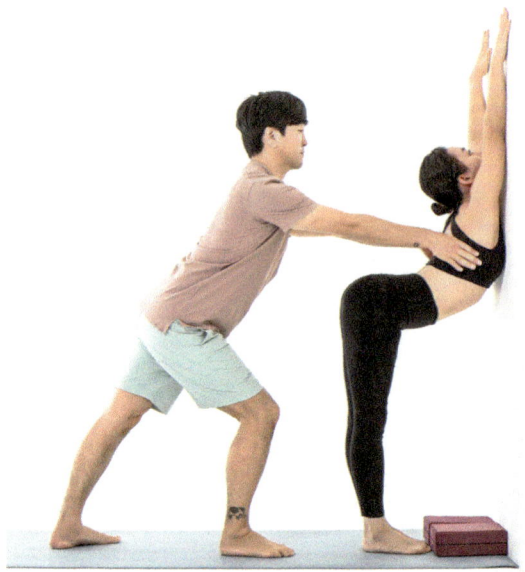

블록 2개를 3단계로 벽에 대고 발을 모아 선다. 무릎을 살짝 굽히며 손을 벽 위에 대고 쭉 뻗으며 가슴과 턱을 댄다. 선생님은 오른발을 앞에 두고 무릎을 살짝 구부린다. 학생의 견갑골 끝나는 지점에 손을 대고 지긋하게 누르며 가슴이 바닥에 닿도록 한다. 학생은 상체를 고정한 채 다리를 쭉 펴준다.

TIP 가능하면 학생은 무릎을 조금씩 깊게 구부리고 시작한다. 선생님은 핸즈 온 할 때, 엄지를 견갑골 밑에 대고 나머지 손가락을 펴서 몸통을 감싼다.

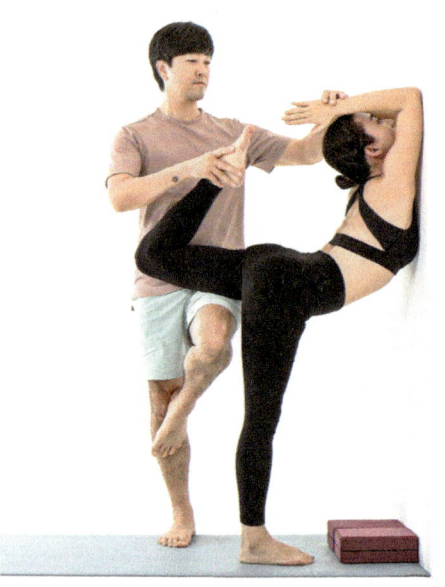 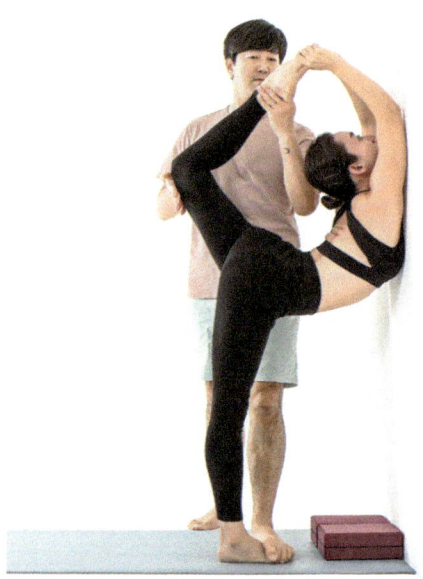

학생은 블록 3단계 보다 조금 뒤쪽에 서고 선생님은 학생 왼쪽에 선다. 손을 벽에 길게 뻗으며 가슴과 턱을 대고 다리를 쭉 편다. 학생이 왼다리를 굽혀 위로 들어 올리면 선생님은 왼 다리를 굽혀 허벅지로 학생의 허벅지를 받친다. 오른손으로 발등을 잡고 왼손으로 합장한 손목을 잡아 발을 손 가까이 가져간다. 학생의 손이 발을 잡았으면, 선생님은 왼발로 학생의 오른발을 밟아서 지긋하게 누르고, 오른손은 무릎 위 허벅지에 대고 왼손은 뒤꿈치를 잡아 깊은 후굴을 만든다.

요가 도구를 활용한 Asana

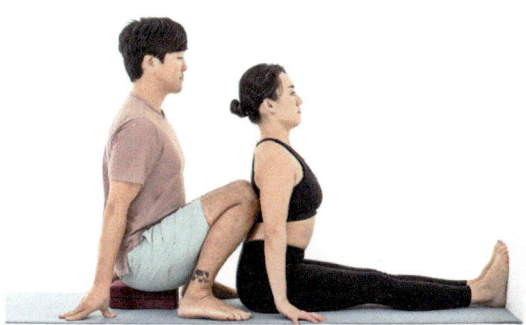 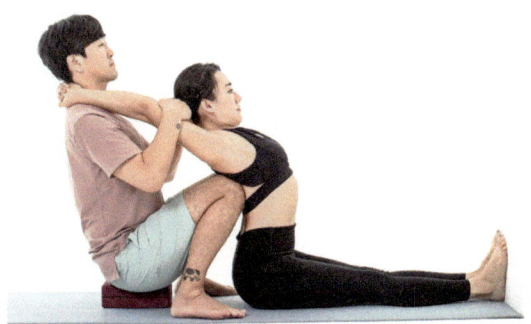

학생은 다리를 뻗어 발을 모으며 벽에 대고 상체를 반듯하게 펴서 앉는다. 선생님은 등 뒤에 블록을 깔고 앉는다. 선생님은 손을 블록 옆 바닥을 짚으며 무릎으로 학생의 견갑골 아래를 받친다. 무릎을 붙이고 발을 옆으로 벌려 무릎과 발목이 사선이 되게 한다. 학생은 손을 위로 뻗어 선생님의 목 뒤에서 깍지를 껴서 잡는다. 선생님은 학생의 팔을 손으로 잡고 체중을 뒤로 이동하며 학생이 더 깊게 후굴을 할 수 있게 한다.

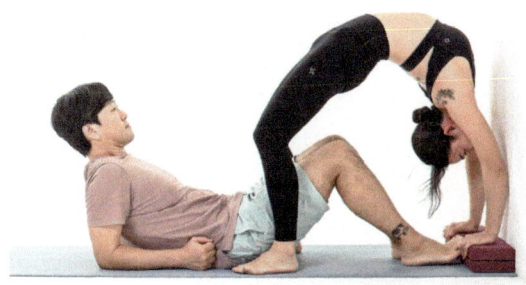 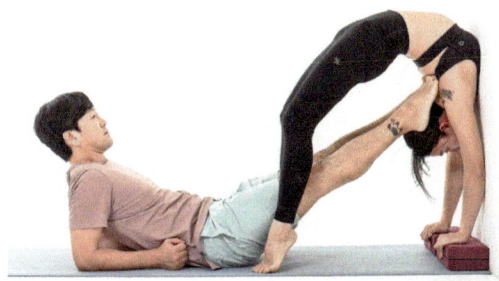

블록 2개를 2단계로 벽에 놓는다. 학생은 바닥에 누워 무릎을 굽혀 발을 골반너비로 벌리고 손을 블록 위에 놓는다. 선생님은 학생 발쪽에 앉는다. 학생이 우르드바 다누라아사나로 올라가면 선생님은 팔꿈치를 접어 바닥에 놓고 학생 발 안쪽에 골반을 넣고 다리를 굽힌다. 가능하면 선생님은 다리를 쭉 뻗어 학생의 견갑골 밑에 발가락을 대고 학생의 가슴이 벽에 댈 수 있게 한다.
TIP 선생님은 너무 세게 누르지 않도록 학생과 소통하며 도와준다.

핸즈온 티칭 (Hands on Teaching)

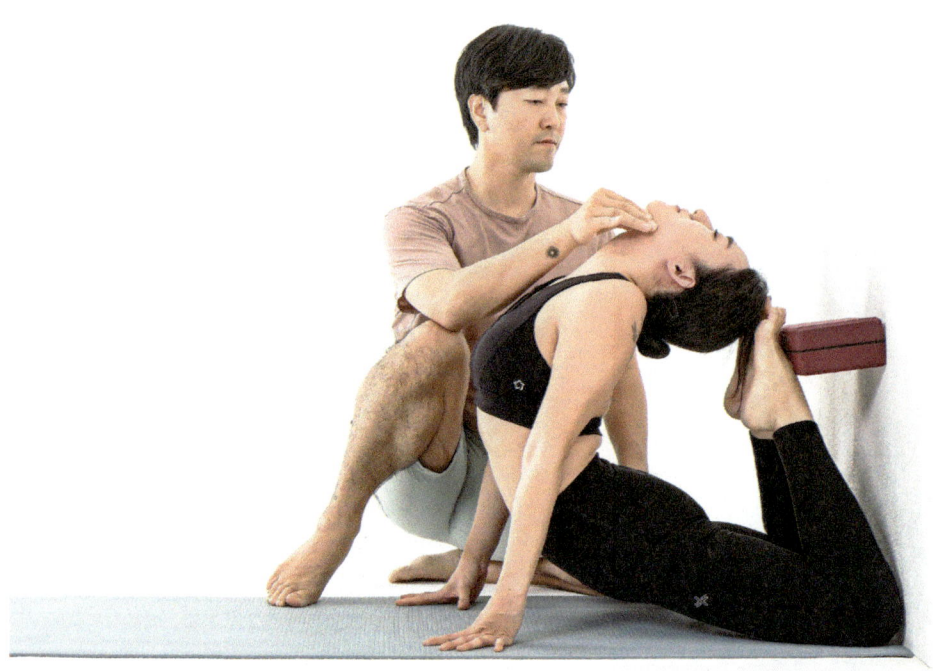

학생은 무릎을 굽혀 발등을 벽에 대고, 발등과 벽 사이에 블록을 2단계로 놓고 부장가아사나를 한다. 선생님은 학생 왼쪽에 오른 무릎을 구부리고 앉는다. 오른 팔꿈치를 오른 무릎에 대며 손으로 학생의 턱을 살며시 밀면서 머리가 발에 닿게 한다.

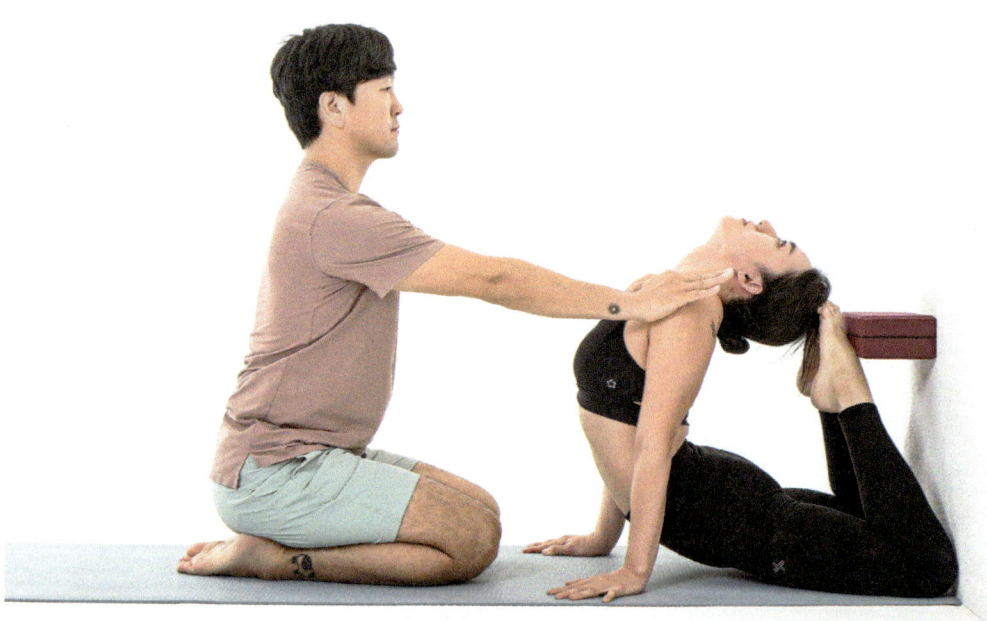

학생은 무릎을 굽혀 발등을 벽에 대고, 발등과 벽 사이에 블록을 2단계로 놓고 부장가아사나를 한다. 선생님은 학생 앞에 무릎을 꿇고 앉아 손으로 학생의 어깨를 밀어주며 머리가 발에 닿게 한다.

요가 도구를 활용한 Asana

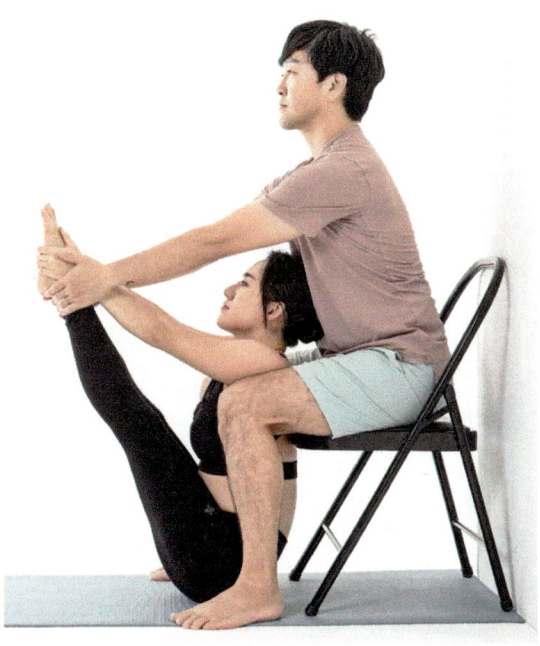
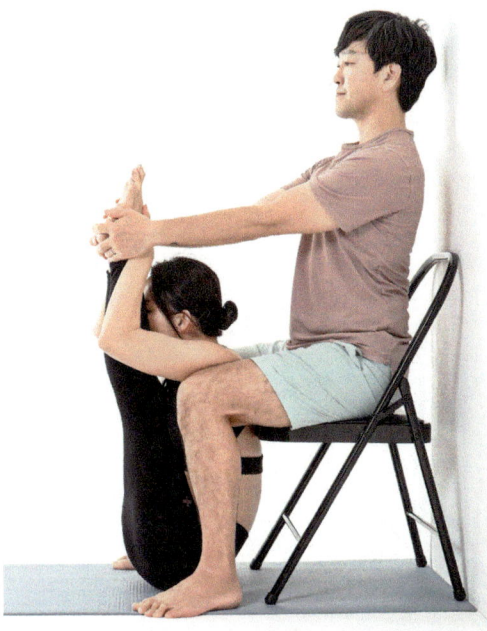

체어 등받이를 벽에 대고 선생님은 체어에 앉고, 학생은 체어에 등을 대고 앉는다. 학생은 손으로 발 날을 잡고 발을 붙여 위로 올리고 상체를 편다. 선생님은 상체를 앞으로 기울여 손으로 학생 발목을 잡아 준다. 학생은 팔을 구부리며 다리를 얼굴 쪽으로 가져오고 선생님은 학생의 발을 잡고 상체를 등받이 쪽으로 이동하여 학생의 정강이가 이마에 닿게 한다.

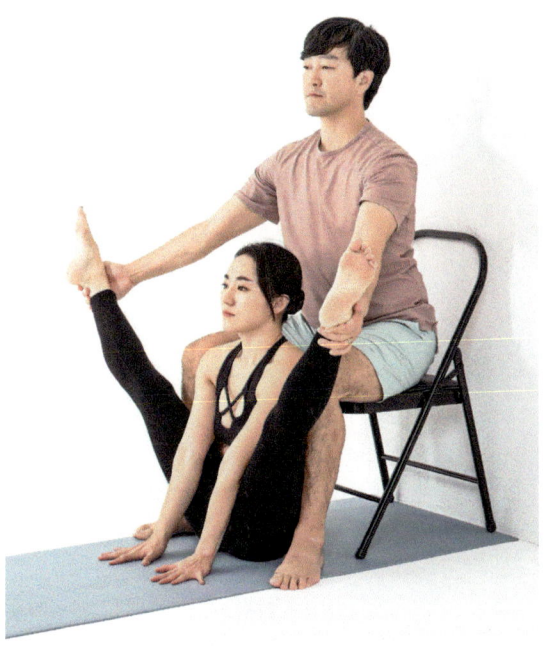
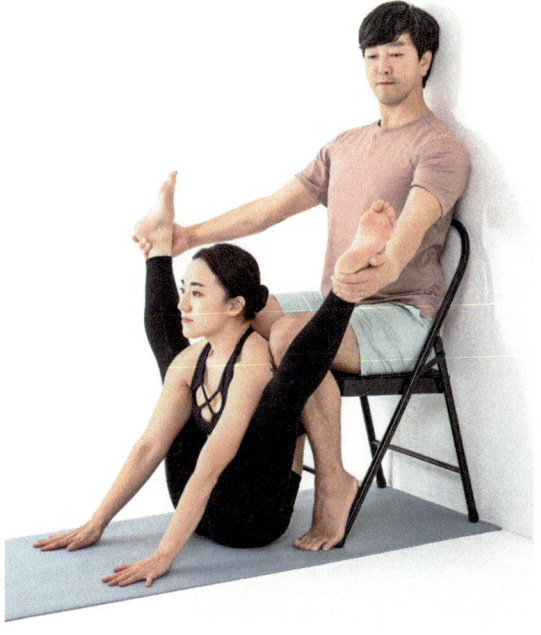

선생님은 체어에 앉아 상체를 앞으로 약간 기울이고 학생은 체어 앞에 앉는다. 학생은 손으로 발날을 잡아 다리를 벌리며 위로 올리면 선생님이 학생 발목을 잡고, 학생은 손을 다리 사이에 넣어 바닥을 짚는다. 선생님은 학생 발목을 끌어오며 상체를 등받이 쪽으로 이동하며 무릎으로 학생의 어깨 뒤를 앞으로 밀면서 다리를 자신의 몸 쪽으로 가져온다.

핸즈온 티칭 (Hands on Teaching)

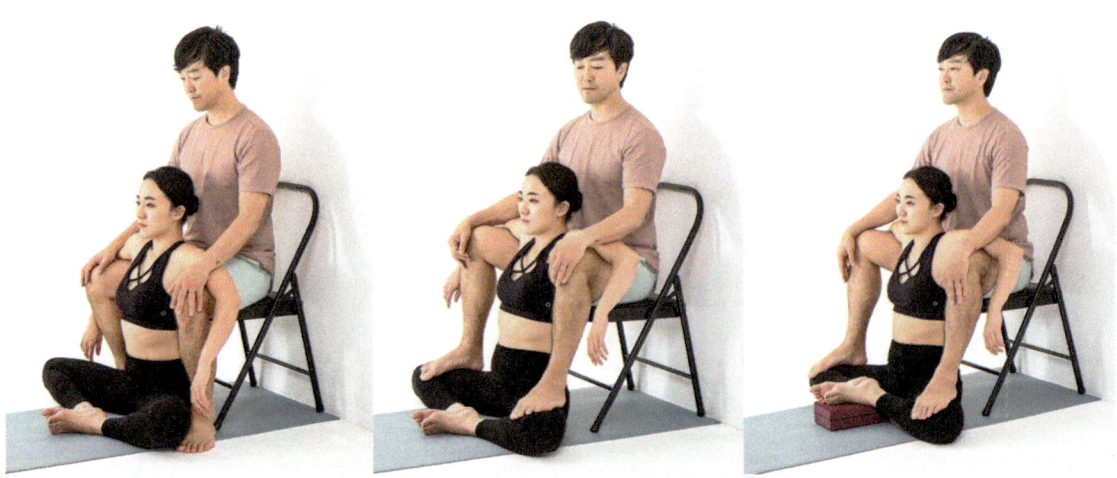

선생님은 체어에 앉아 다리를 벌리고 학생은 선생님 발 사이에 엉덩이를 놓고 앉는다. 학생은 무릎을 굽혀 발바닥을 맞대고 팔을 들어서 선생님 허벅지에 깊게 놓는다. 선생님은 발로 학생의 엉덩이를 밀어주어 움직이지 않게 해주고 손목을 어깨 아래 두고 손을 무릎에 대며 학생이 어깨를 펴게 해준다. 선생님은 발을 학생의 허벅지에 올려서 눌러준다.
학생 발 날 아래 블록을 1단계로 놓고 선생님은 발을 허벅지와 종아리에 걸쳐 놓고 눌러준다.
TIP 선생님이 발로 눌러주면 무릎을 바닥에 대기가 쉬워진다. 무릎에 발을 직접 대지 않도록 주의한다.

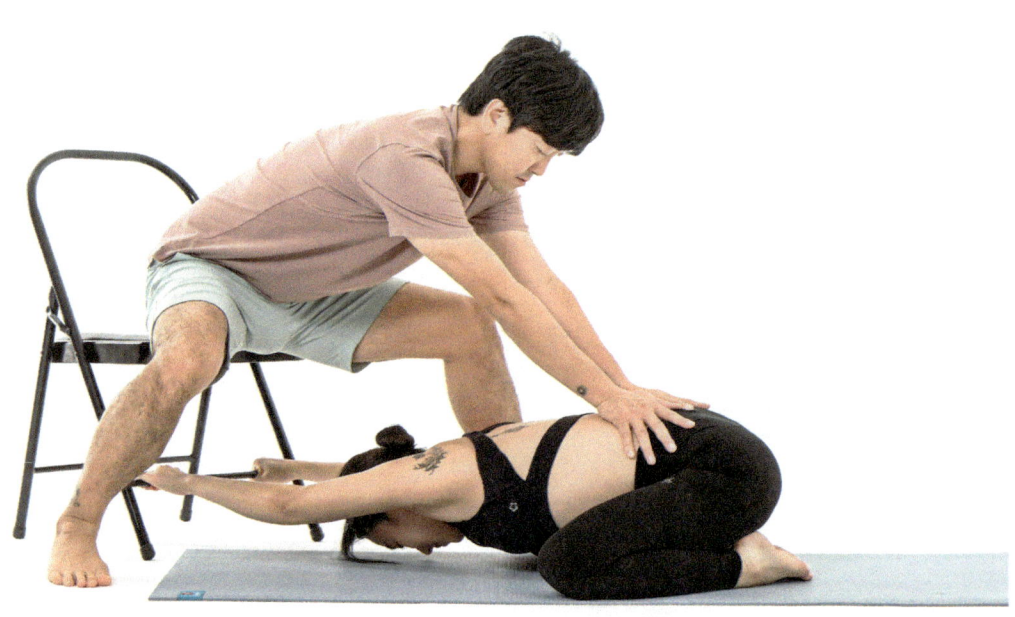

학생은 발라아사나를 하고, 학생 오른쪽에 위에 체어를 대각선으로 놓는다. 학생은 오른쪽으로 상체를 움직여 체어 다리 연결부분을 잡고 체어를 밀면서 팔을 쭉 뻗는다. 선생님은 체어에 다리를 벌리고 앉아 학생 골반에 손을 얹어 눌러준다.

요가 도구를 활용한 Asana

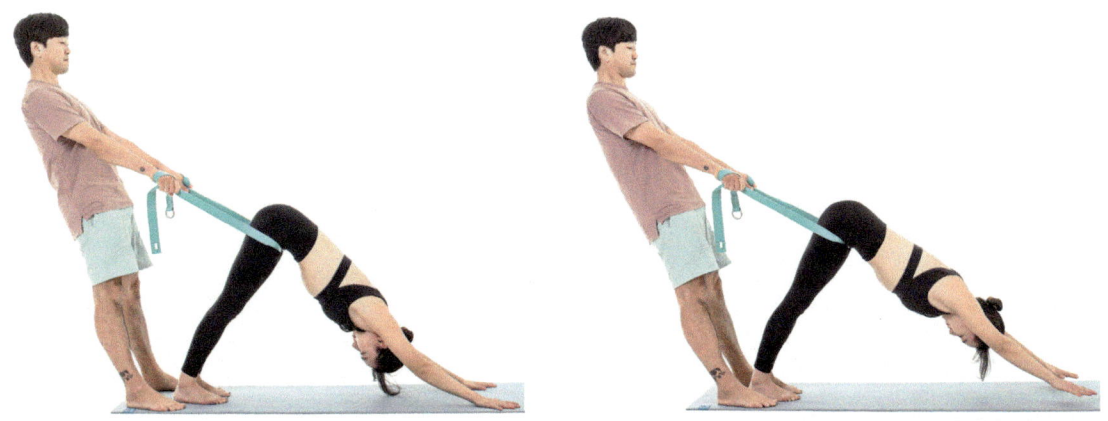

학생은 아도 무카 스바나아사나를 하고 선생님은 학생 뒤에 골반너비로 선다. 학생 고관절에 스트랩을 끼워 양 손으로 스트랩을 나누어 잡아 손목에 한번 감는다. 선생님은 발에 힘을 주며 몸을 뒤로 기울이며 스트랩을 위쪽으로 당긴다. 선생님은 몸을 조금 더 젖혀 체중을 뒤로 완전히 이동시키면 학생의 손이 바닥에서 떨어진다.

TIP 학생은 선생님이 당길 때 손이 딸려가지 않도록 지지하고 다리를 쭉 뻗는다. 선생님이 체중을 뒤로 이동시켜 손을 바닥에서 떨어지게 할 때 무게 중심을 잘 이용하면 가능해진다.

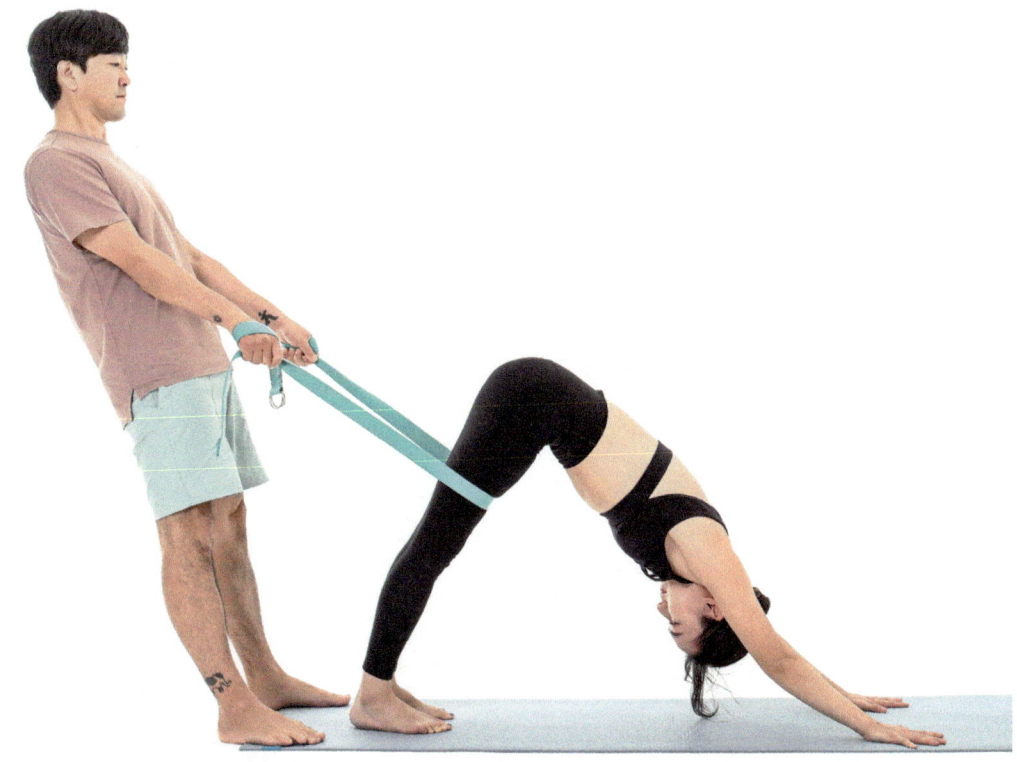

스트랩을 학생 무릎 위쪽 허벅지에 끼우고 선생님은 학생 뒤에서 스트랩을 당기며 몸을 뒤로 기울여 다리를 쭉 펴게 한다.

핸즈온 티칭 (Hands on Teaching)

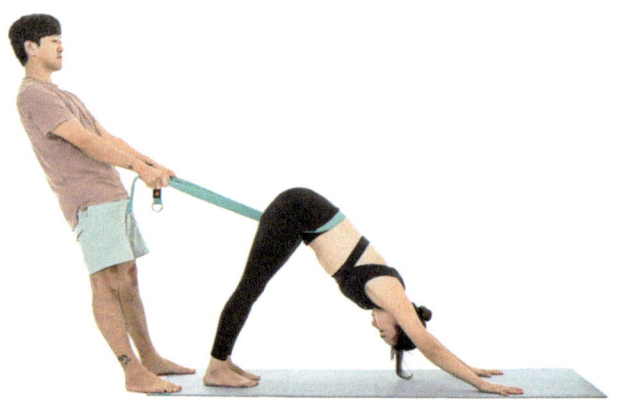

선생님은 스트랩을 학생의 천골에 걸쳐 양끝을 다리 사이로 빼서 잡고 몸을 뒤로 기울이며 스트랩을 위쪽으로 당긴다.

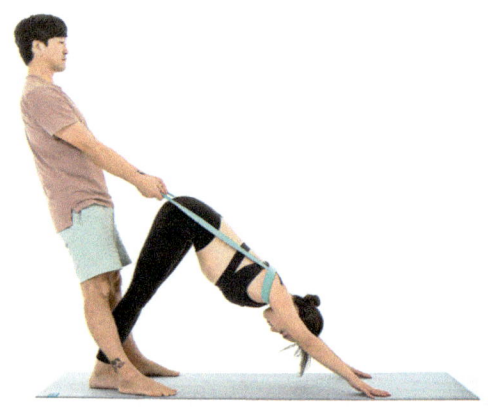

학생 등에 스트랩을 걸치고 겨드랑이 아래에서 어깨 위로 뺀다. 어깨 위로 올라온 스트랩을 등에 있는 스트랩 아래로 빼서 잡는다. 선생님은 학생 발가락 가까이에 뒤꿈치를 두고 서서 몸을 뒤로 기울이며 스트랩을 당겨 어깨를 펴준다.

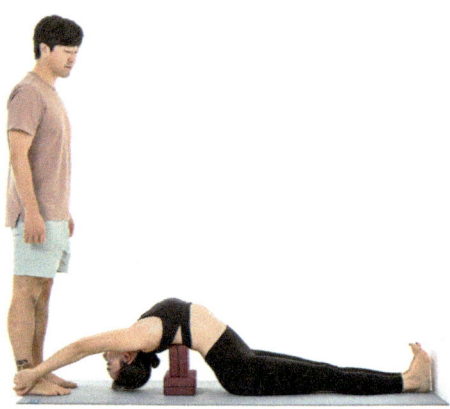

학생은 발바닥을 벽에 대고 앉아서 블록1개를 1단계로 놓고 1개를 2단계로 쌓는다. 블록위에 견갑골 밑 부분을 대며 눕는다. 학생은 손을 위로 뻗어 머리 쪽에 서있는 선생님 발목을 잡으면 선생님은 뒤로 조금 걸어가 팔을 펼 수 있게 한다.

요가 도구를 활용한 Asana

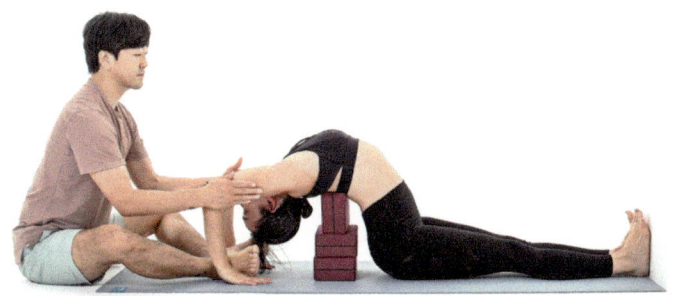

학생은 블록 2개를 1단계로 쌓고 그 위에 블록을 2단계로 놓고 눕는다. 선생님은 바닥에 앉아 무릎을 옆으로 벌린다. 학생이 손으로 바닥을 짚으면 선생님은 발등을 학생 손 안쪽에 대고 손은 팔꿈치를 잡아 모아준다.
TIP 손은 어깨너비로 벌리고 팔꿈치는 모은다.

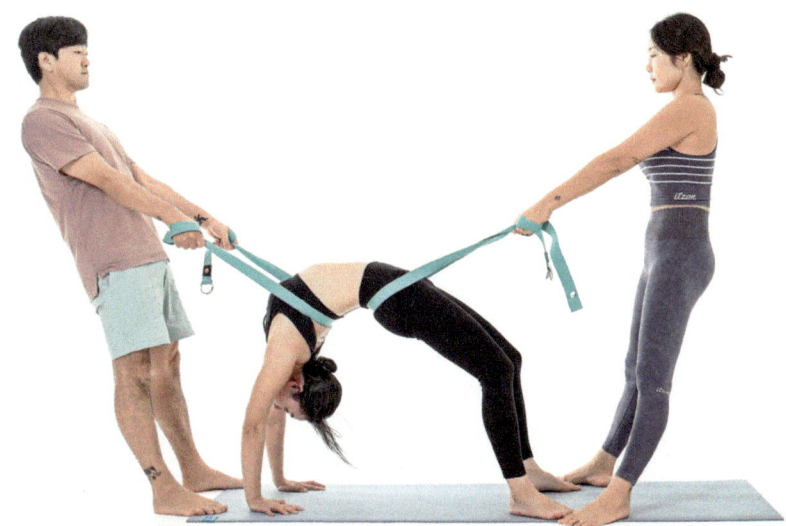

선생님 두 명이 우르드바 다누라아사나를 하는 학생 머리와 다리 쪽에 선다. 스트랩 2개를 견갑골 밑과 치골에 대고 몸을 뒤로 기울이며 양쪽으로 당겨 준다.
TIP 한 사람 쪽으로 너무 당겨지지 않도록 무게 중심을 맞추려고 노력한다. 스트랩을 잡을 때 한 번 더 손목을 감도록 한다.

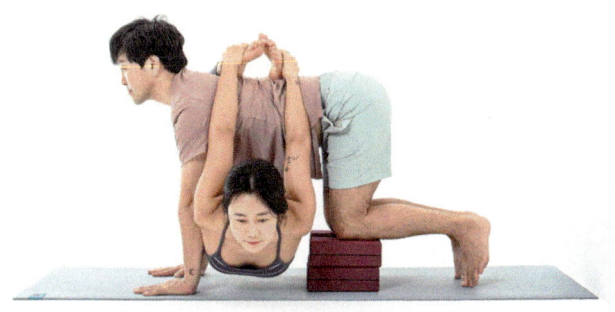

학생이 바닥에 엎드리고 선생님은 학생 왼 가슴 쪽에 블록 4개를 1단계로 2개씩 쌓아 놓는다. 선생님은 무릎을 블록 위에 놓고 손은 학생 오른쪽 바닥에 놓는다. 학생은 손을 위로 올려 오른손으로 오른발을 잡고 왼손으로 왼발을 잡는다. 상 하체를 들어 올리면 선생님을 팔과 다리사이로 들어가 학생의 몸을 바닥에서 들어 올린다.

핸즈온 티칭 (Hands on Teaching)

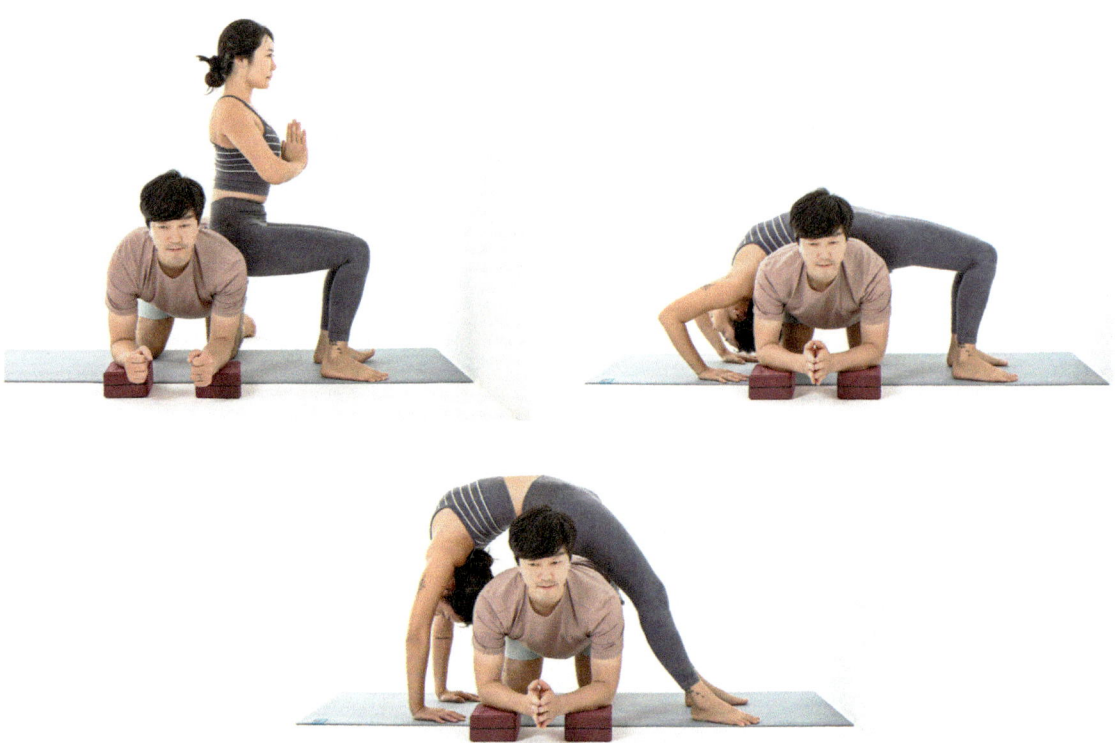

선생님은 무릎을 꿇고 앉아 블록 2개를 1단계로 하여 어깨 너비로 놓는다. 블록에 팔꿈치를 대고 손은 주먹을 쥐며 엎드린다. 학생은 선생님의 옆구리 측면에 스쿼트 자세로 기대고 손은 가슴 앞에 합장하며 상체를 편다. 학생은 선생님 뒤에 누워 손으로 바닥을 짚는다. 이때 손끝이 귀 쪽을 향한다. 학생은 손과 발로 바닥을 누르며 몸을 들어 올려 우르드바 다누라아사나를 한다.

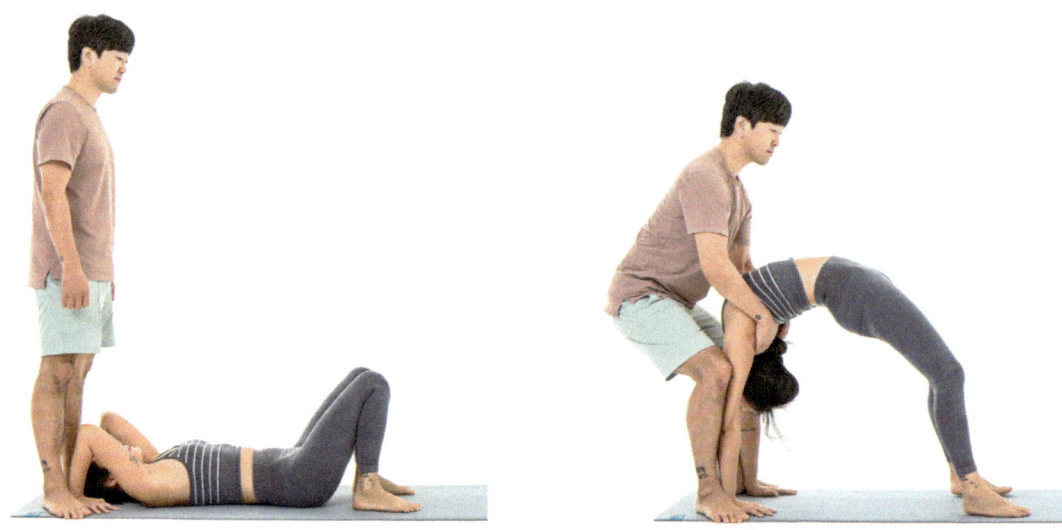

학생은 바닥에 누워 무릎을 구부려 발을 바닥에 대고 손을 귀 옆에 놓는다. 선생님은 학생 손 옆에 발을 놓고 선다. 학생이 우르드바 다누라아사나를 하면, 선생님은 발이 학생 손목과 일직선이 되도록 서서 무릎을 굽힌다. 손으로 학생의 견갑골을 잡고 어깨와 손목이 수직이 될 때까지 당겨준다. 학생은 다리를 쭉 뻗고 가슴을 앞으로 밀어 낸다.

요가 도구를 활용한 Asana

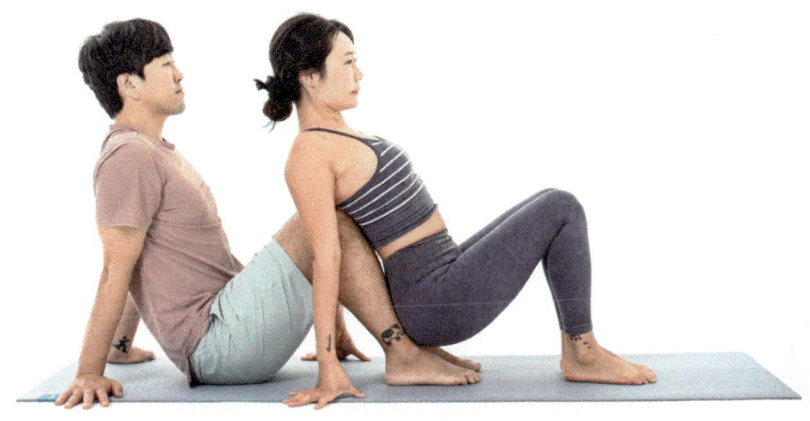

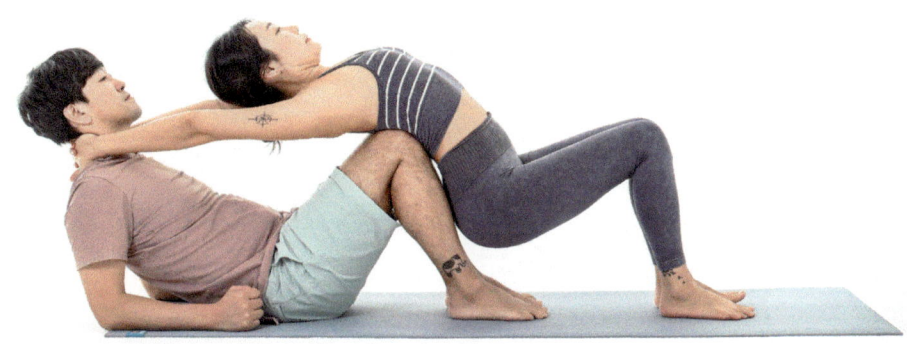

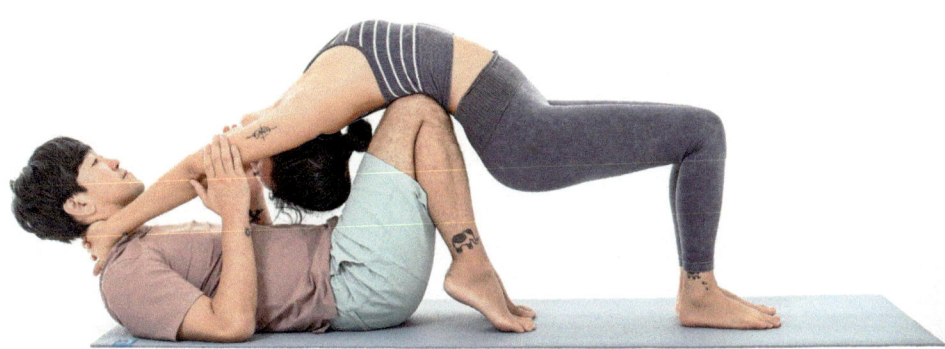

선생님은 앉아서 무릎을 굽히고 손을 90도 돌려 손가락이 옆쪽을 향하게 하며 등 뒤 바닥을 짚는다. 학생은 선생님 무릎에 견갑골 밑을 대며 다리를 구부려서 앉아 선생님 무릎 옆으로 손을 내려 바닥을 짚는다. 선생님이 팔꿈치를 바닥에 대며 뒤로 누워주면 학생은 팔을 뒤로 보내 선생님 목 뒤에서 깍지를 껴서 잡고 팔을 뻗으며 후굴 한다. 이때 선생님 무릎에 견갑골 밑이 엉덩이를 밑으로 내려준다. 선생님이 목과 어깨를 들며 뒤로 누워 주고 손으로 학생의 팔을 모아 주고 뒤꿈치를 들어 후굴을 깊게 만든다.
TIP 동작을 하는 동안 학생은 계속 엉덩이를 내리도록 한다.

핸즈온 티칭 (Hands on Teaching)

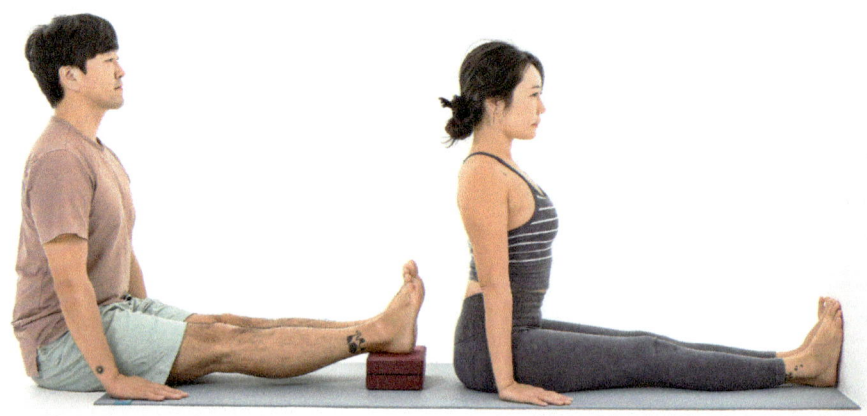

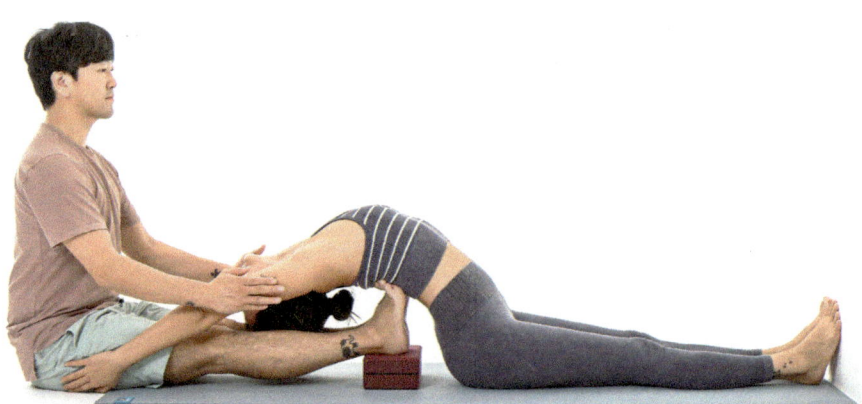

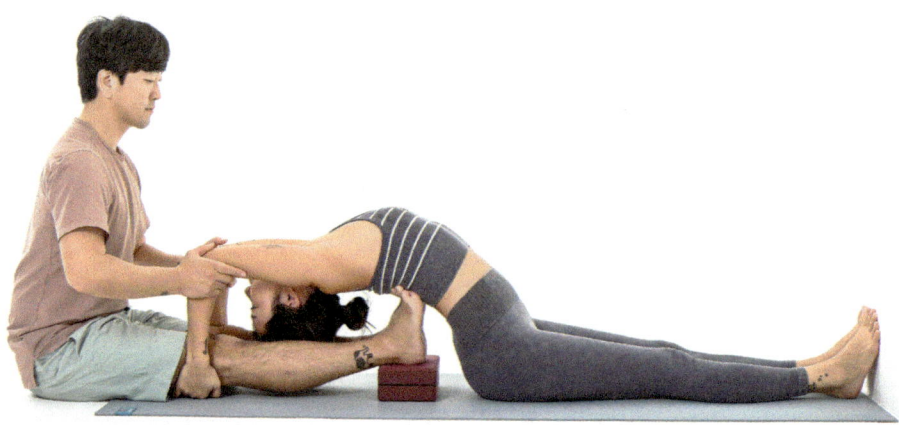

학생은 벽에 발바닥을 대며 다리를 펴고 앉는다. 선생님은 학생 뒤에 블록을 1단계로 놓고 뒤꿈치를 올려 다리를 펴고 앉는다. 이때 선생님과 학생은 상체를 펴고 손바닥으로 바닥을 짚으며 팔을 편다. 학생이 후굴을 하면 선생님은 발가락을 견갑골 밑에 대주고 학생은 손을 위로 뻗어 선생님 허벅지 옆에 댄다. 선생님은 손으로 학생의 팔을 모아준다. 학생은 팔을 굽혀 선생님 허벅지 측면으로 손을 보내 잡고 선생님은 학생의 팔꿈치를 모아준다.

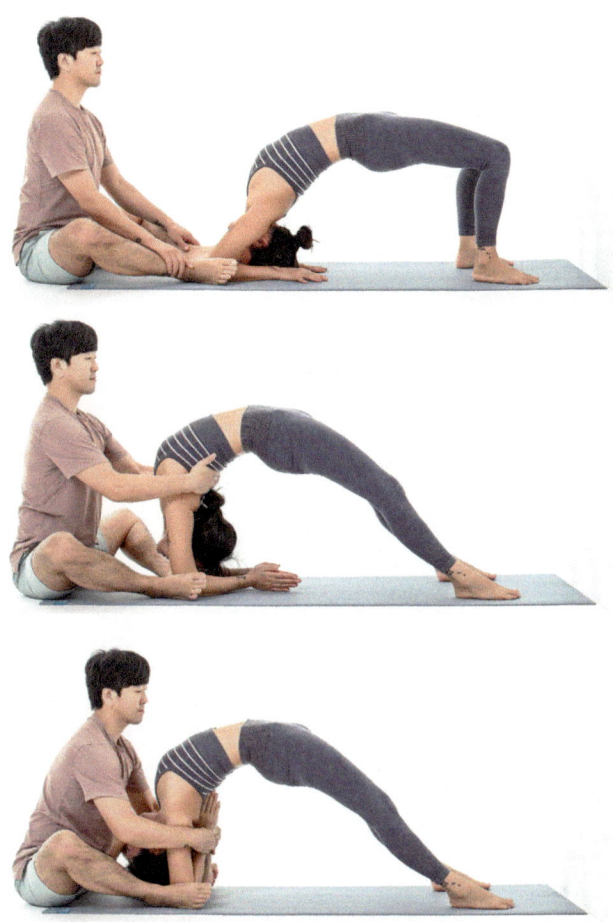

우르다바 다누라아사나에서 정수리를 바닥에 대고 팔꿈치를 굽혀 손바닥과 팔꿈치를 바닥에 놓는다. 선생님은 다리를 벌리며 무릎을 구부려 발바닥을 학생 팔꿈치에 대고 모아준다. 학생은 팔꿈치와 어깨가 일직선이 되도록 가슴을 밀어주어 자연스럽게 머리가 바닥에서 뜨게 한다. 선생님은 발로 팔꿈치를 모으고 손으로 견갑골을 감싸서 가슴을 앞으로 당겨준다. 가능하면, 선생님은 학생 손목을 잡아 합장한 손을 등 가운데고 가져가 등을 밀어준다. 발로 팔꿈치를 더 모아줘야 한다.

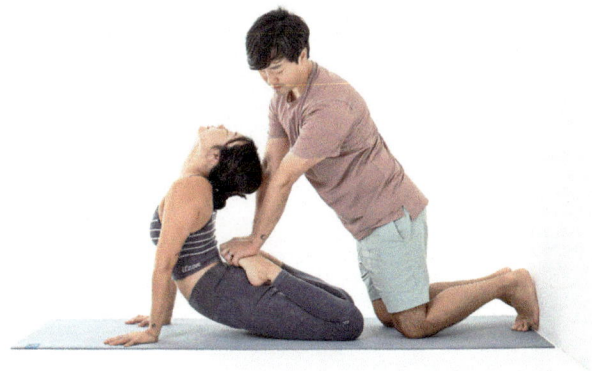

학생은 부장가아사나를 하고 백밴징을 한다. 선생님은 뒤에서 무릎을 꿇고 손으로 학생 발등을 잡는다. 발등을 가볍게 눌러 엉덩이에 뒤꿈치를 닿게 한다.

핸즈온 티칭 (Hands on Teaching)

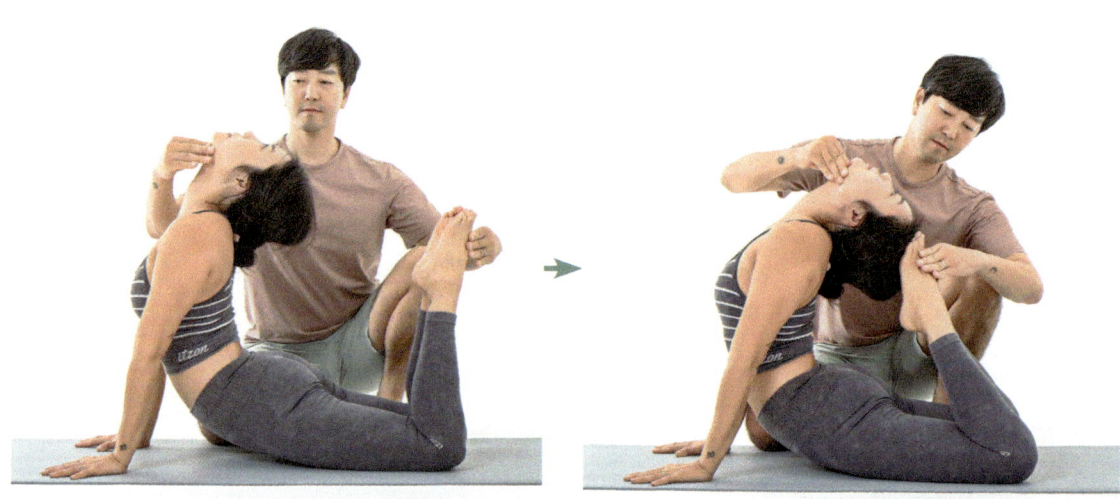

학생은 부장가아사나를 하고 선생님은 학생 오른쪽에 앉아 왼 무릎을 굽힌다. 학생이 다리를 뒤로 구부리면 선생인은 왼손은 발등에 살짝 대고 오른손은 턱에 댄다. 가능하면 발은 머리 가까이 오게 하고, 오른손은 턱을 밀며 머리를 뒤로 젖혀주어 발과 머리가 닿게 한다.

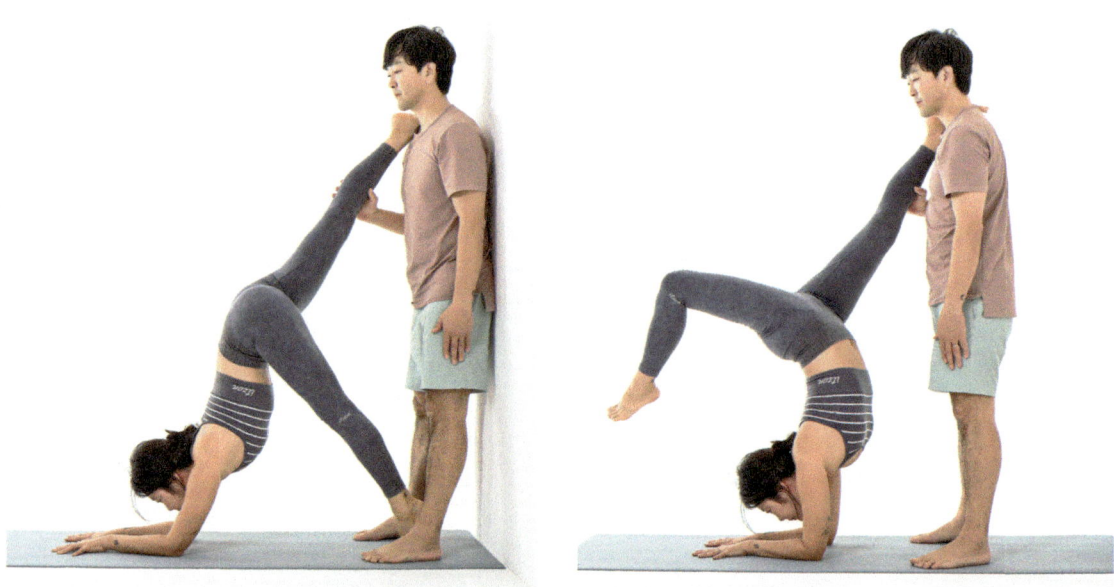

선생님은 발은 골반너비로 벌리며 벽에서 떨어져서 서고 등을 벽에 댄다. 학생은 돌핀자세에서 오른발을 올려 선생님 어깨에 발등을 대고 왼 뒤꿈치는 들며 고개를 들어 준다. 선생님이 학생 쪽으로 걸어오면, 학생은 왼 다리를 위로 올려 무릎을 접으며 발을 머리 쪽으로 보낸다. 선생님은 학생 정강이를 오른손으로 잡아 안정되게 한다. 반대쪽도 같은 방법으로 반복한다.

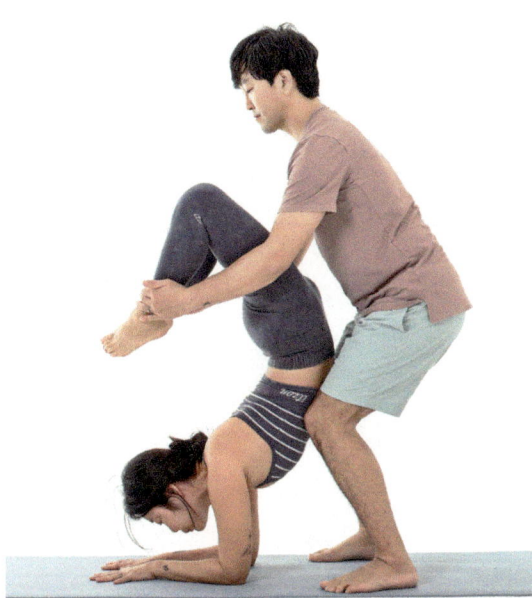
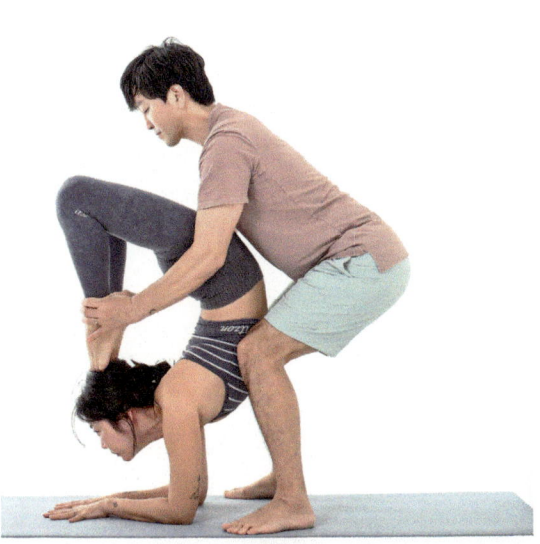

학생은 돌핀자세를 하고 선생님은 무릎을 굽혀 학생 몸을 받쳐주고 손으로 발목을 살짝 감싸서 두 다리를 머리 쪽으로 가게 한다. 가능하면 학생은 고개를 더 들고 선생님은 발을 잡아 머리에 닿게 한다. 골반을 밀어내주며 동작한다.

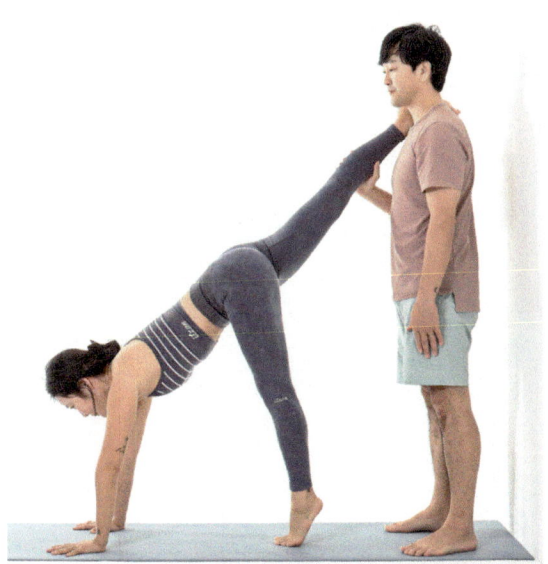
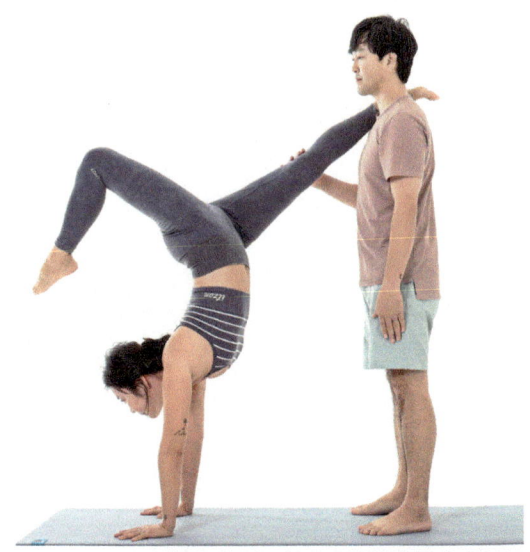

선생님은 벽 가까이 서고 학생은 아도 무카 스바나아사나를 한다. 학생이 오른발을 올려 선생님 어깨에 올리고 왼 뒤꿈치를 들며 상체를 앞으로 조금 이동한다. 왼 다리를 위로 올려 다리를 구부려 발을 머리 가까이 보낸다. 이때 선생님은 오른손으로 학생의 오른 다리를 살짝 잡는다. 동작을 할 때 선생님이 학생 쪽으로 이동하며 거리를 맞춘다.

핸즈온 티칭 (Hands on Teaching)

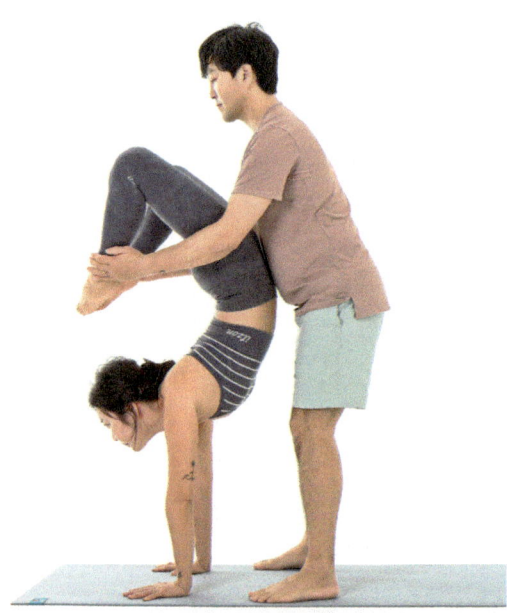 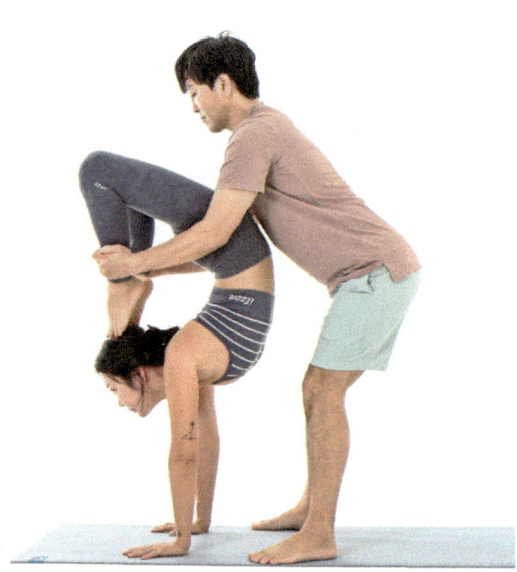

선생님이 학생 쪽으로 가깝게 이동한다. 학생은 두 무릎 구부려 발을 모아주고 골반을 선생님 쪽으로 밀어 낸다. 선생님은 학생 발목 외측에 손을 대며 발을 모아 머리를 향하게 한다. 학생은 고개를 들고 선생님은 발을 머리에 닿도록 내려준다. 이때 선생님은 무릎을 살짝 굽혀 몸의 균형을 잡는다.

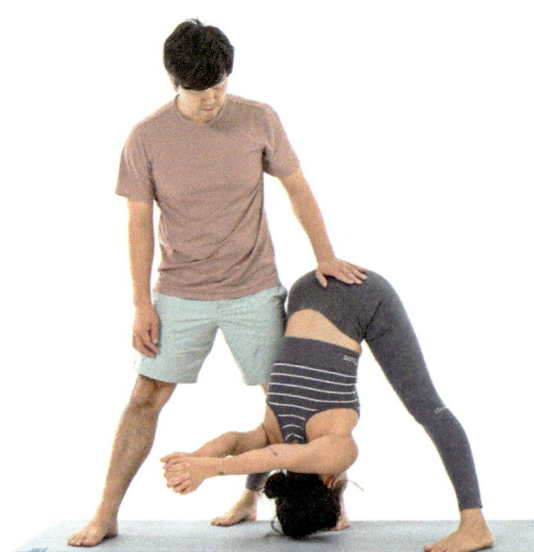 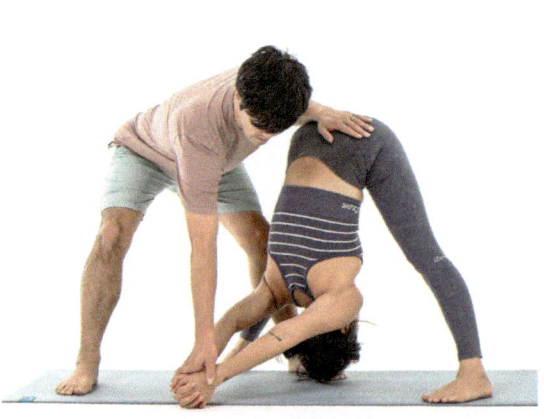

학생은 다리를 벌리고 등 뒤에서 깍지를 껴서 앞으로 숙인다. 선생님은 학생 오른쪽에 서며 왼발을 학생 왼 허벅지 안에 둔다. 왼손을 학생 천골에 놓는다. 오른손으로 깍지 낀 학생 손을 잡고 바닥 가까이 내린다. 미리 학생은 체중을 앞으로 이동하여 깊게 숙인다.
TIP 학생이 넘어지지 않도록 선생님 왼쪽 다리와 왼손으로 지지한다.

EPILOGUE

안녕하세요. 울루루요가 요가마스터 여동구입니다.

요가를 시작한 지 생각해보니까 20년이 훌쩍 넘었네요. 그동안 많은 학생을 지도해왔어요. 그중에는 요가 수련생도 있었고, 요가강사, 요가센터를 운영하시는 원장님도 계셨네요.

우리는 매일 요가 매트 위에서 수련을 하지만, 매트 위에서든, 매트 밖에서든 모든 건 다 우리의 삶이죠. 그렇지만 우리는 요가와 삶을 분리해서 생각하는 경우가 많아요.

전 요가와 삶이 연결되어 있다고 생각합니다. 전 여러분의 삶에서 요가와 삶이 분리 되지 않고 연결 될 수 있게 지도하고 있고 앞으로도 여러분의 삶이 요가와 더불어 행복해 지기를 바라며 지도할 것입니다.

마하하타 요가는 도구를 사용해서 수련하는 방법을 선택합니다. 대부분 사람들은 요가의 도구들은 정해져 있다고 생각합니다. 하지만, 제가 생각하는 요가 도구는 내 주변의 모든 것들이 다 요가 도구라 생각합니다. 여러분들도 집, 직장 또는 자연 어디에서든 주변에 있는 모든 것들이 도구라 여기고 요가수련을 할 수 있습니다. 주변의 도구들을 사용하기 위해서는 창의적인 시각으로 모든 것을 바라보는 연습이 필요합니다.

신기한 것은, 수업 시간에 학생들에게 도구를 사용해서 요가 동작을 만들어 보라고 하면 큰 틀에서 벗어나지 못하는 경우가 많지요. 하지만 아이들에게 시켜보면 상상하지 못했던 동작들이 나오곤 합니다. 오히려 삶의 경험치가 많을수록 틀에 박힌 생각을 할 경우가 많기 때문이지요. 우리가 알고 있는 것 때문에 창의적인 생각을 하는 것이 쉽지 않을 수 있지요.

마하하타 요가를 통해서 의식을 확장하고 요가수련을 통해 연습을 하게 되면 삶에서도 좀 더 넓은 시각을 가지게 되지 않을까요? 좀 더 넓게 바라보게 되면 즐겁고 재미있는 일들을 만들 수 있을 거라 생각해 봅니다.

여러분들의 삶에 마하하타 요가가 큰 도움이 되기를 바랍니다.
이 책을 위해 함께 해주신 이정은, 구강민, 전소희, 채선비, 김한수, 김수아, 서혜경, 안소연 강사님께 감사드립니다. 마지막으로 편집을 도와주신 유보림 작가님, 사진 촬영을 해주신 나혁주 작가님께 감사 인사드립니다.

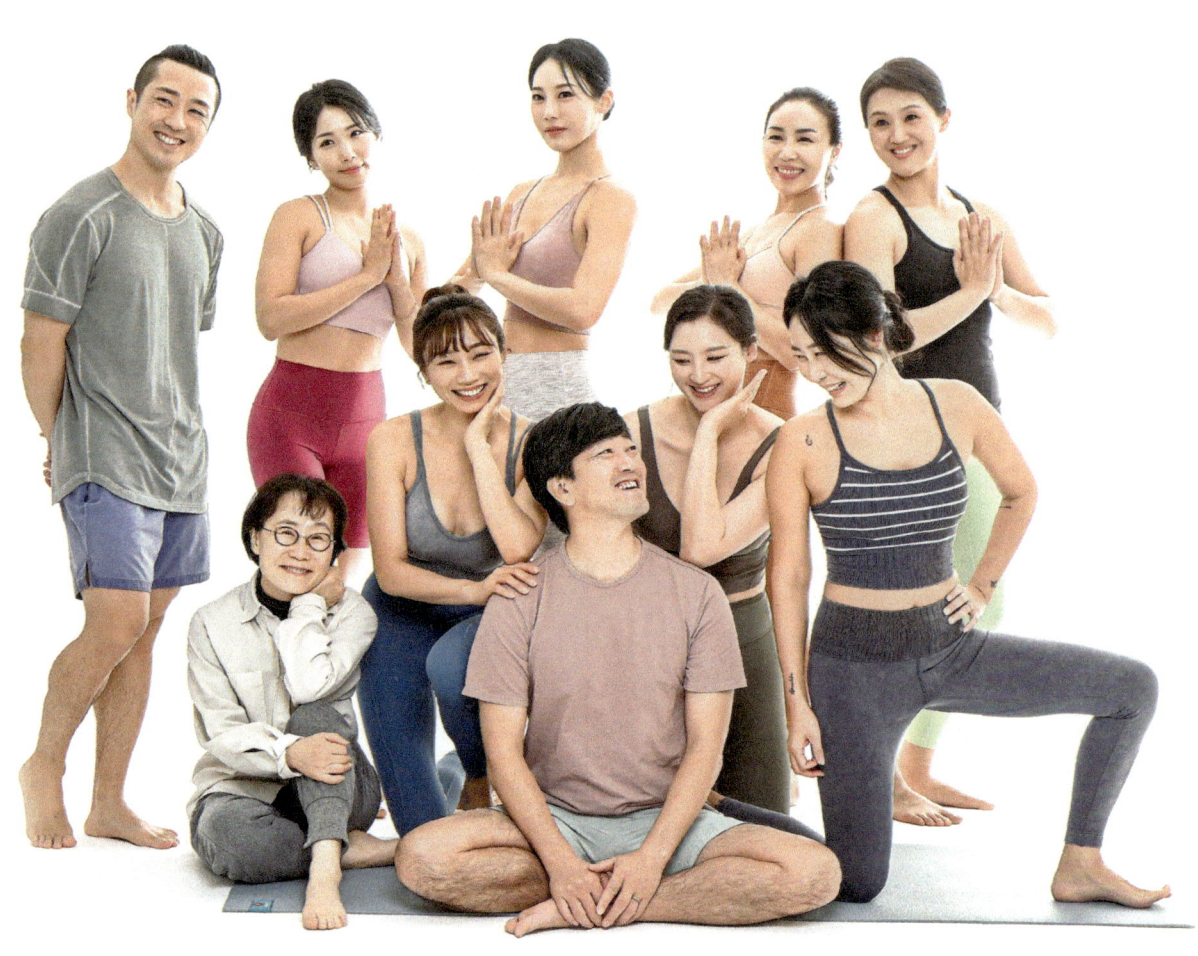

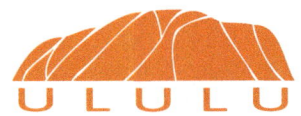

ululuyoga

울루루(ululu)는
지구의 중심이라 불리는 거대모래바위 울루루(uluru)에서 영감을 받았습니다.
지구에도 중심이 있듯 내 삶에도 중심은 있어야 합니다.
울루루는 내 삶의 중심은 '나' 자신이어야 한다고 생각합니다.

내 삶의 시작은
삶의 주체가 곧 나라는 것을 찾는 것입니다.
커피 한 잔을 마시듯 어렵지 않게 나에게 집중하며,
삶의 권태를 지혜롭게 극복하는 것이 습관이 되어야 합니다.

나를 알아가는 과정, 몸과 마음의 균형을 찾아가는 과정
여러분 옆에서 울루루가 함께 하고자 합니다.

나로 서 있는 매일
나로 서 있는 오늘
나로 서 있는 시간

Be Me_____
ululu

 본점) 서울 강남구 선릉로 131길 4. 3층~4층 T: 02-548-5553
수내점) 경기 성남시 분당구 백현로101번길 20 그린프라자 4층 401호 T: 031-714-0314

* 울루루요가 홈페이지 : www.ululucompany.com
* 인스타 : @ululuyoga : https://www.instagram.com/ululuyoga
* 블로그 : https://blog.naver.com/ululuyoga_official
* 수내점 인스타 : @ululuyoga_sunae : https://www.instagram.com/ululuyoga_sunae
* 국제요가명상협회 협회 : https://blog.naver.com/iyoga_official
* 국제요가명상협회 협회 인스타 : @iyoga_official_ : https://www.instagram.com/iyoga_official_

씽크스마트 요가 시리즈

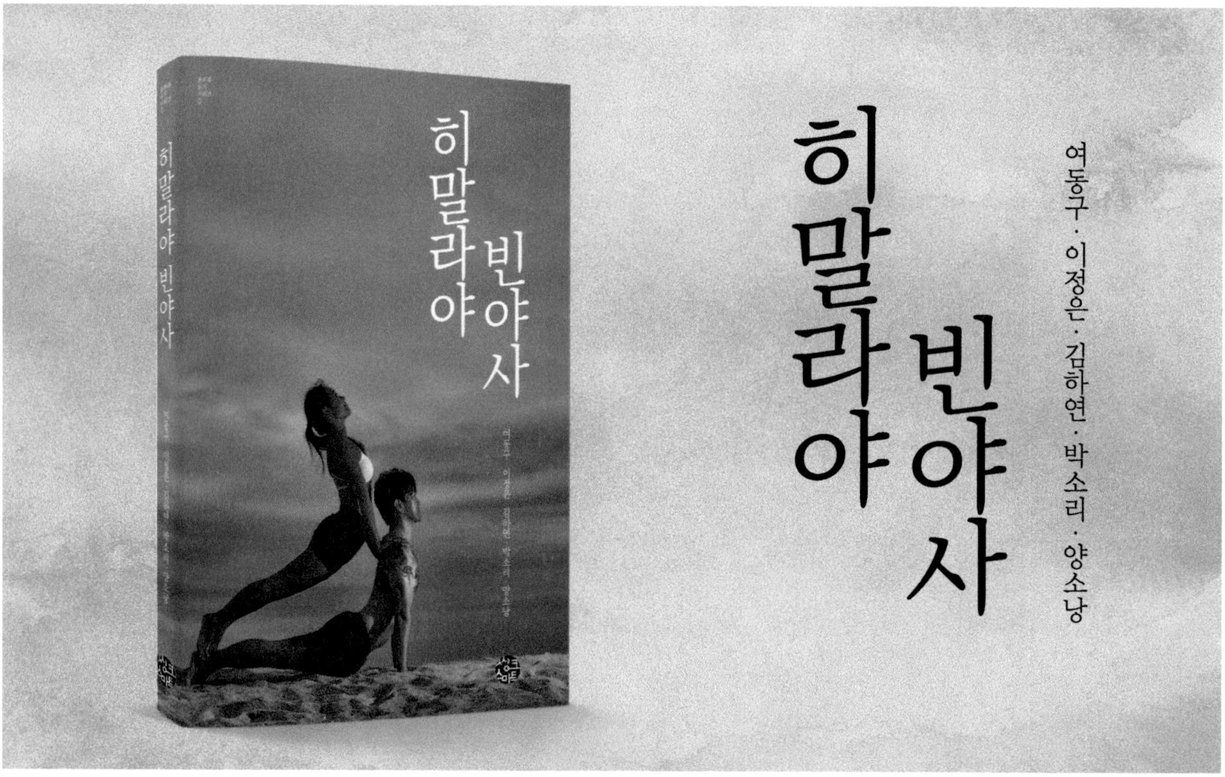

히말라야 빈야사

여동구 · 이정은 · 김하연 · 박소리 · 양소낭

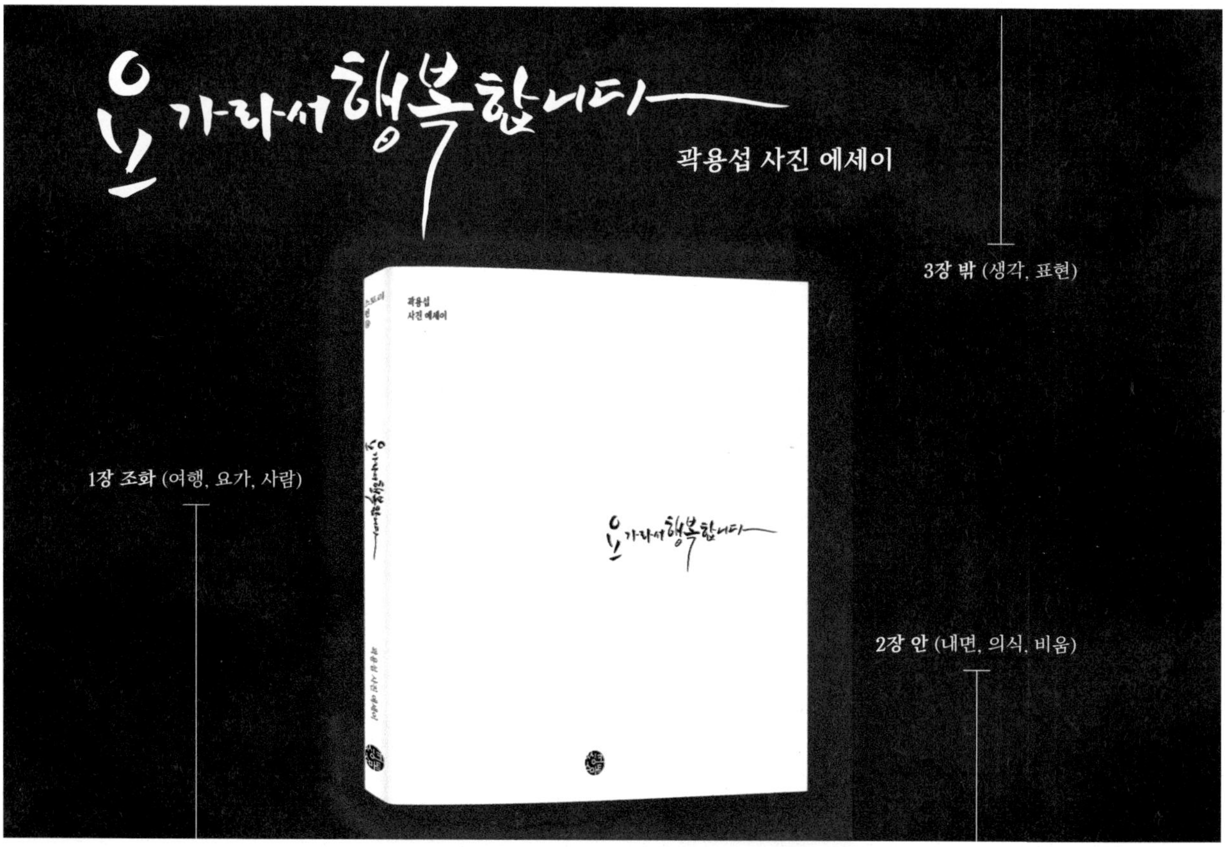

요가라서 행복합니다

곽용섭 사진 에세이

- 3장 밖 (생각, 표현)
- 1장 조화 (여행, 요가, 사람)
- 2장 안 (내면, 의식, 비움)

 서울특별시 마포구 토정로 222, 한국출판콘텐츠센터 401호 t 02-323-5609, f 02-337-5608.